臺灣學者中國史研究論叢

生命與醫療

李建民　主編

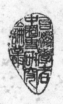

中國大百科全書出版社

總編輯：徐惟誠　　　　社　長：田勝立

圖書在版編目（CIP）數據

生命與醫療/李建民主編．—北京：中國大百科全書出版社，2005.4
（臺灣學者中國史研究論叢：12/邢義田，黃寬重，鄧小南主編）
ISBN 7 – 5000 – 7278 – 3

Ⅰ．生…　　Ⅱ．李…　　Ⅲ．醫療保健事業—歷史—中國—文集
Ⅳ．R199.2-53

中國版本圖書館 CIP 數據核字（2005）第 024991 號

中國大百科全書出版社出版發行
（北京阜成門北大街 17 號　郵政編碼：100037　電話：010 – 68315609）
http://www.ecph.com.cn
北京市智力達印刷有限公司印刷　新華書店經銷
開本：635 毫米 × 970 毫米　1/16　印張：33　字數：505 千字
2005 年 4 月第 1 版　2005 年 4 月第 1 次印刷
印數：1 – 5000 冊
ISBN 7 – 5000 – 7278 – 3/K・449
定價：50.00 元

本書如有印裝質量問題，可與出版社聯系調換。

目　　録

出 版 説 明

　　《臺灣學者中國史研究論叢》是數十年來臺灣學者在中國史領域代表性著述的匯編。叢書共分十三個專題，多角度多層面地反映海峽對岸中國史學的豐碩成果，如此大規模推介，在大陸尚屬首次。

　　叢書充分尊重臺灣學者的觀點、表達習慣和文字用法，凡不引起歧義之處，都儘可能遵照原稿。作者觀點與大陸主流觀點不同之處，請讀者審別。由於出版年代、刊物、背景不同，各篇論文體例不盡相同，所以本叢書在格式上未強求統一，以保持原作最初發表時的風貌。各篇論文之后都附有該論文的原刊信息和作者小傳，以便讀者檢索。

　　在用字方面，既尊重原作者的用法，又充分考慮到海峽兩岸不同的用字和用詞習慣，對原稿用字不一致的情況進行了一些處理。

　　錯誤之處，在所難免，敬請方家指正。

論叢編委會
2005 年 3 月

總　　序

邢義田

　　爲了增進海峽兩岸在中國史研究上的相互認識，我們在中國大百科全書出版社的支持下，從過去五十年臺灣學者研究中國史的相關論文選出一百七十八篇，約五百三十萬言，輯成《臺灣學者中國史研究論叢》十三冊。

　　十三冊的子題分別是：史學方法與歷史解釋、制度與國家、政治與權力、思想與學術、社會變遷、經濟脈動、城市與鄉村、家族與社會、婦女與社會、生活與文化、禮俗與宗教、生命與醫療、美術與考古。這些子題雖不能涵蓋臺灣學者在中國史研究上的各方面，主體應已在内，趨勢大致可現。

　　這十三冊分由研究領域較爲相近的青壯學者一或二人擔任主編，負責挑選論文和撰寫分冊導言。選文的一個原則是只收臺灣學者的或在臺灣出版的。由於是分別挑選，曾有少數作者的論文篇數較多或被重複收入。爲了容納更多學者的論文，主編們協議全套書中，一人之作以不超過四篇、同一冊不超過一篇爲原則。限於篇幅，又有不少佳作因爲過長，被迫抽出。這是選集的無奈。另一個選錄原則是以近期出版者爲主，以便展現較新的趨勢和成果。不過，稍一翻閱，不難發現，各冊情況不一。有些收錄的幾乎都是近十餘年的論文，有些則有較多幾十年前的舊作。這正好反映了臺灣中國史研究方向和重心的轉移。

　　各冊導言的宗旨，在於綜論臺灣中國史研究在不同階段的内外背景和發展大勢，其次則在介紹各冊作者和論文的特色。不過，導言的寫法沒有硬性規定，寫出來各有千秋。有些偏於介紹收錄的論文和作者或收錄的緣由，有些偏於介紹世界性史學研究的大趨勢，有些又以自己對某一領域的看法爲主軸。最後我們決定不作統一，以保持導言的特色。這樣或許有助於大家認識臺灣史學工作者的多樣風貌吧。

　　此外必須說明的是所收論文早晚相差半世紀，體例各有不同。我們不作統一，以維持原貌。有些作者已經過世，無從改訂。多數作者仍然健在，他們或未修改，或利用這次再刊的機會，作了增刪修訂。不論如何，各文之後附記原刊數據，以利有興趣的讀者進一步查考。

　　半個多世紀以來，海峽兩岸的中國史研究是在十分特殊的歷史境遇下各自發展的。大陸的情況無須多說。[1] 臺灣的中國史研究早期是由一批 1949 年前後來臺的文史和考古學者帶進臺灣的學術園地如臺灣大學、師範大學（原稱師範學院）和中央研究院的。[2] 從 1949 到 1987 年解除戒嚴，臺灣學界除了極少數的個人和單位，有將近四十年無法自由接觸大陸學者的研究和考古發掘成果。猶記在大學和研究所讀書時，不少重要的著作，即使是二十世紀二三十年代已經出版的，都以油印或傳抄的方式在地下流傳。出版社也必須更動書名，改換作者名號，刪除刺眼的字句，才能出版這些著作。在如此隔絕的環境下，臺灣史學研究的一大特色就是走在馬克思理論之外。

　　臺灣史學另一大特色則是追隨一波波歐美流行的理論，始終沒有建立起一套對中國史發展較具理論或體系性的說法。記得六十年代讀大學時，師長要我們讀鄧之誠、柳詒徵、張蔭麟或錢穆的通史。幾十年後的今天，大學裏仍有不少教師以錢穆的《國史大綱》當教本。[3] 中國通史之作不是沒有，能取而代之的竟然少之又少。說好聽一點，是歷史研究和著作趨向專精，合乎學術細密分工和專業化的世界潮流；說難聽點，是瑣細化，少有人致力於貫通、綜合和整體解釋，忽略了歷史文化發展的大勢和精神。

　　這一趨向有內外多方面的原因。二十世紀五六十年代臺灣學者之中，並不缺融會古今、兼涉中外的通人。然而初來臺灣，生活艱

〔1〕　可參逯耀東《中共史學的發展與演變》，臺北：時報文化公司，1979 年；張玉法《臺海兩岸史學發展之異同（1949～1994）》，《近代中國史研究通訊》18（1994），頁47～76。

〔2〕　在日本統治臺灣的時期，臺灣唯一一所高等學府是臺北帝國大學。臺灣收復後，日籍研究人員離臺，仍在臺大的教員有楊雲萍、曹永和、徐先堯等少數人。但他們的研究此後並沒有成爲主導的力量。請參高明士、古偉瀛編著《戰後臺灣的歷史學研究，1945～2000》，臺北：國家科學委員會，2004 年，頁3。

〔3〕　參高明士、古偉瀛編著《戰後臺灣的歷史學研究，1945～2000》，頁6。

困，爲了衣食，絕大部分學者無法安心治學著述。加上形格勢禁，爲求免禍，或噤而不言，不立文字；或退守象牙之塔，餖飣補注；或遠走海外，論學異邦。這一階段臺灣百廢待舉，學校圖書普遍缺乏，和外界也少聯繫。新生的一代同樣爲生活所苦，或兼差，或家教，能專心學業者不多。唯有少數佼佼者，因緣際會，得赴異國深造；七八十年代以後陸續回臺，引領風騷，才開展出一片新的局面。

除了外部的因素，一個史學内部的原因是早期來臺的學者有感於過去濫套理論和綜論大勢的流弊，多認爲在綜論大局之前，應更審慎地深入史料，作歷史事件、個人、區域或某一歷史時期窄而深的研究，爲建立理論立下更爲穩固的史實基礎。早在二十世紀二三十年代，陶希聖經歷所謂社會史論戰之後，即深感徒言理論之無益，毅然創辦《食貨》月刊，召集同志，爬梳史料。本於同樣的宗旨，1971 年《食貨》在臺灣恢復出刊，成爲臺灣史學論著發表的重要陣地。來臺的歷史語言研究所在傅斯年的帶領下，也一直以史料工作爲重心。

這一走向其實正和歐美史學界的趨勢相呼應。二十世紀之初，除了馬克思，另有史賓格勒、湯恩比等大師先後綜論世界歷史和文明的發展。此一潮流在第二次世界大戰以後漸漸退去，歷史研究趨向講求實證經驗，深窄專精。以檔案分析見長的德國蘭克（L. V. Ranke）史學，有很長一段時間成爲臺灣史學的一個主要典範。中央研究院歷史語言研究所先後整理出版了《明實録》和部分明清檔案，後者的整理至今仍在進行；中央研究院近代史研究所在郭廷以先生的率領下，自 1957 年起整理出版了《海防檔》、《中俄關係史料》、《礦務檔》、《中法越南交涉檔》、《教務教案文件》等一系列的史料；臺灣大學和政治大學則有學者致力於琉球寶案和淡新檔案的整理和研究。基於以上和其他不及細說的内外因素，臺灣的歷史學者除了錢穆等極少數，很少對中國史作全盤性的宏觀綜論。[4]

二十世紀七八十年代是臺灣史學發展的關鍵年代。外在環境雖然荊棘滿佈，但已脫離初期的兵荒馬亂。經濟快速起飛，學校增加，設備改善，對外交流日益暢通，新的刺激源源而入。以臺大爲例，

---

〔4〕 參張玉法，前引文，頁76。

七十年代初,研究圖書館啓用,教師和研究生可自由進入書庫,複印機隨後開始使用,大大增加了隨意翻書的樂趣和免抄書的方便。六七十年代在中外不同基金會的資助下, 也不斷有中外學者來校講學。猶記大學時聽社會學家黃文山教授講文化學體系。他曾應人類學巨子克魯伯(A. L. Kroeber)之邀, 任哥倫比亞大學客座學人, 也曾翻譯社會學名家素羅金(P. A. Sorokin)的《當代社會學》、《今日社會學學説》和李約瑟(J. Needham)的《中國科學與技術史》等名著。聲名如雷, 聽者滿坑滿谷。研究所時, 則聽以寫《征服者與統治者:中古中國的社會勢力》(*Conquerors and Rulers: Social Forces in Medieval China*)著名的芝加哥大學歷史教授艾柏哈(Wolfram Eberhard)講中國社會史。

除了正式的課程, 校園内演講極多。二十世紀七十年代以後, 言論的尺度稍見放寬, 一些勇於挑戰現實和學術的言論、書籍和雜誌紛紛在校園内外, 以地上或地下的形式出籠。以介紹社會科學爲主的《思與言》雜誌自 1963 年創刊, 曾在校園内造成風潮。心理學、社會學、人類學、政治學和經濟學等社會科學幾乎成爲歷史系學生必修的課程, 儘管大家不一定能會通消化。走出充滿科學主義色彩的教室, 於椰子樹下, 月光之中, 大家不是爭論沙特、老、莊, 就是膜拜寒山、拾得。邏輯實證論、存在主義、普普藝術和野獸派, 風靡一時, 無數的心靈爲之擺蕩在五光十色的思潮之間。屢禁屢出的《文星》雜誌更帶給青年學子難以言喻的刺激和解放。以個人經驗而言, 其衝擊恐不下於孫中山出洋, 見到滄海之闊、輪舟之奇。臺灣内外的形勢也影響著這時的校園。"文化大革命"、反越戰、萌芽中的婦女解放和政治反對運動, 曾使校園内躁動不安, 充滿虛無、飄蕩和萬流競奔的景象。

這一階段臺灣史學研究的主流風氣, 除了延續史料整理的傳統, 無疑是以利用社會科學、行爲科學的方法治史, 或以所謂的科際整合爲特色。在研究的主題上有從傳統的政治史、制度史轉向社會史和經濟史的趨勢。這和 1967 年開始許倬雲主持臺大歷史系, 舉辦社會經濟史研討會, 推動相關研究; 陶希聖之子陶晉生在臺大歷史研究所教授研究實習, 支持食貨討論會, 有密切的關係。1978 年張玉法出版《歷史學的新領域》, 1981 年康樂、黃進興合編《歷史學與社會科學》，可以作爲這一時期尋找新理論、探索新方向努力的象徵。

二十世紀八九十年代以後，社會學大師韋伯（Max Weber）和法國年鑒學派的理論大爲流行。1979 年創刊的《史學評論》不但反省了史學的趨勢，也介紹了年鑒學派、心態史學和其他新的史學理論。從 1984 年起，康樂主持新橋譯叢，邀集同志，有系統地翻譯韋伯、年鑒學派和其他歐美史學名著。這一工作至今仍在進行。約略同時，一批批在歐美教書的學者和留學歐美的後進，紛紛回臺，掀起一波波結構功能論、現代化理論、解構主義、後現代主義、思想史、文化史和文化研究的風潮。1988 年《食貨》與《史學評論》先後停刊，1990 年《新史學》繼之創刊。1992 年黃進興出版《歷史主義與歷史理論》，1993 年周樑楷出版《歷史學的思維》，2000 年古偉瀛、王晴佳出版《後現代與歷史學》。臺灣史學研究的理論、取向和題材從此進入更爲多元、多彩多姿的戰國時代。仔細的讀者當能從這套書的不同分冊窺見變化的痕跡。[5]

曾影響臺灣中國史研究甚巨的許倬雲教授在一篇回顧性的文章裏說："回顧五十年來臺灣歷史學門的發展軌跡，我在衰暮之年，能看到今天的滿園春色，終究是一件快事。"[6] 在 2005 年來臨的前夕，我們懷著同樣的心情，願意將滿園關不住的春色，獻給海峽對岸的讀者。

2004 年 12 月

---

[5] 請參本叢書《史學方法與歷史解釋》彭明輝所寫《導論：方法、方法論與歷史解釋》；王晴佳《臺灣史學五十年：傳承、方法、趨向》，臺北：麥田出版，2002 年。

[6] 許倬雲《錦瑟無端五十弦——憶臺灣半世紀的史學概況》，收入中央研究院歷史語言研究所編《中央研究院歷史語言研究所七十五周年紀念文集》，臺北：中央研究院歷史語言研究所，2004 年，頁 14。

導　言

李建民

一位研究醫學史的前輩學者告訴我：中醫文獻具有兩重性，它既是歷史文獻也是應用文獻。絕大部分有關中國科技史的文獻都屬於前者，中醫是唯一的例外。不過，對我而言，更關心的是尋求在中國醫學命運中起隱形作用但仍没有解釋清楚的歷史動力。

一般成説以爲，中醫是一門經驗醫學。試問有哪一種傳統醫學没有臨床經驗做基礎？而中醫所謂的“經驗”歷來又是如何代代傳遞？也就是説，中醫看病得之於手應之於心的技藝，數千年來主要是通過何種形式流傳？

我特別注意古代醫學“正典”（canon）的形成史。所謂正典，是一門學科的範例性文本。傳統中國醫籍數量龐大，即是值得探討的歷史現象。但在數以萬計的典籍中，作爲醫學社群規範與權威的必讀之書，卻也不過數種；其生產、維繫及變遷的過程，則涉及書籍在學科成員專業身份的確立、學科邊界的劃定與學術傳統的建立等幾方面所扮演的角色。

其實，並不是所有的醫療傳統皆依賴文本。如巫術、儀式性的醫療在操作上毋寧更依恃象徵的語言與動作，並且，“巫”這一系的醫術也没有留下系統性的典籍。而依賴文本的醫療傳統未必就產生正典，如與《内經》時代相近的神仙術、房中術的養生典籍日後便多散佚殆盡。但是，中國醫學不僅有範例性文本，而且所有基要典籍都形成於公元前 300 年至公元 300 年之間，也就是以漢魏之間爲分水嶺。

這段醫學形成的關鍵時期有一個顯著的特色，就是有關醫家的記載極少，醫家彼此知識授受的系譜不明、學無家法；除了扁鵲、倉公、華佗、張仲景幾位名醫之外，大多數是依託傳説的人物。這個時期最值得注意的是出現了“禁方”或“禁方書”等書籍的概念。

中國醫學的起源包圍在傳説的迷霧之中。司馬遷的《史記》將扁鵲推爲醫學之祖、尊爲"方者之宗",其書載録三則有關扁鵲的特技。這些特技據聞來自被稱作長桑君的奇人。長桑君觀察扁鵲長達十幾年,一次與他私下談話:"我有禁方,年老,欲傳於公,公毋泄。"扁鵲回答:"敬諾。"長桑君並没有親自傳授其方術經驗,只將所收藏的秘笈(禁方書)給了扁鵲,之後便消失不見。就醫學知識的傳授而言,特別值得注意的是書籍在師徒授受過程中的核心角色,以及授書儀式中"毋泄"的禁令。

以"禁方書"爲傳授方式的知識形態,也見於比扁鵲稍晚的醫家淳于意師徒之間。淳于意習醫主要是受業於公孫光與陽慶二人。公孫光保有"古傳方",淳于意"受方",化陰陽及傳語法(即接受公孫光的醫方、講述陰陽變化的理論以及古代醫家口述心傳的方法)。淳于意除接受公孫光的醫方書以外,可能還親炙其口傳的經驗方術。公孫光告誡淳于意:"是吾年少所受妙方也,悉與公,毋以教人。"淳于意回答:"得見事侍公前,悉得禁方,幸甚。意死不敢妄傳人。"淳于意獲得秘笈,並承諾不會妄傳、泄漏。

淳于意後經公孫光的推薦,拜陽慶爲師,與陽慶習醫前後達三年之久。陽慶傳授淳于意醫術,要求他遵守一個條件,即命淳于意將以前所習的醫書丟棄,"盡去其故方,更悉以禁方予之,傳黃帝、扁鵲之脈書"。師徒關係的第一步是通過授書而建立,而典籍的擁有者同時也扮演文本詮釋、經驗傳授者的角色。在此,書籍並非經由買賣而得,而近似人類學者魏納(Annette B. Weiner)所說的,是一種"無法割離的物"(inalienable possessions)。這些醫學秘笈具有建立師徒之間的認同、區別我群與他群的功能。

淳于意所留下的臨床診病的醫案也顯示了對古代舊有醫籍的依賴。如"齊王侍醫遂病"案,"此謂論之大體也,必有經紀。拙工有一不習,文理陰陽失矣(古代的醫論只能得其大體情況,醫者把握其原則、要領。平庸的醫者有一處未察即使其條理紊亂、陰陽不清)。"又如"齊王故爲陽虚候"病案裏,"診之時不能識其經解,大識其病所在(我爲病人診斷時不懂用經脈理論來解釋這種病症,只能大略領會疾病的所在部位)"。換言之,淳于意的病案記録説明,他是根據舊有的"論"或"經解"診斷疾病。

淳于意自述其習醫的幾個步驟:受書、誦讀、理解與臨床驗證。

從他日後臨診看病所留下的記錄來看，的確與他緊密引用醫學文本分不開。醫學固然以經驗爲主，實踐體驗尤不可少，但典籍本身也是醫術的呈現，而誦讀古人的文本而有所心得則是習醫的必經過程。

《靈樞·禁服》所述的授書儀式，可與上述扁鵲、淳于意習醫程序相呼應。所謂"禁服"的"禁"即同於"禁方"之"禁"，也就是秘密的意思；服者，即服從、服膺師說。此篇之中，黃帝以師資的化身出現，雷公受其業，兩個經過割臂歃血的儀式之後，傳授醫書。"黃帝親祝曰：'今日正陽，歃血傳方，有敢背此言者，反受其殃。'雷公再拜曰：'細子受之。'黃帝乃左握其手，右授之書，曰：'慎之！慎之！吾爲子言之。'"隱藏文本經過儀式而得以傳授。黃帝授書並爲雷公解說、傳授心法；掌握典籍者同時也是詮釋者、經驗的傳授者。換言之，書籍、師資、經驗三者合一。

至於書籍本身所包含的力量爲何，至今仍是個奧秘。什麼是"書"？古代人的書籍觀念又是什麼呢？在戰國秦漢的葬俗中，書籍被作爲隨葬品，無疑是個新興現象。而在作爲隨葬品的書籍中，技術書（數術、方技）數量之多也是令人印象深刻的。書籍所具有的神秘特質，以及通過禮儀程序所帶來的神秘的臨在，有待我們進一步挖掘。

著名的醫學史家謝觀稱兩漢的醫學爲"專門傳授之期"。先秦醫學知識主要保存於官府，具有世襲、隱秘的色彩。戰國以下，民間走方醫興起，通過授書儀式傳遞醫學知識。如果用《内經》的話來說，就是"循經授業"或"受術誦書"，也就是通過親炙受書，並藉由誦讀經文，而使醫術的實際演練的經驗有所傳授。《素問·解精微論篇》說得好："臣授業，傳之行教以經論。"（我接受你傳給我的醫術，再教給別人也是根據典籍的内容。）相對於神仙術、房中術偏重明師，而祝由等儀式性醫療方法則偏重語言、動作的展演，中國醫學卻是通過逐漸正典化的過程，形成了"以文本爲核心"的醫學體系。《内經》、《難經》等"經"在漢代或許稱不上所謂"經典"，但無疑已經具有"正典"概念下的"規範"或"標準"的意義。

古代醫學知識傳授的權威不是建立在老師本身的經驗，而是依託於傳說中的"聖人"。也就是《靈樞·禁服》所說"此先師之所禁"中的師資。淳于意也將脈法歸功於"古聖人"。換言之，古代醫學典籍不僅是臨床實錄，也是聖人之言。

古醫經的"依託"形式源於《世本·作篇》。所謂"世"是指世系，講的是血緣傳承、族氏追溯。其中，《作篇》叙述古代技術的發明創造，如醫學託於巫彭，藥術託於神農。不過，戰國秦漢方技書依託的聖人主要是黃帝，這與當時一整批"黃帝書"出現有著相同的文化情境。《内經》中作爲養生家的聖人形象，其實就是黃老思潮中的聖人典型："聖人爲無爲之事，樂恬淡之能，從欲快志於虚無之守，故壽命無窮，與天地終，此聖人之治身也。"聖人的無爲之術一體兩面：治國與治身。在這一點上，方技書與道家書的内容相互表裹，處世之道通於衛生之技。

特別值得注意的是，秦漢時代的"聖人"概念有二：一是指天子、君主本身，也就是《大戴禮記》所説："古之治天下者必聖人。"另外，聖人指的是王者之師，也就是《老子》以道佐人主者的君師。而《内經》解釋"聖"，是指一種可以把握天地陰陽變化的超凡能力："陰陽不測謂之神，神用無方謂之聖。"聖人體察四時莫測的内在機理，隨機應變，整部《内經》就是在呈現國家、人體、自然秩序之間的感應關係。

不過，更令人好奇的是，醫書爲何採取黃帝與諸臣問對的形式進行教學？《内經》的問答體近似奏疏之文體，也就是《春秋繁露》中《對江都王》、《郊事對》的"對"。如《對江都王》首曰"命令相曰"，末云"臣仲舒伏地再拜以聞"，與醫經的體例一致。醫家假對策上書之文體，又借聖人之口出偶文韵語，無疑意在加强其論理的説服力。

而聖人之間的問難，也反映了醫學傳授過程中得人乃傳、非其人勿教的要求。這裹的"其人"指的即是聖人。《素問·氣穴論篇》提到"聖人易語"的概念，强調醫道深遠，"其非聖帝，孰能究其道焉"。醫書是透露生命秘密的書，闡述天道與人體感應的道理，只有聖人擁有特殊稟賦，能够領悟別人所難以掌握的訊息。所以，禁方不能泄漏、不得妄傳的禁令，不是不傳、不教，而是得人乃傳。

因此，醫理是通過聖人問對的方式而秘密流傳，《内經》通篇是對典籍非經齋戒"不敢復出"、"不敢發"、"不敢示"的重重禁令。秘藏經書只供有特別洞見之人學習使用，不向公衆開放，這一點與儒家對典籍的態度相當不一樣。後者甚至立有石經，公開供人觀視、摹寫。《漢書·藝文志》著録黃帝、扁鵲、白氏内外經共七家之多，卷帙可觀。但有趣的是，這些書除了見於官方目録之外，從不見任何人引用，也不見於其他著述。如果從醫家秘密授書的作風來看，上述書籍流傳過程無法詳考，技術暗昧，應該是不難理解的。

不過，依託的體例除了説明醫學技術授受有本以外，還進一步有建立學脈譜系的功能。例如，唐代王勃所叙寫的《難經》一書的源流："《黃帝八十一難經》是醫經之秘録也。昔者岐伯以授黃帝，黃帝歷九師以授伊尹，伊尹以授湯，湯歷六師以授太公，太公以授文王，文王歷九師以授醫和，醫和歷六師以授秦越人，秦越人始定立章句，歷九師以授華陀，華陀歷六師以授黃公，黃公以授曹夫子。夫子諱元，字真道。自云京兆人也。蓋授黃公之術，洞明醫道，至能遥望氣色，徹視臟腑，洗腸剖胸之術，往往行焉。"這個《難經》的傳授譜系無疑是編造的，其中所提到的年代，如歷六師、九師，與實際的歷史年代無關。但放在醫學依託心態的角度來看，則有其意義，即強調這位曹夫子透視臟腑、洗腸剖胸等奇技的來源，恰與扁鵲、華陀一脈相承。

在依託的文化中浸淫日久，其結果如余嘉錫所説："百家之言數術、方技書者，亦皆自以爲真黃、農。"不像現代的文獻辨僞專家所批評的，他們僅僅只是借聖人的名號來欺世，而是真信有聖人，其書亦真是黃帝、神農之書。明代醫者張介賓打散《内經》原文，重新分類編次，著《類經》，並説："而或者謂《素問》、《針經》、《明堂》三書非黃帝書，似出於戰國。夫戰國之文能是乎？宋臣高保衡等叙，業已闢之。此其臆度無稽，固不足深辨。"其實，這些醫家並不真的關心上述醫典的成書年代，只是一心一意地信賴舊説，執迷不悟。

如前所述，古典醫學知識傳授過程之中，"典籍"扮演了核心的角色。透過授書的儀式，典籍的擁有者同時也是詮釋者。但這種授書的儀式在漢魏交替期有衰微的傾向。也就是説，醫學典籍經歷著世俗化的過程。而導致授書儀式式微的，主要有兩項歷史結構性的因素：一是世醫，也就是范行準所説"門閥醫家"的興起；另一是道教醫療的形成。這兩股新起的醫學對"醫學"本身的定義、地位以及知識傳授的方式皆有各自的成見。

戰國秦漢的醫學傳授譜系不明，扁鵲、倉公以下可説一片空白，而漢末華陀、張仲景的出現也是史料有限。但隨著門閥醫學的形成，便逐漸有了較清楚的"家法"，例如東晉的范汪、殷仲堪、王珉諸人，南北朝的東海徐氏有八代世澤，北朝則有館陶李氏等。這類醫學重視家傳的經驗、祖方，也就如《傷寒論》序文所説的："觀今之醫，不念思求經旨，以演其所知，各承家技，終始順習。"所謂"家技"，相對於"思求經旨"的醫家來説，有著更多的封閉與保守的傳授性格。

其次，原始的道教團體與醫藥知識的關係相當密切。葛洪在《抱朴子·雜應》中説："古之初爲道者，莫不兼修醫術，以救近禍焉。"但道士養生講究的是神仙大藥。葛洪批評當時之醫，"醫多承襲世業，有名無實，但養虛聲，以圖財利。"道教中人看不起醫術世襲者流，醫學在道教養生系統中的位置並不高。

而且在知識傳授形式上，道教講究"明師"親授。《抱朴子》中有不少嘲笑只讀道書不勤求明師而冀望成仙的人。葛洪説："或頗有好事者，誠欲爲道，而不能勤求明師，合作異藥，而但晝夜誦講不要之書數千百卷，詣老無益，便謂天下果無仙法。"而神仙之書，多是不立文字之教，明師遠比不要之書來得重要，書籍只不過是聖人的糟粕而已。《列仙傳》與《神仙傳》收録各種靈驗故事，其中也提到不少書籍；但這些典籍大多徒具其名，嗣後亦無可考者，談不上有所謂範例文本以供修行者共同遵守。

古典醫學授書儀式衰微於魏晉之際，早先典籍、師資、經驗不可分離的知識特質，從此有所分化。道教醫學可説是"明師"類型的知識形態。門閥世醫以血緣相傳、秘方經驗爲標示。與此同時發生的一個重要現象則是，魏晉醫家整理舊有醫經，重新劃定"醫學"的邊界，並塑造醫學知識的正統。

中國醫學史上，"醫經"一系曾有幾次關鍵性的整理時期，除了北宋政府開展的醫籍校正工作以外，第一次是西漢李柱國（前33~前29）的工作，第二次是皇甫謐（215~282）的工作。漢魏之間醫經正典化的意義，正如喬治·E·馬爾庫斯（George E. Marcus）所指出："正典"的出現總與自身學科的危機密切相關，即來自對既有權威性論述的崩解的焦慮感，也是對其他學科挑戰的回應。如前所述，授書儀式的式微，新興醫療分支的勃興，即是皇甫謐重編醫經的時代背景。

相對古代秘密授書、不欲示人的傳授方式，皇甫謐的重整醫經工作的意義，即是將隱秘性的文本公開化。他所著的《甲乙經》主要是根據三種醫經傳本；這三種傳本內容重複，甚至有不編次的經文。皇甫謐將經文重新分類，給予篇目。《甲乙經》可說是第一部具有醫經目錄的醫典。而皇甫謐考訂舊有典籍，並予以重新分類的工作具有示範性的效果，啟發了這之後醫經"類編"、"類抄"、"合類"體裁的作品。作品雖多，其實都是根據同一批經文改編而成的。

醫經正典化的歷史進程並不是滾雪球式的越來越多的累積歷程，而是以排除為原則。醫書大多是手冊類型的方書，數量越來越多，但被流傳下來的，都屬於秦漢醫家以及後人續增的理論，即規範性的"經"典。李柱國、皇甫謐或其後楊上善、王冰、宋臣等人的工作，並不是賦予任何新經書以正典地位與權威，而是不斷地把既有醫經的正典性挖掘出來，也就是經由重新編輯、命名、注解舊有經文來重建該學科的秩序與權威。

謝觀曾說，中國醫學有"儒學比例"的特質。從對典籍的態度來看，中國醫學的確漸向儒家靠攏，而道家（或道教）日遠。宋代出現儒醫，宋代醫家何大任將醫經與六藝並列："醫之學以七經為本，獨儒家之六藝也。"皆是明證。

中國醫學的正典化越強，類似扁鵲、華陀等的傳奇醫家就越少，而與道家的醫療傳統形成明顯的對比。而"正典"醫學的發展，一方面是以《內經》系為主流、根據同一批文本不斷重編的歷史，另一方面是注解這些醫經的傳統的形成過程。直到現在，中醫走向現代化與科學化的同時，仍然不斷強調閱讀"四大經典"或"八大經典"，可說是取今復古，別立新宗。然而，現代中醫為何必須依賴公元三世紀左右成形的幾部典籍？其中所反映的知識形態與文化心態，值得我們進一步深思。

　　　　　※　　　　　※　　　　　※　　　　　※

以上是中國醫學作為正典醫學發展的整體輪廓。以公元三世紀左右為界，戰國至東漢末是正典形成期；六朝至宋代為正典重整期，大約八世紀，《内經》、《傷寒論》等典籍已經成爲制度化的知識（institutionalized knowledge），是考試必讀之書；金元時期，醫家使用正典中的文化分類（cultural categories）創立新説，能將宋意入漢格，可以稱爲"新傳統時期"；明清一段乃尊經復古之期，考證、注解古典的風氣達到了巔峰。本書所收的十一篇論文，我即放在正典四期發展的框架之下闡述其意義。

中國醫學自東漢以降，有醫學集團擴大化的趨勢。除了上古巫醫以外，中國醫學是世醫、道醫、儒醫三足鼎立；巫醫雖然在歷史上十分活躍，但始終没有系統性的著述傳統，故不在正典醫學列論之内。

金仕起《古代醫者的角色——兼論其身份與地位》即討論春秋至東漢末醫者的活動。封建時期的醫者爲世襲世業，但封建崩解之後民間游動性極强的醫者集團出現（如扁鵲及其弟子）；而且兩漢官醫不少即是以徵召或辟召的方式延攬民間的醫者，相當程度説明民間醫者知識的創造力與活動上的活躍。漢代官方並無培養醫療人才的專門機構，如金仕起所説："總體而言，兩漢官方於醫藥之業僅徒有利用之實，而無善盡栽培之力。"而民間的醫者如方士、道徒雜厠不分，秘密授業，系譜暗昧。金文雖然指出漢代醫學傳授形態由世業轉向師徒相授，卻忽視民間醫者世業相襲的傳統也正逐漸成形；否則，范行準所説的南北朝"門閥醫家"就成了無源之水。

除了世襲醫學之外，東漢以下道教集團也介入醫藥之學。林富士《試論中國早期道教對於醫藥的態度》即説明早期道教内部對於使用醫藥治病的態度是分歧的，有不用拒斥、有條件承認及接受肯定等幾種對待"世俗醫藥"的態度。道教對人體與病因觀固有別於《内經》、《難經》等正典醫學，在治療上推崇胎息、導引、守一、佩符等法亦別具一格，但在中國醫學史中是否有獨立的所謂"道教醫學"，我仍頗爲遲疑。原因是，道教中人基於養生延年之故直接或間接有益於醫藥之學；但這些知識往往附庸於戒律儀式或神仙法術的體系之下，並不是道教根本之道或終極之法。

中國醫學集團擴大的最後一站、也是影響最大的是西學、西醫的輸入。收在本書中祝平一、雷祥麟的論文叙述西醫二階段傳進中國的歷史面貌。祝平一《身體、靈魂與天主：明末清初西學中的人體生理知識》論述十六世紀入華教士如何結合當時醫學與教義的語言來宣揚天主，引進一套與儒、道、釋截然迥異的救贖之道。西教士所輸入的新的身體、生理觀，其實是古希臘的蓋倫（129～200）的正典傳統，而且深深地沾染宗教氣味。《泰西人身説概》與其他性醫學即以“目的論説明人體機能方式”出現的。與中國古典醫學類似，西方醫學的發展與希臘醫學正典的關係相當密切，但這種情況十九世紀以降西醫與中醫走向完全不同的道路。

十六世紀入華教士傳入的古老西醫學並不對中醫構成威脅；十九世紀末至二十世紀初新一波强勢的現代西醫傳入，不僅導致中、西醫激烈之政治鬥爭，也徹底改寫傳統醫病關係的新頁。雷祥麟《負責任的醫生與有信仰的病人——中西醫論争與醫病關係在民國時期的轉變》，即在述説“現代中國病人”如何形成的精彩故事。在二十世紀以前，傳統中國的醫療以病人爲主體，醫生也鼓勵病人擇醫、識病。如宋代醫者寇宗奭便説：“夫病不可治者有六失：失於不審，失於不信，失於過時，失於不擇醫，失於不識病，失於不知藥。”而這種傳統的醫病關係，到了二十世紀成了“醫學革命”亟須改革的對象；余雲岫即説任由病家擇醫，“一千年之後，中國仍有兩種醫學對峙”。事實上，直到今天，中國的病人仍舊自由擇醫，而中、西醫則有結合之趨勢。

魏晉以降至宋以前，中國醫學歷經一連串根本性的變遷。包括：隱秘文本的公開化、醫學集團的擴大化、師資觀念的轉變、作者意識的强化、醫經的分化與重編、方書有“論”等寫作體例的改變。張嘉鳳《“疾病”與“相染”——以〈諸病源候論〉爲中心試論魏晉至隋唐之間醫籍的疾病觀》與李貞德《漢唐之間醫書中的生產之道》兩文即利用中古新的醫學文類（genre）討論傳染性疾病與生育文化。張文指出《諸病源候論》中疾疫相染的病源爲“一候（病）多源”的解釋模式，並在論文中多方鋪陳疾病與社會、文化之間複雜的風貌。李文則首次通過爲數可觀的醫方書重建中古生產行爲規範化及其女性經驗的歷史。關於產育婦幼的知識，古代納入“房中”之學。李貞德已經注意到這類知識在中古時期從房中書向醫方書轉移的現象。而在唐初孫思邈《婦人方》之前，《金匱要略》與《脈經》已有系統的“女性醫學”的論述。換言之，東漢以下“房中”一系的醫學自身的轉型重鑄，及其與其他醫學分支的分合遷蜕，應該纔是中國醫學產、婦等科誕生的真正關鍵所在。

中古醫學史另外一個面向是"南方醫學"的崛起。蕭璠《漢宋間文獻所見古代中國南方的地理環境與地方病及其影響》與梁其姿《疾病與方土之關係：元至清間醫界的看法》兩文淪浹貫通整段歷史。不同的地理環境或"方土"產生不同的地方病，同時也形塑新的醫學論述。中古時代方書大盛，爲南行者使用的備急驗方成爲醫學發展的一大特色。而元至明清醫界對"濕"、"雜氣"、"污穢"等帶有方土意味的論述也蔚爲大觀。在此期間，所謂"南醫"、"北醫"或"東南治法"、"西北治法"等方土療法頗爲流行。梁其姿特別具有洞見地比較中、西方醫學對環境作爲致病因素的異同，她說："西方與中國醫者均將注意力放在他們認爲對健康最不利的環境之上，探討疾病的成因。前者針對都市環境，而後者則針對東南、嶺南方土。"這無疑是金元醫學新說特別值得注目的一個視角。

宋代醫學在中國醫學史上是一個極爲特殊的時期。北宋皇帝好醫，有翰林醫官院、太醫局等建制，並有御藥院、尚藥局以及民間的惠民局、和劑局的設置。而且重視對歷來正典進行校訂，如刊行《素問》、《難經》、《傷寒論》、《金匱》等（1068～1077）。在解剖上爲歷來解剖之最，多次人體解剖所繪製的《存真圖》（1102～1106）流傳後世七百年之久。王德毅《宋代的養老與慈幼》與金中樞《宋代幾種社會福利制度——居養院、安濟院、漏澤園》即從制度史、社會史的角度討論宋代醫療養生的相關施政。金中樞說"安濟院，有近似現代公立醫院"，言過其實。陸游《渭南文集》："當安濟法行時，州縣醫工之良者，憚於入坊。"安濟坊制度近於慈善事業，大概無利可圖，故醫工觀望不與。王德毅述宋代養老與慈幼之政，可與金文互補合參。中國最早的兒科（錢仲陽《小兒藥証直訣》）、養老（陳直《養老奉親書》）專著出現於宋代有其時代意義。

最後，本書收錄編者的《王莽與王孫慶——記公元一世紀的人體刳剥實驗》一文。中國醫學史找不到持續性的解剖材料，在漢代也僅有王莽解剖王孫慶一例。在《史記·扁鵲倉公傳》與馬王堆、張家山脈書等文獻已經出現了體系性經脈學說，那麼，發生在西漢末年測量五臟與脈的醫學實驗又具有何意義？解剖人體是爲了發現新事物抑或是作爲正典化的工具？從公元一世紀的人體刳剥記錄，我們試圖挖掘中國正典醫學的若干特質。

　　生命醫療史是 1990 年以來臺灣歷史學的新興領域。大陸的讀者以本冊爲入門，按圖索驥，開拓讀史的廣度與深度，必能體驗這個新史學天地的生命力。

古代醫者的角色

——兼論其身份與地位

金仕起

一、前　言

有關傳統醫者之歷史研究,早在二十世紀三十年代即經前輩醫史學家陳邦賢先生提倡,他説:

> 醫學史是一種專門史,研究的須分三類:第一類關於醫家地位的歷史;第二類關於醫學知識的歷史;第三類關於疾病的歷史。研究這三類的史料,當先研究每一個時代環境的背景和文化的現狀。[1]

陳先生研究醫學史的目的在於瞭解"醫學知識進展的過程",同時,他也指出"醫學是文化的一種,當然離不開環境的影響和人類生活的改進"。[2] 可見,他以醫者地位的歷史爲醫學史三大課題之一,强調瞭解醫者所處時代的環境背景與文化現狀,和他對醫學知識進展的關切是一體的。然而,單就醫者地位的研究言,陳先生的論述基本上仍以傳統少數傑出醫者之影響與醫事制度之演變爲重點。[3]

事實上,陳先生以下的近六十年來,傳統醫療史的研究在諸多實際動機導向下,在取徑上雖迭有進展,在課題上亦不斷有所開拓,[4] 但就有關傳統醫者活動之研究業績言,其大體則仍依循陳先生論述之軌範,而集中在個別醫學人物的行誼、貢獻與歷代醫政制度的演進兩方面。[5] 至於視醫者爲人民群衆之一,根據其專業特性,考察其角

---

〔1〕　見陳邦賢《中國醫學史‧緒言》(上海:商務印書館,1937),頁2。

〔2〕　同上引書,頁1、3。

〔3〕　同上引書。

〔4〕　關於傳統醫療史研究趨向的回顧與反省,可以參看李建民《傳統醫療史研究的若干省思——〈陳勝崑醫師全集〉讀后》,《新史學》3:3(1992, Sep.)。

〔5〕　見陸肇基《從〈中華醫史雜誌〉看我國的醫史研究》,《中華醫史雜誌》17:1(1987),頁1~7。李經緯、朱建平《近五年來中國醫學史研究的進展》,《中華醫史雜誌》24:3(1994),頁133~137。

色、身份與地位變遷的著述尚不多見。[6]

誠如近人馬堪溫所言:"醫生是醫學史上的主要角色。探討醫生在歷史上的出現、社會地位等方面的演變,有助於瞭解醫學發展的規律。"[7]醫者在某一時代、社會中所扮演醫療角色的輕重、出身的條件、所受到的社會評價,乃至本身對其專業的自視,往往皆反映與影響當時醫學發展和運用的實況。[8]此外,重建傳統醫者活動史跡的另一層意義,在於它可以在一定程度上反映傳統醫療的"環境背景"與"文化現狀",並作爲探討此類課題不可或缺的研究參考。

不過,必須指出的是,以往有關醫者歷史的研究所以往往集中於少數傑出醫者或醫事制度兩類範疇,也並非毫無理由。以古史爲例,古代醫者自見載《左傳》伊始,雖一向以療疾救人爲其主要職事,但在儒家學者眼中,他們是"執技以事上"(《禮記·王制》)的"方技"之人,身份不能上侔於一般士人;同時,他們和戰國以來"怪迂阿諛苟合"(《史記·封禪書》)的方士之徒又往往關係甚密,難分彼此,[9]故古代史傳的相關記載多僅限於少數名醫之"異聞奇事"(《三國志·方技傳》"評"),而於其他一般醫者之活動大

---

[6] 以筆者閱目所及,此類論文目前似仍僅有謝利恒《中國醫學源流論·鈴醫秘方》(臺北:古亭書屋影本,1935),是文以唐、宋之際爲分野,論前此與後乎此醫家出身與地位之大別;馬堪溫《歷史上的醫生》,《中華醫史雜誌》16:1(1986),頁1～11,是文屬泛論性質,討論"醫生的出現"、"醫生的種類和名稱"、"醫生的培養"、"爲醫的背景"、"醫法和醫德"以及"醫生的社會地位"等問題;另陳元朋《宋代的方書與儒者習醫》(臺北:中央研究院歷史語言研究所"疾病、醫療與文化"討論會,No. 23,1994. 11. 19,未刊),其文主要討論宋代方書之流行與儒者習醫風尚間的關係,其間涉及醫者出身與地位之轉變諸問題。

[7] 見馬堪溫《歷史上的醫生》,《中華醫史雜誌》16:1(1986),頁1～11。

[8] 事實上,從醫者之角色、地位與其自我評價考慮其對醫學發展之影響的研究觀點,前清學人徐大椿(1693～1771)在所著《醫學源流論·自序》中析"醫,小道也,精義也,重任也,賤工也"之現象時已有所摘發,見江忍庵增批、林直清校勘《徐靈胎醫書全集》(臺北:五洲出版社,1990),頁4～5。

[9] 醫家在傳統正史中大體皆屬"方技"(或"方伎")、"藝術"(或"術藝")之人。偶也有列入"處士"或"隱逸"之倫的情形,如梁之名醫陶弘景入《梁書·處士列傳》、《南史·隱逸列傳》。"方技"之爲言,大概最初專指維護生命之有關技藝法術,與戰國中期以來若干"方士"所從事之"方仙道"密切相關(見《史記》中《秦始皇本紀》與《封禪書》),故劉歆《七略》將"醫經"、"經方"、"房中"與"神仙"列入《方技略》,並指出"方技者,皆生生之具,王官之一守也"(《漢書·藝文志》)。不過,劉歆之後,"方技"的意義似乎即不斷擴大,至陳壽作《三國志》時,則已將醫診、聲樂、相術、相夢、術筮之人併入《方技傳》,"方技"的內容因此也廣泛地包羅了劉歆筆下所謂的諸家"數術"。至於古代醫者與方士、方技的關係,可參考陳槃《戰國秦漢方士考論》,收入《古讖諱研討及其書錄解題》(臺北:國立編譯館,1993),頁179～188;杜正勝《作爲社會史的醫療史——並介紹"疾病、醫療與文化"研討小組的成果》第三節"醫家的族群和學術歸類:醫與巫、道、儒的關係",《新史學》6:1(1995, Mar.),此不贅論。

體,則往往闕而不錄。其次,傳統時代雖頗有醫史著述,但其書大多具醫學實用目的,以前代名醫傳略與醫案證例之纂集爲主,而對史上醫者之整體活動罕見著墨。[10] 再者,古代經史文獻雖於官方醫政頗有記載,但對官方醫者之出身條件、療治對象,以及職任性質卻鮮有正面描寫;於醫政制度變遷所涉及之政治、社會或文化條件也罕有指陳。因此,欲據少數片面之醫者史料以推測全體醫者之活動狀況,論斷其角色、身份與地位,或從而瞭解其時之環境背景與文化狀況,誠然有其高度之危險性。

但醫者身爲人民群眾之一,從事療疾活人的史實不容忽視。因此,儘管古史上多數醫者的事蹟復不可考,我們還是得儘可能利用簡略片面的資料,從中搜尋、甄別可以重建醫者整體活動的成分。前文指出,古代有關醫者活動的文獻大體以名醫傳略與醫政職官爲大宗,我們嘗試瞭解古代醫者角色、身份與地位之變遷,捨此亦無從著手。不過,名醫的"異聞奇事"可以相當程度反映時下醫者之行爲特色、醫療同業間的互動、醫者病家間的關係乃至醫者社會地位的一般狀況;而職官建制的規模贏縮、分工狀況與職任性質,則往往可以透露醫者在當時社會所扮演醫療角色的輕重與醫學知識的整體發展情形。換句話說,只要我們謹慎處理,對古代醫者角色、身份與地位變遷作出合理推測的可能性還是有的。

從春秋至漢末的古代是我國傳統醫學理論由萌芽、規模初具到典範形成的一段關鍵時期,本文討論古代醫者的活動即大抵以此爲時代斷限。在研究取徑上,我們嘗試透過古代醫者服事的人群類別、職任的特性及社會人群醫療行爲的一般情況,推敲他們在社會整體醫療活動中扮演的角色;另一方面,經由古代人群對醫者之評價,以及醫者之自我期望,考察其身份、地位。本文論述古代醫者的角色變遷,側重從社會、政治等外緣因素加以理解,希望從醫學以外的角度審視古代醫

---

〔10〕 近代一般醫史學者認定的傳統醫史著作目錄見存或其書尚存者,有〔唐〕甘伯宗《名醫傳》七卷(佚)、《歷代名醫録》七卷(或係前書別本,佚)、〔宋〕党永年《神秘名醫録》二卷、〔宋〕趙自化《名醫顯秩傳》三卷(佚)、不著撰人《名醫大傳》(佚)、〔宋〕周守忠《歷代名醫蒙求》一卷、〔宋〕張杲《醫說》一○卷、〔明〕李濂《醫史》一○卷。上述諸書一般皆以名醫傳略爲主,醫案證例爲副,在內容上,仍不脫廣義之醫學著作範圍。不過,不以醫史爲寫作宗旨的某些傳統著述,對傳統醫者的角色卻也有若干發人深省的觀察,如上引前清經學家徐大椿之《醫學源流論》即曾有相當精核之論。上引傳統醫史書目見日人岡西爲人《宋以前醫籍考》(臺北:進學書局影本,1969),頁1348～1350。陳邦賢《中國醫學史·緒言》(上海:商務印書館,1937)。謝利恒《中國醫學源流論·醫史》(臺北:古亭書屋影本,1935),頁52a。賈維誠《三百種醫籍録》(哈爾濱:黑龍江教育出版社,1982)。

療文化發展的若干特質。當然，我們必須指出，古代醫者角色之變遷和醫學技藝發展的關係至密，但醫學技藝的發展涉及古代社會中醫學與其他相關知識間的交流與運用，同時也關乎醫學知識在授受、流傳過程中所遭遇的種種問題。總之，其間涉及的政治制度、社會禮俗與文化信仰等等條件至為複雜，本文不能在此一一具論，只能另以專文處理。

二、春秋時代醫者的角色

就現存文字資料言，公元前七世紀下半葉以前，殷商、西周時代的甲骨文、金文或古典文獻均不見醫字，醫之角色史闕無文，不得具論。下逮春秋，醫的活動始零星見載於傳世文獻，因此，我們對醫者角色的討論也從此開始。

封建時代，醫者蓋王官之一守，而出於世業之家。故《禮記·曲禮》論侍君親之疾，有所謂"醫不三世，不服其藥"之禮，戰國著作《鶡冠子·世賢》亦猶存扁鵲昆弟皆為良醫之傳說。

春秋醫者，據史乘所載，大概主為貴族統治階級療疾，而其職任特性則近乎私人內侍。如春秋早期偏晚，晉有受文公之命，欲為鴆以害衛成公的醫衍（前630，《左傳·僖三十》，另《國語·魯語上》所載略同）；中期偏早，齊有斷懿公之疾"不及秋，將死"之醫（前609，《左傳·文十八》）；稍後，有秦桓公使之為晉景公疾的醫緩（前581，《左傳·成十》），有楚康王使之視申叔豫疾之醫（前552，《左傳·襄廿一》）；晚期，則有秦景公使視晉平公疾之醫和（前541，《左傳·昭元》；另見《國語·晉語八》）。此外，衡諸《周禮·天官》所設醫師、食醫、疾醫、瘍醫諸職，大抵皆服事王人起居出入之現象，我們推斷春秋時代醫者的角色當亦近乎王公貴族之內侍，而世掌療疾之工作。

其次，值得注意的是，儘管春秋時代某些王公貴族侍醫之存在已為事實，但受殷商以來傳統疾病觀念的影響，[11]王公貴族罹患疾病，求助於

〔11〕 通殷商、西周時代，人身疾病為鬼神降祟所致的觀念一直普遍存在於統治貴族間。因此，罹患疾病由巫祝卜筮占問病因、病情，或施以祓襐之術以逐除疾病的情況，新舊文獻往往屢見不鮮。見胡厚宣《殷人疾病考》，《甲骨學商史論叢》初集（臺北：大通書局影印，1972），頁421～429。嚴一萍《中國醫學之起源考略（上）、（下）》，《大陸雜誌》2：8/9（1951），頁20～22、14～17。張秉權《殷墟文字丙編》上輯（二）（臺北：中央研究院歷史語言研究所，1959），頁132～134。溫少峰、袁庭棟《殷墟卜辭研究——科學技術篇》（四川省社會科學院，1983）第七章《醫學》，頁299～348。詹鄞鑫《卜辭殷代醫藥衛生考》，《中華醫史雜誌》16：1（1986），頁15～23。杜正勝《從眉壽到長生——中國古代生命觀念的轉變》（1994修訂稿，待刊），頁2～25。拙稿《古代解釋生命危機的知識基礎》（臺北：臺灣大學歷史學研究所碩士論文，1994）第二章《天地神祇的信仰》，頁15～23。

醫並非唯一或主要的選擇,而侍醫設置的情況恐怕也非各國通例。如
晉文公有疾,"曹伯(共公)之豎侯獳貨筮史,使曰:'以曹爲解……'"
(前632,《左傳·僖廿八》),可見春秋初期偏晚,有疾尋求筮史占卜,恐怕
還相當流行。其后,晉景公有疾,夢大厲,史載"公覺,召桑田巫。巫言
如夢。公曰:'何如?'曰:'不食新矣。'公疾病,求醫於秦"(前581,《左
傳·成十》),可知景公病重前,巫似是主要侍疾之人。至春秋偏晚,晉
平公有疾,"博物君子"鄭子産聘晉,晉大夫叔向問曰:"寡君之疾病,卜
人曰:'實沈、臺駘爲祟。'史莫之知,敢問此何神也?"(前541,《左傳·昭
元》)可見平公罹疾,最初之處理步驟仍一如往例,以卜史占問病因爲
主,直到後來"晉侯求醫於秦,秦伯使醫和視之"(《左傳·昭元》),我們
纔看到醫者介入疾病的診斷與治療。六年后(前535),平公又疾,晉
韓宣子對客問,也説:"寡君之疾久矣,上下鬼神無不遍諭,而無除"
(《國語·晉語八》),可知不僅占問病因、病情,連治療、逐除疾病,此時期
的醫者大概都還不是不可或缺的角色。同時,如公元前563年,宋平
公以桑林之舞享晉悼公於楚丘,《左傳》記載當時情況道:

> 舞,師題以旌夏。晉侯懼而退入于房。去旌,卒享而
> 還。及著雍,疾。卜,《桑林》見。荀偃、士匄欲奔請禱
> 焉,荀罃不可,曰:"我辭禮矣,彼則以之,猶有鬼神,于
> 彼加之。"晉侯有間,以偪陽子歸獻于武宮,謂之夷俘。
> (《左傳·襄十》)

堂堂一國之君出訪他國,歸途道遇疾病,隨行人員應變、設想所及,
不外卜、禱於鬼神,而自悼公病發至差愈,全程也了無醫者救療之
跡,可見若非史闕失載,則春秋中期偏晚至少在晉國,醫者似乎都
還不是國君之側常置的定員。

至於春秋醫者之身份、地位,因史料殘闕,不易遽斷。然就現
存文獻言,封建時代醫者之身份當不致太高。《禮記·王制》曰:

> 凡執技以事上者,祝、史、射、御、醫、卜及百工。
> 凡執技以事上者,不貳事,不移官,出鄉不與士齒。

《王制》爲漢文帝十六年(前164)"使博士諸生刺《六經》中作"
(《史記·封禪書》),《王制》之作既本諸六經,則據以想像封建時代
政治、社會之大體狀況,或尚不甚差謬。依《王制》,古代醫者"出
鄉不與士齒",鄭玄注曰"賤也,於其鄉中則齒,親親也"。依古典

禮制，同一聚落成員在祭祀燕飲的社交場合中，不管位序的安排或行禮的次第，都只論年齒，不論貴賤，目的則是爲了"親宗族兄弟"（《周禮·大宗伯》），凝聚族人感情與力量。[12] 出鄉，則公私事務、權利義務就得依封建身份講究尊卑先後。封建時代，士是貴族的底層，醫者"不與士齒"，表明身份不及士，可能至高不過庶人一層。

另，據公元前 541 年，晉平公有疾，執政趙文子因秦醫和謂己"不能諫惑，使至於生疾，又不自退而寵其政"，乃詰問醫和"醫及國家乎？"（《國語·晉語八》）一事窺之，似乎當時貴族並不以醫者與聞國事爲經，而在言語之間頗流露輕賤醫者之意態。不過，此屬孤例，是否能够反映其時之一般情形，我們不能不持保留態度。

三、春秋晚期至漢初醫者的角色

春秋晚期以降，封建瓦解之勢日趨擴大，私人習醫承技之機會因貴族工藝之家的流散而相對增加，有關民間醫者活動的文獻記錄也逐漸出現。不過，在此之前，民間是否即無醫者執業療疾，史文無徵，不敢臆斷。

春秋晚期，孔子稱"南人有言：'人而無恒，不可以作巫醫'"（《論語·子路》），孔子引述南人之言，似乎南人之地對從事巫醫者之身份已無階級限制，可以反映其時醫學技藝已非封建貴族之家所能壟斷。自是以下，隨醫學知識與醫療技藝之不斷成長，[13] 民間醫者得逞其道術游行列國以事療疾者，遂漸有人在。以戰國下逮漢初有關扁鵲的傳說爲例，據說扁鵲少時爲人舍長，經舍客長桑君予禁方，因習醫術，後乃歷視趙簡子、虢太子、齊桓侯之疾，"過邯鄲，聞貴婦人，即爲帶下醫；過雒陽，聞周人愛老人，即爲耳目痹醫；來入咸陽，聞秦人愛小兒，即爲小兒醫：隨俗爲變"（《史記·扁鵲倉公列

---

〔12〕 見杜正勝《封建與宗法》，收入氏著《古代社會與國家》（臺北：允晨文化實業公司，1992），頁 402～404。

〔13〕 粗略言之，傳統醫學之經脈、藏府理論與針灸、導引、按蹻、湯藥等養生、醫療技藝的重大發展，當和春秋晚期至戰國中葉"氣—元論生命觀"的形成關係至巨。請參見杜正勝下列論文：《形體、精氣與魂魄——傳統中國對"人"認識的形成》，《新史學》2：3（1991, Sep.），頁 22～56；《從眉壽到長生——中國古代生命觀念的轉變》（1994 修訂稿，待刊），頁 50～90；《試論傳統經脈體系之形成——兼論馬王堆脈書的歷史地位》，收入《馬王堆漢墓研究文集》（長沙：湖南出版社，1994），頁 99～106。

傳》），又見秦武王，請爲除病（《戰國策·秦二》），復"居宋，得罪於宋君，出亡之衛。衛人有病將死者，扁鵲至其家，欲爲治之"（《新語·資質》）。以上扁鵲事蹟，不必盡皆實有，不過，用以推想其時民間醫者游動列國，療疾、販技於貴富，甚或齊民之家的情形，似乎尚不甚差謬。

其次，民間醫者因其療疾之效驗與對人身病理之嫻熟，也往往成爲統治階層意欲召致和社會人群信用的醫療專業人物。如《莊子·列禦寇》稱："秦王有病召醫，破癰潰痤者得車一乘，舐痔者得車五乘，所治愈下，得車愈多。"其事雖屬寓言，但有病召醫，可以顯示當時統治者對醫者療疾之效驗已有相當程度之信賴。另據睡虎地秦簡《封診式》所錄爰書，有里典令醫診斷里人是否爲"癘"者的案例見之，[14] 則當時地方基層行政人員對民間醫者之病理知識已必須有所藉重。[15] 再者，根據《韓非子·八說》引喻所稱"慈母之於弱子也，愛不可爲前。然而弱子有僻行，使之隨師；有惡病，使之事醫。不隨師則陷於刑，不事醫則疑於死"，以及戰國文獻所見"醫門多疾"（《莊子·人間世》）、"良醫之門多病人"（《荀子·法行》）等常語，似乎其時一般人群對醫者療疾活人的效驗也已有相當程度的認識。不過，這類資料是否意味尋常百姓在遭遇疾痛時，都能如願延請醫者爲之療治，史闕無文，我們不得而知。

此外，醫道同好或醫療同業間相互詰難、競争與排擠的情形，似乎更可反映其時習醫風氣與醫者蜂起之盛。如據傳扁鵲爲虢太子視疾之先，虢中庶子喜方者曾稱引上古醫者俞跗治病傳説以詰難扁鵲曰："先生之方能若是，則太子可生也；不能若是而欲生之，曾不可以告咳嬰之兒。"（《史記·扁鵲倉公列傳》）可見當時醫方之術，已非醫者所得獨承；而同好間之互爲詰難、質疑，尤可反映其時醫道師傳、流派之不同。至於扁鵲入秦，"秦太醫令李醯自知伎不如扁鵲也，使人刺殺之"（《史記·扁鵲倉公列傳》）的故事，則略可據以推見戰國醫者同業競争之烈與民間醫者技藝之盛。

---

〔14〕 見睡虎地秦墓竹簡整理小組編《睡虎地秦墓竹簡·釋文》（北京：文物出版社，1990），頁156。

〔15〕 在這兒我們所以假定戰國時代秦國里級行政單位並無官醫，原因在於兩漢地方官醫的設置，史有明文者僅及於郡級單位，郡之下屬單位是否亦設官醫，則尚無證據可以論斷（見下論兩漢地方醫政文）。

　　相對於民間醫者活躍於貴富之家與地方邑里的情況，春秋晚期以降至漢初以前，官方醫者擔任統治階層侍醫的傳統角色大概基本未變。如齊景公時，晏嬰斂景公愛妾嬰子之尸所託言之醫（《晏子春秋·諫下》）、趙簡子小臣胥渠疾病就治之醫（《呂氏春秋·愛士》）、齊王遣問疾於孟子之醫（《孟子·公孫丑下》）及"以其所奉藥囊提（荊）軻"之秦王侍醫夏無且（《戰國策·燕策三》、《史記·刺客列傳》略同），這些事例中之醫者可能都是當時貴族統治者側近負責療治疾病的侍醫。

　　然而，值得注意的是，由於醫者療疾效驗之漸受信用，醫療人員的組織化現象也開始在某些國家政府中出現。如春秋、戰國之交秦王室中已有"太醫令"（《史記·扁鵲倉公列傳》）一正式官銜，唯其屬官建制如何，因史闕無徵，不得其詳。但據戰國晚期成書之《周禮》，[16] 王宮之內既有"凡邦之有疾病者、疕瘍者造焉，則使醫分而治之"（《周禮·天官·醫師》，另參《疾醫》、《瘍醫》諸條）的因病別醫制度，又有所謂"歲終則稽其醫事以制其食"（《周禮·醫師》）與"死終，則各書其所以，而入于醫師"（《周禮·疾醫》）的醫事考稽辦法，則不論當時一般國家中央醫政組織爲何，我們可以肯定至遲在戰國末造以前，若干國家之醫療分科與醫事考核體系當已初步形成。[17] 再者，戰國中期以後，統治者爲追求神仙不死，也連帶重視醫藥之書，故秦始皇三十四年（前213）李斯奏議燒詩書史記百家語，"所不去者，醫藥、卜筮、種樹之書"（《史記·秦始皇本紀》，另《史記·李斯列傳》略同），[18] 可見官方肯定醫者與醫藥醫療功能的態度是顯而易見的。

　　此外，由於諸侯混戰日趨激烈，"編户齊民"不但逐漸成爲各國

---

〔16〕　《周禮》成書於戰國晚期的年代考證，可以參考金春峰《周官之成書及其反映的文化與時代新考》（臺北：東大圖書公司，1993）。

〔17〕　另見陳邦賢《中國醫學史》第一篇第三章《周秦的醫事制度》（上海：商務印書館，1937），頁12～13。劉伯驥《中國醫學史》第二章《周秦醫學》（臺北：華崗出版部，1974），頁25～26。但二氏皆視《周禮》醫官組織爲西周之制，恐不的。又據《史記·扁鵲倉公列傳》載戰國之初：

　　　　扁鵲名聞天下。過邯鄲，聞貴婦人，即爲帶下醫；過雒陽，聞周人愛老人，即爲耳目痹醫；來入咸陽，聞秦人愛小兒，即爲小兒醫：隨俗爲變。

那麼，《周禮》醫官之制所取本的對象恐怕亦係戰國初年已經存在民間的因病別醫分科形態。

〔18〕　戰國秦漢時期，統治階層追求神仙不死的研究，可以參見 Ying－shih Yu（余英時），"Life and Immortality in the Mind of Han China"，*Harvard Journal of Asiatic Studies* 25（1964～1965），pp. 80～122。

國力的骨幹，受到軍國政府大量的徵斂、役使，並且也隨戰爭之惡化面臨更形慘重的死傷。[19] 因此，在統治者或民間士人的眼光中，不論是就部隊戰力的維繫、國家人力資源的保全或若干士人社會理想的實現言，醫者與其知識技藝無異都是戶籍制度、閭里什伍組織、法術刑律等繩民之術外，可以協助達成增殖、保固人口或維護人命目的的必要途徑。

保全人力、增殖人口既可緩和人力資源的匱乏問題，因此有的國家在作戰部隊中出現了運用醫藥療治士卒傷病的情況。如齊景公時（前547～前490）田穰苴治軍，"士卒次舍，井竈飲食，問疾醫藥，身自拊循之"（《史記·司馬穰苴列傳》）；而兵家議論部隊組織，也有"方士三人：主百藥，以治金瘡，以痊萬病"（《太公六韜·王翼》）的建制。方士與醫雖名謂小殊，但主張部隊設置醫療人員，以備藥、療傷、愈疾，重視戰力之保全是無疑的。此外，墨者講守城迎敵之術，有所謂"舉巫、醫、卜有所，長具藥，宮養（"養"字據孫詒讓《墨子間詁》補）之，善爲舍"（《墨子·迎敵祠》）的意見，可知墨者主張戰時城中當有醫者之"所"、"宮"、"舍"等設置。對作戰傷甚者，則"令歸治病家善養，予醫給藥，賜酒日二升、肉二斤，令吏數行閒，視病有瘳，輒造事上。詐爲自賊傷以辟事者，族之"（《墨子·號令》），一方面"予醫給藥"，養治病者、傷患；另一方面，則遣吏巡行閭里糾舉詐詭、自傷者，可見看重的還是國家的作戰人力。[20]

其次，在內政措施上，有的國家爲了鼓勵生育、蕃息人口，也特地設置醫者看護臨盆產婦，像春秋末年屬行"生聚教訓"的越王句踐就曾令下全國：

> ……將免者以告，公令醫守之。生丈夫，二壺酒，一
> 犬；生女子，二壺酒，一豚。生三人，公與之母；生二人，
> 公與之餼。（《國語·越語上》）

---

[19] 根據杜正勝師的分析，"編戶齊民"的形成與春秋中晚期以後列國爲應付日趨激烈的競爭，所推行的一連串政治、社會改革有關，其中對人力的控制一項尤其是各國政府改革的主要重點。另外，對公元前六世紀末到二世紀末這段期間"編戶齊民"死傷慘酷的遭遇，杜師也有精闢的分析。以上請見氏著《編戶齊民——傳統政治社會結構之形成》（臺北：聯經出版事業公司，1990）。

[20] 另可參見龔純《中國古代軍醫院的設立》，《中華醫史雜誌》15：2（1985，Apr.），頁70。

句踐一方面要求即行分娩之產婦主動上報政府，並由公家派遣醫者看護；二來由公家依所生嬰兒性別，提供產婦不同之牲、酒津貼；再則由公家負擔生子二人者之口糧，提供生子三人者乳母，以助哺育幼兒。可見其爲產婦設醫的主要用意也在確保人口的蕃息。

再者，在戰地政務上，爲招撫勝國遺民，鞏固對征服地的控制，也有人提出"養疾"、"問疾"等惠民主張，以設置"疾官"、"掌病"的方式安撫新收土地上的人民。如《管子·入國》説：

> 入國四旬五行九惠之教。……四曰養疾……六曰問疾……所謂養疾者，凡國都皆有掌養疾，聾盲、喑啞、跛躄、偏枯、握遞，不耐自生者，上收而養之疾，官而衣食之。殊身而後止，此之謂養疾。……所謂問疾者，凡國都皆有掌病，士人有病者，掌病以上令問之。九十以上，日一問；八十以上，二日一問；七十以上，三日一問；衆庶，五日一問；疾甚者，以告，上身問之。掌病行於國中，以問病爲事，此之謂問病。

據《入國》之議，"疾官"、"掌病"之設似以"國都"爲限，其事則以視察、慰問勝國遺民的疾病狀況，收留不能自爲生計的殘障者，使接受國家之養護照料爲主。同時，惠政施行的對象遍及老耄、士人與衆庶，看重老成者、知識分子的社會影響力，與編户齊民之爲國力骨幹的用意相當明顯。雖然我們不能肯定《入國》所謂"掌病"之官是否直接涉及醫療工作，但透過"養疾"、"問病"以維繫人力的基本立場和所採取的辦法與前述事例在精神上並無二致。

此外，有些崇古之士鑒於諸侯混戰對民生、風俗帶來的負面影響，因此主張恢復古典聚落遺制，發揚固有"禍災相恤、資喪比服"的共同體精神，略盡爲政者"撫國綏民"之意，也提出"鄉立巫醫，具百藥以備疾災，畜百草以備五味"（《逸周書·大聚》）之社會理想，希望能稍稍維護人命。當然，像《周禮·天官》這類專講王宮內侍職掌的文獻，所以出現"凡邦之有疾病者、疕瘍者造焉，則使醫分而治之"（《周禮·醫師》）或"掌養萬民之疾病。……凡民之疾病者分而治之"（《周禮·疾醫》）這樣的制度設計，其基本的考量大概也反映了春秋晚期以來朝野人士重視編户齊民人力資源的精神。[21] 總

---

[21] 另可參考徐西雁、郭政凱《〈周禮〉所載醫官與醫學的時代特徵》，《中華醫史雜誌》17：4（1987），頁204~206。

之，春秋晚期以下，由於醫者療治疾痛的專業能力大體已受到社會人群的一致肯定，故凡有見於戰爭、賦役爲人命帶來重大傷亡者，不論朝野，大抵皆有透過政府力量爲民設醫以事療救的類似主張，而一般齊民自此以下似乎也纔有接受官方醫者醫療救護的可能。

不過，從社會人群的整體醫療行爲來看，儘管醫者在疾病療治上已扮演舉足輕重的主導角色，其所療治的對象也可能擴大至社會上下各個階層的人群，但由於傳統對疾病、生死等生命危機的認識仍根結人心，[22] 以及不同人群社會、經濟條件的差異，醫者技藝所能發揮的影響力恐怕也仍有一定的限制。事實上，春秋晚期以下，迄於漢初，諸如齊景公染疥、痁之疾而歸罪祝、史（前522，《晏子春秋·諫上》，《左傳·昭廿》略同），楚昭王有疾，周大史卜河爲祟（前498，《左傳·哀六》），楚左尹邵𣉢（？～前316）疾病，請貞人向鬼神禱筮，[23] 趙王病使太卜占問病因（《戰國策·東周策》）、秦始皇"行出游會稽，並海上，北走琅邪。道病，使蒙毅還禱山川"（前210，《史記·蒙恬列傳》），以及睡虎地秦墓竹簡《日書》"夢"、"詰"、"病"篇與馬王堆醫書《五十二病方》中所載種種巫術療法，[24] 此皆反映此時醫者療疾的角色雖受肯定，但面對死生大事，人群採取的應付方法仍可能相當多元，不必然惟醫者馬首是瞻。

最後，就對醫者人品的客觀評價言，醫之好利一點，似乎是此一時期社會人群的共通印象。如齊桓侯曾向左右批評扁鵲曰"醫之好利也，欲以不疾者爲功"（《史記·扁鵲倉公列傳》），《韓非子·備

---

〔22〕 見拙作《古代解釋生命危機的知識基礎》第二章《天地神祇的信仰》（臺灣大學歷史學研究所碩士論文，1994），頁23～30。

〔23〕 邵𣉢系湖北荆沙鐵路考古隊於1987年在湖北荆門發掘的包山二號楚墓墓主，據考察其生卒年代約當公元前四世紀中偏早至公元前316年。該墓出土竹簡448枚，其中有字簡278枚，包括54枚卜筮祭禱簡（197～250號）。該批卜筮祭禱簡文字顯示墓主邵𣉢生前曾患"腹疾"、"心疾"、"下心疾"、"腹心疾"、"瘇痛"等病，並於疾病時透過貞人占問患何疾病，有何症狀，需以何法向何方鬼神祭禱等問題。據簡文，邵𣉢疾病祭禱的對象包括古典所謂天神、地祇及人鬼三類，如二天子、星辰、司命、地主、后土、大水、社、高丘及直系祖先等。以上參見湖北荆沙鐵路考古隊《包山楚簡》（北京：文物出版社，1991），頁3～14；32～37。后德俊、史珞琳《湖北荆門包山二號楚墓墓主死因初探》，《中華醫史雜誌》24：3（1994, Jul.），頁141～143。

〔24〕 參見林富士《試論漢代巫術醫療法及其觀念基礎——"漢代疾病研究"之一》，《史原》16（臺北：臺灣大學歷史學研究所，1987），頁38～42及《試釋睡虎地秦簡〈日書〉中的夢》，《食貨》復刊17：3/4（1987），頁30～37。蒲慕州《睡虎地秦簡〈日書〉的世界》，《中央研究院歷史語言研究所集刊》62：4（1993），頁658～666。

內》稱"醫善吮人之傷，含人之血，非骨肉之親也，利所加也"，大概都或多或少反映了病家或一般人群對醫者的觀感。但好利之心人皆有之，不獨醫者爲然，爲什麼一般人群往往以此批評醫者呢？我們推測，除了上述醫者服事、販技於貴富之家的可能性較大這一事實有以致之外，醫者掌握人命死生的專業特性也是另外一個相當關鍵的因素。這個問題，其實《呂氏春秋·察賢》說得很透徹，所謂"今有良醫於此，治十人而起九人，所以求之萬也"，人之所係莫大乎生死，凡人生念尚存，生命一旦視醫者之道藝爲予奪，只要力有所逮，誰人肯不傾其家資爭相羅致之。醫者之道藝有精粗，其操行亦自有醇疵，下焉之醫處此境地，冀其不恃技而驕、待價而沽，豈不難哉！然而，進一步考慮，此時若干醫者所以得待價而沽，則醫者療疾活人的角色之重可不言而喻矣。

四、兩漢時代醫者的角色

兩漢時代是我國醫政體系開始逐步確立、民間名醫輩出，以及醫學規模大體粗具的一個重要時期。本節先論兩漢官方醫者之角色，次論官方醫者之來源與進身方式，再論民間醫者之角色，以及醫者之身份與地位。

（一）兩漢官方醫者的角色

大體而言，兩漢在文、景之後（另見下文），[25] 官方醫政體系是循著皇室、王國，而邊郡，再及於內地屬郡的先後次第日漸樹立起來的。因此，以下先從兩漢中央醫政組織的發展論起。

1. 兩漢中央醫政組織與太醫官屬的主要職任

西漢中央之醫政組織大體繼承秦制而續有發展，其最高長官爲太醫令，下領丞（《漢書·百官公卿表》"太常"條）、監（《漢書·外戚傳》"孝昭上官皇后"）。然據《漢書·百官公卿表》及《居延漢簡》，九卿中太常、少

---

[25] 漢初，國家猶未暇以治，不論中央或地方郡國，其官方醫政組織蓋皆處於疑似有無之間，以高祖十一年（前196）"……擊（黥）布時，爲流矢所中，行道病。病甚，呂后迎良醫"（《史記·高祖本紀》）之故事，與惠帝時"陳皇后求子，與醫錢凡九千萬，然竟無子"（《史記·外戚列傳》）的情況看來，竊疑高、惠二帝時期，中央皇室猶未有官醫設置。又《史記·黥布列傳》載"（黥）布所幸姬疾，請就醫。醫家與中大夫賁赫對門，姬數如醫家，賁赫自以爲侍中，乃厚饋遺，從姬飲醫家"，則漢初王國似亦未有醫官之建。

府均置太醫令，[26]似乎西漢中央皇室之醫分屬兩系統。[27] 衡諸西漢太常、少府職任之特性，陳直所謂"太常之太醫，是主治百官之病。少府之太醫，是主治宮廷之病"的説法，[28]也許較爲近實。

此外，西漢一代，中央醫政體系醫、藥之間似已有初步之分職現象，不過，其隸屬關係史未明言，不得其詳。如史稱"昭帝末，寢疾，徵天下名醫，(杜)延年典領方藥"(《漢書·杜周傳》附少子《杜延年傳》)，可見當時皇室除醫者主爲療治疾病外，尚另須專人典領方藥。而成帝建始二年(前31)遣"侯神方士使者副佐，本草待詔七十餘人皆歸家"(《漢書·郊祀志》)一事，顏師古注謂"本草待詔，謂以方藥本草而待詔者"，民間嫻習方藥本草之人待詔殿下，其事或與宣帝求仙有關，而未必屬疾病療治之事，但本草方藥之與醫有所別異，則於此可知。此外，據今存前漢"藥臧府印"[29]視之，則皇室有典藏出納藥物之專官設置則無疑矣。

下逮東漢，太常所屬太醫令經裁併，改由少府一元轄治，下設太醫令掌諸醫(《續漢書·百官志》"少府"條)，並置丞(《續漢書·禮儀志下》)、諸員醫(293人)、員吏(19人)(《續漢書·百官志》"少府"條劉昭注補引《漢官》)，以及主藥之藥丞、主藥方之方丞(《續漢書·百官志》"少府"條)。可見東漢中央皇室之醫政在整體人員的編制與數量上似乎較西漢有所

[26] 如《漢書·百官公卿表》指出：
　　　　奉常：秦官，掌宗廟禮儀。景帝中六年(前144)，更名太常。屬官有太樂、太祝、太宰、太史、太卜、太醫六令丞。
　　此爲太常之太醫令。另據《居延漢簡》(18·5)：
　　　　永光四年(前40)閏月丙子朔乙酉，大醫遂、丞褒，下少府中常方，承書從事下，當用者如詔書。……
　　此則爲少府之太醫令。上引《居延漢簡》簡文見謝桂華、李均明、朱國炤《居延漢簡釋文合校》(北京：文物出版社，1987)，頁27~28。
[27] 持此意見者似自宋王應麟以來已然，據《玉海》卷一二三《官制》(京都：中文出版社，1986)，頁2355~2356"(漢)太醫令"條下王應麟按曰：
　　　　表少府有大醫令，太常復有令丞。蓋禮官之大醫，司存之所，少府之大醫通乎王內。
　　可見王應麟認爲太常與少府之醫分主百官、王親之疾。另近人彭衛亦力主西漢太醫有分立之兩套隸屬系統，不過彭先生亦意識到"是時，太醫令有太常和少府的區別，然對二者職責範圍，史書並未明言"。以上另見劉伯驥《中國醫學史》第三章《漢代醫學》(臺北：華崗出版社，1974)，頁45。彭衛《秦漢時期醫制述論》，《中華醫史雜誌》18：2，1988，頁70~71。
[28] 見陳直《漢書新證》(天津：天津人民出版社，1959)，頁50。
[29] 見羅福頤編《秦漢南北朝官印徵存》卷三《前漢官印》　(北京：文物出版社，1987)，頁37。

擴充,在組織系統上也漸趨一元,而其醫、藥、方之職司分化亦日益明顯,可以反映西漢以來整體醫療知識的快速成長與對醫者需求的增加。[30]

其次,除上述以皇室爲主體的部分外,東漢中央政府九卿各曹亦署置官醫。如太常屬官太史令下醫一人、光祿勳下官醫一人、衛尉下官醫一人、太僕下官醫一人、廷尉下官醫一人、大鴻臚下官醫五人、宗正下官醫一人、大司農下官醫一人、少府下官醫一人,計十三人(《續漢書・百官志》劉昭注補引《漢官》)。此一現象顯示,東漢中央醫政雖歸少府一元轄治,但其組織則已正式自皇室内部向外擴展至中央政府九卿各曹。

再者,必須一提的是,由於職事範圍部分與醫者重叠,東漢中宮若干宦者的專任職務,也往往具有兼領方藥或疾病養護的性質。如中宮藥長(《續漢書・百官志》"大長秋"條)及嘗藥監、尚藥監等諸小臣,[31]大概即分別負責天子、后妃等疾病時的用藥、嘗藥工作;又如暴室丞,"主中婦人疾病者,就此室治"(《續漢書・百官志》),則可能擔任將疾病之後宮婦女安頓在暴室治療的工作。總之,上述幾項職務可能都是因宦者工作近便之故而逐漸衍生形成的,和以醫者爲主體的中央醫政建制不能混爲一談。

兩漢太醫官屬的職任無疑仍以爲天子侍疾爲主,故史傳多沿秦例以"侍醫"稱天子之醫。[32] 除此之外,"侍醫"之意似乎亦與太醫官屬從侍天子之側,時或兼理天子起居、飲食細務有關。據《漢書・元帝紀》記載,初元五年(前44)夏四月因有星孛於參,帝詔曰:"……令從官給事宮司馬中者,得爲大父母、父母、兄弟通籍。"應劭注云:"從官,

---

〔30〕 參見廖育群《岐黃醫道》(瀋陽:遼寧教育出版社,1993)第七章《"本草"與藥物學體系的形成》,頁125~152。

〔31〕 據《續漢書・禮儀志下》,天子"不豫,太醫令丞將醫入,就進所宜藥,嘗藥監、近臣中常侍、小黄門皆先嘗藥,過量十二";《後漢書・蓋勳傳》載靈帝中平年間(184~189)"小黄門京兆高望爲尚藥監,幸於皇太子";《續漢書・百官志》本注曰:"少府者,自太醫、上林凡四官。……章、和以下,中官稍隆,加嘗藥、太官、御者、鈎盾、尚方、考工、別作監,皆六百石,宦者爲之,轉爲兼副,或省,故録本官。"可見嘗藥監、尚藥監似亦例由中官任之,而嘗藥之官於章、和之後,其秩祿又加與太醫令等也。

〔32〕 漢代太醫多稱"侍醫"一事,陳邦賢與劉伯驥兩位先生之《中國醫學史》皆早已分別摘出。不過,二氏似乎皆以"侍醫"爲官銜如"御醫"然,是太醫屬官之一。見上引陳邦賢書,頁13;劉伯驥書,頁45。我則懷疑侍醫並非官銜,而是對太醫工作近乎内侍性質的一種描述,是太醫之屬非正式的一種別稱(説見正文)。

謂宦者及虎賁、羽林、太醫、太官是也。"顏師古雖以劭説範圍太小而非之,云"從官,親近天子常侍從者皆是也",但太醫爲天子之親近侍從,則是二説皆可肯定的。又如光武帝建武三十二年(公元56,後改元爲中元元年)二月二十四日癸巳,光武封禪畢,"太醫令復遵問起居"(《續漢書·祭祀志》劉昭注補引《封禪儀》),可見太醫長官與聞天子起居之狀;又安帝"建光中(121),尚書陳忠以爲'令史質堪上言:"……太醫令奉方藥供養……"'"(《續漢書·輿服志》劉昭注補引荀綽《晉百官表注》),則太醫所掌不限療疾,平時或亦以方藥供天子飲食養生之用。總之,太醫雖主侍疾,然亦雜理天子起居,其職任性質蓋與先秦王公之醫無甚不同。

至於椒房后妃,因關係國家繼嗣,亦有醫者服事其側。如武帝時,義縱"有姊姁,以醫幸王太后"(《史記·酷吏列傳》),顯示至遲西漢中期已有女子任后妃之醫;又如宣帝本始二年(前72),"許皇后當娠,病,女醫淳于衍者,霍氏所愛,嘗入宮侍皇后疾。……(霍光夫人)顯曰:'婦人免乳大故,十死一生。今皇后當免身,可因投毒藥去也。'"(《漢書·外戚傳》"孝宣許皇后"條,《漢書·霍光金日磾列傳》略同,但稱淳于衍爲"乳醫")則淳于衍者大概係宮中后妃、貴婦遇有疾病及產乳事時爲之療護的醫者。由以上事例視之,至少西漢一代已有醫者服事后妃、諸婦之側。同時,因其職任除疾病治療外,復與后妃之產乳養護相關,故又有"女醫"、"乳醫"(或"乳毉",見《漢書·外戚傳》"孝成趙皇后"條載元延二年〔前11〕許美人乳子事)之稱。至於這類醫者是否即太醫屬官,史無明文,不得其詳。

再者,除前述九卿各曹已有官醫建制,其所屬官吏自有諸醫主其疾病療治外,兩漢宮中之宿衛與匠徒疑其或亦有醫者存在其間。如宣帝時,"(蓋)寬饒初拜爲司馬……躬案行士卒廬室,視其飲食居處,有疾病者身自撫循臨問,加致醫藥,遇之甚有恩"(《漢書·蓋諸葛劉鄭孫毋將何傳》),這是宮中宿衛部隊長官運用醫藥療治士卒疾病的例子,然是否有醫者介入,或係運用官醫爲之,不得其詳;又如和帝初,"(曹褒)遷城門校尉、將作大匠。時疾疫,褒巡行病徒,爲致醫藥,經理饘粥,多蒙濟活"(《東觀漢記·曹褒》),這則是宮中將作長官運用醫藥爲所屬匠徒療治疾疫之事,至於醫者是否存乎其間,與上例類似,亦無從詳考。然宮中宿衛關係皇宮安全,將作匠徒攸關京師營建品質,竊疑或當常置醫者處於其間以事疾病療護。

2. 兩漢中央政府非常態性醫療措施的特質

除上述經常性的工作外，就史籍所載，兩漢天子也往往運用太醫屬官或醫藥之事，針對不同的對象，採取以下各類不同的措施：

第一，寵遇罹疾皇親。如明帝曾遣太醫視庶兄東海恭王彊疾（公元59，《後漢書·光武十王列傳》），章帝曾遣太醫丞視皇叔東平憲王蒼疾（公元79，《東觀漢記·東平憲王蒼》、《後漢書·光武十王列傳》略同）。這些事例皆天子本手足、骨肉之情而發者。

第二，優禮致仕老臣。西漢一代，天子對致仕老臣往往賜詔，以"輔以醫藥"（前124，《史記·平津侯主父列傳》公孫弘例）、"近醫藥"（前62，《漢書·張湯傳》張安世例；宣帝時，《漢書·魏相丙吉傳》丙吉例；成帝永始中，《漢書·王商史丹傅喜傳》史丹例）爲言行優禮之事；另，如杜延年以老病乞骸骨，宣帝"優之，使光祿大夫持節賜延年黃金百斤，牛酒，加致醫藥"（《漢書·杜周傳》附少子《杜延年傳》），此則天子明以"加致醫藥"之具體行動，以表達對致仕老臣的禮遇。

第三，寵絡執事大臣。對著有勛績之在位大臣，當其罹患疾痛，兩漢天子往往或遣太醫臨治（前44，《漢書·王貢兩龔鮑傳》貢禹例；公元56，《東觀漢記·馮勤》馮勤例；明帝永平中，《後漢書·桓榮丁鴻列傳》桓榮例；公元85，《後漢書·伏侯宋蔡馮趙牟韋列傳》韋彪例），或遣太醫送方藥（章帝建初中，《東觀漢記·馬嚴》馬嚴例），或遣使者存問、賜醫藥（光武初，《東觀漢記·景丹》景丹例；光武初，《東觀漢記·銚期》銚期例；100，《後漢書·文苑列傳》黃香例；102，《後漢書·班梁列傳》班超例），或賜詔"勉致醫藥"（光武初，《後漢書·李王鄧來列傳》李通例），以示寵絡。

第四，包容自疑、內慚或異己之臣民。對於這類臣民，天子或聽政之后妃則或遣侍醫視疾（成帝時，《漢書·匡張馬孔傳》張禹例；公元84，《後漢書·朱馮虞鄭周列傳》鄭弘例；章帝元和中，《後漢書·朱樂何列傳》朱暉例；和帝初〔竇太后聽政〕，《後漢書·朱樂何列傳》樂恢例），或使中官問疾、太醫致羊酒（129，《後漢書·李陳龐陳橋列傳》龐參例），或使出就太醫養疾（127，《後漢書·方術列傳》樊英例），或賜詔"近醫藥"（成帝時，《漢書·匡張孔馬傳》匡衡例；成帝末，《漢書·翟方進傳》翟方進例）、"勉致醫藥"（前5，《漢書·雋疏於薛平彭傳》平當例）。這類事例中，主角多半是政治立場或意見與當權者不合者，故往往假疾病之名以求免身避禍之實。天子爲寬宥慚疑、籠絡異己或調停群下之爭端，因此利用賜醫致藥的方式，以緩和存在其間的緊張關係。

第五,化解胡漢衝突與招安外族。如宣帝元康年間(前65~前61),烏孫昆彌狂王與楚主解憂失和,公主與漢衛司馬魏和意、副候任昌:

> 遂謀置酒會,罷,使士拔劍擊之。劍旁下,狂王傷,上馬馳去。其子細沈瘦會兵圍和意、昌及公主於赤谷城。數月,都護鄭吉發諸國兵救之,乃解去。漢遣中郎將張遵持醫藥治狂王,賜金二十斤,采繒。(《漢書·西域傳》)

此一事例是烏孫首領因與和親公主發生武裝衝突而受傷,漢室當局乃以持醫藥治狂王爲手段,希望能藉此化解胡、漢之間的對峙情勢。又如明帝時,臨羌長收繫燒何豪比銅鉗,誅殺其種六七百人,帝憐之,

> 乃下詔曰:"⋯⋯比銅鉗尚生者,所在致醫藥養視,令招其種人,若欲歸故地者,厚遣送之。其小種若欲束手自詣,欲效功者,皆除其罪。⋯⋯"(《後漢書·西羌列傳》)

這是漢人邊地長官禦胡過當,而漢室當局恐事態擴大,引發羌人大規模反彈,故採取致醫藥養視等補救與預防措施,以招安羌人餘衆。

第六,褒表秀異之民。如永建二年(127):

> 順帝特徵(楊厚),詔告郡縣督促發遣。厚不得已,行到長安,以病自上,因陳漢三百五十年之厄,宜蠲法改憲之道,及消伏災異,凡五事。制書褒述,有詔太醫致藥,太官賜羊酒。(《後漢書·蘇竟楊厚列傳》)

此因楊厚家學圖讖,善天文推步之術,漢室爲消伏災異,故藉賜醫致藥以寵絡延攬之。

第七,安撫士卒。如光武帝建武六年(公元30)下璽書曰:

> ⋯⋯今遣太中大夫賜征西吏士死傷者醫藥、棺斂,大司馬以下親吊死問疾,以崇謙讓。(《後漢書·馮岑賈列傳》)

此因馮異征勁旅隗囂稱捷,異之徒衆因欲爭功,光武患之,遂透過賜醫給藥之措施,冀圖暫時安撫有功士卒。

第八,賑恤災疢、疾疫。兩漢政府遇有重大災疢、疾疫發生,亦往往採取如遣太醫循行致醫藥(公元119,《後漢書·孝安帝紀》"會稽大疫"條),使使者致醫藥(151,《後漢書·孝桓帝紀》"正月京師疾疫"條;171,《後漢書·靈帝紀》"三月大疫"條;173,《後漢書·孝靈帝紀》"正月大疫"條;179,《後漢書·靈帝紀》"春大疫"條),以及賦醫藥、置醫藥、致醫藥(前47,《漢書·眭兩夏侯京翼李傳》"翼奉因地震人相食奏封事"條;公元2,《漢書·平帝紀》"蝗災民疾疫"條;103,《後漢書·孝和孝殤帝紀》"春閏月流民疾病"條;127,《後漢

書·孝順孝冲孝質帝紀》"流冗疾病"條;149,《後漢書·孝桓帝紀》"徒在作部疾病"條)等措施,以爲救濟、撫恤災民之道。

審視上述事例,兩漢中央太醫之服事對象在天子、皇親國戚、中央政府官員外,顯然亦廣泛包羅國家重臣、外邦族人以及一般齊民等不同類別的社會成員。但是,值得注意的是:一來,上舉八項醫療措施皆非經常之舉;其次,此類賜醫致藥的舉動,多半與各種政治緊張與社會危機息息相關,是天子藉以化解潛在衝突與弭平民怨的重要手段。因此,這些具有偶發、權宜色彩的醫療措施,基本上並不具有制度性的意義。換句話説,兩漢中央官方醫者的角色,就其服事對象言,是屬於統治階層的;就其施行空間論,恐怕也仍以宫闈之内爲主。

3. 兩漢王國的官方醫者

楚漢之際,高祖建異姓諸王以困項羽;即位之後,又封王子弟同姓以制替異姓;至文、景時代,則復封親子以制疏屬。質言之,武帝之前,漢代地方猶郡國雙軌並行,王國之實力與行政自主權仍相當可觀,其朝廷之規制亦大體與漢朝不殊。[33] 故在醫政制度上,漢初王國似亦得自辟醫者,故文帝時,淳于意自道:"(齊)文王病時,臣意家貧,欲爲人治病,誠恐吏以除拘臣意也。"《史記集解》引徐廣云"時諸侯得自拜除吏";又謂"臨菑召里唐安來學,臣意教以五診上下經脈、奇咳、四時應陰陽重,未成,除爲齊王侍醫"(《史記·扁鵲倉公列傳》)。可見其時王國所屬醫者自成系統,與中央皇室之官醫體制不相隸屬。同時,王國自辟之醫,其官稱亦仿漢廷以"太醫"名之,並似有太醫令、丞等職官建制,或轄於王國少府之下。[34]

吳、楚亂後,景帝懲於王國勢大之弊,遂大削王國政權,於中元五年(前145)"令諸侯王不得復治國,天子爲置吏,改丞相曰相,省御史大夫、廷尉、少府、宗正、博士官,大夫、謁者、郎諸官長丞皆損其員"

---

〔33〕 見嚴耕望《中國地方行政制度史甲部——秦漢地方行政制度》(臺北:中央研究院歷史語言研究所專刊四十五之 A,1990 三版)第一章《統治政策與行政區劃》,頁 9 ~ 30。

〔34〕 漢初王國所屬醫官太醫之例如:文帝時,淳于意自道"齊章武里曹山跗病……臣意未往診病,齊太醫先診山跗病……",又謂"濟北王遣太醫高期、王禹學"(《史記·扁鵲倉公列傳》)。另據陳直《漢書新證》引《臨淄封泥文字目錄》齊少府有"齊太醫丞"之文,見氏著《漢書新證》(天津:天津人民出版社,1959),頁 79,故竊疑漢初王國醫官建制當亦有太醫令爲其長官。

（《漢書·百官公卿表》）。[35] 那麼，依前文所陳，王國官醫原屬少府轄治，則景帝此次措施既將王國少府裁汰，則亦當將王國辟置官醫的權力收歸中央。同時，王國官醫之職稱亦由"太醫令"、"太醫"一變而爲"醫工長"（或醫長）、"典醫丞"以及"醫工"等。[36]

漢代王國官醫的職事性質，則大體亦如漢廷之太醫官屬，爲王國統治階層之侍醫。如：一、服事於王者。有文帝時"除爲齊王侍醫"的唐安、"齊王侍醫遂"（《史記·扁鵲倉公列傳》），以及進藥於常山憲王之醫（前114，《史記·五宗世家》、《漢書·景十三王傳》略同）等例。二、服事於王國太子者。有章帝、和帝年間，"（濟南簡王）錯爲太子時，愛康鼓吹妓女宋閏，使醫張尊招之不得，錯怒，自以劍刺殺尊"（《後漢書·光武十王列傳》）之例。三、服事於王國後宮姬妾者。有宣帝本始四年（前70），廣川王去疑姬榮愛意態不善，燒愛所爲刺方領綉，"愛恐，自投井。出之，未死，笞問愛，自誣與醫奸"（《漢書·景十三王傳》）之例。

至於一般王國屬民是否得從官醫療治疾病呢？據文帝時，淳于意自道"齊章武里曹山跗病……臣意未往診時，齊太醫先診山跗病……"（《史記·扁鵲倉公列傳》）看來，似乎是有的。但究竟是常態，或偶得有之，史料殘闕，無法具論。

4. 兩漢郡屬官方醫者

根據現存文獻，兩漢郡設醫政體制大致可以分爲兩類，一爲邊郡醫政，此殆起於軍事防務之需，建制時間可能早到西漢昭、宣年間，具

---

〔35〕 景帝之後削奪王國政權的措施，可以參見嚴耕望《中國地方行政制度史甲部——秦漢地方行政制度》（臺北：中央研究院歷史語言研究所，1990 三版）第一章《統治政策與行政區劃》，頁 26～27。

〔36〕 王國醫官首長稱"醫工長"者，如《漢書·武五子列傳》載元鳳元年（前80）："（燕王）且得書，以符璽屬醫工長，謝相二千石，奉事不謹，死矣，即以綬自絞。"又據《東觀漢記·第五倫》載光武帝建武二十七年（公元 51），"諸王當歸國，詔書選三署郎補王家長吏，除倫爲淮陽王醫工長"，及《後漢書·第五鍾離宋寒列傳》謂第五倫"舉孝廉，補淮陽國醫工長，隨主之國"之事，與《續漢書·百官志》謂東漢朝廷爲王國設"醫工長。本注曰：主藥。……皆比四百石。"則"醫工長"係漢廷爲王國署置者。稱"醫長"者，如羅福頤《秦漢南北朝官印徵存》卷五《後漢官印》（北京：文物出版社，1987），頁149 所收"琅琊醫長"印。稱"典醫丞"者，如上引羅福頤書，頁 149，有"齊典醫丞"印。"醫工"之稱不限指王國之醫，如《素問·疏五過論》即有"醫工診之，不在藏府，不變軀形，診之而疑，不知病名"之句。另漢世醫經、方書亦多以"良工"、"粗工"指稱術藝高下不同之醫者。不過，景帝以下漢代王國官醫大概亦例稱"醫工"，如河北滿城陵山一號中山靖王劉勝（？～前112）之墓出土銅盆，刻有"醫工"二字，見中國社會科學院考古研究所編《滿城漢墓發掘報告》（北京：文物出版社，1980），頁 58～60。

體組織也相對明顯；一爲內地郡屬醫政，其成立起始年代不明，但至遲東漢建安年間已有，詳細的職官配置與職任性質也比較模糊。因此，以下先就邊郡醫政討論起。

史載文帝十一年（前169），匈奴大舉寇邊，晁錯因建募民實邊之策，其言曰：

> 臣聞古之徙遠方以實廣虛也……民至有所居，作有所用，此民所以輕去故鄉而勸之新邑也。爲置醫巫，以救疾病，以修祭祀，男女有昏，生死相恤，墳墓相從，種樹畜長，室屋完安，此所以使民樂其處而有長居之心也。（《漢書·爰盎晁錯列傳》）

此策一方面反映文帝以前漢代邊地未設官醫；另一方面，觀晁錯之意，顯然認爲既要徙民塞下，使其"樂其處而有長居之心"，則爲人民設醫以療治疾病是必要的措施之一。至於晁錯建策之後，文帝是否即時採納其議成立邊地醫政組織，史料殘闕，不得而知。

不過，根據二十世紀初以來陸續出土的漢代簡牘視之，大概西漢中期昭、宣之世後，邊郡官醫之設置已毋庸置疑，且其療治對象當亦遍及當地將領及士卒。如《居延漢簡釋文合校》(157·28)載：

> 臨木候長報官醫張卿，卿前許爲問事，至今未蒙教。

此條明稱官醫，則漢在邊郡置醫當無疑義。又據引文語氣，其時邊地官醫之層級似較候長爲高。而依《居延漢簡釋文合校》(58·26)所載"病年月日，署所病，偷不偷，報名籍候官如律令"一條視之，亦知邊地士卒若干醫事資料由候官彙整。那麼，以漢代邊郡自都尉以下，凡候官、候長、隧長三級之大例看來，[37]其時邊地官醫之階級可能即在都尉轄下，而與候官一層相當。

再者，漢代邊地官醫或亦並設官曹以療疾養傷。如《敦煌漢簡》(2038)謂：

> □四月壬辰病，持詣官就醫，出入廿日，不得，卒。

可見其時醫者在官曹中診治疾傷之狀，而《敦煌漢簡》(1018)有：

> 庚申卒廿七人　　　其二人養
>
> 八人醫縣里七十四　　　十七人

---

[37] 見勞榦《居延漢簡》考釋之部《居延漢簡考證》（臺北：中央研究院歷史語言研究所，1986），頁37～40。嚴耕望《中國地方行政制度史甲部——秦漢地方行政制度》第三章《郡尉》（臺北：中央研究院歷史語言研究所，1990三版），頁155～175。

公縣里六十

《敦煌漢簡》(1209)又有：

其二人積

□　　　一人公養　　　　　　　□

一人醫縣里四

以上兩條，文義不甚明晰，或即當地戍卒罹病送詣官醫所在療治後候官所載人事資料？

另一方面，爲適應邊地防務需要，其地似乎也存在官醫進行巡迴醫療的情況，[38]如《居延漢簡釋文合校》(49·31,49·13)謂：

當曲卒屈樊子正月　□日病，四日官不□□□□，後三日萬歲隧長□久背□□二所□□，後數日府醫來到，飲藥一齊置□□。……

又如《居延漢簡釋文合校》(257·6A)：

第八隧卒宋□病傷汗，飲藥十齊，癸未醫行□

此皆反映醫者臨治罹疾戍卒之情形。

此外，邊地將領似亦採取醫藥療治之措施綏撫鄰近地區的外邦族衆。如明帝年間，史載：

鄧訓爲護羌校尉，諸胡皆喜。羌俗，恥病死，每病臨困，輒以刀自刺。訓聞有困病者，輒拘持束縛，不與兵刃，使醫藥療治，愈者非一，小大莫不感悦。(《東觀漢記·鄧訓》)

可見對若干邊將而言，醫藥措施之意義不僅在守軍戍卒之人員戰備，對於安定邊境、和緩胡漢族群衝突也具有一定之積極作用。

至於漢代內地郡屬官方醫政，其成立年代不甚詳確。今見兩漢內地郡吏遣醫療疾之例，大概最早只能上及於昭、宣年間的潁川太守韓延壽，史載：

延壽爲吏，上禮義，好古教化……接待下吏，恩施甚厚而約誓明。或欺負之者，延壽痛自刻責："豈其負之，何以至此？"吏聞者自傷悔，其縣尉至自刺死。及門下掾自剄，人救不殊，因喑不能言。延壽聞之，對掾吏涕泣，遣吏醫治視，厚復其家。(《漢書·趙尹韓張兩王傳》)

---

[38] 另參見孫其斌、許福明《〈居延漢簡〉中的醫務制度》，《中華醫史雜誌》23：2(1993,Jul.)，頁77～79。

上述"遣吏臀治視"一句,顏師古注云"遣醫治之而吏護視之",可見是
由郡守遣醫療治屬吏傷病。不過,此醫是否即爲郡屬醫官,尚在疑似
之間,不能定奪。

下逮新莽之際,據載:

> 吳有龍丘萇者,隱居太末,志不降辱。王莽時,四輔三公
> 連辟,不到。掾史白請召之。(任)延曰:"龍丘先生躬德履
> 義,有原憲、伯夷之節。都尉埽灑其門,猶懼辱焉,召之不
> 可。"遣功曹奉謁,修書記,致醫藥,吏使相望於道。積一歲,
> 萇乃乘輦詣府門,願得先死備録。(《後漢書·循吏列傳》)

時任延爲會稽都尉,其遣功曹致奉隱者龍丘萇者之醫藥,殆仿效漢廷
以醫藥籠絡民間俊逸之作風。又光武帝建武十四年(公元38),會稽
大疫,死者萬數,史稱:

> 黃讜爲會稽太守……署(鍾離)意中部尉督郵,意乃
> 露身不冠,身循行病者門,入家,至賜與醫藥。詣神廟爲
> 民禱祭,召録醫師百人合和草藥,恐醫小子或不良毒藥齊
> 賊害民命,先自吞嘗,然後施行。其所臨護四千餘人並得
> 差愈。后日府君出行災害,百姓攀車涕泣曰:"明郵府君不
> 須出也,但得鍾督郵,民皆活也。"(《太平御覽》卷七二
> 二《方術部》三"醫"二《鍾離意別傳》,《後漢書·第五
> 鍾離宋寒列傳》亦載)

據引文,則此係郡督郵[39]藉"賜與醫藥"與召録民間醫師之措施,以
救療民間疾疫之事。降及漢末,華佗往所在郡督郵徐毅處診視其病,
毅謂佗曰:

> 昨使醫曹吏劉租針胃管訖,便苦咳嗽,欲卧不安。(《三
> 國志·魏書·方技列傳》)

則此始爲東漢一代郡置醫曹之確證矣。

　　根據上述內地郡屬官醫之行事內容,其服事對象包括郡府官吏
(如徐毅之例)是無疑問的。至於是否亦療治郡屬齊民之疾病,史闕明
文,無從得知。但可以肯定,郡屬長官曾經運用醫藥療治員吏疾病、羅

---

[39]　西漢中葉以後郡置督郵掌監察屬縣之事,見嚴耕望《中國地方行政制度史甲部——秦
　　漢地方行政制度》(臺北:中央研究院歷史語言研究所,1990 三版)第二章《郡府組
　　織》,頁138~146。

致逸民和救濟爲疾疫所苦之齊民。

（二）兩漢官方醫者的來源與任用途徑

根據現存文獻，漢代中央政府雖可能有官醫（如成帝時之侍醫李柱國）專責整理中秘所藏醫藥之書（《漢書·藝文志》），然未見有培育醫者之官方機構。因此，漢代官方醫者之主要來源仍在民間。

然而，民間之人入官（或王國）爲醫者的出身背景，則相當複雜，未易一言以蔽之。以下依時代先後列舉其例，以見其詳。一、習醫之齊民爲王國除爲侍醫者。如前引臨菑召里唐安，於文帝時學醫於淳于意，“未成，除爲齊王侍醫”（《史記·扁鵲倉公列傳》）。二、盜家女子入皇室後宮爲醫者。如武帝時有義縱，“河東人也。少年時嘗與張次公俱攻剽，爲群盜。縱有姊，以醫幸王太后。……”（《漢書·酷吏傳》、《史記·酷吏列傳》同）三、在朝官吏權領皇室方藥之事者。如昭帝末，“寢疾，徵天下名醫，（杜）延年典領方藥”（《漢書·杜周傳》附其少子《杜延年傳》）。四、王侯姻戚入宮爲天子侍醫者。如哀帝初，東平王雲之後舅伍宏“因方術以醫技得幸，出入禁門”（《漢書·蒯伍江息夫傳》、《漢書·佞幸傳》略同）。五、中央郎吏除爲王國醫長者。如光武帝建武二十七年（公元51），“諸王當歸國，詔書選三署郎補王家長吏，除倫爲淮陽王醫工長”（《東觀漢記·第五倫》）。六、皇后兄弟入參天子醫藥者。如明帝時，“（馬援子）防以顯宗寢疾，入參醫藥”。（《後漢書·馬援列傳》，另見《後漢書·皇后紀》“明德馬皇后”條）。七、民間醫者入禁中爲太醫者。和帝時，廣雒醫者郭玉“爲太醫丞”（《後漢書·方術列傳》）。八、地方郡吏入皇宮爲太醫令者。如靈帝末，京兆人脂習“仕郡，公府辟，舉高第，除太醫令”（《三國志·魏書·袁張涼國田王邴管傳》注引《魏略·純固傳》）。總之，就以上少數事例見之，漢代官醫成員之出身背景相當不一，醫技的專業考量或是大例（如唐安、義縱姊、伍宏、郭玉等即爲顯例）。不過，例外的情況亦所在多有，可見兩漢對官醫之遴選尚無遵行不易之標準可言。而究竟誰能入主醫政或從事官醫工作，私人關係似乎又具有相當的影響力。

其次，就民間醫者進身官醫的管道言，常態性的任用途徑因史闕有間，不得具論，或者如上引事例，大體因緣私人關係而進。另一方面，兩漢中央或王國若有特定需要，大概還是以徵召或辟召的方式延攬富有聲望的民間醫者爲主。[40] 以下即略舉其例。如文帝時，"趙王、膠西王、濟南王、吳王皆使人來召（淳于）意"（《史記·扁鵲倉公列傳》）；武帝元狩五年（前118），"天子病鼎湖甚，巫醫無所不致"（《史記·孝武本紀》，《史記·封禪書》、《漢書·郊祀志》同）；上引《漢書·杜延年傳》稱"昭帝末，寢疾，徵天下名醫"；而桓譚《新論》亦載"元帝被病，廣求方士，漢中送道士王仲都，詔問何能。對曰：'能忍寒暑。'"成帝年間，有"本草待詔"（《漢書·郊祀志》）；哀帝時，東平王后舅伍宏之爲皇室之醫，則"以醫待詔"（《漢書·佞幸傳》）；約當同時，龔勝亦曰："竊見國家徵醫巫，常爲駕，徵賢者宜駕"（《漢書·王貢兩龔鮑傳》）。凡此事例或爲天子寢疾，或爲天子追求神仙（如成帝中之"本草待詔"），[41] 或以近幸，或以醫者名望，皆訴諸徵召、辟召之方式以進用醫者。

（三）兩漢民間醫者的角色

前述兩漢皇室、王國有故則徵辟民間醫者的現象，相當程度地說明了民間醫者醫學知識的相對先進與在醫療活動上的活躍。大體而論，兩漢民間醫者的類型、行徑不一。他們有的頗類道家之徒，雖工爲醫，善方術，頗著論，卻或不欲人知，或隱跡不仕，或恥以醫見業，如淳于意稱其師"（陽）慶家富，善爲醫，不肯爲人治病，當以此故不聞。慶又告臣意曰：'慎勿令我子孫知若學我方也。'"（《史記·扁鵲倉公列傳》）成帝時，有"安丘望之字仲都，京兆長陵人。少持《老子經》，恬净不求進宦，號曰安丘丈人。成帝聞，欲見之，望之辭不肯見，爲巫醫於人間"（《後漢書·耿弇列傳》注引嵇康《聖賢高士傳》）；又如東漢初，有涪翁、程高師徒，史載"有老父不知何出，常漁釣於涪水，因號涪翁。乞食人間，見有疾者，時下針石，輒應時而效，乃著《針經》、《診脈法》傳於世。弟子程高尋求積年，翁乃授之，高亦隱跡不仕。（郭）玉少師事高，學方診六微之技，陰陽隱側之術"（《後漢書·方術列傳》）；而漢末名醫華佗，"曉養性之術，年且百歲而猶有壯容，時人以爲仙。沛相陳珪舉孝廉，太

---

[40] 兩漢徵召例由皇帝直接召聘或由皇帝遣使採訪之；而辟召則屬地方權限。見鄭欽仁《鄉舉里選——兩漢的選舉制度》，收入《中國文化新論「制度篇」——立國的宏規》（臺北：聯經出版事業公司，1982），頁195~196。

[41] 見上文，頁18~19。

尉黃琬辟，皆不就"，又"恥以醫見業"（《後漢書·方術列傳》）。總之，上述人物皆深通醫技之人，而行徑則近乎道徒。[42]

有的則游徙於貴富之家而販其技藝，如淳于意自道"臣意家貧，欲爲人治病，誠恐吏以除拘臣意也，故移名數，左右不修家生，出行游國中"，又謂"左右游諸侯，不以家爲家，或不爲人治病，病家多怨之者"（《史記·扁鵲倉公列傳》）；成、哀間，又有樓護者，"齊人，父世醫也，護少隨父爲醫長安，出入貴戚家"（《漢書·游俠傳》）。此類醫者亦湛於醫道，惟其行醫於世，不避出入人間出處一節與前類醫者小有差別。

有的則坐家中或肆市里，以醫爲生，如史載"（英）布所幸姬疾，請就醫。醫家與中大夫賁赫對門，姬數如醫家，賁赫自以爲侍中，乃厚饋遺，從姬飲醫家"（《史記·黥布列傳》），此即於家中爲醫者；如《史記·日者列傳》載賈誼、宋忠二人同日出洗沐，"賈誼曰：'吾聞古之聖人，不居朝廷，必在卜醫之中。今吾已見三公九卿朝士大夫，皆可知矣。試之卜數中以觀采。'二人即同輿之市……"，可見漢初亦嘗有若干醫者於市中執業；始建國二年（公元10），王莽下詔以《周官》稅民，曰"工匠醫巫卜祝及它方技商販賈人坐肆列里區謁舍，皆各自占所爲於其在所之縣官，除其本，計其利，十一分之，而以其一爲貢。敢不自占，自占不以實者，盡沒入所採取，而作縣官一歲"（《漢書·食貨志》），此則可見醫者雜廁列肆市里之狀；靈帝光和二年（178），橋玄"遷太尉。數月，復以疾罷，拜太中大夫，就醫里舍"（《後漢書·李陳龐陳橋列傳》），此亦醫者販技於里舍之徵。此類醫者則大概術藝稍差，聲望不若前此諸醫，而但以醫業糊口於列肆之間吧。

那麼，就兩漢時代行醫於世的民間醫者言，他們執業療治的對象有哪些呢？當然，我們必須指出，一來傳統史傳本於一般百姓無甚著墨，有關其疾病就醫與否之史料，可能見諸史載的機會自然較低；二來史傳所載醫者傳略本多名醫事蹟，而傑出醫者因其聲望，故療治對象自多貴富之家。因此，我們不能因史闕不載即率爾排除齊民百姓爲民間醫者療治對象之可能性。

〔42〕 另參見杜正勝《作爲社會史的醫療史——並介紹"疾病、醫療與文化"研討小組的成果》第三節"醫家的族群和學術歸類：醫與巫、道、儒的關係"，《新史學》6：1（1995，Mar.）。

就現存文獻考察,民間醫者服事於貴富之家的事實是明顯的。如高祖擊黥布時(前196),"爲流矢所中,行道病。病甚,吕后迎良醫"(《史記·高祖本紀》),此天子爲民間醫者療治對象之例;如前引《史記·黥布列傳》之醫,其療治對象顯係諸侯王之近幸;又如惠帝時,"陳皇后求子,與醫錢凡九千萬,然竟無子"(《史記·外戚列傳》),則此諸醫服事之對象爲天子后妃。此外,如武帝時,楊王孫友人祈侯"與王孫書曰:'王孫苦疾,僕迫從上祠雍,未得詣前。願存精神,省思慮,進醫藥,厚自持。……"(《漢書·楊胡朱梅云傳》)楊王孫"學黃老之術,家業千金,厚自奉養生,亡所不致",可見是殷富人家;成帝時,馮奉世子野王因成帝誅京兆尹王章,"懼不自安,遂病,滿三月賜告,與妻子歸杜陵就醫藥"(《漢書·馮奉世傳》),野王先人馮亭,族祖馮唐,父馮奉世皆世爲秦漢爪牙之臣,野王亦受業博士,通《詩》;光武帝建武年間,"(韋)彪孝行純至,父母卒,哀毁三年,不出廬寢。服竟,羸瘠骨立異形,醫療數年乃起"(《後漢書·伏侯宋蔡馮趙牟韋列傳》),韋彪"高祖賢,宣帝時爲丞相。祖賞,哀帝時爲大司馬",可見韋彪家世顯赫,累代公卿;同樣是建武年間,丁鴻欲讓襲侯,與弟盛書曰:"前上疾狀,願辭爵仲公,章寢不報,迫且當襲封,謹自放棄,逐求良醫。如遂不瘳,永歸溝壑"(《後漢書·桓榮丁鴻列傳》),丁鴻父爲河南太守,封定陵新安鄉侯,后徙陵陽侯,其人亦世宦之家;明帝、章帝年間,"張表,字公儀,奉之子也。遭父喪,疾病曠年,目無所見,耳無所聞。服闋,醫藥救療,歷歲乃瘳"(《東觀漢記·張表》),不詳其家世;桓帝年間,"司徒中山祝恬字伯休,公車徵,道得溫病,過友人鄴令謝著,著距不通,因載病去。至汲,積六七日,止客舍中,諸生曰:'今君所苦沉結,困無醫師,聞汲令好事,欲往語之。'恬曰:'謝著,我舊友也,尚不相見視,汲今初不相知,語之何益? 死生命也,醫藥何爲?'"(《風俗通義·窮通》)祝恬則爲朝中司徒;靈帝光和元年(178),橋玄"遷太尉。數月,復以疾罷,拜太中大夫,就醫里舍"(《後漢書·李陳龐陳橋列傳》),玄"七世祖仁……成帝時爲大鴻臚。祖父基,廣陵太守。父肅,東萊太守",亦累世公卿之家人;靈帝建寧年間(168~172),"(姜肱)即拜太中大夫,詔書至門,肱使家人對云:'久病就醫。'遂羸服間行,竄服青州界中,賣卜給食"(《後漢書·周黃徐姜申屠列傳》),姜肱"家世名族……博通五經,兼明星緯,士之遠來就學者三千餘人",可見亦士族家人;漢末獻帝年間,"(賈)逵前在弘農,與典農校尉争公

事,不得理,乃發憤生瘤。後所病稍大,自啓願令醫割之。太祖惜逵
忠,恐其不活,教"謝主簿:吾聞'十人割瘤九人死'逵猶行其意,而瘤愈
大。"(《三國志·魏書·劉司馬梁張溫賈傳》注引《魏略》)逵"世爲著姓,少孤
家貧",然則此時逵亦已爲宦矣。由上述事例可見仕宦或殷富之家確
然是當時民間醫者療治疾病的重要對象。

不過,就兩漢時代比較知名、資料相對詳細的幾位醫者爲例,我們
發現即使名醫如淳于意、華佗輩,其服事對象亦不限貴富之家,而包括
若干齊民百姓在內。以下即先就《史記·扁鵲倉公列傳》所見淳于意
療治對象之身份陳示如下:

1. 王侯:濟北王、菑川王、齊文王、陽虛侯(後來之齊王);

2. 王侯親戚:齊王太后、濟北王阿母、菑川王美人、齊王中子諸嬰
兒小子、齊王黃姬兄黃長卿;

3. 王侯臣吏與家奴侍者:陽虛侯相趙章、齊侍御史成、齊郎中令
循、齊中御府長信、齊中大夫、齊中尉潘滿如、齊中郎破石、齊王侍醫
遂、齊北宮司空命婦出於、濟北王諸女子侍者、齊丞相舍人奴、濟北王
侍者韓女;

4. 富者或王侯之知識近幸:齊章武里曹山跗、[43] 臨菑泛里女子薄
吾、[44] 齊淳于司馬;[45]

5. 不詳身份之平民:安陽武都里成開方、安陵阪里公乘項處。[46]
這些資料來源是淳于意根據自己診治病人之"診籍"記錄所作的綜合
報告,[47] 因此《史記》所錄淳于意療治對象的樣本可信度應相當高,
可以代表當時一位名醫診治疾病的主要對象。另據《三國志·魏書·

---

〔43〕 《史記·扁鵲倉公列傳》中淳于意謂"臣意未往診時,齊太醫先診山跗病",可見曹山跗
其人大概不是一般尋常百姓,而是和齊之王家有點特殊關係的人。

〔44〕 《史記·扁鵲倉公列傳》謂"臨菑氾里女子薄吾病甚,衆醫皆以爲寒熱篤,當死,不治",
可見薄吾之家至少小有資財,否則何來衆醫臨診。

〔45〕 《史記·扁鵲倉公列傳》淳于意一引淳于司馬自道曰:"我之王家食馬肝",二謂"時醫
秦信在旁,臣意去,信謂左右閣都尉曰:'意以淳于司馬病爲何?'"可見司馬即使非官
稱,則淳于司馬與王家之關係亦不淺。且淳于司馬病,有他醫在旁,而《史記索隱》又
以爲閣都尉曰"閣者,姓也,爲都尉。一云閣即宮閣,都尉掌之,故曰閣都尉",可見淳于
司馬亦非尋常百姓。

〔46〕 《史記·扁鵲倉公列傳》淳于意自謂診視項處之因緣爲:"身居陽虛侯國,因事侯。侯
入朝,臣意從之長安,以故得診安陵項處等病也。"

〔47〕 《史記·扁鵲倉公列傳》載淳于意既自道:"他所診期決死生及所治已病衆多,久頗忘
之,不能盡識,不敢以對",又謂"今臣意所診者,皆有診籍",可見淳于意是儘可能如實
地將其記憶和診籍中所診治過的病例報告給漢文帝了。

方技傳》，名醫華佗的療治對象，亦與淳于意之例相類，其大體類別如下：

　　1.權貴：曹操；

　　2.地方官吏：廣陵太守陳登，某郡守，督郵徐毅，故督郵頓子獻，府吏兒尋、李延，縣吏尹世，軍吏梅平、李成；

　　3.地方官吏之親戚：甘陵相夫人、彭城夫人、李將軍妻；

　　4.士人：某士大夫；

　　5.不詳身份之平民：鹽瀆嚴昕、東陽陳叔山小男、道上所遇病人。

作爲一時名醫，華佗療治的對象雖以官人爲主，但也並不限於貴、富之家。此外，前文所稱列肆於里舍市廛之一般常醫，其療治對象大概也是一般衆庶吧。由於具體資料不多，就以上有限樣本視之，我們的推測也僅能及此。

（四）兩漢一般醫療形態的特色

　　儘管官方醫政體制已經建立，民間也不乏宿負名望之醫，而各類醫藥之書或藏於官方中秘，或流傳於王侯貴富之家，[48]一般士人又多有尚醫之見，[49]而社會不同階層人群疾病求醫的情形也與日增，此皆反映醫者在兩漢醫療上扮演之主導角色似較春秋、戰國時代又更進一步。

　　然而，整體而言，在相當程度上，漢代不論官方或民間，療治疾病的行爲形態仍可以"巫、醫、道三家並致"——巫術、醫技與

---

[48] 醫藥之書流傳於貴富之家的例子，如傳醫書予淳于意之陽慶"其家給富"（《史記·扁鵲倉公列傳》）；馬王堆三號漢墓墓主軑侯之子亦隨葬大量醫書（見下引文）；武帝時，淮南王劉安"有《枕中鴻寶苑秘書》，書言神仙使鬼物爲金之術，及鄒衍《重道延命方》"（《漢書·楚元王傳》附《劉向傳》）；東漢章帝賜皇叔東平憲王蒼"秘書、列仙圖、道術秘方"（《後漢書·光武十王列傳》）。上述軑侯之子一事，可參見馬雍《軑侯和長沙國丞相——談長沙馬王堆一號漢墓主人身份和墓葬年代的有關問題》，《文物》1972年第9期。傅舉有《關於長沙馬王堆三號漢墓的墓主問題》，《考古》1983年第2期。

[49] 如陸賈說"夫扁鵲天下之良醫，而不能與靈巫爭用者，知與不知也"（《新語·資質》）；如韓嬰謂"人主之疾，十有二發，非有賢醫，莫能治也"（《韓詩外傳》卷三）；司馬遷謂"使聖人預知微，能使良醫得早從事，則疾可已，身可活也"（《史記·扁鵲倉公列傳》）；桓譚謂"漢高祖建立鴻基，侔功湯武，及身病得良醫弗用，專委婦人，歸之天命，亦以誤矣，此必通人而誤者也"（《新論》，頁13b）；王充說"疾病不請醫，更患不修行，動歸於禍，名曰犯觸，用知淺略，原事不實，俗人之材也"（《論衡·辨祟》）；王符說"上醫醫國，其次下醫醫疾。夫人治國，固治身之象。疾者身之病，亂者國之病也。身之病待醫而愈，國之亂待賢而治。治身有黃帝之術，治世有孔子之經。然病不愈而亂不治者，非針石之法誤，而五經之言誣也，乃因之者非其人"（《潛夫論·思賢》）。以上皆反映某些士人對醫者療疾之效的肯定。

道教法術並用——一語概括。[50] 這種現象的形成，一方面，固然有
長遠的宗教信仰傳統與不同社會成員社會、經濟條件的差異爲其背
景；但另一方面，醫者術藝的含混性（或包容性）與病者親友故舊
好生惡死的心態，也不能不加以考慮。

大體而言，兩漢時代醫者是本諸"理性"以療治疾病的，如
《素問·五藏別論》就説：

> 凡治病必察其下，適其脈，觀其志意，與其病（據
> 《黃帝內經太素》當作能，即態）也。拘於鬼神者，不可與
> 言至德。惡於針石者，不可與言至巧。不許治者，病必不
> 治，治之無功矣。

但"人之所病，病疾多；醫之所病，病道少"（《史記·扁鵲倉公列
傳》），因此，除了醫藥之書兼容祝由之方、禁咒之術外，[51] 若干醫
者本身大概也援用禱祀、時日之術以療治疾病。如哀、平間，董賢
寵幸，女弟爲昭儀，桓譚進説於傅皇后父晏曰："……夫士以才智要
君，女以媚道求主。皇后年少，希更艱難，或驅使醫巫，外求方伎，
此不可不備。……"（《後漢書·桓譚馮衍列傳》）後董賢果風太醫令真
欽使求傅氏罪過，可見時人眼中醫者可能與巫者媚道有關。[52] 如章
帝建初四年（公元79），太后"寢疾，不信巫祝小醫，數敕絶禱祀"
（《後漢書·皇后紀》"明德馬皇后"條），可見若干小醫可能亦同巫祝行
禱祀之術以除疾。又如順帝時，"廷尉河南吳雄季高，以明法律，斷
獄平，起自孤宦，致位司徒。雄少時家貧，喪母，營人所不封土，
擇葬其中。喪事趣辦，不問時日，醫巫皆言當族滅，而雄不顧"
（《後漢書·郭陳列傳》），可見醫者之信時日宜忌。總之，上述事例皆
反映醫者術藝本身的雜糅特性，醫者儘管緣"理"而治，但療疾活
人既爲職任所在，兼採衆方自然也是勢所當然。

另一方面，醫家經脈、藏府理論本與戰國道家之氣論攸契，戰

---

〔50〕 見林富士《試論漢代巫術醫療法及其觀念基礎——"漢代疾病研究"之一》，《史
原》16（臺北：臺灣大學歷史學研究所，1987），頁 29～53。另見氏著《漢代的巫
者》第四章《漢代巫者的職事》（臺北：稻香出版社，1988），頁 63～67。

〔51〕 見上引林富士《試論漢代巫術醫療法及其觀念基礎——"漢代疾病研究"之一》一文。

〔52〕 據富士研究巫者職事，媚道係人用於爭寵而類似祝詛的一種巫術。見氏著《漢代
的巫者》第四章《漢代巫者的職事》"媚道"與"生育"條（臺北：稻香出版社，
1988），頁 78～82。

國以降之名醫行藏又多類道徒，[53] 而東漢中期道教興起後，醫者、道士的形象又更趨重疊，如《三國志·吳書·孫破虜討逆傳》注引《江表傳》云：

> 時有道士琅邪于吉（按：當非宮崇師[54]），先寓居東方，往來吳會，立精舍，燒香讀道書，製作符水以治病，吳會人多事之。策嘗於郡城門樓上集會諸將賓客，吉乃盛服杖小函，漆畫之，名爲仙人鏵，趨度門下。諸將賓客三分之二下樓迎拜之，掌賓者禁呵不能止。策即令收之。諸事之者悉使婦女入見策母，請救之。母謂策曰：「于先生亦助軍作福，醫護將士，不可殺之。」

據此，則一般人群對醫、道不加分斥的情形既已如此，醫技、巫術與道法之異自人民實際應用以療疾救命的心態度之，恐怕亦非所措意。

然而，值得注意的是，家屬故舊對病者的關切也可能對醫療的行爲發生影響。如王充說：

> 慈父之於子，孝子之於親，知病不祀神，疾痛不和藥，又知病之必不可治，治之無益，然終不肯安坐待絕，猶卜筮求祟，召醫和藥者，惻痛殷勤，冀有驗也。（《論衡·明雩篇》）

又說：

> 孝子之養親病也，未死之時，求卜迎醫，冀禍消，藥有益也。既死之後，雖審如巫咸，良如扁鵲，終不復生，何則？知死氣絕，終無補益，治死無益，厚葬何差乎？倍死恐傷化，絕卜拒醫，獨不傷義乎？（《論衡·薄葬篇》）

王充之論若果符合兩漢時人求卜迎醫之基本心態，則事實上兩漢病家卜筮求祟的行爲與其說是一味"信巫不信醫"，毋寧更似是一種人情義理的表現，或一種"理性的"抉擇。他們所以有意識地採取"巫醫並致"的方式，無非是希望多爲病者爭取起死回生或恢復健康的機會。

---

[53] 據杜正勝師考察，醫家理論與道家氣論密切相關，又謂長桑君、陽慶、淳于意、涪翁、程高等醫者，以及採藥不仕之韓康、臺佟諸人皆類道徒，是可見醫、道關係早有遠源。見氏著《形體、精氣與魂魄——傳統中國對「人」認識的形成》，《新史學》2:3（1991, Sep.）及《作爲社會史的醫療史——並介紹"疾病、醫療與文化"研討小組的成果》第三節"醫家的族群和學術歸類：醫與巫、道、儒的關係"，《新史學》6:1（1995, Mar.）。

[54] 此已經陳寅恪先生辨正，見氏著《天師道與濱海地域之關係》，收入《陳寅恪先生文集（一）》（臺北：里仁書局，1981），頁2～3。

換句話説,王充的話在相當程度上肯定了漢代醫者在醫療工作中的關鍵角色,對漢人"巫醫道三家並致"之醫療行爲背後的"理性"心態作了絕佳的説明。

(五)兩漢醫者的地位與處境

據《史記·李將軍列傳》"孝文帝十四年(前166),匈奴大入蕭關,而(李)廣以良家子從軍擊胡",如淳注"良家子"謂"非醫、巫、商賈、百工也",似乎暗示漢代醫者在身份上不及一般平民,故不具從軍擊胡之資格。不過,自淳于意師陽慶爲公乘、淳于意爲齊太倉長、馮信爲菑川王太倉馬長、杜信爲高永侯家丞(《史記·扁鵲倉公列傳》)等明顯的個例視之,事實上,如淳所謂醫非良家子的説法大概反映的只是兩漢社會一般人群對醫者的一種評價,不是對醫者正式身份的描述。另一方面,兩漢時代醫學傳習的形態早已由世業相襲轉向師徒相授,[55]封建時代身份世襲的社會架構也隨編户齊民的出現而趨於消融,因此,當時之醫學技藝恐怕已非某一特定社會階層之人群所得壟斷之世業了。

漢代一般人群對醫者的印象大概仍沿襲戰國以來的傳統,認爲醫者重利。所謂"醫方諸食技術之人,焦神極能,爲重糈也。……此有知盡能索耳,終不餘力而讓財矣"(《史記·貨殖列傳》),大概可以反映一般人對醫者的觀感。

此外,醫者與病家間的緊張關係,似乎往往也引發一般人群對醫者既愛又恨的感受。如淳于意自道受學陽慶三年後,"爲人治病,決死生多驗,然左右游諸侯,不以家爲家,或不爲人治病,病家多怨之者"(《史記·扁鵲倉公列傳》),死生大也,故名醫人人爭求,求之不得,則出之以怨懟,這是病家焦躁心態的反映。另如郭玉,史稱"玉仁愛不矜,雖貧賤廝養,必盡其心力,而醫療貴人,時或不愈,(和)帝乃令貴人羸服變處,一針即差"。和帝乃令人詰問緣故,郭玉答道:

> 醫之爲言意也。腠理至微,隨氣用巧,針石之間,毫芒即乖。神存於心手之際,可得解而不可得言也。夫貴者處尊高以臨臣,臣懷怖懾以承之。其爲療也,有四難焉:自用意而不

---

〔55〕 醫者之業師徒相授的情況據《史記·扁鵲倉公列傳》,則春秋、戰國之交,長桑君、扁鵲、子陽、子豹之關係已然;而漢初公孫光、陽慶、淳于意、宋邑、高期、王禹、馮信、杜信、唐安諸師弟子之關係亦可見;而《後漢書·方術列傳》載東漢初期至中期,涪翁、程高、郭玉師徒三代關係亦爲其徵;漢末華佗、吳普、樊阿也是例子。

任臣,一難也;將身不謹,二難也;骨節不强,不能使藥,三難
也;好逸惡勞,四難也。針有分寸,時有破漏,重以恐懼之心,
加以裁慎之志,臣意且猶不盡,何有於病哉! 此其所爲不愈
也。(《後漢書·方術列傳》)

醫者本身即便術藝精湛,存心良善,但如病家位勢尊貴,爲了自己的生
命,可以對醫者威之以權勢,脅之以性命,這則是貴富之人視醫者如
"鼠輩"(《三國志·方技傳》曹操訾詈華佗之語)的基本背景。

　另一方面,在以經學取仕祿的漢代,一般仕宦之人眼中常與
"刑餘之人"和厮僕賤役雜處的醫者,[56] 並不是一個有前途的年輕
人應當投身的行業,而醫者本身似乎也如此自視。如西漢晚期,齊
人樓護"少隨父爲醫長安,出入貴戚家。護誦醫經、本草、方術數
十萬言,長者咸愛重之,共謂曰:'以君卿之材,何不宦學乎?'繇
是辭其父,學經傳,爲京兆吏數年,甚得名譽。"(《漢書·游俠傳》)
可見樓護本身儘管在醫療知識技藝上頗有造詣,但他自己恐怕也不
覺得如此爲醫將來會有多大發展。又如:"許楊字偉君,汝南平與人
也。少好方術,王莽輔政,召爲郎,稍遷酒泉都尉。及莽篡位,楊
乃變姓名爲巫醫,逃匿它界。"(《後漢書·方術列傳》)許楊少好方術,
但志在仕宦,宦途受挫,始爲巫醫掩人耳目討活命,可見爲醫原非
他的第一志願。而《三國志·魏書·方技傳》稱華佗"本作士人,

---

[56] 這類例子如:成帝元延二年(前11)許美人"懷子,其十一月乳。詔使(中黃門
靳)嚴持乳醫及五種和藥丸三,送美人所"(《漢書·外戚傳》),這是宦官奉詔帶
領乳醫侍候妃嬪産子的例子;哀帝時,"(董賢)亦性柔和便辟,善爲媚以自固。每
賜洗沐,不肯出,常留中視醫藥"(《漢書·佞幸傳》),這是中官監督皇帝侍醫工
作的例子;光武帝建武六年(公元30)下璽書曰:"……今遣太中大夫賜征西吏士
死傷者醫藥、棺斂,大司馬以下親弔死問疾,以崇謙讓"(《後漢書·馮岑賈列
傳》),這是宦官奉詔挈帶醫藥、棺服撫恤征西吏士之死傷的例子;明帝永平元年
(公元59),"(東海恭王)彊病,顯宗遣中常侍鉤盾令將太醫乘驛視疾"(《後漢書
·光武十王列傳》),這是宦官奉皇帝命率太醫探視皇親疾病的例子;和帝永元十四
年(102),班超歸京,因"素有匈脅疾,既至,病遂加。帝遣中黃門問疾,賜醫
藥"(《後漢書·班梁列傳》),魏文帝黃初二年(221),"(張遼)還屯雍丘,得
疾。帝遣侍中劉曄將太醫視疾,虎賁問消息,道路相屬"(《三國志·魏書·張樂于
張徐列傳》),這是宦官奉皇帝命攜藥探視武將疾病的例子;順帝永建四年(129)
"(龐)參以被奏,稱疾不得會。上計掾廣漢段恭因會上疏……疏奏,詔遣小黃門視
參疾,太醫致羊酒"(《後漢書·李陳龐陳橋列傳》),這是宦官奉皇帝詔率太醫探
視文臣病情並賜羊酒的例子;靈帝建寧四年三月(171),"大疫,使中謁者巡行致
醫藥"(《後漢書·靈帝紀》)及光和二年春(179),"大疫,使常侍、中謁者巡行
致醫藥"(《後漢書·靈帝紀》),以上二事則爲宦官領醫賑恤民間疾疫的例子。

以醫見業，意常自悔"，《後漢書·方術列傳》也說華佗"爲人性惡難得意，且恥以醫見業"，也都指出華佗原不期望以醫者之身爲世所用。

那麼，除上述事例外，漢代的醫者對自身的處境有無反省呢？又有無更高的自我期許呢？漢末長沙太守名醫張機《傷寒雜病論·序》曾謂：

> 余每覽越人入虢之診，望齊侯之色，未嘗不慨然歎其才秀也。怪當今居世之士，曾不留神醫藥，精究方術，上以療君親之疾，下以救貧賤之厄，中以保身長全，以養其生。但競逐榮勢，企踵權豪，孜孜汲汲，惟名利是務，崇飾其末，忽棄其本，華其外而悴其內，皮之不存，毛安附焉？……痛夫！舉世昏迷，莫能覺悟，不惜其命，若是輕生，彼何榮勢之足云哉！而進不能愛人知人，退不能愛身知己，遇災値禍，身居厄地，蒙蒙昧昧，蠢若游魂。哀乎！趨勢之士，馳競浮華，不固根本，忘軀徇物，危若冰谷，至於是也。

張機針對當時士人輕賤醫藥方術而趨名逐利的風習予以嚴厲抨擊，又隱然陳示愛人知人、愛身知己之義以爲矯正，這是他對醫療技藝客觀地位的反省，也可以間接反映當時一般士大夫對醫者的看法。另一方面，他又說：

> 觀今之醫，不思求經旨，以演其所知。各承家技，終始順舊。省疾問病，務在口給。相對須臾，便處湯藥。按寸不及尺，握手不及足，人迎趺陽，三部不動。動數發息，不滿五十。短期未知決診，九候曾無仿佛。明堂闕庭，盡不見察，所謂窺管而已。夫欲視死別生，實爲難矣。孔子云：生而知之者上，學則亞之，多聞博識，知之次也。余宿尚方術，請事斯語。

這是他對當時凡醫不求甚解、故步自封和務在口給之素行的批判，以及他對身爲醫者的自我期許。我們可以從其中看到他對人命至重的基本關懷，也可以看到他所謂"勤求古訓，博采衆方"背後潛藏的高度求知熱誠。從歷史的角度視之，張機的言論不僅全面地反映了前此古代醫者的角色、性行，也代表了一位醫者對其歷史處境與自身定位的深刻覺醒。不過，他的讜論發之於漢末，其影響也只能從以後的歷史中逐漸尋繹了。

五、結　論

總結而論，古代醫者自見載於文獻始，其主要角色即在療疾活人。封建時代醫者世業，爲貴族統治階級療疾與内侍之官。春秋晚期以下，醫學方技漸得信賴，列國王侯之朝廷乃漸有醫政專官之建制；另一方面，朝野人士爲因應國際競爭，或著眼人力之增殖、保全，或主張維護人命，大體皆主運用醫者使其療治養護編户齊民，以鞏固國家之社會基礎。故秦漢以下，中央政府、地方王國、邊郡及内地屬郡亦次第樹立醫政，官方醫療組織之形式於是粗具。

然考春秋以迄兩漢官方醫者之常態性工作，其服事療治對象終始不出王公、皇室、王家、中央與地方長吏、邊郡戍卒，或宮中宿衛、將作匠徒之範圍。而官方醫者與有關醫藥之事又往往爲統治階層政治手段之一，以爲籠絡功勛秀異、化解人際緊張、包容慚疑異己、緩和族群衝突，以及平息因災疢、饑疫引起之社會危機之用。一般齊民平時恐怕是難得官方醫政之惠的。

另一方面，隨封建體制之漸行崩潰，民間之醫者乃相繼踵出並逐於世。春秋、戰國之交後，間因道家氣論之影響與統治階級求仙活動之刺激，醫學知識與醫療技藝遂迭有進展，民間醫者活動亦日趨活躍。又細考春秋晚期下逮漢末民間醫者之行跡，其療疾活人之主要對象已不專限當世貴富之家，一般平民亦得求助於醫以療護疾病。

春秋以降，“理性”之疾病觀念漸入人心，醫者療疾活人之技藝、效驗亦漸得社會上下之信賴。醫者於社會整體醫療活動中，亦愈益扮演主導之角色。然亦有其局限，蓋古來社會人群之生命觀念雖其內容世有變遷，然其信天神、地祇、人鬼、物魅、時日等得致崇降疾於人，則大體通古代之世不殊其誼，而病家於病者起死回生、轉危爲安之焦心殫慮，與醫者雖緣“理”療疾卻不斥巫祝禱祀、道徒符法之素行，亦使古人之療治疾病兼採巫、醫、道三家並致之多元形態。

總之，傳統醫學理論之典範雖大抵於兩漢之世形成，然其力不在官方而在民間。秦立醫官而漢大備之，但觀兩漢官方醫政之制，一則雖或有專官負責輯錄醫藥之書，然卻無培養醫療人才之專責機構；二則其所進用雖以嫻熟醫道者爲其大例，但其進用之道時藉私人而行，鮮少客觀之評量；三則其徵召醫方之士，又往往出於帝王寢疾、求仙之需。故總體言之，兩漢官方於醫藥之業僅徒有利用之實，而無善盡栽培之力。故劉歆奏《七略》慨歎方技皆生生之具，王官之一守，而"今技術暗昧，故論其書"。(《漢書·藝文志》)

　　春秋晚期以下醫學之發皇，爲功最大者厥在民間道家之徒。然古代之醫本執技以事上者，身份原本不高。信道工醫之士既多避世之行，競逐人間之醫又往往與賤役厮僕雜廁、與同業傾軋，予人好利、務口給之印象，因此一般人群皆以醫者賤業，而醫者自身亦不甚高自期許。雖少數傑出醫家本愛人知人之心，持勤求古訓、博採衆方之意嚴爲砥礪，然此番覺醒出自漢末，其實質影響只得觀之於後世。

　　在探討古代醫學特質這個課題上，本文僅透過醫者的角色提供了一個初步的解釋。事實上，這類問題的研究尚需要對傳統醫學的內容本身以及古代人群有關客觀世界的知識，如馬政、庖羹、飲食與職方等官守技藝之演進進行細緻的綜合性瞭解。同時，亦須對醫學師傳過程中存在的儀式、禁忌之意義從事不同層次的爬梳與解釋。當然，這也是遠較本文所處理者更爲複雜的課題，因此，比較具體的看法，只有續作《古代醫學源流述論》與《古代醫學傳習方式考論》再加說明。

　　附記: 謹以本文紀念已故前美國西雅圖華盛頓大學 (University of Washington at Seattle) 歷史系教授杜敬軻先生 (Jack Dull)。

※ 本文原載《新史學》6 卷 1 期。
※ 金仕起，臺灣大學歷史學研究所博士，政治大學歷史學系助理教授。

王莽與王孫慶

——記公元一世紀的人體刳剝實驗

李建民

> 總理，我國古代的中醫還沒有解剖學，一直到清代纔出了個叫王清任的名醫。
>
> 張佐良《周恩來保健醫生回憶錄》
>
> 在你開始要解剖之前，必須對解剖部位有個理論的概念（theoretical concept）。你不可以"到處挖挖翻翻"（dig around），然後碰巧發現"某個有趣的構造"，你必須逐一地仔細尋找確定的構造。
>
> Grant's Dissector

一

公元 16 年，王莽六十一歲。這一年，也是新王朝始建國的第八年。王莽當攝皇帝期間造反的東郡(河南濮陽西南)太守翟義同黨王孫慶被捕。

居攝二年（公元 7），翟義起兵失敗。王莽復仇，屠殺翟姓三族，連小孩兒也不放過，並掘出翟義之父翟方進及其祖的尸骨，焚燒棺木。翟氏老小的尸骨連同荆棘、五毒（指蝎子等五種毒蟲）掩埋，而翟義的同黨尸體被支解分置於五處。唯一逃脱的重要人物王孫慶，九年之後也落網了。王孫慶也是東郡人，素有勇略，通曉兵法，是翟義起兵時的軍師。他的下場如《漢書·王莽傳》所述：

> 翟義黨王孫慶捕得，（王）莽使太醫、尚方與巧屠共刳剝之，量度五藏，以竹筳導其脈，知其終始，云可以治病。[1]

---

[1] 班固《漢書》(臺北：洪氏出版社，1975)，頁 4145～4146。相關注解見《資治通鑑》卷三八和《漢紀》卷三〇。關於王莽的生平，初步的介紹有張蔭麟《東漢前中國史綱》(重慶：青年書店，1944)，頁 280～306；孟祥才《王莽傳》(天津：天津人民出版社，1982)。王莽處理翟義父祖與餘黨下詔引用《左傳》楚莊王之辭，有云古者伐不敬，"有京觀以懲淫慝"，"咸用破碎，亡有餘類"。換言之，王莽用不同的方式支解敵人的尸體。見 Mark Edward Lewis, *Sanctioned Violence in Early China* (Albany：State University of New York Press, 1990), pp. 25～26.

由於這是漢代正史唯一的解剖記録，引起不少歷史學者的注目。[2]
然《漢書》記録有間，竟無剖視之後的下文。大致來説，對上述史
料的釋讀有兩種相關的意見：一是認爲王莽剚剥人體的實驗，確有
功於醫學，不僅發現動脈、静脈的概念，也已有血液循環的認
識。[3] 簡單地説，解剖學在中國是一門"古已有之"的學問。類似
的意見被收録《中國醫學百科全書·醫學史》，[4] 成爲中國醫學史
的常識。其次是山田慶兒的假説。他認爲《靈樞》的《骨度》、《脈
度》、《腸胃》、《平人絶穀》篇與上述剚剥人體實驗有關。山田慶兒
將其命名爲"伯高派"的論文。他説："我假定伯高派活躍於王莽的
新朝時期，所有論文撰寫都是這時完成的。"[5] 換言之，今天所讀
到的《内經》有一大部分是所謂的"新學僞經"。

我們如何理解王莽剚剥人體的實録？解剖的目的爲何？《漢書·
王莽傳》説，王莽之意是以爲此舉可以治病。疾病（理）與剚剥死
體有關嗎？《骨度》諸篇與這次剚剥人體的實録有直接關係嗎？從
《史記·扁鵲倉公列傳》與馬王堆、張家山脈書等文獻已經出現了體
系性經脈學説，那麼，發生在西漢末年測量五臟與脈的醫學實驗又
具有何意義？

從主導剚剥人體的主角王莽個人因素來説，翟義起兵可説是其

〔2〕 例如，吕思勉云："今人動言中醫不知解剖之學，故不知人體生理，此説實誤。"又
　　説王莽剚剥人體實驗，"必前有所承，不然，不能創爲也"。另，錢穆云："此近世
　　醫術解剖之濫觴也。莽之精思敢爲，不顧非議，率如此。"楊樹達云："此事甚有
　　理，不當以事出自莽非之。"以上見吕思勉《秦漢史》（臺北：臺灣開明書店，
　　1983），頁784；錢穆《兩漢經學今古文平議》（臺北：東大圖書公司，1983），頁
　　140；楊樹達《漢書窺管》（北京：科學出版社，1955），頁649。相關的研究參看：
　　三上義夫《王莽時代の人體解剖と其當時の事情》，《日本醫史學雜誌》1311 號
　　（1943），頁1～29；山田慶兒《中國古代的計量解剖學》，《尋根》1995 年第4期，
　　頁39～42；山田慶兒《伯高派の計量解剖學と人體計測の思想》，收入山田慶兒、
　　田中淡編《中國古代科學史論·續篇》（京都：京都大學人文科學研究所，1991），
　　頁427～492；余瀛鰲、蔡景峰《醫藥學志》（上海：上海人民出版社，1998），頁120；
　　Yamada Keiji, "Anatometrics in Ancient China," *Chinese Science* 10(1991):39～52。
〔3〕 侯寶璋《中國解剖史之檢討》，《齊大國學季刊》新1.1（1940）:2。
〔4〕 李經緯、程之範主編《中國醫學百科全書·醫學史》（上海：上海科學技術出版社，
　　1987），頁34；《中醫學三百題》（上海：上海古籍出版社，1989），頁772。孫詒讓
　　比較古典醫學與泰西醫學，並不直接把瘍醫與泰西"解剖肢體以審其病之所在"相
　　類比。見孫詒讓《周禮政要》（光緒甲辰孟春西安官書局本），頁20～21。
〔5〕 山田慶兒《中國古代的計量解剖學》，頁42。又，山田慶兒《中國醫學はいかにつ
　　くられたか》（東京：岩波書店，1999），頁73～76；山田慶兒《中國醫學の起源》
　　（東京：岩波書店，1999），頁376。

篡奪王位過程中唯一的挫折。王莽的皇帝夢，從陽朔三年（前22）始到新朝建立爲止，一共經營了三十一年。如閻步克所説：“王莽之本志並不在於區區王氏一族之發展，而在於使自己成爲儒生復古變法之領袖，名垂青史的聖人。”[6] 這位聖人的政治手腕，一方面是羅致了大批儒生以爲憑藉，另一方面利用了符命圖讖，製造輿論，爲當時群情所歸嚮。在整個奪權的過程中，只有宗室劉崇、東郡太守翟義公然反對、聲討王莽。劉崇的勢力很快地被撲滅了。翟義發檄各郡，郡國響應者有十餘萬人。這一次，王莽真的是害怕了。他不能吃、不能睡，日夜抱著只有兩歲的小皇帝到郊廟裏禱告，學周公作了一篇《大誥》（《周書》名篇），表明自己並無當皇帝的野心，只是效法周公輔成王。翟義後來雖然被消滅了，但從王莽處置其餘黨的方式可以瞭解這件事對其所造成的心理陰影。

王莽之前，以統治者身份，假學術之名剖視人體者唯有商紂王。換言之，王莽在奪權危機中用了周公的典，但報復政敵卻援引了商紂王的“故事”。這位以仁義自居的謙謙君子，曾疑董賢詐死，發塚取賢之尸骨來檢驗；又聽説甄尋手臂有“天子”的紋理，便叫人支解其臂來研究；至於掘傅照儀、丁姬之墳，發明火燒之刑把陳良等人活活烤死等，這些事蹟皆出於折節恭儉的王莽身上，正顯露了其性格的複雜。[7] 這大概也是王莽支解王孫慶最根本的原因。王孫慶不是普通的罪犯，而是叛黨。王莽捉到王孫慶的前一年，代郡、五原郡等都有造反的事發生。所謂“云可以治病”，指的應該是治王莽自己的心病吧。[8]

誠然，王莽一生施行許多標準化的工作，整齊方術異説也在其

〔6〕 閻步克《王莽變法與中國文化的烏托邦精神》，收入氏著《閻步克自選集》（桂林：廣西師範大學出版社，1997），頁304。又，閻步克《士大夫政治演生史稿》（北京：北京大學出版社，1996），頁360～398 的討論。

〔7〕 清水泰次《王莽の性格》，《史觀》6 册（1934），頁211～218；葛劍雄《我看王莽》，《讀書》1997 年第10 期，頁48～58。

〔8〕 參見 G. E. R. Lloyd, *Adversaries and Authorities: Investigations into Ancient Greek and Chinese Science* (Cambridge: Cambridge University Press, 1996), p. 196。又，“云可以治病”，有的學者將“云”理解爲“王莽説”，並不正確。“云”還有約引、概説、代詞之功用。“云可以治病”應該翻譯爲“據説可以用來治療疾病”。史家以此來總結王莽剖案是帶有貶意的。趙翼云王莽好“引經義以文其奸”、“侮聖言以濟其私”。見趙翼《廿二史劄記》（北京：中國書店，1987），頁46～47。本文所討論的王孫慶案亦然。

計劃之中。宮川尚志從王莽的史料察覺其施政對科學技術有著"異常"的關心。[9] 在支解王孫慶事件的十一年前（元始五年），王莽徵天下通一藝之士，包括通知方術、本草者皆遣詣京師。據學者研究，王莽羅致學者的規模之廣，是兩漢最大的一次徵召。[10] 漢代醫學知識在這個階段，的確是異說紛紜。[11] 王莽剖王孫慶應該是爲了在諸家脈說中尋求定論吧。但王莽如果是爲了學術理由，不必只針對叛黨進行肢解。而只解剖一具王孫慶的尸體就能形成一個學術傳統嗎？中國醫學史找不到持續性的解剖材料。[12] 我們把所有開膛剖腹的史料收集在一起，大概也理不出彼此之間發展、演變的脈絡。

二

《靈樞・經水》有與王莽的人體刲剝實驗頗能呼應的內容："若夫八尺之士，皮肉在此，外可度量切循而得之，其死可解剖而視之，其藏之堅脆，府之大小，穀之多少，脈之長短，血之清濁，氣之多少，十二經之多血少氣，與其少血多氣，與其皆多血氣，與其皆少血氣，皆有大數。"篇名《經水》是指中原的十二條水系。古代醫者將十二水系與人體經脈類比，五臟六腑十二經水外部各有源泉、在內地也各有所受之水，都是內外相互貫通，像圓環一樣的周而復始的運行。[13]

"解剖"一詞最早出現於上文。日本學者借用此詞來翻譯 anatomy，即西方醫學的"解剖學"。[14]《靈樞》的"解剖"與近代醫學

---

〔9〕 宮川尚志《中國宗教史研究》第一（京都：同朋舍，1983），頁82。

〔10〕 黃留珠《秦漢仕進制度》（西安：西北大學出版社，1998），頁202～203，頁222。

〔11〕 詳見李建民《死生之域——周秦漢脈學之源流》（臺北：臺灣大學歷史學研究所博士論文，1999），特別是第二章的討論。

〔12〕 見侯寶璋《中國解剖史》，《醫學史與保健組織》1957.1：64～73；陳垣《中國解剖學史料》，收入氏著《陳垣早年文集》（臺北：中央研究院中國文哲研究所，1992），頁362～369。

〔13〕 馬蒔以爲《經水》言人身猶可剖視，"其治以針艾，淺深多寡，宜其盡與十二經水相合也"。見馬蒔《黃帝內經靈樞注證發微》（北京：人民衛生出版社，1994），頁135。

〔14〕 小川鼎三《醫學用語の起り》（東京：東京書籍株式會社，1990），頁208～221；Lydia H. Liu, *Translingual Practice: Literature, National Culture, and Translated Modernity China*, 1990～1937 (Stanford: Stanford University Press, 1995), pp. 313～314. 現代醫學把解剖（dissection）界說爲沿著器官或組織之間的自然分界（the natural divisions）把軀體予以切開、分離的技術。解剖學（anatomy）則是指對人體各部分的形狀與可見結構之研究。在醫學上，形態學（morphology）與解剖學作同義詞用，但前者通常指稱不同種系生物形態差異之比較。

anatomy 之間，到底有何可類比之處呢？大陸學者集體編撰的《實用中醫辭典》引用《靈樞·經水》並説："解剖，指用器械割尸體以瞭解人體內部各器官的形態、位置、構造及其相互關係。我國在兩千多年前已有解剖知識。……但由於長期受禮教的束縛，限制了這門學科的發展。"[15] 其實，西方解剖學也有其禮教的束縛，[16] 尸體來源主要也是出自死囚，而較早的人體解剖實驗的知識往往來自動物的解剖。據考蓋倫的解剖學大多建立在動物的解剖基礎之上。[17]

檢閲《內經》一系稍早的改編本《太素》，在《靈樞·經水》相同的章節，《太素·十二水》説："若夫八尺之士，皮肉在此，外可度量切循而得也，死可解部而視也。"唐人楊上善的理解："人之八尺之身，生則觀其皮肉，切循色脈，死則解其身部，視其藏府，不同天地，故可知也。"[18] 也就是説診斷病人的"色"、"脈"，是取自活生生的人，人死脈澀色枯，刳剥身軀所得的資訊只有臟腑的知識罷了。其實，《靈樞·經水》也提到了類似的看法：

> 黄帝曰：夫經脈之大小，血之多少，膚之厚薄，肉之堅脆，及膕之大小，可爲量度乎？岐伯答曰：其可爲度量者，取其中度也，不甚脱肉而血氣不衰也。若失度之人，痟瘦而形肉脱者，惡可以度量刺乎？審切循捫按，視其寒溫盛衰而調之，是謂因適而爲之真也。

由上引文可見對經脈、血、皮膚、肌肉與肌肉凸起部位的量度，主要是醫者通過切病人的寸口脈動，循察其尺膚的狀況，觸摸其皮膚肌肉的寒溫盛衰得來的。也就是説，由表及裏、司外而揣內。醫者不一定直接訴之於開腸剖肚的技術，而是從患者外表形象搜集各方面的資料而後作出判斷。特別是《靈樞·經水》中論及人體內多氣

---

[15] 中國中醫研究院、廣州中醫學院主編《實用中醫辭典》（臺北：知音出版社，1992），頁 802。甚麼是抑制解剖的因素？例如，動物實驗有學者即希望"建立動物實驗法制化"，反對活體解剖。立委林濁水質疑活體解剖的必要性，建議以電腦模擬取代，嚴禁對流浪狗做實驗。這些主張來自"動物權"、"動物福利"的概念。但是如果解剖是學科內部的必要，縱使實驗動物不足，自然會有代替方案。《動物實驗，學者促制度化透明化》，《聯合報》1999 年 9 月 7 日，6 版。

[16] 參見 Ruth Richardson, *Death, Dissection and the Destitute* (New York：Penguin Books, 1988)。

[17] Shigehisa Kuriyama, *The Expressiveness of the Body and the Divergence of Greek and Chinese Medicine* (New York：Zone Books, 1999), pp. 116～129.

[18] 楊上善《黄帝内經太素》（臺北：文光圖書公司，1981），頁 65。關於楊上善生平與《太素》的思想，見錢超塵《黄帝内經太素研究》（北京：人民衛生出版社，1998）。

少氣的測量。清代儒者俞正燮說："此經言剖視死人，則多氣少氣，必不可視，仍是度量切循得之、求之。"[19]

醫者度量切循人身可以獲得那些信息呢？《靈樞·經水》所說臟之堅脆的知識見於《靈樞》的《本藏篇》；腑之大小、穀之多寡，則見於《平人絕穀篇》；脈之長短，見於《脈度篇》；血之清濁，見於《根結篇》；十二經血氣的多少，則見於《血氣形志》等篇的討論。[20] 以下，我們逐一釋讀以上各篇文獻，看看是否與屍體刳剝的技術有關。

《本藏》所描述的臟腑的知識，如五臟的小大、高下、堅脆、端正偏頗之不同，主要是由人之外表的形象往裏推度，"岐伯說：皮膚現紅色，紋理細密的，心臟就小；紋理粗疏的，心臟就大。看不見胸骨劍突的，心臟的位置就高；胸骨劍突小，短而雞胸的，心臟的位置就低。胸骨劍突長的，心臟就堅實；胸骨劍突弱小而較薄的，心臟就脆弱。胸骨劍突直下而不突起的，心臟就端正；胸骨劍突偏在一面的，心臟就偏傾不正。"[21] 其餘，對肺、肝、脾、腎等各臟的形態的判斷皆然，即從體表來揣測內臟的形態。而判斷一個人的疾病道理與此相似，同樣是強調對外表跡象的審查。《本藏》說："視其外應，以知其內藏，則知所病矣。"換言之，預測疾病與剖視臟腑無關，而是審察與臟腑相應的人體某些部分的變化。

《平人絕穀》記載了胃、小腸、回腸、廣腸的尺寸及容納水穀的數量。《腸胃》也有相關的記錄。這些消化道的數值雖與現代解剖學有差距，[22] 但無疑只有通過刳剝人體纔能得到這樣的數據。但《平人絕穀》一篇的旨趣是，預設一個正常人在連續斷食之下，大概只可以持續七天的生命。按胃的受水穀之量是三斗五升，"平人日再後（排便），後二升半，一日中五升，七日五七三斗五升"，這種推算生命極限值的方式是出自簡單機械的加減，並非死後解剖所獲之值。

此外，度量脈長短的方法，《脈度》總結人體手足三陰三陽脈、任督、蹻脈共一十六丈二尺，也不是解剖屍體而得，而是間接由人

---

〔19〕 俞正燮《癸巳類稿》（臺北：世界書局，1980），頁153。
〔20〕 丹波元簡《靈樞識》（北京：人民衛生出版社，1984），頁655。
〔21〕 郭靄春《黃帝內經靈樞校注語譯》（天津：天津科學技術出版社，1992），頁336。
〔22〕 山田慶兒《中國古代的計量解剖學》，頁40。

體外表骨骼的長度、圍度而估算體內經脈的數值。《骨度》[23] 總結其技術：

> 此眾人骨之度也，所以立經脈之長短也。是故視其經脈之在於身也，其見浮而堅，其見明而大者，多血；細而沉者，多氣也。

所有人體經脈的資訊皆來自體表，如脈之長短是根據人骨；肉眼可見的血脈，浮淺而堅實；氣血或多或少也是審視體表脈的明大細沉的狀況而來。

至於十二經脈中氣血分布之數值，是以三陰三陽將十二經脈分爲若干類型。《血氣形志》："夫人之常數，太陽常多血少氣，少陽常少血多氣，陽明常多氣多血，少陰常少血多氣，厥陰常多血少氣，太陰常多氣少血，此天之常數。"[24] 這裏談到六經氣血的多少，很顯然的與人體解剖無關。所謂"天之常數"，是指先天稟賦的常數，大概還沾染了陰陽數術神秘色調。

以五臟的知識來說，傳統醫學的解剖形態往往與機能描述分離，又多進一步與五行數術之學挂鈎。惲鐵樵（1878～1935）將《內經》五臟知識的特質，命名爲"四時的五臟"，而"非血肉的五臟"：

> 《內經》以肝屬之春，以心屬之夏，脾屬之長夏，肺屬之秋，腎屬之冬。此肝當授氣於心，心當授氣於脾，脾當授氣於肺，肺當授氣於腎，腎當授氣於肝。故《內經》之五臟非血肉的五臟，乃四時的五臟。不明此理，則觸處荆棘，《內經》無一語可通矣。[25]

[23] 關於《靈樞·骨度》的研究，王亞威、莫楚屏《對靈樞經骨度篇有關表面解剖學記載的考證》，《中醫雜誌》1957.8：401～405；何愛華《對"對靈樞經骨度篇有關表面解剖學記載的考證"一文的商榷》，《浙江中醫雜誌》1958.2：39～40；張瑞麟《從周制尺談到〈靈樞經〉有關表面解剖測量的成就》，《中醫雜誌》1963.1：33～34、17；李鋤《骨度研究》（上海：上海科學技術出版社，1984）；稻垣元《〈靈樞〉骨度篇について》，《黃帝內經研究論文集Ⅱ》（大阪：オリエント出版社，1993），頁33～43；豬飼祥夫《漢代の平均身長と靈樞骨度篇》，《針灸 Osaka》13.3（1997）：84～95。
[24] 李鼎《十二經血氣多少問題》，《中醫雜誌》1983.10：47～48。
[25] 惲鐵樵《群經見智錄》，收入陸拯主編《近代中醫珍本集》（浙江科學技術出版社，1990），頁540～541。另參見王玉川《〈內經〉時臟五行說》，收入氏著《運氣探秘》（北京：華夏出版社，1993），頁111～121；裘沛然《壺天散墨》（上海：上海科學技術出版社，1985），頁44～47；王琦主編《中醫藏象學》（北京：人民衛生出版社，1997）。

大宇宙四時五行與人體五臟之間的對應不僅止於類比關係。人養生、治療"四時之序"，而人身臟氣的運動節奏，也如四時變化，是一個有序而不可逆轉的程序。我們讀《靈樞·天年》論及五臟之氣的逐一消亡的過程即是演繹相同的原理。

山田慶兒的假說最大的弱點是，王莽刳剝人體所取得的有五臟與脈的資訊，但今本《內經》只有腸、胃等六腑的數值，五臟的知識則如上引《本藏》篇所述。五臟具體數值現存於《難經》的四十二難。[26] 山田爲了證成其"伯高派"的假說，則推測"《內經》中摒棄或遺失了的關於五臟的記錄，都保存在《難經》中了"。[27] 這個推測當然不無可能，但證據何在？

丹波元簡（1755～1810）《醫賸·解剖藏府》以爲王莽誅翟義之黨的解剖史料，"其説今不傳"。[28] 這個舊説，應該是較爲正確的判斷。今本《內經》找不到與《漢書·王莽傳》完全相符的內容。即使《內經》文中記錄了只有通過解剖纔能得到的資訊，我們也無法將其與王莽刳剝創作直接聯繫起來。山田慶兒杜撰新莽醫學有"伯高"一派的説法，誠有待證實。

三

我們再回到《漢書·王莽傳》的本文脈絡吧。值得讀者注意的有兩點：

第一，參與刳剝王孫慶尸體的包括太醫、尚方與巧屠三類人。尚方性質與太醫近似，是屬少府、掌管醫藥之職。[29] 而巧屠者，大概身份類於《莊子·養生主》的庖丁吧。據説技藝高明的庖丁可以游刃於獸體，沿著獸體的經脈、絡脈交叉結聚之部進行分割，甚至

---

[26] 廖育群譯注《黄帝八十一難經》（瀋陽：遼寧教育出版社，1996），頁93。又，元末明初滑壽以爲《難經》四十二難之義："《靈樞》三十一、三十二篇，皆有之，越人併爲一篇，而後段增入五藏輕重。"換言之，五藏輕重是晚於《靈樞》，非其所固有。見滑壽《難經本義》（北京：人民衛生出版社，1995），頁61。

[27] 山田慶兒《中國古代的計量解剖學》，頁42。

[28] 丹波元簡《醫賸》，收入陳存仁編《皇漢醫學叢書》第13冊（高雄：平凡出版社影印），頁22。宋人趙與時已見不到王莽誅王孫慶的任何記錄。見趙與時《賓退錄》（上海：上海古籍出版社，1983），頁43～44。中國第一部解剖文獻應該是《歐希範五臟圖》，見張燦玾《中醫古籍文獻學》（北京：人民衛生出版社，1998），頁132。

[29] 鐮田重雄《方士と尚方》，收入氏著《史論史話·第二》（東京：新生社，1967），頁46～69。

達到"以神遇，而不以目視"的境界。[30] 然而，這種宰割獸體的技藝在中醫到底佔什麼地位呢？相對於中藥的傳統來說，製藥工序中有詳實的净選、切製、炮炙等步驟的文獻，[31] 可是剠剝人體的程序、方法爲何歷來没有留下任何隻字片語？王孫慶的案例在漢代不僅是唯一的解剖記錄，大概也是意外所留下的記錄。

獸體經脈與人體經脈之間又有何關聯呢？據考獸體經脈的發現不晚於晚周。[32] 我們目前尚缺乏較完整的早期獸醫脈學文獻，所以無法比較其與人體經脈體系之間的異同。但從稍晚的中獸醫典籍《司牧安驥集》、《元亨療馬集》來看，獸體經脈也是十二經脈，也按三陰三陽的原則來編排，其表裏關係、流注次序等可以説是人體經脈的翻版。[33] 至少由經脈體系的表達形式而言，獸體經脈學是襲用人體經脈的模式。

其次，王莽太醫們剠剝王孫慶尸體時"以竹筵導其脈"。這種行爲頗爲怪異，近於戮尸（戮訓爲辱）之舉，找不到同時代相關文獻可以解釋，在中國解剖史上恐怕也是唯一的記錄。

"竹筵"作爲專有名詞，在這段時期只見於用在數術之類的活動。《楚辭·離騷》"索藑茅以筵篿兮，命靈氛爲余占之"，漢人王逸説："藑茅，靈草也，筵，小折竹也。"現代的注解者也認爲筵是占卜的竹枚或小策，即《楚辭·卜居》"端策拂龜"的"策"。[34] 用竹製的杆或棍穿通死者之脈道，與"治病"之事有何相干？陳垣評曰："昩其言殆亦欲示莽之殘殺，與《史記》之於紂同耳！"[35] 如果按漢代人的魂魄觀，死者猶有作祟能力，"以竹筵導其脈"除了醫

---

〔30〕　參見龐樸《解牛之解》，收入氏著《一分爲三——中國傳統思想考釋》（深圳：海天出版社，1995），頁 192～217。

〔31〕　王孝濤主編《歷代中藥炮製法匯典（古代部分）》（南昌：江西科學技術出版社，1998）。

〔32〕　馬繼興《雙包山西漢墓出土經脈漆木人型的研究》，《新史學》8.2（1997），頁 41～42。

〔33〕　《中國農業百科全書·中獸醫卷》（北京：農業出版社，1991），頁 246～247。我讀明人楊時喬的《新刻馬書》就發現馬體經脈的體系與人體經脈之間多類同。例如"天有六律，馬有六脈"，"一年有三百六十日，馬有三百六十穴，亦有三百六十骨節也"之類。見楊時喬《新刻馬書》（北京：農業出版社，1984），特別是卷三、卷六等部分的討論。

〔34〕　洪興祖《楚辭補注》（臺北：漢京文化事業公司，1983），頁 35。湯炳正、李大明、李誠、熊良智《楚辭今注》（上海：上海古籍出版社，1997），頁 33。

〔35〕　陳垣《中國解剖學史料》，頁 364。另，顏師古的注云："以知血脈之原，則盡攻療之道也。"見《漢書》，頁 4146。

學目的之外，或許還隱含厭勝功能吧。[36]

不過，太醫以小折竹通導"脈"，這表示脈不僅是可視而且是具有形質之物。所謂"脈"應該是近乎"血管"的概念吧。[37]《靈樞·經脈》云："經脈十二者，伏行分肉之間，深而不見。其常見者，足太陰過於外踝（外踝應作內踝）之上，無所隱故也。諸脈之浮而常見者，皆絡脈也。六經絡手陽明少陽之大絡，起於五指間，上合肘中。飲酒者，衛氣先行皮膚，先充絡脈，絡脈先盛，故衛氣已平，營氣乃滿，而經脈大盛。脈之卒然動者，皆邪氣居之，留於本末；不動則熱，不堅則陷且空，不與衆同，是以知其何脈之動也。"上述的脈有幾層 意涵；人體主要的十二條幹道，大多是深不可見的。循形經過內踝附近者，醫者可以觸摸、審視之。除了十二經脈之外，尚有體表直接可目視者是絡脈。這些絡脈特別在人飲酒後，因血氣之盛而現於皮表。最後是"脈動"的概念，動者指脈異常的變動。當人受邪氣入侵，人體表的動脈與正常人的動脈不同。換言之，脈包括了不可見的氣脈，可見的體表的血脈以及可以診察的人體動脈。[38]

脈之古誼當取血脈衺流的意象。《説文》云："衇，血理分衺行體者。"張舜徽按："衇之言没也，謂潛行體中，湛没不見於外也。"[39] 這些潛行體內、難以目測的氣脈如何透過解剖人體而得以觀察呢？按人死後動脈血不久便血流殆盡，特別是大動脈的管道是空的，所以可以插進竹筵之類的用具。由於這些管道沒有血，古人因此得出它們是用來行氣的。但同樣位於胸腹腔的静脈管，因管壁薄、彈力弱，人死後猶有淤血。王莽使太醫以竹筵導王孫慶之脈的可能只有前者。不過，後者在當時人的概念也是"脈"。如果這個推測有幾分可能的話，動脈的循行路線不可能即是出土脈書《足臂十一脈灸經》、《陰陽十一脈灸經》或正典化《靈樞·經脈》所載脈的循行路線。太醫們用竹筵不可能找到任何一條與經典記載完全一致的脈道。但他們似乎都看見了經脈。

〔36〕 李建民《尸體·骷髏與魂魄——傳統靈魂觀新論》，《當代》90（1993）：48～65。

〔37〕 廖育群《岐黃醫道》（瀋陽：遼寧教育出版社，1992），頁121～122；廖育群《古代解剖知識在中醫理論建立中的地位與作用》，《自然科學史研究》6.3（1987）：249～250。

〔38〕 黃龍祥《經絡學說的由來》，《中國針灸》1993.5：47～50。

〔39〕 張舜徽《説文解字約注》（臺北：木鐸出版社影印，1984），頁3009。

　　人類肉眼目驗的限度在哪裏呢?《靈樞·五十營》竟然可以推算氣血一晝夜在人體脈道運行五十周的節奏。這種運動的節奏還與天體的運行保持一致:"天周二十八宿,宿三十六分,人氣行一周,千八分。日行二十八宿,人經脈上下、左右、前後二十脈,周身十六丈二尺,以應二十八宿,漏水下百刻,以分晝夜。"這是透過刳剝人體所得的數據嗎?《五十營》又説人一呼脈兩動,而氣在脈道走三寸,以此推算人一晝夜共呼吸了一萬三千五息,並且得出了一個氣血循走的總長度:"所謂交通者,並行一數也,故五十營備,得盡天地之壽矣,凡行八百一十丈也。"換言之,人一呼一吸脈行六寸,6(寸)×13500(息)=810丈。日夜五十周,故每周長 16.2 丈,再分配給各脈。

　　我們再細讀《靈樞·衛氣行》吧。衛氣在人體內的循行節奏也是一晝夜五十周,《衛氣行》云:"子午爲經,卯酉爲緯。天周二十八宿,而一面七星,四七二十八星,房昴爲緯,虛張爲經。是故房至畢爲陽,昴至心爲陰,陽主晝,陰主夜。故衛氣之行,一日一夜五十周於身,晝日行於陽二十五周,夜行於陰二十五周,周於五藏。"再者,《衛氣行》又以爲,衛氣日行一舍,氣走一點八周,日行二十八舍,氣走五十點四周。而此零點四的餘數,則是人卧起早晚的原因,"夜行一舍,人氣行於陰藏一周與十分藏之八,亦如陽行之二十五周,而複合于目。陰陽一日一夜,合有奇分十分身之四,與十分藏之二,是故人之所以卧起之時有早晏者,奇分不盡故也。"個人身體與宇宙秩序緊密聯繫,如此規律的運行節奏,大概是數術的想像多於經驗的實測吧。最明顯的疑點是:天體黃道二十八宿,每方七宿,各宿之間並不是等距的。但醫書卻把衛氣運行與天體配屬,並且把二十八宿等距離對待,以此爲基礎做進一步推算。清代醫家李學川的《針灸逢源》已提出了質疑。[40]

　　討論至此,太醫等"以竹筳導其脈"的所謂"脈"如何理解呢? 清人周振武《人身通考》(1882 年刊)云:"人身之脈有三義。一曰經絡之脈,二曰脈息之脈,三曰宗氣之脈。經脈者,如十二經注血之脈,晝夜五十周於身者也。脈息者,寸關尺三部,一息四至脈是也。宗氣者,即《內經·五臟別論》腦、髓、骨、脈、膽之脈

〔40〕 李鋤、趙京生、吳繼東編《針灸經論選》(北京:人民衛生出版社,1993),頁 247～249。另參見川原秀城《術數的思考と中國醫學》,《內經》86(1996):3～26 的討論。

是也。今人渾言其脈，並未言脈爲宗氣。《平人氣象論》以乳之下動脈名宗氣，蓋專指胃之大絡貫膈絡肺者而言。謂十二經之尊，主四時，皆以胃爲本耳。"[41] 如上所述，血氣在人身一晝夜運行五十周是經由數術的推算。而位於寸口、乳下的動脈，也可經由反復的望、切而得。凡此，何勞於巧屠之刀？就算刳剝王孫慶是"活體解剖"，[42] 大概也只是證實經典所説（即人體有經脈）而不是因此有新的發明。

"脈"的意涵，在整部《内經》不是給予嚴格的界説，而是將其放在龐大的陰陽五行的網絡組織其理論知識。古代醫者並不關心脈的"實質"，[43] 而是取天地陰陽與之類比，甚至時做天人同構的推衍。例如，《素問·陰陽別論》所説"四經應四時，十二從應十二月，十二月應十二脈"。這種名學的"比論"（analogy），在方術家的體系裏，意義不止於借喻，簡單地説，"十二月應十二脈"的"應"，或者説"感應"是以氣爲中介，在同類或相關事物之間所産生的一種遠距離的親和力。這種感應式的目驗具有不可言傳的神秘感，有待進一步的研究。

特別值得留意的是，《内經》等經典用數術去建構一套人體知識的公式。例如，每一個人都有三百六十五節、十二經脈等等"以應天地"（《靈樞·邪客》）。但這整套系統並不是透過解剖人體可得的，解剖者好奇的反而是特殊、異常的人體。換言之，中國人認爲人體各異：聖人臟腑異於常人，君子小人之體不同，男性的骨骼多少與女性不同，中土之人與西土之人的臟器也不一樣。中國歷史上零散的解剖案例所呈現的是對稟質特殊人體的好奇心。[44] 比干的心據説有七竅或十二穴（心眼兒比正常人多），——你，王孫慶難道有反骨？

〔41〕 周振武《人身通考》（北京：人民衛生出版社，1994），頁118~119。
〔42〕 馬伯英《中國醫學文化史》（上海：上海人民出版社，1994），頁448。
〔43〕 林昭庚、鄢良《針灸醫學史》（北京：中國中醫藥出版社，1995），頁379~381。
〔44〕 郭璞注《山海經》引《開筮》説，鯀死三年不腐，剖之以吳刀。聖人比干的心《史記·殷本紀》説有七竅，《金樓子》增爲十二穴。又，男女骨骼不同，《醫彀》曰"男子骨色純白，婦人骨色淡黑"；《吳醫彙講》曰"男子頭骨八塊，女子頭骨六塊"等。又如宋崇寧五年大規模的解剖，章潢《圖書編》説"割視其心，個個不同：有竅無竅，有毛無毛，尖者長者"，並總結有云："君子小人之體，各異如此"。清儒俞正燮更引古典倡論中土之人與西土之人臟腑不同，信洋教者"必中國藏府不全之人"。中國人心正，洋人心歪等。見周作人《中國人的心臟》，《亦報》1950年3月14日刊。又，中國歷來類書陳元龍的《格致鏡原》、陸鳳藻的《小知録》等的形體或身體類收集不少稟質特殊人體的史料，可參考。

不過，從栗山茂久最近的研究，王孫慶的案例仍然給予我們一些醫學史意義的啓示。什麼是人身最重要的組成或臟器呢？希臘的解剖者找的是肌肉與神經。王莽的太醫們則清楚地意識他們要觀察、記錄的對象："五臟"與"脈"。[45] 毫無疑問，中國醫學圖譜的主流，便是以經脈圖與五臟圖爲大宗。[46] 同樣的人體，不同文化的眼睛所關注的對象不一。

四

王孫慶刳剝案的前四十一年，也就是漢成帝河平三年（前26），成帝使謁者陳農徵求天下之遺書，詔太史令尹咸校數術書，侍醫李柱國校方技書。每一書已，劉向輒條其篇目，撮其旨要，上奏於成帝。[47] 其中，醫經類共有七家之書，一七七卷。[48] 脈的概念，特別是十二條主要脈道深伏人體內的概念，從晚周始，到了王莽時代已是深入人心了。甚至整個經脈學説的框架也大體成形了。觀察王孫慶尸體（或活體）的太醫們，並不是不帶任何醫學概念去從事觀察。筆者以爲：不相信或不存在"脈"（或經脈）這個概念的人，縱使剖開一千具尸體也未必能看見什麼經脈管路，更何況只剖解一個王孫慶的醫生們。

在人類能用化學藥劑注入血管，將血管凝固並腐蝕周圍其他組織之前，包括中醫在內的任何一個傳統醫學體系，都無法對人體的脈管系有全面、正確的掌握。假如中醫早已滅絕，現代人也不存在經絡體系作爲比較的概念，那麼，我們在釋讀中國人本身古代脈學文獻，就如在看其他傳統醫學體系一樣，即得出古人對血管的觀察是片面甚至是完全錯誤的結論。

---

[45] Kuriyama, The Expressiveness of the Body, p. 159.

[46] 參見馬繼興《宋代的人體解剖圖》，《醫學史與保健組織》1957. 2：125～128；靳士英《明堂圖考》，《中華醫史雜誌》21. 3（1991）：135～140；靳士英《歐希範五臟圖考》，收入《第一屆國際中國醫學史學術會議論文及摘要彙編》（北京：中華醫學會醫史學會，1992），頁52～57；靳士英《五臟圖考》，《中華醫史雜誌》24. 2（1994）：68～77；靳士英《朱肱〈內外二景圖〉考》，《中國科技史料》16. 4（1995）：92～96；靳士英、靳樸《〈存真圖〉與〈存真環中圖〉考》，《自然科學史研究》15. 3（1996）：272～284；櫻井謙介《〈黄帝内經素問〉王冰注に記されに五臟像について》，《漢方の臨床》38. 4（1991）：26～34；宮川浩也《中國傳統醫學の主要な藏府説および圖について》，《内經》76（1995）：15～21。

[47] 劉汝霖《漢晉學術編年》（上）（上海：上海書局影印本），卷三，頁58。

[48] 陳國慶《漢書藝文志注釋彙編》（臺北：木鐸出版社，1983），頁226。

　　我所要強調的是，理論概念（doctrine）對科學觀察所產生的影響。舉例來説，宋慈（1186～1249）《洗冤集錄》（1247）論及驗骨之法，有“男子骨白，婦人骨黑”的判識標準。這種充滿性別偏見的檢驗法經典化之後，如清人王又槐增輯的《洗冤錄集證》引用老仵作的實證，皆信有其事。而對目測與經文不盡相符之處，也往往以經典爲正。[49] 醫學理論與人體刳剝實驗之間的關係近似，不是從解剖實證之學建構出醫學理論，兩者的主從也可能是相反。在還没有達到剝離脈管系技術的時代，無論活剝或死剝，到底能觀察到什麽東西？而在經脈體系大抵成形的年代，王莽刳剝人體的結果只是證成醫典已知的知識，遵經述古，並不一定發現了新事物。

　　新莽時期的人體刳剝實驗，讓我們進一步思考中國醫學的特質所在。清代醫者王學權（1728～1810）在《重慶堂隨筆》（1808）引述王莽等人的盛業後，有云：

　　　　愚謂人與動物，皆氣以成形。經云：出入廢則神機化滅，如革囊盛水而不漏，其活時之元府已無可驗。故有形之死質可睹，無形之功用不可睹也。縱精思研究斷不能如《西游記》所説，鑽入人腹周行臟腑經絡，盡悉其所以然而後出以著書，不過批郤導欵，推測其所當然而已。[50]

---

[49] 王又槐增輯《洗冤錄集證》（上海：廣益書局，1916）卷一，頁10～12。廖育群《宋慈與中國古代司法檢驗醫學系評説》，《自然科學史研究》144（1995）：379。宋慈《洗冤集錄・驗骨》一篇，共十五條。篇中所載骨女骨骸互異者有七：（1）男子骨白，婦人骨黑；（2）髑髏骨男子八片，女子六片；（3）乘枕骨男子有左右之分，女子則無；（4）男子肋骨左右十二條，八條長，四條短，婦人各十四條；（5）男子左右手腕和左右小腿皆有捽骨，婦人則無；（6）男子尾蛆骨九條，婦人六竅；（7）婦人産門之上較男子多羞秘骨一塊。對《驗骨》篇的討論，我有《性别與骸骨》一文（待刊）。現代的注釋者對上説多抱持疑的態度，見 Brian E. Mcknight, *The Washing Away of Wrongs: Forensic Medicine in Thirteenth-Century China*（Ann Arbor: The University of Michigan, 1981），pp. 95～99。

[50] 王學權之説，見氏著《重慶堂隨筆》，收入《王氏潛齋醫書十種》（臺北：自然療法雜誌社影印，1986 年）卷下，頁22。另參見石田秀實《中國傳統醫學はなぜ解剖學を早期に受容・展開させかつたのか》，收入田中淡編《中國技術史の研究》（京都：京都大學人文科學研究所，1998），頁715～738；Hsiang-lin Lei, “When Chinese Medicine Encountered the State: 1910～1949,”（Ph. D. Dissertation, The Committee on the Conceptual Foundations of Science, The University of Chicago, 1999），pp. 164～173。王道還《論〈醫林改錯〉的解剖學——兼論解剖學在中西醫學傳統中的地位》，《新史學》6.1（1995）：95～112。

以氣論[51]爲基調的中國醫學,人體什麼是"可睹"的? 什麼是"不可睹"的? 王學權並不從封建禮教反對解剖。他認爲,人體生命活時的功能與尸體形質即是最大的不同。有形之死質雖可睹,但不可信。王學權即把死質之軀比喻爲一個"革囊",水(或氣)在皮囊裏的變化生滅,[52]已經没有目驗的可能。

連人"活時之元府已無可驗",更何况破囊漏水之後以視"無形之功用"? 換言之,問題不在於中國醫學有没有解剖學,或中國醫學的解剖學是一種"另類的解剖學",而是中國氣的醫學所展示的身體是無法經由剖割而觀察的身體。[53]

---

〔51〕 杜正勝《形體·精氣與魂魄——中國傳統對"人"認識的形成》,《新史學》2.3 (1991):1~65。氣或精氣的屬性不等同於物質,在傳統中國更近乎 living matter 的意味。見裘錫圭《稷下道家精氣説的研究》,收入氏著《文史叢稿——上古思想、民俗與古文字學史》(上海:上海遠東出版社,1996),頁16~47。

〔52〕 山田慶兒《中國醫學の思想の風土》(東京:潮出版社,1995),頁100~105。山田以爲中國醫學對人體的比喻是"水系模型"。

〔53〕 Erwin H. Ackerknecht 指出,不少原始土著都有開膛剖腹的經驗。但爲數不少割剥人體或獸體的經驗,並没有因此累積他們解剖學的知識。而驗尸的目的在尋繹"法術原理"(witchcraft principles),甚至因宗教或刑法之故所發展的切斷肢體的技術也不一定就轉移到醫療的截肢上。見 Erwin H. Ackerknecht, *A Short History of Medicine* (Baltimore and London:The Johns Hopkins University Press, revised, 1982), pp. 14~15。除了正史之外,中國也有零星與醫療有關的解剖記錄。例如,明人談遷(1594~1657)的《棗林雜俎·和集》記載:"庚辰山西大饑,人相食,剖心,其竅多寡不等。或無竅,或五六,其二三竅爲多,心大小各異。"《(心竅)》這一類因饑荒得以剖視人心的機會在中國歷史上大概不少,但得出心臟之竅"二三竅爲多"到底有何意義? 也有一些案例,如清人鈕琇所輯的《觚賸》卷四:"京都有宋姓者,武定相公鄴園之僕也。自其家來至京邸,去彰義門尚數里,忽黄霧四起,擁驢不得行。少頃霧散,驢跟蹌抵門,腹陡脹而斃。剖視其腸,有卵一枚,大可容升許物,其色紫相間,而堅如石。回人云:乘熱取置麥膚,經宿尚可復大一圈,試之果然。"《(驢孕石)》這是動物解剖的例子。中國人也有爲了瞭解動物暴斃之因而剖視其尸的好奇心,但似乎僅止於搜奇而已。另外,也有個別方伎之士對醫典所載有疑,如蘇轍(1039~1112)的《龍川略志》論及單驤、徐遁之説:彭山有隱者,通古醫術,與世諸醫所用法不同,人莫之知。單驤從之學,盡得其術,遂以醫名於世。治平中,予與驤遇廣都,論古今術同異。驤既言其略,復欺曰:"古人論五臟六腑,其説有謬者,而相承不察,予欲以告人,人誰信者? 古説:左腎,其府膀胱;右腎,命門,其府三焦,丈夫以藏精,女子以繫包。以理主之,三焦當如膀胱,有形質可見,而王叔和言三焦有臟無形,不亦大謬乎! 蓋三焦有形如膀胱,故可以藏,有所繫;若其無形,尚何以藏繫哉? 且其所以謂之三焦者何也? 三焦分佈人體中,有上中下之異。方人心湛寂,欲念不起,則精氣散在三焦,榮華百骸;及其欲念一起,心火熾然,翕撮三焦精氣,入命門之府,輸寫而去,故號此府爲三焦耳。世承叔和之謬而不悟,可爲長太息也。"予甚異其説。後爲齊州從事,有一舉子徐遁者,石守道之婿也,少嘗學醫於衛州,聞高敏之遺説,療病有精思。予爲道驤之言,遁喜曰:"齊嘗大饑,群下相臠割而食,有一人肉盡而骨脉全者。遁以學醫故,往觀其五臟,見右腎下有脂膜如手大者,正與膀胱相對,有二白脉自其中出,夾脊而上貫腦。意此即導引家所謂夾脊雙關者,而不悟脂膜如手大者之爲三焦也。單君之言,與所見懸合,可以正古人之謬矣!"《(醫術論三焦)》類似像單驤、徐遁等迥於"相承不察"醫論的異説,在傳統中國大概起不了什麼作用。上述徐遁竟然可以觀察到導引家所説的督脉,這也是理論影響目測結果的好例子。總而言之,中國存有不少這一類解剖史料,但其與西方解剖學傳統之間實存在著不可化約的鴻溝。以上材料見談遷《棗林雜俎》,收入《四庫全書存目叢書》子部113(臺南縣:莊嚴文化公司,1995),頁460;鈕琇《觚賸》,收入《筆記小説大觀》(臺北:新興書局影印本)三十編,頁3071~3072;蘇轍《龍川略志》(北京:中華書局,1982),頁7~8。相關文獻見王吉民《中國歷代醫學之發明》(臺北:新文豐出版公司,1976),頁8~17;李今庸《讀醫心得》(上海:上海科學技術出版社,1982),頁19~20;范行準《中國醫學史略》(北京:中醫古籍出版社,1986),頁204~206。

人臟腑經絡的變化，傳統學或講究對"象"的觀察，如脈象、藏象等；或以"數"推衍，如上述經脈運行的節奏、長度的預測。這兩種目驗方法也往往合而爲一。"象"的目驗法與"數"的目驗法，都是出於古代占卜的知識背景。[54] 晚周數術之學突破，是經脈學說體系化的直接動源，我已在博士論文中涉及了。[55]

關於王孫慶的刳剝案例，討論者多矣。王孫慶若死後有知，大概會驚訝自己的身體曾與"血液循環"的發現，以及一個叫"伯高"的學派有著密切關係。經過以上研究，我不得不時時向王莽的動機投射懷疑的目光。

王莽解剖王孫慶的後九年（地皇四年），新朝滅。東海人公賓就割下王莽的腦袋。軍人們刳剝王莽的身體，攣分其支節肌骨。後來，王莽的腦袋輾轉流落到更始帝劉玄處，被懸挂在宛城的街道。傳説百姓以擲擊王莽腦袋來泄恨，有人切食其舌。

附錄：中國解剖史的回應與展望

《王莽與王孫慶》引起一些朋友的興趣與討論。張哲嘉認爲，中國上古必有重解剖的醫派（如俞跗），另從《靈樞·經水》"死可解剖而視之"等記載，即表達了解剖一事在上古醫學的重要性。王莽好古，或有所本，其實驗近於"割皮解肌"一系。廖育群有類似意見。他説："一般認爲中國古代醫學對於人體內部的形態構造、解剖知識並不重視。應該説這種現象的產生，主要是在東漢以後，即以《難經》爲代表之醫學時代之來臨。"[56] 換言之，中國上古醫學史應該有一段勤於解剖的時期。

山田慶兒便曾推測，在《靈樞·經脈》篇寫成之前，"解剖學有了迅速的發展"。他又説："隨著解剖學的發達，人們把六條陰脈同肺、脾、心、腎、肝這五臟關係，然後把六條陽脈同六腑聯繫起來。"[57] 山田氏

---

〔54〕　Nathan Sivin, *Medicine, Philosophy and Religion in Ancient China: Researches and Reflections* (Aldershot: Variorum, 1995) I, p. 5；席文《比較希臘科學與中國科學》，《三思評論》2(1999)：30～31。

〔55〕　李建民《死生之域》，特別是第五章的討論。

〔56〕　《中國科學技術史·醫學卷》，北京：科學出版社，1998，頁113。

〔57〕　山田慶兒《〈黃帝內經〉的形成》，收入任應秋、劉長林編《內經研究論叢》，湖北人民出版社，1982，頁112、114。

把《靈樞·經脈》定名爲"黃帝派"的論文,也就是西漢前期所形成的派別。但按照他的研究,漢代解剖學飛躍的發展是在新莽時期。這二說似乎是有矛盾的。經脈與臟腑的聯繫,與解剖無關,如黃龍祥所説:"顯然是受當時機械的陰陽五行學説的影響。"[58]

針對本文,廖育群提出兩點看法:第一,他認爲《内經》中對人體的"計算、解剖(實測)、估算(由外揣内,或稱體表測量)三者性質不同。計算有所謂方術的方法,與解剖實測、體表估算毫無關係,且性質不同。解剖與體表估算都是實測,但後者展示了中國傳統文化的特點,此乃山田慶兒之文所欲説明的問題"。

第二,廖育群以爲傳統藏象學説與臟腑解剖之間仍然有關。他説:

普通解剖學只能瞭解器官的外部形態與一般的機能。例如消化道、骨骼、韌帶。而像"五臟",則必須有精細的"局部解剖學"(醫學教程中稱"局解")與組織學、生理學等知識相配合。例如,如果不知肝小葉、腎小管的構造,則現代醫學也不能從肝、腎的外表構造獲知其生理功能。即便是六腑中的胃、腸,如不知其黏膜的精細構造及胃酸的存在(生物化學),也不可能真正瞭解消化機能的實質。中國傳統醫學存在的問題,恰在於通過膚淺的形態知識解決複雜的機能問題,因而自然只能借助推理。這種現象同樣存在於其他國家的古代醫學體系中,例如法國人一直認爲肝是消化的動力之源——胃爲鍋,肝則是鍋下之火。

此外,李貞德以《宋書·顧覬之傳》爲例,提出禮教對人體解剖可能確有抑制作用。但誠如石田秀實已有的研究指出:"僅僅是倫理方面的壓制,仍不足以形成阻礙解剖學發展的理由。"解剖死囚或戰死的敵人並不違反孝的倫理,尸體來源也不虞匱乏[59]祝平一特別指出傳統解剖多在死囚身上,顯示了這類醫學活動的權力機制。近代西方醫學解剖的例行化,大概是一個例外。我想,王孫慶的解剖案例,並非出自醫者自發性的實驗,政治暴力等制裁因素當然必然考慮在内。又,古代的醫療空間,包括醫學知識傳授的空間以隱秘性爲主,毫無疑問,王孫慶的案例是一種刑罰式的剖解行爲——

---

[58] 黃龍祥《經絡學説的演變》,《中國針灸》1994. 3:45~46。
[59] 見石田秀實《氣:流れる身體》,東京:平河出版社,1992,頁5~7。

公開展示其身體。換言之，有醫家自發而未載正史或其他記錄的秘密性解剖，例如，櫻井謙介《〈黃帝内經〉王冰注に記された五臟像について》，[60] 這篇論文我有中文譯稿，《大陸雜誌》待刊。

陳元朋則反對用禮教壓抑來解釋中國醫學解剖不發達。他曾研究《洗冤錄》，發覺司法檢驗也是以體表檢驗爲主流。這一系統的知識並沒有尊重死者的禁忌規定，卻有允許仵作煮熬死者之骨以資檢驗之說。從這個角度來看，醫者沒有動力從事解剖，而傾向對患者外表的診察，是受思維模式的影響，不一定受制於封建禮教。我很贊成陳元朋的觀察。

關於禮教說，馬伯英認爲："中醫解剖不發展的另一個原因，與中國傳統禮教將人視爲高於一切動物走獸的思想有關。人爲萬物之靈，不能與動物相侔。絶不以禽獸作比。從未有人對動物作解剖研究，更無人敢說動物内臟與人的内臟有相似的形態、位置、功能"，"這大約是中醫解剖不發達的真正根源"，[61] 這一條禮教箝制的線索，值得探索。

又，栗山茂久教授賜書教如下：

a. Sharpen the focus：The paper ranges over a number of disparate issues (dissection as punishment, the history of *mai*, anatometrics, etc) regarding ancient Chinese anatomy. Perhaps it would be better to concentrate on one, and develop it more intensively, and from a greater variety of perspectives. The effect to strive for is that of a pebble tossed into the middle of a still pond.

b. Broaden the treatment. Though there are discernible efforts (such as the very nice opening) to reach beyond medical history narrowly conceived, much of the discussion seems written for specialists of Chinese medical history. I know, however, that you are familiar with a much broader range of literature than simply medical texts; by drawing on this familiarity, and reconsidering medical ideas and practices against the background of other sorts of sources, you could at once cast new and perhaps unexpected light on these ideas and practices, and also show more effec-

---

[60] 見《漢方の臨床》38.4 (1991)。
[61] 《中國醫學文化史》，上海：上海人民出版社，1994，頁451。

tively why your inquiries are of interest to more than just specialists.

c. Here are four topics that your paper suggested to me, each meriting at least a separate article, and possibly a book.

(i) The history of anatomica seeing in China. Some of the questions here might be: Is there a history to anatomical seeing in China? in what ways did Song dynasty inspection differ from inspction in the Han? Or looking still later, how should we think of Wang Qingren's efforts vis-a-vis the earlier Chinese tradition? How did the Chinese emphasis on the written word affect the vision and understanding of the body?

(ii) The history of deliberately inflicted pain. The idea of dissection as punishment suggests the problem of the whole history of torture in China. Presumably the different forms of punishments reflected perceptions of different degrees and forms of pain. Somehow I have the impression that considerable imagination was devoted (especially in Ming and Qing times? What is the history?) to the devising of tortures and punishments in China. Is this true?

(iii and iv) More closely tied to dissection, the importance of the *Mai* and the *Zang* in traditional Chinese anatomy suggests that need to look more closely (and through a wide variety of sources) at the history of the conceptualization and experiences of (iii) flow, and (iv) fullness and depletion. Why did these notions/experiences come to claim such extraordinary value in Chinese self-understanding? What would a phenomenology of flow look like? Are there different experiences of flow, and if so, what was the particular sort of flow emphasized in China?

王莽剖王孫慶一事，值得探討之處尚多，但我們只要閱讀漢代人對這件事的評論即可思過半矣。桓譚《新論·言體》云：“王翁刑殺人，又復加害焉。至生燒人，以醯五毒灌死者肌肉，及埋之，復薦覆以荊棘。人既死，與土木等，雖重加創毒，亦何損益？”又云：“王翁之殘死人，觀人五臟，無損於生人，生人惡之者，以殘酷示之也”。[62]

---

〔62〕 見嚴可均校輯《全後漢文》卷一三。

　　後記：感謝林富士、江漢聲、秦美婷、陳才友、王俊中、賴鵬舉等先生指正錯誤，提示材料，謹誌謝忱。我另有《歷代筆記小說解剖史料徵存》一文，是本文的後續研究。

※ 本文原載《新史學》10 卷 4 期。

※ 李建民，臺灣大學歷史研究所博士，中央研究院歷史語言研究所副研究員。

漢唐之間醫書中的生産之道

李貞德

一、前　言

　　生育是婦女生命中的大事，而生産可説是孕婦的生死關頭。倘若成功，産母不但自己重獲平安，也爲家庭提供了繼承人和勞動力。分娩順利，在家庭、鄰里來説是一件喜事，也是對參與助産之人能力和努力的肯定。倘若失敗，情況則大不相同。母死子存，則新生兒失去母親，家庭失去主婦，存活之子處境堪慮，貧家更可能頓失支柱。母存子死，則懷胎十月，功虧一簣，對産婦身心打擊巨大。胎死腹中亦影響産母安全。倘若母子俱死，則不但家庭、鄰里悲痛，助産者亦難免遭怨謗。

　　生産是母親與其懷孕十月的胎兒分離的過程，在生物現象而言，古今中外大同小異。但環繞此一過程的醫療行爲、儀節禁忌和思想觀念，卻可能因時空文化而有差別。傳統中國社會中分娩的情形究竟如何，值得深入探討。然而，或因文獻搜羅較不易，或因學者興趣待開發，至今關於傳統生育禮俗和婦産科醫學的專著仍屬少見，細部討論斷代生育文化的作品也不多，並且大多集中在宋明以後的發展。唐代以前的情形，研究成果較少。至於生産本身，更尚未有專文討論。[1]

　　我曾研究漢隋之間的"生子不舉"問題，發現貧家因産母死亡而不得不考慮棄養新生兒，於是懷疑當時棄養之例既多，是否暗示婦

<hr>

[1]　郭立誠《中國生育禮俗考》(臺北:文史哲出版社,1971)，概論傳統社會生育文化，如求子、胎教和産育等各方面的禮俗。馬大正《中國婦産科發展史》(山西科學教育出版社,1991)，則綜述自先秦至民初中國婦産科醫學的發展。杜芳琴《生育文化的歷史考察》，見《性別與中國》，李小江、朱虹、董秀玉編(北京:生活・讀書・新知三聯書店,1994，頁305~322)，以生育主體、生育的價值取向和生育手段爲基準，爲中國生育文化斷代，並考察各個分期的特色。斷代的討論，如 Patricia Ebrey 簡述宋人對婦女生育的照顧能力，見 Ebrey, *The Inner Quarters: Marriage and the Lives of Chinese Women in the Sung Period*, Chapter 9 "Motherhood" (Berkeley, Los Angeles, London: University of California

女産死之事亦夥？[2] 又因研究漢魏六朝的婦女生活，發現婦女的婚年大多集中於十四歲到十八歲之間，而婦女壽年的統計，則顯示二十歲到三十歲是婦女的死亡高峰之一，故而懷疑以産疾而亡，可能是當時婦女的重要死因之一。[3] 古代避孕和墮胎的技術尚不够精準和普及，使婦女懷孕的機會增加。[4] 倘若十五歲結婚，四十五歲停經，生育十個子女的婦女，幾乎長年處於生育的情境中，平均每三年即生産一次。除去自己分娩，婦女亦觀察、談論甚至協助其他女性親友分娩，

[1]　（續前）Press, 1993), pp. 172 ~ 176. Charlotte Furth 的專文則較詳盡地討論了明清兩代懷孕分娩的觀念，並觸及婦産科醫學與性別建構的議題。見 Furth, "Concepts of Pregnancy, Childbirth, and Infancy in Ch'ing Dynasty China," *Journal of Asian Studies* 46. 1(1987)：7 ~ 35 及 "Ming – Qing Medicine and the Construction of Gender," *Research on Women in Modern Chinese History* 2 (1994)：229 ~ 250。游鑑明《日據時期臺灣的産婆》，《近代中國婦女史研究》1（臺北：中央研究院近代史研究所，1993），頁 49 ~ 89，則提及臺灣婦女分娩的情形。李建民《馬王堆漢墓帛書"禹藏埋胞圖"箋證》，《中央研究院歷史語言研究所集刊》65. 4（1994）：725 ~ 832，討論漢代埋胞禮俗和天人相應的觀念。熊秉真曾撰數文，利用明清以降醫書等資料討論産科與幼科醫學的發展。唯李、熊諸文重心以新生兒及幼兒的存活與發育爲主，較少觸及産婦的問題。見熊秉真《清代中國兒科醫學之區域性初探》，《近代中國區域史討會論文集》上册（臺北：中央研究院歷史語言研究所，1987），頁 17 ~ 39；《明代的幼科醫學》，《漢學研究》9. 1（1991）：53 ~ 69；《傳統中國醫界對成長發育現象之討論》，《臺灣師範大學歷史學報》20(1991)：1 ~ 15；《中國近世的新生兒照護》，《中國近世社會文化史論文集》（臺北：中央研究院歷史語言研究所，1992），頁 387 ~ 482；《傳統中國的乳哺之道》，《中央研究院近代史研究所集刊》21(1992)：123 ~ 146；《變蒸論：一項傳統生理假説的興衰始末》，《漢學研究》11. 1（1993）：253 ~ 267；《中國近世士人筆下的兒童健康問題》，《中央研究院近代史研究所集刊》23（1994）：1 ~ 29；及其專著《幼幼——傳統中國的襁褓之道》（臺北：聯經出版事業公司，1995）。
[2]　李貞德《漢隋之間的"生子不舉"問題》，《中央研究院歷史語言研究所》66. 3（1995）：747 ~ 812。
[3]　Jender Lee, "The Life of Women in the Six Dynasties", *Journal of Women and Gender Studies* 4 (1993), pp. 47 ~ 80, Table I & Table V.
[4]　有關唐代以前避孕墮胎針藥的討論，見李貞德《漢隋之間的"生子不舉"問題》第四章第三節"避孕、絶育與人工流産"。李銀河研究現代中國農村的生育文化，發現目前七八十歲的人當中，生過七八個到十來個孩子的，大有人在。而五六十歲未趕上計劃生育政策的婦女，即使不算流産或夭折，平均亦約有五個子女。見其《生育與中國村落文化》（香港：牛津大學出版社，1993），頁 109。Ebrey 則推測宋代婦女一生平均生育子女數約 6. 1 人，而未成功分娩的懷孕次數應更多。見其 *The Inner Quarters*, p. 172。我根據趙超《漢魏南北朝墓誌彙編》中提及婦女及其子女的墓誌銘作粗略的統計，發現漢隋之間的貴族婦女一生所生子女平均約爲 5 人。子女數似乎略低的原因，除婦女早卒、早寡之外，亦因有些墓誌銘只提兒子，不提女兒，無法作全面的統計。婦女卒年及寡年統計，見 Lee, "The Life of Women in the Six Dynasties"。也有學者認爲，長期哺乳有助於避孕，見熊秉真《傳統中國的乳哺之道》。儘管如此，漢魏六朝婦女生育子女在十人左右者亦不在少數。一般平民，若無妾爲主婦分擔生育責任，則婦女懷孕分娩，面對生死關頭的機會，或更甚於此。

生產可説是女性生活中的重要經驗。

此外，生育亦影響婦女的身心健康。早嫁、早經產，劉宋醫家陳延之認爲“腎根未立，而産傷腎”，以致少婦“有病難治”，而“無病者亦廢也”。[5] 南齊醫家褚澄更明確指出“産乳衆則血枯殺人”，規勸婦女晚嫁少產，主張“男雖十六而精通，必三十而娶，女雖十四而天癸至，必二十而嫁”，否則“交而不孕，孕而不育，育而子脆不壽”。[6]

事實上，史書中亦不乏因產而卒的記載。自漢以來，有祠“神君”者，據説是“長陵女子以乳死，見神於先後宛若。宛若祠之其室，民多往祠”。[7] 晉代諸顯姨嫁爲米元宗妻，産亡於家。[8] 南朝宋武帝劉裕母因產疾，於生產當日卒，裕差點遭棄養命運。[9] 宋孝穆趙皇后，生產當日，“以産疾卒於丹徒官舍，時年二十一”。[10] 陳吳興王胤之母孫姬“因産卒”，胤改由沈皇后撫養。[11] 北魏薛慧命以產後殤子嬰疾而卒。[12] 類此之例，不一而足。古代婦女對於生產的危險，頗有自覺。漢代名臣霍光的夫人顯就曾表示：“婦人免乳大故，十死一生。”[13] 陳延之則形容婦女分娩時“下地坐草，法如就死也。”[14] 可見生產危險確爲當時人的共識。而對生產過程及其意義的探討，便成爲瞭解婦女生活史的一個重點。

生產攸關產婦生死，但其影響卻不止於產婦本身。對於分娩大事，漢唐之間的人們採取什麼因應之道？分娩的過程如何進行？生產何時結束？相關的醫療和儀式行爲有何社會文化意義？這些課題對

〔5〕《醫心方》卷二一，頁2a引陳延之《小品方》。《小品方》著作時代，馬繼興《〈醫心方〉中的古醫學文獻初探》，《日本醫史學雜誌》31.1(1985)：326～371，訂爲晉代。馬大正《中國婦產科發展史》訂爲兩晉之際，四世紀初。湯萬春《小品方輯錄箋注》(安徽科學技術出版社，1990)訂爲南北朝時期。但三者皆未説明判斷標準。任旭《〈小品方〉殘卷簡介》，《中華醫史雜誌》17.2(1987)：71～73，廖育群《陳延之與〈小品方〉研究的新進展〉》，《中華醫史雜誌》17.2(1987)：74～75，則訂爲劉宋時期。今暫從任、廖二人之説。
〔6〕褚澄《褚氏遺書》卷三三《精血》，《褚氏遺書》卷五七《問子》。
〔7〕“先後”者，姊妹也。見《漢書》卷二五上《郊祀志》，頁1216。
〔8〕《太平廣記》卷二七六，頁2186引干寶《搜神記》。
〔9〕《宋書》卷四七《劉懷敬傳》，頁1404。
〔10〕《宋書》卷四一《后妃傳》，頁1280。
〔11〕《陳書》卷二八《後主諸子列傳》，頁376。
〔12〕趙萬里《漢魏南北朝墓誌集釋》卷四，頁32b。
〔13〕《漢書》卷九七上《外戚傳》，頁3966。
〔14〕《醫心方》卷二三，頁25a引《小品方》。

瞭解中古的婦女生活非常重要,然而由於史料難尋,研究成果寥寥可
數。我雖盡力搜羅與生產相關的各種文獻,但截至目前爲止,仍以醫
書中所獲訊息最多。因此,本文將先以醫書資料爲主,重建漢唐之間
婦女在入月滑胎、設帳安廬、臨產坐草、難產救治以及產後處理等各方
面的情形,[15]然後配合正史、筆記等其他資料,嘗試探討生產相關行
爲的社會文化意涵。

　　在研究和寫作的過程中,有幾點因課題與史料性質所帶來的限
制,必須事先説明。首先,由於生活史與醫療傳統的連續性,使研究無
法以政治史的朝代區隔。本文題目,雖然依照主要徵引之醫書的出現
時間,訂爲漢唐之間,但所討論的生產禮俗與醫療文化,實以醫書所録
自先秦到唐初的情形爲主。[16]其次,中國幅員遼闊,各地風俗或異,加
以魏晉南北朝政治分隔,區域差別本應考慮。惟因生育文化的相關資料
搜集不易,除非史料本身明確指出地區特色,否則以少數例證區分地域
之別,似乎不妥。不如通觀當時人對生育的共同想法,較能呈現完整面
貌。而在資料允許的情況下,再觀察不同區域間互相影響的現象。[17]

　　除了時空的影響之外,社會階層不同的婦女與產家,在面臨生產
時的措施可能相異。傳世醫書既爲讀書人所作,大抵亦針對貴族而
發。一方面可能有醫者"想當然耳"的情形,另方面亦難免階層限制。
從現存醫書的内容看來,官宦之家與平民百姓在面對生產時的差異,
究竟是因爲資源貧富而造成精密與粗陋之別,還是觀念本身不同,頗

---

[15] 唐代以前醫籍大多散佚,所幸藉考古和傳抄得以保存部分。本文所徵引資料,大部分
　　依據十世紀日本醫者丹波康賴所輯《醫心方》、唐孫思邈《千金方》和王燾《外臺秘
　　要》。各醫書之年代斷定,除少數例外,大致參考長澤元夫、後藤志朗《引用書解説》,
　　見《醫心方中日文解説》,李永熾譯,張禮文校訂(臺北:新文豐出版公司,1973),馬繼
　　興《〈醫心方〉中的古醫學文獻初探》和李建民《馬王堆漢墓帛書"禹藏埋胞圖"箋證》
　　附録(一)"歷代婦産科著作書目"。

[16] 首先,馬王堆漢墓出土的《胎産書》,其中對胚胎發育的認識,與北齊徐之才《逐月養胎
　　方》和隋唐醫書如《產經》、《諸病源候論》、《千金方》一脈相承。其次,《録驗方》和
　　《千金方》等書雖成於唐初,但其作者甄權(540~643)、孫思邈(581~682)等人,卻歷
　　經北周、隋、唐三代。書中所録醫亦反應南北朝以來婦産科的論述與方藥。最後,唐
　　代中葉王燾(約713~755)的《外臺秘要》中,收録許多已經散佚的六朝和唐初醫書,
　　也在本文的徵引之列。有時爲比較和補充説明,亦稍引宋代醫書爲輔證,則屬例外。
　　關於馬王堆《胎産書》與後代胎養觀念的關係,見馬繼興《胎産書考釋》,《馬王堆古醫
　　書考釋》(湖南科學技術出版社,1992);李建民《馬王堆漢墓帛書"禹藏埋胞圖"箋
　　證》,頁754~755附表。

[17] 草藥的栽種似有擴張交流的現象,或因此縮減了地域間的差異。然一般而言,此時期
　　醫書藥方中所用草藥,大多仍以巴蜀、西北及北方所產爲主。見以下討論。

難一概而論。[18] 但在隋唐之際,醫者似乎逐漸不滿當時的生產觀念與方式,而思有所改善。究竟醫書表現了何種生產之道? 與當時社會中的生產禮俗與婦女形象有何關係? 以下就分入月、分娩、產後三部分討論。

二、入　月

進入妊娠的第十個月,宋代以後的醫書通稱之爲"入月",並對產婦特別調理。[19] 唐代以前的助產方藥中亦有"入月"一詞,然而入月護理的整套體系和規則似乎尚未明朗化,只有服藥滑胎和設帳安廬較爲明確。

1. 服藥滑胎

服湯藥促進順產的觀念,自先秦以來即有,而所服湯藥似乎隨著時代日趨繁複。有些方藥的服用時機,在早期各種醫書中説法互異,後來則逐漸統一。馬王堆漢墓出土《胎產書》中載:"懷子者,爲烹白牡狗首,令獨食之。其子美晢,又易出。"(附録 A1)"牡狗首",一解作"牡螻首",即螻蛄,是先秦以來民間公認治兒衣不出的配方。[20] 或謂從"烹"和"獨食"兩句來看,所指非螻蛄之類的小型昆蟲,而是白色雄狗的頭。此或與狗血治產難橫生,而狗毛治產難的説法有關。[21]

---

[18] 譬如產後埋胞以期子壽,可能是普遍的觀念,但平民百姓埋胞,卻未必依照馬王堆的"禹藏埋胞圖"如此繁複的手續。爲新生兒占卜吉凶,或亦普遍現象,卻未必皆如《禮記・內則》所言,在三日內"卜士負之"。就分娩本身而言,助產的本草、器物雖或有地域出產和階層的差異,但服藥、持器及符咒禁忌卻顯示"快速少痛即順產"和"物物相感"的普遍觀念。詳細見以下討論。關於埋胞習俗,參見李建民《馬王堆漢墓帛書"禹藏埋胞圖"箋證》;新生兒占卜吉凶,見蒲慕州《睡虎地秦簡〈日書〉的世界》,《中央研究院歷史語言研究所集刊》62.4(1993):623~675,Kinney,"Infant Abandonment in Early China",*Early China* 18 (1993):107~138。

[19] 北宋《太平聖惠方》卷七六,頁20~21稱分娩預備藥物應於"入月一日皆需收足",並且"產婦入月切不得飲酒","入月門前不得停留形跡客宿"等。陳自明《婦人大全良方》卷一六亦有"入月預備藥物"條。南宋朱端章《衛生家寶產科備要》收集各種胎產醫書,亦特別説明"入月"應準備臨盆及產後所需用的各種湯藥、選擇產婆、整理產房、貼產圖、瞭解埋胞方位、讓產婦日進保生圓一服(卷六,頁65;卷一,頁1),並且有不能洗頭等種種規定(卷一,頁3)。Ebrey 亦指出宋代婦產科醫書特別重視"入月"的現象,見其 *The Inner Quarters*,p. 173。

[20] 自漢以來,民間即相信螻蛄有治療兒衣不出的效果。《四民月令》説五月五日,"可作醯……取……東行螻蛄",注引北魏賈思勰《齊民要術》稱"螻蛄有刺,治去刺,療產婦難生,兒衣不出"。見繆啓愉《四民月令輯釋》(北京:農業出版社,1981),馬繼興《馬王堆古醫書考釋》,頁806。

[21] 周一謀、蕭佐桃採此説,見《馬王堆醫書考注》(天津科學技術出版社,1989),頁355引《名醫別録》和唐蘇敬語。馬繼興則釋"獨食"爲"衹吃"螻蛄這一種藥",倘真如此,應爲妊娠末期的助產良方,見《馬王堆古醫書考釋》,頁806。

漢代醫家張仲景和晉代王叔和則建議孕婦宜常服當歸散。[22] 將當歸、黃芩、芍藥、芎藭和白术杵散,一日兩次,以酒配服,稱"妊娠常服,即易產,胎無疾苦。產後百病悉主之"。(A2)此外,妊娠身重,小便不利,應服葵子茯苓散,徐忠可稱"葵能滑胎兒不忌"。[23] 陶宏景說:"以秋種葵,覆養經冬,至春作子者,謂之冬葵,入藥性至滑利。"[24] 劉宋陳延之《小品方》則稱"貝母令人易產"。(A4)[25] 然而上引醫書中,皆未言明何時可服、何時當服滑胎湯藥。雖說當歸,"妊娠常服,即易產",但其實與葵子、貝母等本草一樣,亦常出現於救助難產的藥方中。(見附錄)如此看來,若妊娠初期服用,或有墮胎之虞,則只能於妊娠末期服用。[26]

除了螻蛄、當歸和葵子之外,南朝宋、齊間的醫書《僧深方》又稱"丹參膏"能養胎易生。丹參膏的成分包括丹參、人參、當歸、芎藭、蜀

---

〔22〕 漢張仲景《金匱要略》,清徐忠可論注,卷二○,頁 304,以下稱《金匱要略》。王叔和《脈經》卷九,頁 4b。《別錄》曰:當歸生隴西川谷;蘇頌曰:今川蜀陝西諸郡及江寧府滁州皆有之,以蜀中者爲勝。《本草綱目·草部》卷一四,頁 2～5。現代中草藥研究指出,當歸主要化學成分在藥理作用與臨床應用顯示:1. 對子宮含興奮和抑制兩種成分;可能有促進子宮增生的作用。2. 有擴張血管和抑制血小板聚集的作用,臨床用於治療血栓閉塞性脈管炎有效,可治療血栓—栓塞性疾病。見《中藥誌》(北京:人民衛生出版社,1982～1989)(一),頁 417～423,71"當歸"條。

〔23〕 《金匱要略》卷二○,頁 302～303。

〔24〕 唐代昝殷《產寶》亦以冬葵子治倒生。李時珍《本草綱目》卷一六"葵"條則謂葵能"利竅通乳、消腫滑胎",並且"其根葉與子功用相同"。產地,《別錄》曰:冬葵子生少室山;宋代蘇頌則曰:葵處處有之。見《本草綱目·草部》卷一六,頁 88～91。現代中草藥研究則認爲,葵根可用於高熱不退、肺熱咳嗽、乳汁不通、便秘、阿米巴痢疾、尿路結石。葉,外用治癰瘡腫毒、瘰疬、骨折。花,外用治燙傷。見《中國本草圖錄》(北京:人民衛生出版社;香港:商務印書館合作出版,1987～1989)卷五,105,2207"麝香秋葵"條,據《全國中草藥彙編》下,頁 551。

〔25〕 《外臺秘要》卷三三,頁 921 引《小品方》並稱若"妊娠臨月,因風發痙",悶慣吐逆,也可以貝母入藥服用。北周甄權《錄驗方》則稱貝母"作末酒服,治產難及胞衣不出",湯萬春《小品方輯錄箋注》卷二一,頁 109～110 引。現代中草藥研究指出,由川貝母分出的貝母素丙(Fritimine)用於豚鼠,有促進子宮收縮的作用。見《中藥誌》(一),98～106,17"川貝母"條。《錄驗方》,《舊唐書》卷四七《經籍志》,頁 2050:"古今錄驗方五○卷,甄權撰。"甄權,《舊唐書》卷一九一《方技傳》,頁 1089～1090 載爲許州扶溝人,歷經北周、隋和唐初,貞觀十七年卒,享年一百零三(540～643)。

〔26〕 南宋朱端章《衛生家寶產科備要》卷六,頁 65 引《虞氏備產濟用方》:"妊娠五個月後,宜服滑胎枳殼湯。"但同書卷六,頁 73 又稱"此方神妙,滑胎易產,他藥所不及,但其胎緊小,微帶黑色,百日後肉色方漸變白。唯產婦素虛怯者,更宜斟酌,緣枳殼性寒,恐難多服也"。《衛生家寶產科備要》卷七,頁 95:"枳殼散,妊娠至五月以後,能順氣、瘦胎易產。"同書卷七,頁 96 又有"陳逍遙水酒散……自五六個月以後,常服,至產時,草蓐之間,痛當減半"。如此看來,滑胎湯藥至少應在懷孕五六個月之後纔能服用。

椒、白术,以猪膏煎成,以温酒服之。《僧深方》稱"任身七月便可服,治坐卧忽生不覺,又治生後於(瘀)痛也"。(A5)[27]《產經》也稱"任身垂七月,常可服丹參膏,坐卧之間,不覺忽生也。"(A7)[28]然而北齊徐之才《逐月養胎方》卻認爲妊娠第十個月纔可服。(A6)七月、十月二説不一。北宋《太平聖惠方》卷七六助產藥方中,則稱"丹參膏"應於妊娠時預服,以利滑胎。到了南宋朱端章《衛生家寶產科備要》中,則明確採用徐之才入月始服《丹參膏》的看法,《僧深方》和《產經》七月便服之説則不復見。[29]除丹參膏外,妊娠末期孕婦亦可預服以甘草、黄芩、大豆黄捲、粳米、麻子仁、乾薑、桂心和吳茱萸合製而成的"甘草散"。《小品方》建議應在"未生一月日前預服,過三十日,行步動作如故,兒生墮地,皆不自覺"。(A3)[30]《千金方》則録以車前子、阿膠、潛石合製的滑胎藥,其中亦强調"至生月乃服,藥利九竅,不可先服"。(A9)二者皆是入月纔服用的滑胎助產藥方。

富貴之家可依照醫書指示,於妊娠末期對孕婦加强護理。平民百姓或亦有草藥滑胎的觀念,但能否按方服藥,則不得而知。除去入月以後以滑胎藥方促進順產之外,富貴人家亦較可能爲孕婦臨盆預備場地。

2. 設帳安廬

爲妊娠末期的孕婦尋找和預備分娩的場地,也是入月以後的一項重要工作。現存醫書中提及爲孕婦預備產房者,始於隋代德貞常的《產經》。產房可能特別搭設於室外,也可能置於室内某間房屋。置於室外的產房,或稱產廬,《產經》云:"按月之方安產廬吉",並稱"凡作產廬……禁居生麥稼大樹下,大凶。勿近竈祭,亦大凶"。[31]可見產

---

[27] 《醫心方》卷二二,頁18ab。《僧深方》,《隋書》卷三四《經籍志》,頁1042載"釋僧深藥方三十卷"。《醫心方》"引用書解説"稱"深師爲宋齊人"。現代中草藥書籍雖然仍稱丹參有活血祛瘀、消腫止痛、養血安神的功能,但臨床研究似乎尚未涉及與生產相關的療效,僅指出丹參有擴張冠狀動脈增加血流量的作用。見《中藥誌》(一),339~349,58"丹參"條。

[28] 《醫心方》卷二三,頁9a,卷二二,頁18b引。《產經》的著作年代,依長澤元夫、後藤志朗之説,訂爲隋代德貞常作品。

[29] 朱端章《衛生家寶產科備要》卷二,頁24。

[30] 甘草產地,《別録》曰:甘草生河西川谷積沙山及上郡;陶宏景曰:今出蜀漢中;蘇頌則曰:今陝西河東州郡皆有之。見《本草綱目·草部》卷一二,頁81~85。現代中草藥學對甘草的研究豐富,《中藥誌》(一),355~366,60"甘草"條。

[31] 《醫心方》卷二三,頁8a引。《產經》並謂"正月、六月、七月、十一月,作產一户,皆東南向吉。二月、三月、四月、五月、八月、九月、十月、十二月,作產廬一户,皆西南向吉"。

廬可能離住屋有一點距離。

室外的產房有時又稱"產帳"，但"產帳"卻未必皆指室外產房。唐代王燾《外臺秘要》建議尋找分娩場所，認爲"若神在外，於舍內產，若在內，於舍外產，令於福德及空地爲產帳，其舍內福德處，亦依帳法"。[32]似乎"產帳"亦可用於指稱室外分娩時所搭設的產房。[33] 北齊武成胡后產後主之日，有"鴞鳴於產帳上"，[34]看來產帳並不一定設於室內，亦可能設於室外，和宋代以後專指設於產婦床上的幕帳不同。[35] 而且並非指平時睡床上或設有之帳幕，而是臨產時特別爲產婦準備的：

> 《俗說》曰："桓玄在南州，妾當產畏風，應須帳。桓曰：不
> 須作帳，可以到夫人故帳與之。"[36]

從桓玄妾產的例子看來，產帳是專爲產婦預備的設施，目的或在防風。但以設帳的講究來看，醫者所顧慮的又不止防風而已。

設帳的方法，當依產圖選定。前引《產經》和《外臺秘要》指導產家按月之方安廬設帳，可見設帳至少應注意月份和方位。生產依產圖行事，先秦以來即然。但各種產圖在漢唐之間可能經歷一段內容逐漸整合、規格逐漸統一的過程。從《胎產書》中殘存的埋胞方位圖看來，埋胞似有獨立的一份圖。根據學者研究，認爲應以產婦個人居室爲中心，在其四周外方的十二個方位中，選擇吉地。[37]

《隋書·經籍志》錄有《產圖》二卷，《雜產圖》四卷，但不知其確實內容爲何，涵蓋項目多少。[38] 至於分娩前產婦的方位，在德貞常著

---

[32] 《外臺秘要》卷三三，頁 927，並見圖。隋代蕭吉《五行大義》釋"福德"曰："德有四德，三者從干支論之，一者從月氣論之。支干三種者，一曰干德，二曰支德，三曰支干合德。"見中村璋八，1984《五行大義校注》卷二，頁 66"第七、論德"。

[33] "廬"與"帳"，原來似非指同一物。《說文》："廬，寄也，秋冬去，春夏居。"《詩·小雅·信南山》："中田有廬。"鄭箋云："中田，田中也，農人作廬焉，以便其田事。"〔唐〕段成式《酉陽雜俎·禮異》："北朝婚禮，青布幔爲屋，在門內外，謂之青廬，於此交拜。""廬"應指爲特殊需要，於戶外搭設之棚舍。"帳"從巾部，《說文》："帳，張也。"劉熙《釋名》："帳，張也，張施於床上也。"然而從王燾所言看來，有時似亦稱戶外"產廬"爲"產帳"。

[34] 《北齊書》卷九《武成胡后傳》，頁 126。然而《太平御覽》卷七〇一，頁 7a 引《搜神記》載："長安有張氏者，獨處一室，有鳩自外入止於床。"可見鳥禽飛入室內，亦不無可能。

[35] "產帳"一詞，在宋代以後或專指設於產婦床上的幕帳。北宋《太平聖惠方》卷七六，頁 31b 謂"入月一日，即寫（產圖）一本，貼於床帳正北壁上。"南宋朱端章《衛生家寶產科備要》卷一，頁 1 則建議"凡產，於入月一日，貼（產圖）在臥閣內正北壁上"。

[36] 《太平御覽》卷六九九，頁 4b。

[37] 馬繼興《馬王堆古醫書考釋》，頁 764；李建民《馬王堆漢墓帛書"禹藏埋胞圖"箋證》。

[38] 《隋書》卷三四《經籍志》，頁 1037。

《產經》之前,便已有教導產家如何安置臨產婦蹲坐方向的圖解手册。然而據德貞常觀察,一般此類手册大多文字繁複,難以理解,因此採用上有困難。德貞常重新採撰易懂好用的向坐法手册,稱爲"十二月圖"。《產經》表示"一切所用,曉然易解,凡在產者,宜皆依此,且餘神圖,無復所用"。[39] 顯然作了一次整合的努力。《醫心方》引《產經》沒有載月圖本身,而根據《產經》的説法,這些圖"亦不可不解,故以備載例焉"。[40] 依《醫心方》收載的解説來看,十二月圖主要以臨產月份、方位和待產姿勢三者的搭配,避諸神所在,尋找吉地分娩。例如"正月,天氣南行,產婦面向於南,以左膝著丙地坐,大吉也"。[41]

---

[39]《醫心方》卷二三,頁2b。

[40]《醫心方》卷二三,頁2b。

[41]《醫心方》卷二三,頁3a~5a條列正月至十二月產婦向坐方位:

正月,天氣南行,產婦面向於南,以左膝著丙地坐,大吉也。(即日虛月德地)又天道在辛,天德在丁。(是亦吉地)

二月,天氣西行,產婦面向於西,以右膝著辛地坐,大吉(雖無吉神,本書載之)。又乙丁地無惡神,可用之。(按:唐代《外臺秘要》引《崔氏產圖》、宋代《太平聖惠方》所收"十二月產圖"及朱端章《衛生家寶產科備要》所收產圖,當以左膝著庚地坐。見附圖一、二。)

三月,天氣北行,產婦面向於北,以右膝著癸地坐,大吉(雖無吉神,本書載之)。又日虛天道天德在壬,又丁地無惡神,吉也。(按:前注所引唐宋三產圖當以左膝著壬地坐。見附圖一、二。)

四月,天氣西行,產婦面向於西,以左膝著庚地坐,大吉(即日虛月德地)。又天道在丁,天德在辛。

五月,天氣北行,產婦面向於北,以右膝著癸地坐,大吉(無吉神而本書載之)。又乙丁辛地無惡神,可用之。(按:前注所引唐宋三產圖當以左膝著壬地坐。見附圖一、二。)

六月,天氣東行,產婦面向於東,以左膝著甲地坐,大吉(即日虛天道地)。又乙辛地無惡神。

七月,天氣北行,產婦面向於北,以左膝著壬地坐,大吉(即日虛月德地)。又天德在癸,天道在辛。

八月,天氣東行,產婦面向於東,以左膝著甲地坐,大吉(雖有日虛月空,又口鬼道可忌)。又乙丁辛地無惡神。(前注所引唐宋三產圖未標明安產帳吉之地,但言月空在甲庚,而庚地藏衣吉。見附圖一、二。)

九月,天氣南行,產婦面向於南,以左膝著丙地坐,大吉(即日虛天道天德地)。又丁癸地無惡神。

十月,天氣東行,產婦面向於東,以左膝著甲地坐,大吉(即日虛月德地)。又天道在癸,又丁地無惡神。

十一月,天氣南行,產婦面向於南,以右膝著丁地坐,大吉(無吉神而本書載之)。又乙辛癸地無惡神。(崔氏產圖以丙地有狂虎,而謂巳地安產婦帳吉;朱端章則謂向北左膝壬地安產吉,狂虎在子。見附圖一、二。)

十二月,天氣西行,產婦面向於西,以右膝著辛地坐,大吉(雖無吉神,本書載之)。又乙辛地無惡神。(崔氏產圖以面向東,以左膝著甲地坐;朱端章則謂面向西,以左膝著庚地安產吉。見附圖一、二。)

《產經》的"十二月圖"是否只錄產婦向坐方位,而不標示設帳、埋胞的吉地,因《產經》已佚,而《醫心方》未收月圖,故不得而知。倘若《產經》的月圖只標示蹲坐方位,則或與馬王堆《胎產書》所收"禹藏埋胞圖"相似,爲類別獨立的一份產圖。然而若將《產經》的解說與唐代王燾《外臺秘要》、北宋《太平聖惠方》和南宋《衛生家寶產科備要》收錄的產圖比較,則可發現兩個現象。第一,《產經》與唐宋三圖基本上屬於同一系統,各月所擇吉向大致相同。[42] 第二,唐宋三組十二月圖將設帳、安產和埋胞統合於一份圖中(見附圖一、二)。《太平聖惠方》指出:"安置產婦及藏衣,並於堂内佈方位,取吉地。若藏衣、諸藏污,即於宅内分位。凡安置產婦地,即是月空,宜以此准之。仍先做一坑,事畢覆蓋。"[43]《衛生家寶產科備要》更言明"凡安產藏衣方位,并於卧閣内分佈"。[44] 顯示最晚到了唐代,已有包括分娩諸事的統一產圖,而最遲到宋代,產圖已貼於產房内,安產、埋胞皆依圖在房内進行。

由上述可知,醫者認爲產家在時間、經濟和人力負擔得起的理想狀況下,應在入月之後,依照分門別類或統一規格的產圖,爲孕婦尋找並佈置生產的場所。然而分娩的時機在天不在人,其實無法照章行事。倘若過月不產,醫書建議更換爲次月的產圖,重新安排;[45] 而有時突然分娩,令人措手不及。一旦陣痛開始,醫書的教導又如何呢?以下便分坐草、助產和救難三方面,討論漢唐之間婦女分娩的情形。

三、分　娩

人們以戒慎恐懼的心情面對分娩,富貴之家或自入月後即做多項準備。然而一旦分娩開始,也只有依照當下狀況來處理。究竟如何確定此重要時日的到來?《隋書·經籍志》收有王琛《指產婦何時產法》一卷,另有《推產法》一卷,所推測的,當即預產期。[46] 據說北齊的許遵曾教授其子暉"以婦人產法,預言男女及產日,無不中"。但以許暉

---

[42] 但須注意的是,三者雖屬同一系統,《外臺秘要》所言"安產婦帳"的吉地,在《產經》中是產婦蹲坐之地,而在宋代二圖中,則稱爲"安產"吉地。究竟產帳是施於室内床上或地上,可能並不一定。
[43] 《太平聖惠方》卷七六,頁32。
[44] 《衛生家寶產科備要》卷一,頁1。
[45] 《衛生家寶產科備要》卷一,頁1。
[46] 《隋唐》卷三四《經籍志》,頁1037。

在武成帝時"以此數獲賞"的情形看來,預產期的推測究屬特殊技藝,非常人所能。[47] 徐之才《逐月養胎方》和孫思邈《千金方》在妊娠十月的部分,只説"日滿即產"、"俟時而生",可見預產期難測,大多數人只能耐心等待。[48] 一旦分娩開始,當如何行呢? 前引《產經》的解圖説明,不但指出方位宜忌,且要求產婦以一膝著地待產,似乎臨盆時產婦並不仰卧床上,而是著地蹲跪分娩。以下便先討論古代婦女生產的體位。

1. 下地坐草

下地坐草的資料,自先秦以來即若隱若現。河北灤平縣后台子遺址出土石雕女像,學者認爲其中之一便是表現蹲踞臨產姿態。[49] 至於醫書資料,馬王堆出土《五十二病方》"嬰兒索痙"條,稱"索痙者,如產時居濕地久,其肯直而口拘,筋攣而難以伸"。"嬰兒索痙"之病,雖然病主是誰,學者説法不一,或謂產婦,或謂嬰兒,但從"居者坐也"的解釋看來,先秦分娩似即以下地坐產爲主。[50] 劉宋醫家陳延之嘗謂"古時婦人產,下地坐草,法如就死也"。[51] 一方面道出分娩的危險,另方面似乎也暗示古代分娩以坐產爲主。[52] 然而稱此爲"古時"產法,是否六朝時另有產法出現?《產經》以一膝著地,似爲跪產。巢元方《諸病源候總論》(以下簡稱《病源論》)則説婦人產"有坐有卧":

> 婦人產有坐有卧,若坐產者須正坐,旁人扶抱助腰持捉之,勿使傾斜,故兒得順其理。卧產者亦待卧定,背平著席,體不傴曲,則兒不失其道。[53]

---

[47] 《北史》卷八九《許遵傳》,頁 2936。

[48] 《千金方》卷二,頁 44。

[49] 挖掘報告及婦女石雕像,見承德地區文物保管所、灤平縣博物館《河北灤平縣后台子遺址發掘簡報》,《文物》1994 年第 3 期,頁 53~74;石雕女像的意義,見湯池《試論灤平后台子出土的石雕女神像》,《文物》1994 年第 3 期,頁 46~51。

[50] 馬繼興認爲,此爲婦女在產孕時因逗留在濕地太久而造成產後的痙病,見《馬王堆古醫書考釋》,頁 368~369。周一謀等則以爲,此乃嬰兒出生時久居濕地而患的疾病,見《馬王堆醫書考注》,頁 71~72。

[51] 《醫心方》卷二三,頁 25a。

[52] 古人席地而坐,亦有各種姿勢,學者認爲至少有"跪坐",包括膝蓋以上全身成一條直線的"跪"和臀部以上全身成一條直線的"坐";此外,又有被周人視爲無禮的"蹲踞"和"箕踞"。而人類最自然的休息狀態,是以蹲居及坐地最普遍,不是以跪爲主的任何體相。見李濟《跪坐蹲居與箕踞》,《中央研究院歷史語言研究所集刊》24(1953):283~301。分娩中產婦雖然可能以膝著地,但似以蹲踞和箕踞在内的坐地姿勢最多,詳見以下討論。

[53] 《巢氏諸病源候總論》卷四三,頁 4。

依現代產科醫學對分娩的認識來看,臥產易使子宮壓迫到腹主動脈和下腔靜脈,造成胎兒壓迫感和產母低血壓及出血。[54] 並且腹痛時想排出胎兒,會想蹲下而非仰臥,因此臥產似乎較不符合生理本能。《病源論》的文字,與其視爲對生產體位的要求,不如視爲針對不同體位建議最佳姿勢。亦即倘若坐產應"正坐不傾斜",臥產則應"背平著席不傴曲"。《外臺秘要》中有一段叙述分娩過程的醫案,顯示產婦"坐臥任意",但仍以蹲坐用力爲主:

> 兒婦腹痛,似是產候,余便叫屏除床案,遍一房地,布草
> 三四處,懸繩繫木做衡,度高下,令得蹲當腋,得憑當衡,下數
> 侵甎,恐兒落草□傷之。如此佈置訖,令產者入位,語之坐臥
> 任意,爲其説方法。[55]

事實上,蹲坐分娩,脚可能會麻,持續的時間也無法太長。因此產婦也可能採取任何她覺得舒服或平常習慣的姿勢,或蹲坐、或站立,甚至各種姿勢互換以便用力,但仍以蹲踞爲主,並且必須有所憑藉。[56]《外臺秘要》中的產婦倚衡;北宋楊子建《十產論》的產母則攀巾:

> 楊子建《十產論》:十曰坐產。坐產者,言兒之欲生,當從
> 高處牢繫手巾一條,令產母以手攀之,輕輕屈坐,令兒生下,
> 不可坐砥兒生路。[57]

有時或因產日禁忌而攀倚不同物件。特殊產日,《外臺秘要》稱:"不可攀繩,宜懸馬轡攀之吉。"[58]可見一般或不做衡而直接攀繩,但亦有攀馬轡者。倘若不然,便有人從後抱腰助產,即《病源論》所謂"旁人扶抱助腰持促之。《外臺秘要》亦稱:"又凡產法,爲須熟忍,不得逼迫,要須兒痛欲出,然後抱腰。旁人不得驚擾,浪做形勢。"[59]馬轡非平民小農日常所有之物,或較適用於富貴之家。懸繩繫木必須室内有足夠的空間,並且事先預備。一般而言,產婦或仍賴他人抱腰協助。助產者從後抱腰支撐,便於產婦用力,因此"抱腰"即代表準備施力產兒,與蹲坐

---

〔54〕 Michel Odent, *Birth Reborn* (New Jersey: Birth Works Press, 1984), p. 96.

〔55〕 《外臺秘要》卷三三,頁924。

〔56〕 現代產科醫學指出,陰道内運動爲不對稱,故產母換姿勢有助於胎兒在產道内往下移。見 Odent, *Birth Reborn*, p. 98.

〔57〕 陳自明《婦人良方》卷一七,頁3引楊子建《十產論》。

〔58〕 《外臺秘要》卷三三,頁927引《崔氏年立成圖法》。

〔59〕 《外臺秘要》卷三三,頁924。

可謂相輔相成。此種分娩體位，宋代依然，並且在二十世紀之前，似爲古今中外婦女生產時最常採用的方式。[60]

蹲坐生產，雖然方便用力，但若時間太長，產婦恐怕會體力不濟，而抱腰耗力，或亦需換人接手。此時產婦便可能躺下臥產。臥產時，究竟臥地或臥床，有待細考。宋代楊子建的《十產論》說明橫產、倒產、偏產、礙產等難產諸狀的處理方式時，都先指示應"令產母於床上仰臥"，顯示若非難產，產婦大約並不仰臥床上。自先秦以迄兩漢，一般人雖大多席地而坐，但仍有當作臥具，高出地面的睡床，此所以陳延之稱古時婦人坐草爲"下地"。[61] 魏晉南北朝時，床的形制與功用頗有變化。[62] 有時登床需靠坐凳；《續搜神記》載"王蒙長纓三尺，似爲無骨，登床輒令人抱上"。[63] 不經榻凳下床，史稱"自床投地"或"自投床下"。南朝徐孝嗣之母，即

---

〔60〕 朱端章《衛生家寶產科備要》卷六，頁67 引《虞氏備產濟用方》說："產婦腹痛雖甚，且須令人扶持，徐徐不住行動，若倦亦且扶立，時時令行……待子逼生，方得蹲坐。"直到清代，醫者仍認爲分娩以蹲坐爲佳。見 Charlotte Furth, "Concepts of Pregnancy, Childbirth, and Infancy in Ch'ing Dynasty China", p. 17. 清康熙年間東軒主人《述異記(下)・鬼交產蛇》："汝已有妊，然異類也……至後園中掘一土坑，坐其上，可免也。母如其言，至夜半坐坑中，腹痛異常，俄產十數蛇。"日據時代的臺灣產婦則蹲坐於生子桶中或生子草上分娩。生子桶爲嫁妝之一，生子草則爲平鋪於地上的稻草，見游鑑明《日據時期臺灣的產婆》，71。今日香港華人的傳統婚俗中，女方嫁妝仍包括稱爲"子孫桶"的馬桶，或亦與此有關。見何漢威編撰《本地華人傳統婚俗》(香港：香港市政局，1986)，頁32。日本到近代以前，亦以蹲踞式分娩爲主，到平安朝仍有"抱腰"的記載，橫臥式分娩則爲例外。某些村落，則又有因應難產而倚梯起立式的分娩姿勢。見中山太郎《古代の分娩法と民俗》，《歷史と民俗》(東京：パルトス社，1941)，頁272～294。西歐到近代以前，亦以蹲跪站坐等垂直式生產爲主。見 Gelis, History of Childbirth: Fertility, Pregnancy and Birth in Early Modern Europe (Cambridge: Polity Press), pp. 121～133. 抱腰助產，古今中外都有圖像資料可見。五代到宋代的《大足石刻・說父母恩重經》中，"臨產"一景的刻像，產婦便是站著，一人從後抱持相助，一人挽袖待接新生兒。(見圖三)公元前六世紀希臘陶俑，亦顯示助產者從後抱腰。(見圖四)1980 年代，法國婦產科醫生 Michel Odent 主張開創新的生產意象(或謂恢復古風)，亦有抱腰助產婦蹲踞分娩的情事。(見圖五)"抱腰"與蹲坐產可謂一體的兩面。

〔61〕 但當時床或頗高，馬王堆《雜禁方》中有"多惡夢，塗床下方七尺"的記載。馬繼興《馬王堆古醫書考釋》，頁1008，釋爲"容易在睡眠中做惡夢者，可以把地上的土七尺塗抹在床下"，不知實際上如何運作。周一謀、蕭佐桃《馬王堆醫書考注》，頁410～411，未注此句，但對同書"塗井上方五尺"來防治犬吠的方法，則釋爲"即在井的上方塗抹五尺，以示戒束"。倘若厭勝之法如周、蕭所釋，需將厭勝之物塗於井上或床下數尺之處，則當時床頗高。

〔62〕 見瞿宣穎《中國社會史料叢鈔》甲集中冊(臺灣：商務印書館1965 年重印，1937)，頁260～263，討論南北朝坐床之俗及崔詠雪《中國家具史——坐具篇》，第三章"論床榻"(臺北：明文書局，1989)。

〔63〕 《太平御覽》卷三七八，頁4a。

以"自床投地"企圖墮胎，看來有些睡床可能頗高。[64] 是否因床高不便，臥產時仍鋪席臥地而非臥床，待產後休養或難產救治纔上床，史料闕如，難以確知。[65]

產婦既然蹲坐生產，而非臥床，分娩排泄物便極可能流到地上。鋪草灑灰，應是保持清潔與乾爽最常採用的辦法。[66] "坐草"一詞即由此而來。鋪草厚薄，難以確知，但以《外臺秘要》所稱"下鋪侵氈，恐兒落草傷之"看來，大概並不太厚。若產日遇上反支等禁忌月日，則除草、灰之外，又須加上獸皮：

> 《產經》云："反支者，周來害人，名曰反支。若產乳婦人，犯者十死，不可不慎。若產乳在反支月者，當在牛皮上，若灰上，勿令污水血惡物著地，著地則煞人。又浣濯皆以器盛之，過此忌月乃止。"[67]

《外臺秘要》亦指出反支月若使血露污地，則令"子死腹中，或產不順"，因此必須"先佈草灰，然後敷馬驢牛皮，於其上產吉"。[68] 從醫書的種種建議，可知人們在面對生產時戰戰兢兢的心情，一方面用牛皮或灰處理血水，另方面以容器盛水洗濯產婦衣物，不令著地，

---

[64] 見《南史》卷一五《徐孝嗣傳》，頁 438 及《新唐書》卷七六《高祖太穆竇皇后傳》，頁 3468。

[65] 西方研究生育文化的學者，或認爲過去婦女不願躺在乾净舒適的床上生產，可能是避免自己產後還需清理大量穢物，寧願"下地坐草"而產。見 Edward Shorter, *A History of Women's Bodies* (New York: Basic Books, 1982), pp. 56～57。也有學者認爲垂直式（vertical）生產，包括蹲、跪、站、坐，除方便用力外，並可以自由活動，比水平式（horizontal）卧倒使產婦有主導分娩過程的參與感和重要感。見 Gelis, *History of Childbirth*, pp. 121～133。

[66] 古時"草"的作用便包括清理善後，如廁之後用草即一例。見《太平御覽》卷一八六，頁 7a 引《幽明録》"建德民虞敬上廁，輒有一人授草"條。附録 B30《千金方》治難產，亦取"廁前已用草"。

[67] 《醫心方》卷二三，頁 5a 引。所謂"反支"，實爲自先秦以來即有的禁忌之日。雲夢秦簡《日書》中便云："一日當有三反枳。"即指"反支"日。743 和 742 簡背面的簡文："子丑朔六日反枳，寅卯朔五日反枳，辰巳朔四日反枳，午未朔三日反（枳），申酉朔二日反枳，戌亥朔一日反枳。"《後漢書·王符傳》："明帝時，公車以反支日不受章奏。"李賢注云："凡反支日用月朔爲正，戌亥朔一日反支，申酉朔二日反支，午未朔三日反支，辰巳朔四日反支，寅卯朔五日反支，子丑朔六日反支，見陰陽書也。"與《日書》簡文同。《產經》日反支條文内容亦同。而《產經》除日反支外，又分列"年立反支、年數反支"和"生年反支"，説明各年份中不同年齡產婦，各在何月日忌反支。《日書》簡文，見《雲夢睡虎地秦墓》。"反枳"即'反支"的討論，見饒宗頤、曾憲通《雲夢秦簡日書研究》（香港：香港中文大學出版社，1982）（無頁碼）"反枳"條。

[68] 見《外臺秘要》卷三三，頁 927 引《崔氏年立成圖法》。

都是因爲害怕生産的血水惡物觸犯神明禁忌。事實上，觸犯禁忌是人們解釋難産的重要原因之一。[69] 然而除禁忌外，對於難産的造成和處理，隋代的醫書已逐漸出現多種解釋。其中之一，便是産婦與助産者對分娩開始的判斷錯誤，造成欲速則不達的結果。

2. 助産失理

兒婦腹痛，似是産候，但何時才應蹲坐用力，醫者、産婦和助産者的反應可能不同。王叔和《脈經》稱：“婦人懷妊離經，其脈浮，設腹痛引腰脊，爲今欲生也。”又説：“婦人欲生，其脈離經，半夜覺（按《千金方》有痛字），日中則生也。”是以脈象配合痛感來判斷分娩的進程。[70]

一旦感覺疼痛，助産者可能會給産婦抓持各種器物，包括“馬銜”、“飛生毛”、“槐枝”，甚至“鸕鷀頭”。（見附録）持器助産，一方面或使産婦在疼痛時有著力之處，另方面這些器物的名稱、形狀或特性都帶有“快速”的象徵意義。六朝時人相信鸕鷀鳥胎生而非卵生，“胎從口出，如兔吐兒，故産婦執之易生”[71]。“飛生”即雷鼠，又名鼯鼠，因“能飛走且乳子隨其後”而得名，因此握持其毛，被認爲有順産之效。[72]《小品方》還建議給産婦服用以飛生、槐子和故弩箭羽合製的“飛生丸”；箭羽應也是取其速去之義。[73]

分娩儘快結束，應是産婦、助産者和産家的共同願望。並且快速而不覺疼痛的分娩，也被視爲最順利的一種。滑胎助産藥散即標榜“兒生墮地，皆不自覺”的功效（A3）。然而從“快産即順産”到“順産即快産”之間，卻只有一線之隔。根據醫者的看法，産婦和助産者爲了使分娩儘快結束，在疼痛初期便過早施力，有造成難産之嫌。

《病源論》説明難産的諸種情形，包括橫生逆産、胎死腹中和産母已死而胎兒不出，皆不排除“驚動傷早”的問題。橫逆導因於“初覺腹痛，産時未至，驚動傷早，兒轉未竟，便用力産之”。[74] 以

---

〔69〕《病源論》卷四三，頁2～5《婦人難産病諸候》中，幾乎各種難産的解釋，都不排除觸犯禁忌的可能。

〔70〕《脈經》卷九，頁2a。

〔71〕 李時珍《本草綱目》卷四七，頁66《禽部》引陶宏景和陳藏器之説；並引宗奭之言正陶、陳之誤。

〔72〕 湯萬春《小品方輯録箋注》，頁114～115，引《別録》。

〔73〕 湯萬春《小品方輯録箋注》，頁114～115。

〔74〕《巢氏諸病源候總論》卷四三，頁3《婦人難産病諸候·橫産候》；《婦人難産病諸候·逆産候》。

現代婦科醫學孕期四十周來計算，一般認爲頭胎胎兒會在懷孕第三
十六到三十八周時，在子宮中轉身至頭下足上的待產位置，第二胎
以後的胎兒，則在陣痛開始時纔開始轉身進入產位。[75] 由此看來，
《病源論》認爲"兒轉未竟"，用力過早，以致橫逆的説法，並非毫
無依據。驚動過早，也可能使產婦因"產時未到，穢露已盡，而胎
枯燥，故子死腹中"。[76]

產婦因驚動而太早用力，看產抱腰之人是否有責任，巢元方並
未明言，但他也不排除助產失理的責任：

> 產婦已死而子不出，或觸犯禁忌，或產時未到，驚動
> 傷早，或傍看產人抱腰持捉失理，皆令產難而致胎上掩心
> 悶絕，故死也。[77]

即使胎兒已經產出，醫者認爲也可能因爲看產人急於拉出胎盤，結
束分娩，而造成意外：

> 舊方，胞衣久不出，恐損兒者，依法截臍，而以物繫
> 臍帶一頭。亦有產而看產人不用意慎護，而挽牽甚，胞繫
> 斷者。其胞上掩心，則斃人也。[78]

由此看來，若胎盤未隨胎兒之後娩出，助產者的一般作法是先截臍，
然後將臍帶繫於產母腿上或旁邊器物，等待胎盤自然產出。但若助
產者心急不慎，也可能使產婦斃命。

叙述助產情況，並以助產失理解釋難產，目前所見最早的資料，
應屬唐代王燾的描述：

> 其產死者，多爲富貴家，聚居女婦輩，當由兒始轉時
> 覺痛，便相告，傍人擾擾，令其驚怖。驚怖畜結，生理不
> 和，和氣一亂，痛切唯甚。傍人見其痛甚，便謂時至。或
> 有約臍者，或有力腹者，或有冷水濺面者，努力強推，兒
> 便暴出。畜聚之氣，一時奔下不止，便致運絕。[79]

---

〔75〕 大衛·哈維編《新生命：懷孕、分娩、育嬰》 （香港：星島出版社中文編譯，
1980），頁62。

〔76〕《巢氏諸病源候總論》卷四三，頁5《婦人難產病諸候·產難子死腹中候》。

〔77〕《巢氏諸病源候總論》卷四三，頁4~5《婦人難產病諸候·產已死而子不出候》。

〔78〕《巢氏諸病源候總論》卷四三，頁2《婦人難產病諸候·胞衣不出候》。療胞衣不出
諸方，見李建民《馬王堆漢墓帛書"禹藏埋胞圖"箋證》，附錄二，頁803~806。

〔79〕《外臺秘要》卷三三，頁924。

王燾聲稱印象中"佇女偷生，賤婢獨産，未聞有産死者"，因此認爲生産順利在於"無人逼佐，得盡其分理"，而難産致死，則因多人擾嚷，助産不當。[80]

在醫者看來，産婦和助産者最大的問題，在誤以爲"兒轉腹痛"便是"兒逼欲生"。此所以王叔和指出"腹痛引腰脊，爲今欲生也"，而巢元方更明確分別"産婦腹痛而腰不痛者，未産也。若腹痛連腰甚者，即産"。[81] 王燾認爲臨産之時女輩聚集有害分娩，爲了避免混亂中的錯誤，主張由産婦一人順其生理較佳（見下討論）。孫思邈亦告誡産家："凡欲産時，特忌多人瞻視，惟得三二人在傍待撚。産訖乃可告與諸人也。若人衆看之，無不難産耳。"[82]

3. 難産救治

快速而少痛的分娩，是順産的理想。反之，分娩時間過長，生不出來，則爲難産的重要指標之一。然而，在草多久，才算難産，産婦、助産者和醫者之間，可能没有一致的意見。醫書中若提及時間，大多以在草"數日"或"歷日"形容難産（B3，B4，B17），也有明確指出"三日"或"三五日"者（B29，B31）。前引王燾記載懸繩繫木的助産故事中，産婦在"日晡"之時開始腹痛，五更將末産兒：

> 日晡時見報云：兒婦腹痛，似是産候……（見前引佈草作衡之文）爲其説方法，各有分理……此産亦解人語。語訖閉户，户外安床，余共慶（産婦的公公）坐，不令一人得入。時時隔户問之何似，答言小痛可忍。至一更，令爛煮自死牝雞，取汁作粳米粥……勸令食三升許，至五更將末便自産兒。聞兒啼聲，始聽人入。産者自若，安穩不異。[83]

"日晡"是天將暮之時，大約五點左右。一更爲戌時，晚上七點至九點之間。五更則爲寅時，清晨三點到五點之間。[84] 以王燾叙述的語氣來看，産婦從腹痛到産兒之間，經歷十二個小時，似屬相當正常

---

[80]《外臺秘要》卷三三，頁924。

[81]《巢氏諸病源候總論》卷四三，頁2～3《婦人難産病諸候·産難候》。

[82]《千金方》卷二，頁56。

[83]《外臺秘要》卷三三，頁924a。

[84] "晡"爲申時，午後三點到五點，又分上中下三晡。申末爲下晡，指日已欲暗之時，史書中所謂"日晡"也。"晡"和時間的討論，參顧炎武《日知録》卷二一，頁576～579"古無一日分爲十二時"條；周一良《魏晉南北朝史劄記》，頁135～137"公主自有居第"條。

平順的分娩。醫書中所謂有"三日"，可能是醫者認爲產婦生命陷入
危境，必須處理的極限。而從十二小時到三天之間，醫者認爲應當
介入的程度可能不一。在介入助產之時，則或方藥、符咒和各種儀
式性行爲多管齊下，試圖縮短分娩時間。

　　醫書中針對難產，有諸多催生藥方，成分大多包括葵子、瞿麥、當
歸、牛膝、蒲黃、芎藭、甘草等。或以酒煮，或以豬膏煎成、以酒服用。
葵子性滑利，能滑胎，前已言及。[85] 瞿麥，醫書皆言利下，據說能通小
便、下閉血，具有排除膿癰的特性。[86] 當歸調血，自古即爲婦女要
藥。[87] 牛膝據說能下瘀血，[88] 陶宏景則曰蒲黃亦有療血之效，[89] 作
用或與當歸類似。芎藭主治各種頭痛，對漫長分娩過程中辛苦的產
婦，最大的助益或在安神。[90] 甘草，甄權謂"治七十二種乳石毒，解一
千二百般草木毒，調和衆藥有功"。陶宏景曰："此草爲衆藥之主，經方
少有不用者。"[91] 此外，又有吞服各種大小豆、[92] 雞子[93]和水銀的方

〔85〕　見附錄 B14，B31，C17，C27，E15，E20，E24，E25。葵子產地、作用及現代研究成果，見
　　　前注〔24〕。
〔86〕　見附錄 B31，C5，C17，C27，E6，E15，E24。瞿麥，陶宏景曰：子頗似麥，故名瞿
　　　麥。《別錄》曰：瞿麥生太山山谷；蘇頌則曰：今處處有之。《本草綱目·草部》卷
　　　一六，頁 107～108。現代中草藥書籍則稱瞿麥具有清熱利水、破血通經的性能，用
　　　於小便不通、淋病、水腫、經閉、癰腫、目赤障翳、浸淫瘡毒等。見《中藥大辭
　　　典》下，5667 條，轉引自《中國本草圖錄》卷三，61，1102 "瞿麥"條。
〔87〕　見附錄 B26，C31，E15，E24。當歸產地、作用及現代研究成果，見前注〔22〕。
〔88〕　見附錄 C11，C21，E15，E20，E24，E25。《別錄》曰：牛膝生河內川谷之臨朐；蘇頌則曰：
　　　今江淮閩粵關中亦有之。見《本草綱目·草部》卷一六，頁 79～82。現代中草藥研究
　　　則指出牛膝對子宮的作用，會因動物種類與是否懷孕，而有促進收縮和造成弛緩的兩
　　　種不同作用。古代醫書用之於救治難產，功效或未可卜。見《中藥誌》（一），121～
　　　127，21 "牛膝"條。
〔89〕　見附錄 B15，B19，C19，C27，E16。蒲黃爲香蒲花花蕊。《別錄》曰：蒲黃生河東池澤也；
　　　蘇頌則曰：處處有之，以秦州者爲良。見《本草綱目·草部》卷一九，頁 98～101。《中
　　　藥大辭典》下，3448，稱蒲黃有涼血、止血、活血消瘀的性能。用於經閉腹痛、瘡癰腫
　　　毒。轉引自《中國本草圖錄》卷五，191，2382 "水燭香蒲（蒲黃）"條，其中並未提及主
　　　要化學成分，也不知現代臨床實驗效果如何。
〔90〕　見附錄 B23，C6，C10。《別錄》曰：芎藭葉名蘼蕪，生武功川谷斜谷西嶺；陶宏景曰：武
　　　功斜谷西嶺俱近長安，今出歷陽處處亦有人家多種之；蘇頌則曰：關陝川蜀江東山中
　　　多有之。見《本草綱目·草部》卷一四，頁 5～7。現代中草藥研究指出，川芎（芎藭生
　　　於四川者）根莖所含揮發油，有鎮靜作用。川芎嗪（四甲基吡嗪 Tetramethyl pyrazine）
　　　則有增加冠狀動脈血液流量的效果。大劑量的川芎浸膏溶液，能抑制小腸及妊娠動
　　　物子宮的收縮。見《中藥誌》（二），257～261，52 "川芎"條。
〔91〕　見附錄 C18，C1，C27。甘草產地、作用及現代研究成果，見前注〔29〕。
〔92〕　吞服豆類，見附錄 B2，B3，B31，B32，C1，C22，C27，C31，E6，E19。
〔93〕　見附錄 B15，B20，C5，C16，C19，C27，E12。

法。水銀劇毒,墮胎方中有時亦用,一般而言醫者多不鼓勵。[94] 吞服雞子,或爲保持產婦體力,或與吞服麻油相似,取其滑溜之狀,希望能滑胎助產。

從秦漢到隋唐的殘存醫書中,其他救治難產的本草方藥,尚有許多。(見附錄)而從南朝陶宏景、唐代蘇恭、和北宋蘇頌對各種草藥產地的介紹看來,公元五到十世紀之間,許多藥用本草的栽種區域,或因通市、或因文化交流而不斷擴張。[95] 但在不能獲得某些特定藥用本草,或認爲不應單依賴草藥功效時,醫者也建議採取其他類似物理治療的方式,例如熱敷按摩、噴嚏嘔吐,和令兒回縮等。

熱敷按摩或以"蟻室土三升,熬令熱,袋盛拽心下"(C7),或以"牛屎塗母腹上"(C24),或以"鹽摩婦腹上"(D1,D7,D22),或以"桃根煮濃,用浴膝下"(D33)。敦煌出土的"藏醫雜療方"則建議以獐子尾、鹿尾碾碎,塗於女陰;或用野牛角、羚羊角和公馬鞭上的污垢,塗於產婦的髖骨上。甚至主張讓產婦騎在牛鞍上,由大力士從產婦肩部用力壓(B33)。按摩產婦腹部有助生產,此或即王燾所謂"有力腹者"。噴嚏和嘔吐刺激腹部的肌肉收縮,助產者或以皂莢納鼻中,令產婦噴嚏;或以頭髮搔刺喉中,令產婦欲嘔,認爲有助胎盤排出(E2)。由於產婦陣痛時或有欲嘔的生理反應,助產者也可能以引發嘔吐來確認"兒逼欲生"。由此推測,醫書中多載給產婦灌醋(C26),燒廁所用草,令產婦以水服(B30),及令產婦飲夫小便(C2,D24)等各種奇方異法,倘若有效,或也在於令產婦欲嘔而刺激生產。

在救治各種難產時,運用草藥最少的,便是橫生逆產。(見附錄D)或許由於胎位不對,醫者擔心催生方藥不但不能滑胎助產,反而可能使"子上迫心",危害產婦。因此除按摩產婦腹部外,又有許多看似令兒回縮,重新生過的方法。或以鹽、粉、真丹、黑煤、車肛中膏,塗兒足底、腋下,或急搔爪之(D7,D10,D15,D17)。而

---

[94] 《本草綱目·石部》卷九,頁 56～59。
[95] 關於藥用本草的流通和產地擴張,是一有趣而複雜的問題。例如在南朝撰成流通的《小品方》、《僧深方》,若以西北或北方的草藥,如當歸、牛膝、蒲黃、芎藭等救難,產家應如何獲得這些草藥?是高價購買,或是以當地較廉價的藥材替代,或因草藥取得不易而改用其他儀式與物理療法?這些問題,雖然有意義,但以目前所能掌握的資料,尚無法回答。

《小品方》所提出以針刺的方法，最爲明確：

> 療橫產及側，或手足先出方：可持粗針刺兒手足，入
> 二分許，兒得痛，驚轉即縮，自當迴順。（D9）

除此之外，醫書中亦載録許多救治難產的儀式性行爲。其中"開門户，窗甕、瓶釜一切有蓋之類"，最能顯示人們對物物相感的信仰，認爲開啓外在事物，有利於開啓產門產户（B24）。有時製藥亦被視爲儀式行爲的一部分，規定必須以"東流水"、"東向灶"來煎煮草藥（C17，C18）。儀式行爲有時也配合符咒文字。文字或寫於剥開的大豆上（B28）、桃仁中（D18），或寫於橫生逆產的小兒足下（D2）。有時寫就，令產婦持之（B4），有時吞之（B25，C23，D18，E5，E21），有時則燒作灰以水服（B25）。所寫除特殊符文外，也包括"日"、"月"、"千"、"黑"、"可"、"出"等單字，或"速出速出"、"出其胞及其子，無病其母"等文句，甚或書寫小兒父親的名字（D17），顯示人們相信文字的神秘力量。

生產是男女性行爲的結果，而在救治難產的諸方中，亦不乏與男女性徵相關的奇方，例如燒月水布讓產婦服用（E1）。[96] 懷孕分娩雖爲婦女的事，但助產諸方卻顯示丈夫責無旁貸的觀念。丈夫的衣服（尤其是内衣）"覆井"，則胎兒與兒衣"立出"（B11，E3）；丈夫褲帶燒成灰，產婦以酒服之"良"（B28）；丈夫的小便，產婦喝一二升，有助於排出死胎（C2，C25）；丈夫的指甲燒末服之，或丈夫的陰毛若干燒後和朱膏，令產婦吞下，則治橫生倒產（B33，D3，D12）；丈夫的名字"書兒足下，即順"（D17）；丈夫"從外含水著婦口中"若干次，則難胎"立出"（D18）。凡此種種，不一而足，丈夫的角色舉足輕重。

至於剖腹生產，完全不見於漢唐之間的醫書中。六朝志怪小説中録有幾則從脅或腋下生子的故事，顯示當時人具有剖腹生產的想法。但是否可視爲解剖活人取出胎兒的證明，則有待商榷。[97] 依據

---

〔96〕 此外，又有燒炊蔽或炊箄給產婦服用以療胞衣不出的方子，如 E14。蔽，當即蔽膝，箄爲盛飯之竹器。炊蔽、炊箄皆爲婦女日常生活中操勞家務的重要物品。燒末服用救治產難，則此類醫方的象徵意義或不限於性（sex）本身，更涉及婦女在社會中的性別角色（gender role）？

〔97〕《太平御覽》卷三六一，頁 5a 引《玄中記》謂子從背骨出；卷三六一，頁 7b 引《列仙傳》謂老子母割左腋生老子，顯爲神話故事。但《三國志·魏志》載黄初中汝南屈雍妻王氏"生男兒，從右腋出，其母自若無他異痛，今瘡已愈合，母子平安無災無害"。馬大正認爲很可能是剖腹產，並引《晉書》卷九七《四夷》，頁 2542"安夫人猇胡之女，妊身十二月，剖脅生子"。證明妊娠過期剖腹生產。見其《中國婦產科發展史》，頁 68。

沛國林氏的故事推敲，則剖腹產若爲事實，施行於已死的孕婦，或比解剖活人來得可能：

> 《異苑》曰：沛國武標之妻林氏，元嘉中懷身得病而死。俗忌含胎入柩中，要須割出，妻乳母傷痛之，乃撫尸而咒曰：若天道有靈，無令死被擘裂。須臾，尸面赧然上色，於是呼婢共扶之，俄須兒墮而尸倒也。[98]

林氏得免“死被擘裂”，究竟真是“天道有靈”，還是並未真正死亡，經乳母撫尸而一息還復，雖不得而知，卻涉及當時人對死亡的判定標準和能力。[99] 難產時產婦暴下暈厥多時，可能令助產者難以判定其生死。《集驗方》、《病源論》等醫書中便教導助產之人如何判斷：

> 產難死生候：若母面赤舌青者，兒死母活；唇口青，口兩邊沫出者，子母俱死；面青舌赤沫出者，母死兒活。[100]

倘若子死母活，當依胎死腹中之法救助，若子母俱死而無含胎入柩之忌，是否母子一併埋葬？而若母死子活，或許便是剖腹取出胎兒的時機？史料闕如，難以確知，卻不能不令人好奇。[101]

四、產　後

胎兒產下，胞衣娩出後，生產告一段落，卻尚未完全結束。助產者除了照顧新生兒，爲之洗浴斷臍之外，也必須注意產婦的狀況。現代中醫婦科學將“產後”分爲“新產”和“產褥”兩期，前者指分娩之後的七天之內，後者則指從分娩到產婦生殖器官恢復正常的時間，一般約需六到八周。不同時期必須注意不同問題。[102] 從先秦到唐代的醫書中，對於分娩後的各種不適，皆以“產後”病稱之。至於“產後”所指爲何，則有三日、七日（H18，H33）、三十日（H21，K20，M61）、滿月、[103]百

---

〔98〕 《太平御覽》卷三六一，頁9b。

〔99〕 六朝志怪小說及史書中多有孕婦死後在墓中生子的故事，也引起類似質疑。

〔100〕 《醫心方》卷二三，頁10b引《醫門方》並引《集驗方》。惟其引文作“面赤舌青沫出者，母死兒活”；疑爲筆誤，依《病源論》卷四三《產難候》改爲“面青舌赤沫出者，母死兒活”。《集驗方》，馬繼興《〈醫心方〉中的古醫學文獻初探》訂爲北周姚僧垣撰。《醫門方》則訂爲唐或唐以前的著作。

〔101〕 墓中生子的故事不少，不論是否涉及死亡判定，都顯示當時人相信婦女可於死後生產。由此看來，漢魏六朝時人對於生死之間的斷續關係，或別有看法。此不在本文討論範圍內，日後有機會或另文探究。

〔102〕 羅元愷主編《中醫婦科學》（臺北：知音出版社，1989），頁260。

〔103〕 《病源論》卷四三，頁9。

日（G21）、半年甚至一年的各種説法（H21）。事實上，婦女一經產孕，體質改變，終生都可能與各種產乳後遺症爲伍，但有些在分娩後不久即發生的病變，卻有致命的危險，與一般長期理療或補虛養身不同。以下，便分急救與保健兩方面來談產後問題的處理。

1. 新產安危

胎兒產下，胞衣娩出之後，產婦可能被抱到較乾净的地方休息。分娩時所用的草蓐，則以燔燒處理。馬王堆《胎產書》認爲以燔燒的草蓐給新生兒洗浴，可以預防新生兒染上皮膚病；若給母親喝半杯嬰兒洗浴完畢的水，則"母亦毋餘病"。[104] 新產當下，爲了保障產婦心情平静，《產經》主張"凡婦人初生兒，不需自視。已付邊人，莫問男女"。[105]《千金方》也説："兒出訖，一切人及母，皆忌問是男是女。"[106] 漢唐醫書並未説明這種作法的理由，宋代醫者則指出其目的在避免產婦因新生兒的性別不符期望，情緒受到影響。[107] 這種作法，和藏醫主張"孩子生下後，睡在產婦懷中"，十分不同（M62）。《千金方》又説："勿令母看視穢污。"產婦穢惡，醫書直言不諱。儘管如此，醫者主張"然將產之時，及未產已產，並不得令死喪家之人來。視之則生難，若已產則傷兒"。[108]

安静心神之外，醫書也特別照顧產婦的身體健康。《千金方》指出："凡婦人非止臨產須憂，至於產後，大須將慎。"[109] 宋代醫者主張，爲預防血暈血逆，產婦臨盆後三日之内應"上床倚高，立膝仰卧"。[110] 漢唐之間的醫書並無相同規定，但亦頗以三日爲一個段限：

> 《小品方》云，夫死生皆有三日也。古時婦人產，下地
> 坐草，法如就死也。既得生產，謂之免難也。親屬將猪肝
> 來慶之，以猪肝補養五内傷絶也，非慶其兒也。[111]

產婦臨盆後的安危，首要防範血暈和痙病。《病源論》將產後血運（暈）氣悶分爲去血過多和下血過少兩種，並指出"煩悶不止則斃人"。[112]

---

〔104〕 馬繼興《馬王堆古醫書考釋》，頁812。
〔105〕 《醫心方》卷二三，頁25a。
〔106〕 《千金方》卷二，頁56。
〔107〕 陳自明《婦人大全良方》卷一八，頁1~2。
〔108〕 《千金方》卷三，頁67。
〔109〕 《千金方》卷三，頁67。
〔110〕 陳自明《婦人大全良方》卷一八，頁1。
〔111〕 《醫心方》卷二三，頁25a。
〔112〕 《病源論》卷四三，頁6。

下血過少,現代中醫婦科學或以"因産感寒,血爲寒凝",加以"元氣虛虧,運行失度"解釋,和因去血過多所引起的"血崩"不同。[113] 血崩大多發生於産後數小時之内,新産婦可能因大量出血而昏厥死亡。[114] 現存先秦到唐代的醫書中,則以心悶氣絶(F6,F7,F12)、眼不得開(F4, F5)、昏迷不醒(F3,F8,F14,F15,F16,F17)等描繪血暈的現象。[115]

爲了使産婦轉醒,醫書建議或以冷水濺面(F6,F7),或强牽頭髮(F4)和膝蓋(F17)。爲了以氣味刺激産婦,也可能以醋或酒塗其口鼻、噴濺其面(F2,F6),甚至灌以小便(F3,F9)、産血(F6,F17)、馬糞(F18)等。一方建議服以洗兒水(F17),則與前引《胎産書》的説法一脈相承。處理血暈和救治難産相仿,有不少類似物理治療的辦法。而以草藥救急者,則以地黃爲主。地黃主治婦女傷中下血,不論生地黃或乾地黃,在治療血崩暈厥或惡露不盡的藥方中,都一再出現。[116] 其中,《醫門方》"療産後血泄不禁止方",稱"急以乾地黃末,酒服一匙,二三服即止"(F9),以及《廣濟方》以地黃配合他藥,療"崩血不可禁

---

〔113〕 現代中醫婦科學認爲應仔細分辨因"亡血復汗,感寒而致",可發生於新産後、滿月内的鬱冒,和因大量出血而造成的暈厥現象。見羅元愷主編《中醫婦科學》第十章《産後病》,頁264~265、453~454。

〔114〕 産後持續性出血,現代中醫婦科學至少從四個角度診斷:子宮收縮無力、胎盤滯留或殘留、産道損傷和凝血機制障礙。處理原則仍以活血化瘀爲主。西醫針對子宮收縮無力,則或按摩子宮或給子宮收縮劑;針對胎盤殘留,則可能施以人工剥離或鉗刮術;針對産道損傷,則縫合修補;若爲凝血機制障礙,則服以抗凝或抗纖溶藥物。見羅元愷《中醫婦科學》,267。有時難産歷日,好不容易胎兒娩出,産家、助産者太過興奮,只顧料理新生兒,忽略了失血過多而暈厥的産婦,也會造成悲劇。見 Edward Shorter, "Pain and Death in Childbirth", *A History of Women's Bodies*, Chapter 5。

〔115〕 或謂"血暈"應和"心悶""氣絶"並列,而不應統稱。然而,我考查歷代醫書,雖亦有單言"煩悶"之狀者,但在討論"血暈"時則多以"心悶""氣絶"形容血暈之狀。亦即以"血暈"爲病,而以"心悶""氣絶"爲血暈之狀。例如《病源論》卷四三,頁5"産後血運悶候"中,"運悶""氣欲絶""煩悶""氣逆"等,依文意看來,皆指血暈所造成的現象,而非與血暈並列之病。《醫心方》卷二三,頁25b~27b"治産後運悶方"中諸方,提及"心悶""氣絶"時,以行文順序和内容看來,似也指血暈的狀况。唐代王燾《外臺秘要》卷三四,頁946~947"産後血暈心悶方十一首"亦然。宋代陳自明《婦人良方大全》"産後門"以及今人羅元愷《中醫婦科學》"産後病"章之中,都只列"血暈",而無"心悶""氣絶"之病;"血暈"中則多提及"心悶""氣絶"之狀。

〔116〕 見附録 F9,F10,F11,F14,H7,H8,H10,H15,H16,H18,H19,H22,H26,H31,H33,H34, H35,H41。《別録》曰:地黃生咸陽川澤黃土地者佳。陶宏景曰:生渭城者,乃有子實如小麥。今以彭城乾地黃最好,次歷陽,近用江寧板橋者爲勝。蘇頌曰:今處處有之,以同州者爲上。見《本草綱目·草部》卷一三,頁73~79。現代中草藥研究指出,地黃的主要化學成分有降血糖、緩和瀉下、强心等作用。雖然現代中醫書仍稱地黃有涼血、止血及補血的功用,卻未見臨床實驗,也未説明是何種化學成分造成的效果。見《中藥誌》(二),337~340、67"地黃"條。

止,腹中絞痛,氣息急”(H35),最可看出血崩時的緊急狀況。

　　血崩之外,醫者最擔憂的便是“病痙”。“痙”的症狀包括牙關緊咬、四肢抽搐、項背強直、肌肉難伸,傳統醫書多認爲是感受風寒所致。前引《五十二病方》“嬰兒索痙”條,説明病因在於“居濕地久”。張仲景説新產婦人有三病,一者病痓(痙),二者病鬱冒,三者大便難。[117]而認爲病痙就是受風,所謂“新產血虛,多汗出,喜中風”,[118]有致病的危險。《病源論》則稱之爲“產後中風痙”,認爲係因“風氣得入五臟……復感寒濕,寒搏於筋發痙”。一旦發痙,則“口急噤,背強直,搖頭馬鳴,腰爲反折。須臾十發,氣急如絶,汗出如雨,手拭不及者,皆死”。[119]而《千金方》形容患者身反強直、猶如角弓反張,稱之爲“蓐風”,並警告“若似角弓,命同轉燭”。[120]

　　中風病痙,醫書中療法甚多,而以獨活、生薑、乾薑、桂心、葛根、白术、大豆和防風等最常入藥(見附錄G)。獨活,因形狀“一莖直上,不爲風搖”而得名,主治各種風寒,或做湯、或煮酒,醫書稱“虛人不可服他藥者”亦可用。[121]生薑、乾薑,皆爲逐風去濕之菜。[122]桂心爲肉桂去內外皮者,醫書稱治一切風氣。[123]葛根主治諸痹,自漢代即用

〔117〕《金匱要略》卷二一,頁307;《脈經》卷九,頁7a同。產婦可能因便秘而食慾不振,富貴之家的產婦,若自產前臥床至產後休養都不活動,情況可能更爲嚴重。

〔118〕徐忠可注稱“身熱惡寒,足寒面赤,卒口噤,背反張也”。《金匱要略》卷二一,頁307。

〔119〕《病源論》卷四三,頁15。

〔120〕《千金方》卷三,頁67。

〔121〕見附錄G4,G6,G7,G9,G10,G13,G14,G17,G18,G21,G22,G26,G27,G28,G29,G30,G31,G35,G36,G39,G42,G45,G46,G48。《別錄》曰:獨活生雍州川谷,或隴西南安,陶宏景曰:此州縣並是羌地,羌活形細而多節軟潤,氣息極猛烈;出益州北部西川者爲獨活。蘇頌曰:獨活、羌活,今出蜀漢者佳。見《本草綱目·草部》卷一三,頁49~51。《中藥誌》(二),397~401,80“羌活”條,453~462,91“獨活”條,皆謂具有解表散熱,除濕止痛的功能,但未見藥理作用和臨床實驗的説明。

〔122〕生薑入藥,見附錄G2,G3,G13,G18,G22,G24,G27,G31,G32,G35,G39,G40,G41,G42,G48。乾薑入藥,見附錄G3,G16,G26,G30,G44,G45,G46。《別錄》曰:生薑乾薑,生犍爲山谷及荊州楊州。蘇頌曰:處處有之,以漢溫池州者爲良。見《本草綱目·菜部》卷一七,頁72~78。現代中草藥研究指出,乾薑生薑的揮發油臨床上多用於治療風濕痛、關節炎等。見《中藥誌》(二),228~232,45“乾薑(附生薑)”條。

〔123〕見附錄G7,G16,G18,G24,G27,G29,G30,G31,G35,G40,G42,G44,G45,G46,G48。桂心產地,蘇恭曰:出融州桂州交州甚良。見《本草綱目·木部》卷一九,頁90~91。現代中草藥研究認爲肉桂有溫中補陽、散寒止痛的性能,用於腎陽不足、胃寒痛、肺寒喘咳、虛寒泄瀉等。見《全國中草藥彙編》上,358,轉引自《中國本草圖錄》卷二,51,576“肉桂”條。

以療傷寒中風頭痛。[124] 白术主治風寒濕痹、死肌痙疽。[125] 大豆入藥者爲黑大豆，又名烏豆，據説亦治風痙、風痹、口噤等，醫書多建議以炒熱、濾酒，做大豆紫湯給産婦飲用。[126] 防風，顧名思義，主治各種惡風風邪。[127] 北齊徐之才稱“療婦人子臟風”。[128] 草藥之外，熱敷足下、腹上的作法（G3，G5），也顯示“中風受寒”被視爲痙病的主要原因。

醫書對痙病的發生時間，或泛稱産後（G8，G11，G20，G30，G35），或言在蓐（G23），或謂産後百日（G21）。究竟漢唐醫書中所謂病痙、蓐風，所指爲何？今日中醫婦科學認爲有可能是陰血虧虛、受寒感冒，也可能便是産傷感染破傷風。[129] 倘爲破傷風，以當時的醫藥水準看來，産婦很可能在産後數日即告死亡，無法熬到産後百日。若爲虧虛受寒，則滋補防風便成爲重要措施。

事實上，“感受風邪”是漢唐醫書中理解産後諸病的重要角度。《病源論》卷四三《婦人産後病諸候》，以“當風取涼”、“宿有風冷”、

---

〔124〕 見附錄 G2，G13，G18，G22，G23，G24，G26，G29，G30，G31，G35，G42。《別錄》曰：葛根生汶山山谷。陶宏景曰：南康盧陵間最勝。蘇頌曰：今處處有之，江浙尤多。見《本草綱目·草部》卷一五，頁 33～35。現代中草藥研究指出，葛根的主要成分爲葛根素（puerarin）、黃豆貳（daidzin）、黃豆貳元（daidzein），臨床實驗顯示，能改善高血壓病人的項强、頭暈、頭疼、耳鳴症狀。葛根黃酮則能增加麻醉狗的冠狀動脈血流量，降低血管阻力，減少心肌耗氧量。見《中藥誌》（一），563～568，98“葛根”條。

〔125〕 見附錄 G11，G17，G24，G30，G35，G39，G44，G46，G48。《別錄》曰：术生鄭山山谷，漢中南鄭。陶宏景曰：今處處有，以蔣山白山茅山爲勝。見《本草綱目·草部》卷一一，頁 4。現代中草藥研究指出，白术的主要化學成分對若干動物有明顯的利尿作用；對食道癌細胞有抑制作用，至於治療風寒濕痹，則未見説明。見《中藥誌》（一），152～155，26“白术”條。

〔126〕 見附錄 G10，G12，G15，G19，G20，G21，G29，G39，G44，G46。《別錄》曰：大豆生太山平澤；蘇頌曰：今處處有之。《本草綱目·穀部》卷二四，頁 89～93。

〔127〕 見附錄 G2，G16，G24，G26，G35，G36，G48。《別錄》曰：防風生沙苑川澤，及邯鄲、琅邪、上蔡。陶宏景曰：今第一出彭城蘭陵，即近琅邪者，鬱州百市亦有之，次出襄陽義陽縣界。蘇恭曰：今出齊州龍山最善，淄州、兗州、青州者亦佳。蘇頌曰：今汴東淮淅州郡皆有之。見《本草綱目·草部》卷一一，頁 47～49。現代中草藥臨床實驗顯示，以防風煎劑及乙醇浸劑灌胃，對家兔有解熱作用。但對傳統醫書中所謂祛風濕痹痛和治療破傷風等功效，似尚未見臨床證實。見《中藥誌》（二），364～368，73“防風”條。

〔128〕 見《本草綱目·草部》卷一一，頁 47～48。同頁並引北周甄權稱防風花，療“四肢拘急，行履不得，經脈虛羸，骨節間痛，心腹痛”。唐代蘇恭稱，防風子“療風更優”。

〔129〕 參考羅元愷主編《中醫婦科學》第十章《産後病》。

"爲風邪所乘"解釋大部分的病症,並認爲寒冷邪氣若流滯腰脊,"後有娠,喜墮胎",甚至影響日後的生育能力。[130] 職是之故,醫書中對於產婦的照顧,並不止於產後數日的救急而已。《千金方》有"新產"(H19)、"初產"(H20)、"蓐中"、"在蓐"和"出蓐"等用語(G23,G29,G32,H35,J40,M18,M20,M52),並將產後七日當作滋補的起點:

> 凡產後七日內,惡血未盡,不可服湯……後三兩日消
> 息,可服澤蘭丸,比至滿月,丸盡爲佳……凡在蓐必須服
> 澤蘭丸補之,服法必七日外,不得早服也。[131]

對照前引《小品方》死生三日之說和宋代臥牀三日的規定,似乎產後三日是產婦性命安危的關鍵。而三日到七日之間,則爲觀察期,倘若無致命病變,便可開始滋補調護。

2. 在蓐保健

新產婦的身心健康,確實是醫書關懷的重點。針對產後種種不適,例如惡露不盡(附錄 H)、大小便異常(附錄 I)、心腹疼痛(附錄 J)、無乳、妒乳、溢乳(附錄 K)、陰脫腫痛癢(附錄 L)和各種虛損狀況(附錄 M),醫書中都載有理療藥方。其中,除了乳病與陰痛較常使用敷塗、洗浴等方式處理外,一般產後病變,仍以服用本草藥方爲主。而隋唐醫書中滋補的湯藥,則多加入各種肉類。

妒乳、溢乳,醫書建議或以溫石熨乳(K3),或以醋封乳(K4),或以雞子白和小豆冷敷(K6,K15),或先洗浴,再敷塗藥散(K7,K18,K20,K21)。陰脫腫痛,則多用熱療。或以鐵精、鱉血(L1)、熱鼠壤(L4)、蛇床子(L3,L7,L16)、桃仁末(L14)熨陰塗陰,或以硫磺(L2)、枸杞、桃葉(L8)、當歸(L13)等製湯洗陰,或以坐藥納陰中(L5,L8,L12)。至於治療產後諸病,以及補虛養身的各種草藥,大多仍採用甘草、生薑、當歸、地黃、桂心等。除此之外,人參和芍藥最爲常見。人參"補五臟"、"治一切虛證"。[132] 芍藥,醫書稱"通順血氣"、"治風補勞",療

---

〔130〕 《病源論》卷四三,頁9。《千金方》以羊肉湯治產後中風,亦針對"久絕不產"的問題。見附錄 G34。

〔131〕 《千金方》卷三,頁67~68。

〔132〕 人參,《別錄》曰:人參生上黨山谷及遼東。蘇恭曰:人參見用多是高麗百濟者,潞州太行紫團山所出者,謂之紫團參。蘇頌曰:今河東諸州及泰山皆有之,又有河北榷場及閩中來者,名新羅人參,俱不及上黨者佳。見《本草綱目·草部》卷一二,頁88~96。現代中草藥研究指出,人參中的人參皂貳對中樞神經有鎮靜作用;人參二醇、人參三醇則有抗疲勞之效。見《中藥誌》(一),1~10,1"人參"條。

"女人一切病,胎前産後諸疾"。[133]

肉類滋補,則隨著時代發展與貴賤階層而不同。自漢以來,便有以羊、酒祝賀生産的習俗。《史記・盧綰傳》記載劉邦與盧綰同日生,"里中持羊酒賀兩家"。[134] 前引陳延之則稱生産有如遭遇死難,一旦結束,親屬會帶猪肝來慶賀。[135] 唐代醫書如《千金方》、《廣濟方》的理療補虛湯藥中,除羊肉外,更有鹿肉（G27,J17,M22）、麋肉（K36）、獐肉、獐骨（J17,M23）等珍饈,顯爲富貴人家設計,非一般平民百姓能輕易獲得。

除去服用湯藥之外,産婦亦須以行動配合療傷補身。"中風受寒"既是傳統醫書對産後諸病的主要解釋,新産婦的行動便因防風而受到限制。古時廁所設於屋外,爲了預防受風,産婦"特忌上廁便利,宜室中盆上佳"。[136] 孫思邈認爲過早行房將使婦人"背患風氣,臍下虛冷",因此主張"産後百日,乃可行房",並將不忌行房所引起身反强直,角弓反張的病症,稱爲"蓐風"。[137]

休養期間不宜行房的看法,《小品方》亦曾言及,但是以産婦分娩,身體破損,需要時間恢復爲理由:

> 婦人産時,骨分開解,是以子路開張,兒乃得出耳。
> 滿百日,乃得完合平復也。婦人不自知,唯滿月便云是平
> 復,合會陰陽,動傷百脈,則爲五勞七傷之疾。[138]

陳延之雖未將行房視爲受風的原因,卻和孫思邈一樣要求産婦休養一百天左右。宋代婦産科醫者認爲行房會影響乳汁的品質,故而要求婦女哺乳時不得行房。《産經》亦曾提及乳母若"房室喘息乳兒者……能煞兒,宜慎之"。[139] 但以陳延之和孫思邈的說法來看,似

---

〔133〕 芍藥,《別錄》曰:芍藥生中岳川谷及丘陵。陶宏景曰:今出白山、蔣山、茅山最好。蘇頌曰:今處處有之,淮南者勝。見《本草綱目・草部》卷一二,頁14～17。現代中草藥研究則指出,芍藥中的芍藥貳(paeoniflorin)對大鼠子宮平滑肌表現抑制作用,並能拮抗催産素所引起的收縮;並對血小板聚集有抑制作用。見《中藥誌》(一),182～185,31"白芍"條。
〔134〕 《史記》卷九三《盧綰傳》,頁2637。
〔135〕 《醫心方》卷二三,頁25a引。
〔136〕 《千金方》卷三,頁67。
〔137〕 《千金方》卷三,頁67。
〔138〕 《醫心方》卷二三,頁25ab。
〔139〕 《醫心方》卷二五,頁8b。

乎行房禁忌的重點在於新產婦的健康，而非哺乳的問題。[140]

　　從保健的角度來看，部分滋補之方，如服澤蘭丸等，或在滿月時告一段落，但恢復行房則應再等一陣子，倘若產婦身體不佳，則需繼續調養。《病源論》所謂：產傷血氣，"輕者節養將攝，滿月便是平復；重者其日月雖滿，氣血猶未調和"也。[141] 從習俗禁忌的角度來看，則滿月是一個重要分野：

　　　　《小品方》曰：婦人產後滿月者，以其產生，身經闇
　　　　穢，血露未净，不可出户牖至井竈所也，亦不朝神祇及祠
　　　　祀也。滿月者，非爲數滿卅日，是跨月故也。若是正月產，
　　　　跨二月，入三月，是跨月耳。[142]

由此看來，或爲保健，或因禁忌，婦女在分娩後大約有三十天以上的時間，仍然待在產房内，而在滿月之後，纔恢復正常生活。生產一事，從入月至此，終告結束。

五、生產之道的社會意義

　　如此辛苦的生產過程，難怪被視爲女性的生死關頭。然而，生產雖然攸關產婦存亡，其成敗的影響卻不止於產婦本身。產婦、胎兒、丈夫、助產者，甚至醫者，各種人物因對生產的觀念或同或異，彼此之間或互助、或折衝，在生產的過程中形成多重的互動關係，並且共同分享或承擔生產的結果。分娩雖在胎兒產下、胞衣排出之後告一段落，生產卻未完全結束，產婦和她周圍的社會恢復關係，仍須一段時間。其中涉及父系家族的親子倫理，產家的社會地位，醫者對助產者的批評，以及婦女在生產中的形象。以下便配合正史、筆記等其他資料，分別從上述四點，試探漢唐醫書中生產之道的社會意義。

1. 分娩中的產婦、胎兒與丈夫

　　在妊娠的十個月中，胎兒受母體的照顧而成形發育，二者有如

---

〔140〕《醫心方》卷二五，頁 8b 引《產經》，孫思邈《千金方》卷五，頁 74 和王燾《外臺秘要》卷三五，頁 980 都曾提及"擇乳母法"，考慮乳母的面貌、性情與健康。但因"乳母形色所宜，其候甚多，不可求備"，故而相當簡要，不如後世醫書和禮俗所要求的繁密與週備。傳統中醫的哺乳知識，見熊秉真《傳統中國的乳哺之道》，頁 123～146。

〔141〕《病源論》卷四三，頁 1。

〔142〕《醫心方》卷二三，頁 25a。

一體。日滿月足，分娩時至，則二者必須分開。頓時，母子有如敵體，甚至胞衣此一與胎兒命脈相繫的產餘之物，都可能威脅產婦平安。[143] 所謂順產，即指此分離過程平順，否則產婦與胎兒皆面臨危險。分娩的過程影響母子感情，尤以橫生逆產為著。《左傳》隱公元年"莊公寤生，驚姜氏，故名曰寤生，遂惡之"。"寤生"，一說為"牾生"，足先頭出，亦即逆產。[144] 在漢代，惡之甚也，成為民間"生子不舉"的原因之一。[145]

出生經驗是否影響小兒將來對父母的態度，現存資料不足以評估。范曄的母親如廁時生曄，措手不及而范曄的額頭"為磚所傷"。《宋書·范曄傳》記載曄觸法臨刑前，生母以手擊曄頸及頰，泣曰："不念我老，今日奈何"，而曄"顏色不怍"。處決後收曄家，妓妾盛飾，而"母住止單陋，唯有一廚盛樵薪"。范曄的不孝行為，與出生經驗是否相關，可惜資料不夠，否則此類心理歷史的研究，當頗引人入勝。[146]

分娩的過程究竟由誰主導，從漢唐之間的醫書看來，無法有單一的答案。《逐月養胎方》和《千金方》認為"日滿則生"、"俟時而生"，至少產婦無法左右分娩的起訖。腹痛，究竟是子宮想要排出胎兒而收縮，還是胎兒以子宮已不敷使用，故而向外擴張的結果，現存醫書資料不足以提供答案。[147] 胎死腹中和兒衣不出的救治方藥，重疊之處甚多，顯示醫者相信子宮收縮為分娩的重要動力之一。下地坐草和坐臥任意的方式，亦顯示產婦主導幫助分娩。[148] 然而在其他情況下，胎兒仍被視為分娩的主要動源。產婦的安危，絕大部

---

[143] 關於胞衣與胎兒、產婦的關係，見李建民《馬王堆漢墓帛書"禹藏埋胞圖"箋證》。

[144] 見楊伯峻《春秋左傳注》。應劭《風俗通義》解為"生即開目"，見王利器校注輯自《太平御覽》361。

[145] 同注〔2〕，頁752。

[146] 《宋書》卷六九《范曄傳》，頁 1828～1829。

[147] 西方婦產科學史的研究，顯示自古至中世紀，醫者相信分娩是由已成長欲出母腹的胎兒主導，而由產婦的子宮收縮協助。見 Gelis, *History of Childbirth*, p. 141 引 Hippocrates 和 Galen.

[148] 現代生產，大多進入醫院，產婦仰臥，由醫護人員主導生產過程。剖腹產的流行，更徹底剝奪產婦主動參與的機會。與之相較，古代社會的直立式生產，反而表現了婦女在生育過程中的積極角色。分娩姿勢的轉變與醫療系統對女性的控制，是西方醫療史與婦女史的重要議題。參見 Shorter, *A History of Women's Bodies*, pp. 56～57; Odent, *Birth Reborn*; Gelis, *History of Childbirth*, pp. 121～133 等。不過，在中國史的範疇內，纔剛剛引起注意。

分取決於胎兒向產門運動的情形。橫生逆產時，醫者擔心"子上迫心"，以搔爪、針刺等各種方式企圖使兒自動迴順。尤其認爲將父親的名字書於胎兒足下，胎兒便會順出（D15），或認爲將丈夫陰毛以朱膏和丸給產婦吞下，"兒手即持丸出"（D12），似乎相信胎兒能因辨識自己的父親而主動調整運動方向。

胎兒能辨識父親的觀念，無形中提高了產婦之夫在分娩中的重要性。自古以來產孕不潔的觀念和近人丈夫不進產房的現象，使丈夫在分娩的圖像中，僅止於在屋外緊張踱步而已。然而，漢唐之間救治難產的各種努力，卻顯示至少在民間，產婦的丈夫，亦即胎兒的父親，可能扮演重要角色。在農村核心家庭中，陣痛伊始，丈夫或需協助產婦佈草安頓，並尋求他人支援。待女性親友、鄰居或產婆來到，他即使不在產房内，也必須在附近待命，以便緊急時提供協助。在某些情況中，爲了"含水著婦口中"救治難產，也可能數度進出產房（B18）。[149] 然而若母子難以兩全時，究竟由產婦或丈夫作最後決定，則可能依情況而定。

《齊東野語》收錄唐代的生產故事：

> 唐長孫后懷高宗，將產，數日不能分娩。詔醫博士李洞玄候脈，奏后曰："緣子以手執母心，所以不產。"太宗問："當何如？"洞玄曰："留子母不全，母全子必死。"后曰："留子，帝業永昌。"……遂隔腹鍼之，透心至手，后崩……龐安常視孕婦難產者，亦曰："兒雖已出胞，而手執母腸胃，不復脱衣。"[150]

這些故事一方面説明胎兒在分娩中的影響力，另方面也顯示產婦、胎兒與丈夫之間，因父系家業而產生的權力關係。長孫后決定犧牲性命，以存帝業，似乎婦女也認定自己只是傳宗接代的生育工具。然而，在諸多難產狀況中，產婦可能虛脱昏迷，無法清楚表達留子或留母的意見。此時，丈夫應是最後決定之人。關於此點，幾乎沒有任何史料

---

[149] 圖三《大足石刻》"臨産"一景中，有一男子立於左方。由於一般分娩除非難産，未必有醫者在場，此男子或即產婦的丈夫，在一旁待命？Gelis 研究法國農村生育史，指出丈夫力氣大，有時擔任"抱腰"，有時則負責將產婦抱回床上。但由於丈夫多於難產時加入助產之列，因此丈夫出現在產房，對產婦而言，也是危險和恐慌的徵兆。見 History of Childbirth，pp. 101～103。

[150] 〔宋〕周密《齊東野語》卷一四，頁 250～252 "鍼砭"條。針刺兒手的情形，見前注引。

可供討論。然而，漢魏六朝的平民百姓，似不可與唐代帝室或官宦之家相提並論。主婦爲民間核心家庭中的重要勞動力，雖然求子心切，或未必採取"留子母不全"的方案，否則民間也不會以孺生棄子了。[151]

2. 醫護行爲與貴賤之别

社會階層造成生産差異的假設，涉及的問題多，而可用的史料少。王燾根據自己的觀察，提出"賤婢獨産"不難，而"産死者多爲富貴家"的階層差異説。雖頗有價值，卻無法涵蓋各個層面。

首先，不同階層産家在妊娠末期所能提供給産婦的資源，多寡不一。漢魏六朝的平民百姓以核心家庭爲主，主婦爲家中重要勞動力，不能因懷孕而休息不工作，很可能持續勞動到分娩徵兆之前。至於士人階層，主幹和共祖家庭漸增，親友加上僕役，人力較多，孕婦在妊娠末期或有休養的機會。[152] 入月準備，富貴之家或能按圖設帳、寄産安廬，平民百姓以至貧賤之人，則精密齊備的程度遞減。《國語·晉語》記載太姒懷文王，"少溲於豕牢，而得文王不加疾焉"。《越絶書》載："勾踐入宦於吳，夫人從，道産女於亭。"[153] 曹操卞皇后，本倡家，《魏書》稱其生於"齊郡白亭"。[154] 顯然産婦並未因臨盆在即而受到特别照顧。《搜神記》更載因出身低賤，分娩前仍在勞動的婦女，"取薪而生子於野"的故事。[155]

其次，隋唐之際，醫者對於分娩的過程、所需時間、助産人數，有了較爲系統的看法，而富貴之家（如王燾的友人），可能便比平民百姓較早接觸並獲得新的分娩觀念。不論滑胎或救難，在草藥栽種逐漸擴張的過程中，富貴之家亦較平民容易獲得生長於特定地區的本草。在照顧新産婦時，也能提供較多滋補營養食品。

然而，對於産育之事，不論貧富貴賤，也可能有一些共識：例如天人相應、物物相感，"快速少痛即爲順産"的觀念。而在分娩過程中，平

---

[151] 婦女在求子文化中的角色與地位，是一重要問題，我目前正著手進行此一研究。

[152] 漢魏六朝家庭形態及其轉變，學者已有詳論。見唐長孺《門閥的形成及其衰落》，原載《武漢大學人文科學學報》，收入《中國社會經濟史參考文獻》（臺北：華世出版社，1984），頁365~407；許倬雲《漢代家庭大小》，收入氏著《求古編》（臺北：聯經出版事業公司，1982），頁515~541；杜正勝《禮制、家族與倫理》，《古代社會與國家》（臺北：允晨文化實業公司，1992）。

[153] 《太平御覽》卷一九四，頁9b。

[154] 《三國志·魏志》卷五《后妃傳》，頁156引《魏書》。

[155] 《太平御覽》卷三六二，頁9b~10a。

民百姓雖或無親戚圍觀,卻未必没有鄰友相助。救難諸方中數度出現取"三家雞卵"、"三家鹽"、"三家水"(C15)和"三家飯"(D20)做爲藥方,企圖幫助順產,顯示分娩或爲鄰里共同參與之事。鄰家之物被視爲具有救難之效,鄰家之人即使不入產房,亦不無進出產家造成喧鬧的可能。並非皆如王燾想像"賤婢獨產"的情形。

最後,倘若發生難產,產家大概都是衆治齊下,但求速效,未必會因社會階層而有"信巫"或"信醫"的差別。晉代于法開以刺針救產的故事,顯示產家"衆治不驗,舉家遑擾"的混亂情形:

> 晉剡白山于法開,不知何許人。事蘭公爲弟子,深思孤發,獨見言表。善放光及法華,又祖述耆婆,妙通醫法。嘗乞食投主人家,值婦人在草危急,衆治不驗,舉家遑擾,開曰:"此易治耳。"主人正宰羊,欲爲淫祀,開令先取少肉爲羹,進竟,因氣針之,須史羊膜裹兒而出。[156]

這個故事出自《高僧傳》,收錄的目的顯爲宣教,故將佛僧與代表理性的醫學相連,而與代表迷信的淫祀對立。從兒隨針下的叙述看來,與曹魏時華佗和劉宋時徐文伯的故事一樣,凸顯了刺針引產的功效。[157]然而刺針究屬神技,一般產家難得受益。文中謂"衆治不驗",雖未言明包括哪些,料想爲求產婦平安,或亦醫巫并進,諸方合用吧!倘若並未發生難產,男性醫者是否會在分娩現場,則頗值得懷疑。

3. 婦產科發展與助產問題

古代孕婦或無定期產前檢查。三國魏名醫華佗曾替文武大官的懷孕夫人檢查,而發現胎死腹中的案例。甘陵相夫人有娠六月,腹痛不安,佗視脈曰:"胎已死矣。"[158]李將軍妻病,呼佗視脈,佗曰:"死胎枯燥,勢不自生。"爲下針,並令進湯。[159] 二位夫人雖然在孕期中召醫

---

〔156〕 《高僧傳》卷四,頁167~168。

〔157〕 華佗以刺鍼下死胎,見《三國志》卷二九《華佗傳》,頁799;徐文伯以刺鍼引產,見《南史》卷三二《徐文伯傳》,頁838。刺鍼引產,參見李貞德《漢隋之間的"生子不舉"問題》一文中"避孕、絕育與人工流產"。前引宋代周密《齊東野語》卷一四,頁250~252"鍼砭"條,記載唐長孫皇后生高宗時難產,醫博士李洞玄診斷爲"子以手執母心,所以不產",遂"隔腹鍼之,透心至手,后崩,太子即誕。後至天陰,手中有瘢"。而龐安常救治因胎兒"手執母腸胃"所造成的難產,亦"捫兒手所在,鍼其虎口,即縮手而生,及觀兒虎口,果有鍼痕"。二例皆爲透過母腹,直接鍼於兒手,與前引《小品方》以刺鍼回縮救治橫生逆產以及華佗、徐文伯、于法開等之刺鍼引產似乎皆不相同。

〔158〕 《魏志》卷二九《華佗傳》,頁799。

〔159〕 《後漢書》卷八二《華佗傳》,頁2738。

診脈,卻都是因身體不適。倘若孕中無病,即使貴爲夫人,是否會定期就醫檢查,值得推敲。[160] 待至分娩,若無難產,亦未必召醫診視。《病源論》中屢言抱腰之人應如何,助產者應如何,顯示分娩中的主要助產者不是醫生。然而醫生對於一般分娩卻頗有意見,並且不排除助產失理造成產婦危殆的看法。

婦產科的發展,在隋代時有理論性的突破。《病源論》在編排上,首次將經、帶等內容安排於胎、產之前,對於後代婦產科經、帶、胎、產體例的確立,當有影響。[161] 而漢唐之間,醫者對於婦女分娩的看法,亦有一系統化的過程。第一,滑胎助產方藥的服用,從並未言明何時當服,到逐漸標定各種湯藥的服用月份。第二,產圖的形制、內容,經過醫者的努力,從分門別類且衆說紛紜,到逐漸出現統一的規格。第三,醫書中對產後理療的時間趨於明確,由泛稱"產後"到三日、七日、滿月、百日,各有重點。同時,醫者對難產也提出觸忌犯神之外的解釋。[162] 而《病源論》、《千金方》和《外臺秘要》不約而同地出現對助產者的批評。其中最主要的責難,在於醫者認爲助產者的喧擾影響產婦心情,而助產者急於結束分娩的態度,適足以造成產難。[163]

醫者認爲,一般產婦、產家和經驗不足的助產者,大多試圖縮短時

---

[160] 古代婦女就醫情形,頗難確知。但從少數資料推測,婦女自往男醫師處就診,在魏晉時期或並不忌諱。晉王叔和《脈經》卷九中,許多條以"有一婦人來診"之語啓始。而前來就診婦女,可能大多爲社會中上階層。王叔和或稱其"夫人",或形容爲"好裝衣來診"。從其中一條並可得知母親攜女就醫的情形:

師曰:有一婦人將一女子,年十五所來診,言女子年十四時經水自下,今經反斷,其母言恐怖。師曰:言此女爲是夫人親女非耶? 若親女者,當相爲說之。婦人因答曰:自是女爾。師曰:所以問者無他,夫人年十四時,亦以經水下,所以斷此爲避年,勿怪,後當自下。(《脈經》卷九,頁8b)

由此看來,母親十四歲時已來診,至今女兒十五歲亦來診,頗有"家庭醫師"的味道。又,醫師記得其母十四歲時的症狀,可能醫病爲舊識,也可能有病歷存檔。《周禮》中已有建立病歷的記載,漢代淳于意則有編輯醫案而成的《診籍》,王叔和若有特殊病歷存檔,似並不足爲奇。

[161] 馬大正《中國婦產科發展史》,頁90。

[162] Charlotte Furth 認爲"滿月"和"百日"是兩個不同系統的觀點。前者出現較早,重點在於產乳不潔,屬儀式系統。後者出現較晚,重點在於休養生息,屬醫藥系統。而儀式爲主的生產之道,首重避免觸忌犯神。見其"Ming-Qing Medicine and the Construction of Gender",p. 232。本文指出隋唐之間各種系統消長與規格化的情形,顯示醫藥系統亦將"滿月"視爲產婦滋補的一個階段,並非只是儀式禁忌的斷限而已。

[163] 產婦過早用力,助產者多方干預,是否因婦女向來被視爲應努力工作,以致在分娩時亦勤奮不懈,從漢唐資料尚無法斷定。Charlotte Furth 研究清代的分娩則曾提及此種可能,見其"Concepts of Pregnancy, Childbirth and Infancy in Ch'ing Dynasty China"。

間,使分娩儘快結束,而醫者則主張"順其生理"。爲了讓産婦能夠順其生理,巢元方要求助産者等産婦腹腰皆痛,纔可抱腰,將臍帶繫於一旁,待其自降;孫思邈主張産時只應有二三人在旁協助;而王燾則以爲産婦一人生産,更能安穩自若,根本不需要"聚居女婦輩",造成不適任的助産行爲。

事實上,雖然一般看産者,未必皆受過專業訓練之人,但自漢以來應當已有以看産爲職業者。助産者可能是因爲貧困需要收入而幫人助産,也可能是較有經驗的婦人,"善看産"的名聲在鄉里間逐漸傳開,而被公認爲地方上的産婆。漢代鉅鹿南郊鄉人木羽的母親,便曾因"貧,主助産"。[164] 晉代廬陵郡(今江西吉水東北)婦人蘇易,則以"善看産"有名於鄉里,甚至有"牝虎當産,不得解,匍匐欲死,輒仰視。易悟之,乃爲探出之"的神奇故事。[165] 宮廷中后妃分娩,女醫或爲主要看産者。[166] 一般平民婦女分娩,可能並無醫者在場,而是由有生産經驗的女性親友協助。從蘇易的故事看來,發生難産時,鄉里間仍靠"善看産"的婦人協助救治。[167]

醫者多爲男性,其實甚少直接參與生産,頂多在難産時纔被請來,對女性看産者能力的評估是否公允,向來是婦産科學史的懸案。産婆既無文字流傳記載接生技術,在婦産科學史的研究中,便没有自己的聲音。因此醫者指責助産者造成難産之説,或許只能當作參考。[168]漢唐之間,在産前預備、産後調理方面,醫書中草藥和補湯皆隨時代發展而更加豐富。但坐草分娩,變幻莫測,安危難卜,醫者責備助産者,

[164] 《太平御覽》卷三六一引《列仙傳》。

[165] 干寶《搜神記》卷二〇,頁237"蘇易"條。

[166] 漢宣帝許皇后臨産,女侍醫淳于衍入宮前,受霍光夫人顯的威脅利誘,在皇后免身後,以附子和大丸毒殺皇后。事見《漢書》卷八,頁251;卷九七上,頁3966。

[167] 像王燾所錄因"一妹二女,並皆産死,有兒婦臨月,情用憂慮",而入山尋醫坐鎮家中助産的事蹟,應屬特例。見《外臺秘要》卷三三,頁923~924。

[168] 此類討論,甚或辯論,在西方婦産科學史已行之經年,助産學(midwifery)及其歷史,并成爲重要研究領域。見Shorter, "A History of Birth Experience", in A History of Women's Bodies,及Moscucci, "Men-midwives and medicine:the origins of a profession", The Science of Women:Gynaecology and Gender in England, 1800~1929(Cambridge and New York:Cambridge University Press,1990)。中國史方面由於著作不多,尚未有激烈辯論。醫學史的研究指出,醫者在宋代攀附儒士階層,企圖提升自己的社會地位。而婦産醫學也在宋代逐漸形成專科,醫者和産婆之間的競爭,不難想見。産婆自元代以降即被列入"三姑六婆"之中,社會地位和評價都不高,與醫者的偏見和責難或不無關係。醫儒關係及其研究,見陳元朋《宋代的儒醫——兼評Robert P. Hymes有關宋元醫者地位的論點》,《新史學》6.1(1995):194~202。婦産科在宋代的發展,見馬大正《中國婦産科發展史》第八章《宋金元時代的婦産科學》,頁142~200。

或不過在禁忌之外,力求新解。

生產涉及超自然的力量,其實產家、助產者和醫者,皆深信不移。漢代帝室、民間皆祠神君,除表達對產難的害怕之外,亦表現產死者具有救難能力的信仰。而漢唐之間,醫者一方面藉著產圖系統化批評助產者、和介紹新湯藥,來引導生產的醫護行爲;另方面卻也透過隔離與禁忌,傳達了與民間相似的生產文化。

4. 隔離、禁忌與產乳不吉

分娩雖爲生產的主戲,但生產的開演與落幕卻不止於分娩而已。對於產婦自己和她的親友鄰里而言,從入月安廬到滿月出蓐,隔離與禁忌標示了生產的起訖。隔離始於寄產安廬。婦女在分娩之前,必須離開日常生活的空間,進入爲她特別安排的場所。隔離的目的,主要在於產乳不吉。

雖然現存醫書在安廬方面的資料始於《產經》,但寄產之事,春秋時代可能便已存在。《左傳》昭公二十九年"公衍、公爲之生也,其母偕出",杜注稱爲"出之產舍"。[169] 二母同入產舍,待分娩後偕出,顯然婦女不在自己原來的生活空間生產。漢代則有到乳舍寄產的習俗。應劭的《風俗通義》提到兩個例子,顯示乳舍之中,可能豫婦與屠婦並比而臥:

> (1)潁川有富室,兄弟同居,兩婦皆懷任。數月,長婦傷胎,因閉匿之;產期至,同到乳舍,弟婦生男,夜因盜取之。爭訟三年,州郡不能決。[170]

> (2)汝南周霸,字翁仲,爲太尉掾。婦於乳舍生女,自毒無男,時屠婦比臥得男,因相與私貨易,禪錢數萬。[171]

潁川兄弟既爲富室,應非家中無房可用、無僕可使。屠婦亦至乳舍,與掾婦比臥,則乳舍亦非上層階級的特殊醫療待遇。至乳舍生產,所爲何來? 令人好奇。

---

[169]《左傳》(十三經注疏本)卷五三,頁 922。孔穎達疏認爲杜預所謂產舍,即《禮記·內則》中之側室,見同頁引疏。但側室是家中原有的房間,和專作寄產之用的乳舍不同。杜預所說的產舍,若爲乳舍,則晉代仍和漢時一樣,有寄產乳舍之俗。孔穎達釋產舍爲側室,或唐代已無寄產專用的乳舍。

[170] 王利器《風俗通義校注》590 輯。

[171] 王利器《風俗通義校注》519 輯。此故事有下文:"後翁仲爲北海相,吏周光能見鬼,署爲主簿,使還致敬於本郡縣……往到於塚上,郎君汙酹,主簿偃伏在後,但見屠者弊衣蟲結,踞神坐,持刀割肉,有五時衣帶青墨綬數人,彷徨陰堂東西厢,不敢前來……翁仲……問嫗……嫗辭窮情竭,泣涕具陳其故。時子年已十八,呼與辭決曰:"凡有子者,欲以承先祖,先祖不享血食,無可奈何。"應劭結論曰:"神不歆非類明矣,安得養他人子乎?"

王充曾經批評江南"諱婦人乳子,以爲不吉,將舉吉事、入山林、遠行、度川澤者,皆不與之交通。乳子之家,亦忌惡之,丘墓廬道畔,逾月乃人,惡之甚也"。並説明江北則不如此。[172] 上述二例,穎川在今河南禹縣,汝南在今河南上蔡縣東南平輿縣西北,皆在江北。四個婦人不在家中生產,而到乳舍,或江北雖不如江南般忌惡乳子婦人,亦有令產婦寄產他處之俗?[173]

雖然產婦需脱離日常生活的空間,甚或寄產他處,卻"不宜歸生"。漢人認爲出嫁女不宜回娘家生產。《風俗通義》説:"不宜歸生。俗云:令人衰。案:婦人好以女易他男,故不許歸。"[174] 從按語來看,由於生育上重男輕女的觀念,產婦可能以己女易他男,於是產家儘量防範。[175] 然而應劭和王充一樣,慣以理性批判當時人的俗信,或因此而爲不許歸生的忌諱,尋求理性的現實解釋。若自俗説觀之,可知人們的真正顧慮,在於歸生令娘家之人衰。顯然和王充所批評的江南風俗類似,也是產乳不吉的觀念所致。

即使不到乳舍,不回娘家,漢代以來仍有爲產婦另外安置產房的習慣。產房可能設於室內,也可能設於室外。在室內者,如《禮記·內則》所謂:"妻將生子,及月辰,居側室。"在入月後便爲產婦選擇正寢、燕寢等主卧室之外的房間爲產房。[176] 在室外者,或如《產經》所言,搭於距離井竈較遠的所在,目的亦在避免"大凶"。

產乳不吉,主要來自分娩血水污穢,容易觸忌犯神。敦煌變文《父母恩重經講經文》形容婦女生產時,"如煞猪羊,血流遍地"。[177] 前引

---

〔172〕 《論衡·四諱》,頁228。
〔173〕 此外,寄產之事,似又不止於漢。西晉惠帝八王之亂時,"忽有婦人詣大司馬門求寄產",並稱"我截臍便去耳"。見《晉書》卷二九《五行志下》,頁907;南齊東昏侯施行暴政,史稱"乳婦婚姻之家,移產寄室",見《南齊書》卷七《東昏侯本紀》,頁103。但前者重點在於預言齊王冏將遭斬戮,後者則在形容苛政擾民之狀,不足説明寄產之風自漢不衰。《三國志》引《列異傳》故事,稱華歆爲諸生時,"嘗宿人門外,主人婦夜產",可見分娩未必寄產。見《三國志》卷一三《華歆傳》,頁405。唯前引杜注"借出"爲"出之產舍"語,或可佐證晉代寄產之事。
〔174〕 王利器《風俗通義校注》562 輯佚文。
〔175〕 漢人重男輕女,見劉增貴《漢代婚姻制度》(臺北:華世出版社,1982),頁21;李貞德《漢隋之間的"生子不舉"問題》,頁759~760。前引周霸婦與屠婦以女易男的故事,正説明在父系家族祖先崇拜的信仰之下,婦女生男的壓力。並可爲前引唐高宗之母犧牲自己性命來保全夫家帝業的事作一注脚。
〔176〕 《禮記·內則》卷二八,頁11a。
〔177〕 王重民等編《敦煌變文集》下,卷五,頁679、699。

《産經》及《外臺秘要》皆建議産家鋪草灑灰、張設獸皮，或以器皿盛物洗滌等方式，避免血水著地犯禁。《産經》又主張鋪草時應一面念咒，請求諸神"來此護我"，以使"諸惡魍魎莫近"。[178]《子母秘録》則有借地法、禁水法，臨盆時爲産婦向諸神借一方地分娩;[179]並在儲存洗滌用水時誦念咒語，使用水能"以净持濁"。[180]《外臺秘要》引崔氏産圖，亦講究避諸神所在。神明的形象極具能力，既能保護産婦，又可能因被冒犯而加害於人。

道書《元始天尊濟度血湖真經》，描繪血湖地獄情景，説明世間男女犯神下獄，顯示婚姻生活中的平民婦女，幾乎難以倖免：

> 是故生産有諸厄難，或月水流行，洗浣汙衣，或育男女，血汙地神，汙水傾注溪河池井，世人不知不覺，汲水飲食，供獻神明，冒觸三光……或致子死腹中，母亡産後，或母子俱亡，至傷性命……横傷非命，死入酆都地獄，備受諸苦，由積血以成湖，認幻緣而有獄……元始天尊曰：吾觀慾界衆生，女人造種種罪業，身墮血湖受苦，沉淪動經億劫，永無出期。吾今開琅函寶藏，出金籙赦文……。[181]

《産經》中諸般措施，大多僅限於反支等特殊禁忌月日。《外臺秘要》亦明言各項準備，目的在於避免"子死腹中，或産不順"。醫書中的重點在保護産母與胎兒，並且防範的對象和時間明確。《濟度血湖真經》對婦女下血湖地獄的解釋，除表達對女性身體排出物的厭惡之外，也顯示女性因生育責任和家務勞動等社會角色，以致背負罪責，無所逃於天地之間。

《産經》與《濟度血湖真經》的不同，或因方書與道書寫作目的相異，或因時代越後，婦女的困境越明顯。[182] 然而，方書雖未直接説明女性的罪責，其中種種預防觸忌犯神的措施，卻在試圖救助

---

[178] 《醫心方》卷二三，頁 8b。

[179] 《醫心方》卷二三，頁 7b～8a。

[180] 《醫心方》23，頁 8b～9a 引《子母録》。

[181] 《元始天尊濟度血湖真經》，正統道藏洞真部本文類（宿），卷上，頁 3～4；卷中，頁 2。上海涵芬樓館藏影本 32 册。

[182] 任繼愈編《道藏提要》（北京：中國社會科學出版社，1991），頁 55，稱此經"假託元始天尊爲衆仙所説"。"元始天尊"爲神名，最早見於南朝梁陶宏景的《真靈位業圖》，假託元始天尊之名所作的道經，唐代起大增。《元始天尊濟度血湖真經》的時代，説法不一，或謂在唐宋之際。ミシェル・スワミエ《血盆經の資料の研究》，見《道教研究》，吉岡義豐、ミシェル・スワミエ編修（東京：昭森社，1965），頁 109～166。道藏三洞的討論，見陳國符《道藏源流考》（北京：中華書局，1963），頁 4～7。

産婦脫離罪責的同時，亦分享了禮俗觀念，確認了女性從社會角色
而來的不潔形象。

　　不潔的力量，即使在分娩結束後仍未停止，産婦行動依然受到
限制。自漢以來，便有産婦不宜見人的禁忌。《神仙傳》形容麻姑拜
訪蔡經母及經弟婦，"弟婦新産十數日，麻姑望見之，曰：噫！且止
勿前"。[183] 新産十數日，尚在禁見範圍內。前引王充描述江南風俗
忌惡乳子婦人，以致"逾月乃入"。《小品方》則明確指出所謂滿月
除穢，其實不只三十天，主要在於産婦"身經闇穢，血露未盡"
之故。

　　婦女因産乳而不潔，除了産血惡露污穢之外，或亦因婦女的角
色轉換所致。自周代父系家族確立以來，結婚生子，爲夫家廣嗣繼
祖，成爲女性的重要社會角色。無子爲男性出妻或取妾的正當理由，
而女性則藉著生育，由妻子、媳婦，變成母親，並確立她在夫家的
地位。[184] 生產正是此一角色與地位轉換的關鍵。學者指出，人類社
群面臨此種角色或關係的轉換，時常視之爲"脫序"與"不潔"，
而將主角加以隔離一段時間。[185] 前引《酉陽雜俎》描寫"北朝婚
禮，青布幔爲屋，在門內外，謂之青廬，於此交拜"。嫁娶亦是人們
生命角色轉換的重要典禮，北朝婚禮爲交拜儀節特設青廬，似亦有
將此暫時的脫序現象隔離的意味。漢唐之間醫書中爲生產安廬設帳，
除了防風之外，或亦傳達産婦社會角色即將轉變的信息。倘若如此，
則婦女不潔，並非只是産血骯髒，也在於生產象徵社會關係破（改

〔183〕　《太平御覽》卷八〇三，頁 6b。

〔184〕　父系家族婚姻制度中的女性角色與地位，見杜正勝《女性在父系家族中的角色》，
《古代社會與國家》，869～876；劉增貴《琴瑟和鳴——歷代的婚禮》，中國文化新
論之宗教禮俗篇《敬天與親人》（臺北：聯經出版事業公司，1982）、《魏晉南北朝
時代的妾》，《新史學》2.4（1991）、《漢代婚姻制度》（臺北：華世出版社，1982）
等諸文；以及 Jender Lee，"Conflicts and Termination of Marriage"，*Women and Mar-
riage in China during the Period of Disunion*，（Ph. D. dissertation. University of Wash-
ington，1992）Chapter Ⅳ；以及 Lee，"The Life of Women in the Six Dynasties"。

〔185〕　見 Van Gennep，*The Rites of Passage*，English trans. by Monika B. Vizedom and Gabri-
elle L. Caffee（Chicago：University of Chicago Press，1960），pp. 10～11；Emily M.
Ahern，"The Power and Pollution of Chinese Women"，in *Women in Chinese Society*（Stan-
ford：Stanford University Press，1975），p. 199，207；翁玲玲《漢人婦女產後作月子
儀式的行爲探討》，清華大學社會人類學研究所碩士論文（新竹：清華大學社會人
類學研究所，1992），頁 48～59，則綜述人類學者在這方面的理論。

變家庭成員的角色）、立（重建家庭成員的位置）之間的影響力。[186]

六、結　論

自古娩乳大故，有如就死，對產婦而言，是存亡關頭，對產家而言，則爲成敗之機。漢唐之間，婦女早婚、早育，醫家勸誡而俗風難改。面對生產大事，人們在入月、分娩和產後都有因應之道。滑胎湯藥，漢魏六朝時對於服用的月份或尚未有清楚的意見，唐宋以後則標定各種湯藥的服用時間。由於產孕不吉的觀念，產婦生產的地點選擇不易。寄產安廬，便是以隔離爲前題，爲產婦尋找一適合分娩的場所。唐代以前，分娩或在戶內，或在戶外，大多有帳以避風邪。生產依產圖行事，包括設帳、安廬、向坐、埋胞。隋唐之際，產圖似經歷一重整的過程，由分門別類逐漸統合爲一圖。貴賤

[186] 人類學家對現代中國社會的研究又指出，婦女在父系家族中，經由締結深厚的母子情而形成 Magery Wolf 所謂的"子宮家庭"，對父系家族的團結造成威脅。因此，生產使婦女一方面具有傳宗接代的貢獻，另方面亦具有使父系家族脫序的破壞力。對此種"脫序"情形的忌憚與規範，亦是視產乳婦人爲"不潔"或"不吉"並加以隔離的社會因素之一。討論見 Emily M. Ahern，"The Power and Pollution of Chinese Women，" p. 199，207；翁玲玲《漢人婦女產後作月子儀式的行爲探討》，頁74～81。歷史學家則稱明清家庭中的母子關係爲"受苦的母親和她那身負重任的兒子"。見熊秉真《明清家庭中的母子關係——性別、情感及其他》，見《性別與中國》，頁527～528。古代中國不潔觀念的社會因素研究，至今尚不多見，參 Edward Schafer，"The Development of Bathing Customs in Ancient and Medieval China and the History of the Floriate Clear Palace"，*Journal of American Oriental Society*，76. 2（1956）：57～82 和 Robin Yates，"Purity and Pollution in Early China"，《歷史與考古整合之研究》（臺北：中央研究院歷史語言研究所，1996）兩文。至於母子情是否造成父系家族脫序，以致成爲生產不潔的社會因素，要回答這個問題，似應先瞭解漢唐之間家庭中的母子關係與母親角色。這是婦女生活史的重要問題，但本文因重點與篇幅所限，尚無法討論，只有俟諸日後。截至目前，僅有學者從"列女傳"傳統的研究中，或指出母子私情常成爲教化和公義的犧牲品，或表示母親有時也不排除以絶食等自虐方式，要求兒子遵從自己的意思。討論見邢義田《從〈列女傳〉看中國式母愛的流露》，《歷史月刊》5（1988）；Jennifer Holmgren，"Widow Chastity in the Northen Dynasties-the Lieh-nü Biographies in the Wei-shu"，*Papers on Far Eastern History* 23（1981）：165～186，對北朝婦女的研究。最近，專研列女傳的日本學者下見隆雄，利用劉向《列女傳》、《後漢書·列女傳》和《晉書·列女傳》的資料，檢討漢魏晉儒教社會中"母性"的角色和功用，值得參考。但其著眼點似仍以"母性"支持父系家族倫理爲主，並不涉及任何與生育文化相關的議題。下見隆雄《儒教社會と母性——母性の威力の觀點でみる漢魏晉中國女性史》（東京：研文出版，1994），介紹見坂本具償《母性の威力——中國女性史研究への新たな視點——》，《東方》171（1995）：24～27。漢唐之間產乳不吉與子宮家庭的關係，在目前史料和研究皆尚不足的情況下，只能旁敲側擊，至於細致而有系統的討論，則有待日後深入地研究。

之別，在產前準備與產後照顧中，表現較爲明顯。至於分娩當下，不論社會階層，或皆衆治齊下，但求順產速效。

臨產坐草，或攀繩倚衡，或由人抱腰。由於"快而少痛，即爲順產"的觀念，助產者可能驚動產婦或持捉失理。漢唐之間，醫家對於難產的解釋，已超越觸忌犯神的範圍，對於橫生逆產亦有刺縮迴順的處理。而難產救治的過程，顯示人們相信應及早干預、衆治齊下和物物相感等諸觀念。丈夫被視爲責無旁貸，而鄰里的參與，或因時因地而異。坐草之時，助產者、親友可能聚集發表意見，也影響產婦的自然生產時間。男性醫者對於不適任的助產行爲，非但指責，甚或認爲完全不需要。然因女性助產者向來沒有自己的聲音，男性醫者又多在難產時纔被召至，兩者之間的恩怨，不免成爲醫療史與婦女史上的公案。

胎兒胞衣皆出之後，產婦的辛苦雖暫告一段落，卻因防避風邪和產乳不吉的觀念，仍須與日常生活暫時隔離。婦女雖由於血露污穢和角色轉換等因素被視爲不潔，但在醫書療傷補虛的觀念下，富貴人家的產婦，或可休養一個月以上。農村核心家庭的主婦，大約產後不久即需工作。然而親友持滋補之物相賀，醫者謂"補養五内，非慶其兒也"，又勸婦女晚嫁少產，以免"血枯殺人"，也算是對女性本身，而非其作爲生育工具的一種關懷吧！

附錄：從先秦到唐代
醫書中滑胎助產、救治難產、與產後保健諸方

A、滑胎助產

1.《胎產書》：懷子者，爲烹白牡狗首，令獨食之。其子美皙，又易出。（《馬王堆古醫書考釋》，806）

2.《金匱要略》：婦人妊娠，宜常服當歸散主之。當歸散方：當歸一觔、黃芩一觔、芍藥一觔、芎藭一觔、白术半觔，右五味，杵爲散，酒服方寸匕，日再服。妊娠常服，即易產，胎無疾苦。產後百病悉主之。（20/303～304；《脈經》9/179亦引）

3.《小品方》：預服散，令易生，母無疾病。未生一月日前預服，過三十日，行步動作如故，兒生墮地，皆不自覺。甘草散方：甘草八分炙，

黃芩、大豆黃捲、粳米、麻子人、乾薑、桂心各二分,吳茱萸二分,右八味擣散,酒服方寸匕,日三。(《外臺秘要》34/941 引;《千金》同)

4.《小品方》:貝母令人易產。(《外臺秘要》33/921 引)

5.《僧深方》:養胎易生丹參膏方:丹參四兩、人參二分(一方二兩)、當歸四分、芎藭二兩、蜀椒二兩、白术二兩、豬膏一斤,凡六物,切,以真苦酒漬之,夏天二三日於微火上煎,當著底校之,手不得離,三上三下,藥成絞去滓,以溫酒服如棗核,日三,稍增可加。若有傷動見血如雞子黃者,晝夜六七服之神良。任身七月便可服,至坐臥忽生不覺,又治生後餘腹痛也。(《醫心方》22/18ab 引)

6.《逐月養胎方》:十月諸神備,日滿即產矣,宜服滑胎藥。入月即服。養胎臨月服,令滑易產,丹參膏方:丹參(半斤),芎藭、當歸(各三兩),蜀椒(五合,有熱者以大麻仁五合代)。右四味㕮咀。以清酒溲濕,停一宿以成,煎豬膏四升,微火煎膏,色赤如血。膏成,新布絞去滓。每日取如棗許,納酒中服之。不可逆服,至臨月乃可服。舊用常驗。(《備急千金要方》2/44 引)

7.《產經》:妊娠垂七月,常可服丹參膏,坐臥之間,不覺忽生也。以溫酒服如棗核日三。丹參一斤、當歸四兩,芎藭八兩,白术四兩,蜀椒四兩、豬肪四斤。(《醫心方》23/9a,22/18b 引)

8.《千金方》:治妊娠養胎令易產,蒸大黃丸,方:大黃三十銖蒸、枳實十八銖、芎藭十八銖、白术十八銖、杏仁十八銖、芍藥十二銖、乾薑十二銖、厚朴十二銖、吳茱萸一兩,上九味末之,蜜丸如梧桐子大,空腹酒下二九,日三,不知稍加之。(2/44~45)

9.《千金方》:滑胎令易產,方:車前子一升、阿膠八兩、滑石二兩,上三味治下篩,飲服方寸匕,日再。至生月乃服,藥利九竅,不可先服。(2/45)

B、一般難產狀況

1.《葛氏方》云:密取馬□毛繫衣中,勿令知耳。(《醫心方》23/9a 引)

2.《葛氏方》云:吞大豆三枚;又方:吞槐子三枚;又方:戶根下土三指撮,酒服;又方:以水銀如彈丸大,格口內喉中,捧起令下,子立出。(《醫心方》23/12b 引)

3.《小品方》:療難產歷日,氣力乏盡,不能得生,此是宿有病。方:

赤小豆二升,阿膠二兩。右二味,以水九升煮豆令熟,取汁內膠令烊,一服五合,不覺,不過再即產。(《外臺秘要》33/933a 引;《崔氏》、《千金》同)

4.《小品方》:產難數日欲絕秘方:書奏作兩行凡二十字文,"日帝乙生子,司命勿止,即出其胞及其子,無病其母",封其中央,以朱印之,令產婦持之。(《外臺秘要》33/933b 引《備急》並引,《崔氏》同)

5.《小品方》:療婦人易生產,飛生丸方:飛生一枚,槐子,故弩箭羽各十嗣枚,右三味,搗末,蜜丸桐子大,以酒服二丸,即易產。

6. 又方:取蛇蛻皮著衣帶中,鼇鼻繫衣帶,臨欲產時,左手持馬啣,右手持飛生毛,令易產。

7. 又方:燒藥杵令赤,內酒中飲之。《千金》同。(以上三條並《外臺秘要》34/941 引)

8.《小品方》:取馬銜一枚,覺痛即令左手持之。(《醫心方》23/9a 則作"右手")《小品方》:取槐東引枝手把之。(《崔氏》同)《小品方》:手捉鸕鶿頭,甚驗。(《崔氏》同;《外臺秘要》33/933a 引)

9.《小品方》:療難產。又方:吞皂莢子二枚,亦效。(《外臺秘要》33/933a 引《廣濟方》並引)

10.《小品方》:蛇蛻皮頭尾完具者,一枚,覺痛時,以絹囊盛繞腰,甚良。(《醫心方》23/9ab 引)

11.《小品方》云:取其父衣以覆井,即出。神良。(《醫心方》23/12b 引)

12. 又方:小麥二七枚吞之即出。又方:出蠶種布三寸,燒作散,酒服方寸匕,立出。又方:蘇一合,以酒和服即出。又方:燒兔毛末服方寸匕,即生。(《醫心方》23/12b 引)

13.《小品方》:燒大刀鐶令熱,以酒沃之,取一升服之,救死。(《醫心方》23/13a 引《千金方》並引)

14.《小品方》:陳葵子三指撮酒服(《醫心方》23/13b 引《新錄方》"葵子二七枚服之"並引)

15.《僧深方》云:取猪肪煎吞如雞子者,一枚即生,不生復吞之。又方:蒲黃大如棗,以井華水服之,良驗。又方:取竈中黃土末,以三指撮酒服,立生。土著兒頭出良。又方:滑石末三指撮酒服。(《醫心方》23/13a 引)

16.《陶弘景本草注》云：鼺鼠皮毛，以與産婦持之，令易産。(《醫心方》23/9b 引)

17.《刪繁方》：治産難或半生，或胎不下，或子死腹中，或著脊及在草數日不産，血氣上蕩心，女面無色，氣欲絶方：煎成猪膏一升、白蜜一升、淳酒二升，右三味合煎，取三升，分五服，極驗。(《醫心方》23/16b～17a 引;《外臺秘要》33/936a 引《文仲》並引,《備急》、《千金》、《崔氏》同)

18.《集驗方》：令夫從外含水著婦口中二七過，立出。(《醫心方》23/13b 引;《外臺秘要》33/934a 亦引)

19.《集驗方》：槐子十四枚，蒲黄一合，納酒中溫服，須臾不生，更服之。(《外臺秘要》33/932b 引《廣濟》並引,《千金》、《崔氏》同)

20.《集驗方》：吞生雞子黄三枚，并少苦酒。(《外臺秘要》33/932b 引《廣濟》並引,《崔氏》、《備急》、《文仲》同)

21.《録驗方》：(貝母)作末酒服，治産難及胞衣不出。(湯萬春《小品方輯録箋注》,109～110 引)

22.《録驗方》云：取鑿柄入鐵裏者，燒末酒服之，立下。(《醫心方》23/12b 引)

23.《經心方》云：芎藭爲屑，服方寸匕，神良。(《醫心方》23/13b 引)

24.《産經》云：産難時，皆開門户、窗瓮、瓶釜一切有蓋之類，大效。

25. 又方：産難時，祝曰：上天蒼蒼，下地□□(鬱鬱)，爲帝王臣，何故不出，速出速出，天帝在户，爲汝著名，速出速出。又方：□(符文)，以朱書吞之，良。又方：□(符文)，燒作灰以水服即生。

26. 又方：取真當歸，使産者左右手持之，即生。一云用槐子矣。

27. 又方：胡麻油服之，即生。又方：以大麻子二七枚吞之，立生。

28. 又方：取弓弩弦令帶産者腰中，良。又方：取大豆中破書，左作日字，右作月字，合吞之，大吉。又方：取夫褌帶燒末酒服，良。(以上五條《醫心方》23/11b～12a 引)

29.《千金方》：治産難三日不出方：取鼠頭燒作屑，井花水服方寸匕，日三。(2/57;《外臺秘要》引《廣濟》同,《崔氏》、《救急》同)

30.《千金方》：治産難方：取廁前已用草二七枚，燒作屑，水調服之。(2/57)

31.《子母秘錄》云:古方蘇膏。有難產者,或經三五日不得平安,或橫或竪,或一手出,或一脚出,百方千計,終不平安,服此蘇膏。其膏惣(總)在孩兒身上,立出。其方無比,初服半匙,漸加至一匙,令多恐嘔逆。好蘇一斤、秋葵子一升,滑石、瞿麥、好蜜半升,大豆黄捲皮二兩,右六物先用清酒一升細研,葵子納蘇中惣,相和□(微)火煎,可取強半升爲度,忌生冷,餘無忌。(《醫心方》23/11b引)

32.《極要方》:取赤小豆二枚,吞之,立兒手持出。(《醫心方》23/13b引)

33.《助產方》:媳婦分娩時,嬰兒和胎盤不分離,用獐子尾、鹿尾(碾碎)塗於女陰。用野牛角、羚羊角、公馬鞭上的污垢諸藥,塗於左右髖骨,嬰兒一定能產下。加以丈夫或小叔之陰毛,燒後就在食內喝下,則愈。或喝下酥油後,於腹部纏以濕皮,騎於平穩的黄牛鞍上,讓一位大力士從產婦肩部往牛鞍上用力壓,亦能分娩。此法如無效,騎於駿馬上,在房屋周圍來回走動,屋內發出"敵人來了"喊叫之聲,人馬俱驚,當即分娩。(P. T. 1057"藏醫雜療方",《敦煌吐蕃文獻選》,頁174引)

C、胎死腹中

1.《葛氏方》:治月未足,胎死不出,母欲死方:大豆醋煮服三升,死兒立出,分二服之。(《醫心方》22/34a引《小品方》並引,《千金》同之)

2. 又方:飲夫小便一升。(《醫心方》23/16a引)

3.《小品方》:桃白皮如梧子大,服一丸立出。

4. 又方:好書墨三寸,末,頓服。

5. 又方:鹽一升,雞子二枚,和,頓服之。又方:瞿麥一把,煮令二三沸,飲其汁立產。一方下篩,服方寸匕。(以上三條《醫心方》22/34ab引;《產經》同)

6.《小品方》:治子死腹中方:吞水銀二兩,立出。又方:搗芎藭,酒服方寸匕,神良。(《醫心方》23/16a引)

7.《小品方》:蟻室土三升,熬令熱,袋盛拽心下,胎即下。(《醫心方》23/16b引《千金方》並引;《千金方》2/63則作"急取蟻蛭土三升,熬之令熱,囊盛熨心下,令胎不得上搶心,甚良"。)

8.《小品方》:竈中黄土三指撮酒服之,立出。(《醫心方》23/16b

引《集驗方》並引）

9.《小品方》：療母子俱死者，產難及胎不轉動者方：榆白皮三兩，葵子五合，甘草炙、桂心各一兩，右四味，切，以水四升，煮取二升，服一升，須臾不產，更服一升。忌海藻、菘菜、生葱。（《外臺秘要》33/933b 引《備急千金藥方》並引，《崔氏》同）

10.《小品方》：療子死腹中方，服水銀三兩立出。（《外臺秘要》33/936b 引《救急》並引，《千金》、《備急》、《文仲》同）

11.《僧深方》云：取牛膝根兩株，拍破，以沸湯□（澄）之，飲之，兒立出。又方：以酒服蒲黃二寸匕。

12. 又方：好書墨三寸末，一頓飲之，即下。（以上二條《醫心方》23/16a 引）

13.《龍門方》云：桃根煮濃，用浴膝下，立出。（《醫心方》23/16a 引）

14.《集驗方》：療子死腹中方，真珠二兩酒服盡，立出。《崔氏》同。

15. 又方：取竈下黃土三指撮，酒服之立出，當著兒頭上。《千金》、《崔氏》、《文仲》同。

16. 又療胎死在腹中：取三家雞卵各一枚，三家鹽各一撮，三家水各一升，合煮，令產婦面東向飲之，立出。《千金》、《備急》、《崔氏》同。

17. 又方：取瞿麥一斤，以水八升，煮取二升，分再服，不出更服。《文仲》、《千金》、《崔氏》同。又方：葵子一升，阿膠五兩，水五升，煮取二升頓服出，間日又服。《崔氏》、《千金》、《文仲》、《備急》同。（以上並見《外臺秘要》33/935 引）

18.《集驗方》：又療子死腹中，又妊兩兒，一兒活，一兒死，令腹中死者出，生者安，此方神驗，萬不失一：蟹爪一升、甘草二尺炙切、阿膠三兩炙，右三味以東流水一斗先煮二味，取三升，去滓內膠令烊，頓服。不能頓服，分再服。若人困，挍口下藥入即活。煎藥，東向竈以茅葦薪煮之。（《外臺秘要》33/935b～936a 引《崔氏》並引，《廣濟》、《千金》、《備急》、《文仲》同；《醫心方》23/16b～17a 亦引）

19.《集驗方》：又療子胎在腹內已死方：甘草一尺炙，蒲黃一合，筒桂四寸，香豉二升，雞子一枚，右五味切，以水六升，煮取一升，頓服。胎胞穢惡盡去，大良。（《外臺秘要》33/936a 引《崔氏》並引。《千金方》2/32a 則作"蒲黃二合",並稱亦治"子生胞衣不出,腹中引腰背痛"。)

20.《集驗方》:子死腹中不出方:榆皮切一兩,珍珠一兩,右二味,以苦酒三升,煮取一升頓服,死兒立出。(《外臺秘要》33/936b 引《文仲》並引,《千金》、《備急》、《崔氏》同)

21.《產經》云:治妊身子死腹中不出方:取赤莖牛膝根,碎以沸湯□(澄)之,飲汁兒立出。(《醫心方》22/34b 引)

22.《產經》又云:周德成婦,懷身八月,狀□緣□,其腹中兒背折,胎死腹中三日,困篤方:取黑大豆一升,熬以清酒一斗,漬之須臾,釋去豆可得三升汁,頓服,即下胎。(《醫心方》22/35a 引)

23.《產經》:治胎死腹中符文:□□(符文),此二符以朱書吞之即生。(《醫心方》23/17a 引)

24.《千金方》:以牛屎塗母腹上,立出。(《外臺秘要》33/936b 引《文仲》同)

25. 又方:取夫尿二升,煮令沸飲之。(《外臺秘要》33/936b 引《救急》同)

26.《千金方》:吞槐子二七枚,亦治逆生。又方:酢二升拗口開灌之即生。(2/59)

27.《千金方》:治產難子死腹中方:瞿麥一斤以水八升,煮取一升服,一升不出再服。治胎死腹中乾燥著背方:葵子一升,阿膠五兩,右二味,以水五升,煮取二升,頓服之。未出再煮服。(2/59)

28.《千金方》:治妊娠未足月,而胎卒死不出,其母欲死方:以苦酒濃煮大豆,一服一升,死胎立出,不能頓服,分再服。一方用醇酒煮大豆,亦治積聚成癥。(2/59)

29.《千金方》:治妊娠胎死腹中,若子生,胞衣不出,腹中引腰背痛方:甘草一尺,蒲黃二合,筒桂四寸,香豉二升,雞子一枚。右五味以水六升,煮取一升,頓服之,胎胞穢惡盡去,大良。(2/59)

30.《蘇敬本草注》云:伏翼矢灰酒服方寸匕。(《醫心方》23/16b 引)

31.《醫門方》云:療胎死腹中,不出,其母欲絕方:水銀二兩,吞之,兒立出。又方:伏龍下厶下篩三指撮以酒服即出。(《醫心方》22/34b 引)

32.《博濟安衆方》:醋煮赤豆,服三升,兒立出。又方:驗醋一升,格口灌之。又方:當歸末酒服方寸匕,立出。(《醫心方》23/16a 引)

D、橫生逆産

1.《葛氏方》云:鹽以湯和塗兒蹠下,并摩婦腹上。

2. 又方:真丹塗兒蹠下。又方:取釜底墨以交牙書兒蹠下。又方:丹書左足下作千字,右足下作黑字。(《醫心方》23/14a 引)

3.《小品方》:燒兒父手足十指爪甲,治末服之。

4. 又方:取生艾半斤,清酒四升,煮取一升,頓服之,則順生。若不引酒用水。(以上二條《醫心方》23/14ab 引)

5.《小品方》治橫生方:栝樓實中子一枚,削去尖者,以水漿吞之,立産。(《醫心方》23/14b～15a 引)

6.《小品方》云:子上迫心方,取弩弦縛心下,即出。(《醫心方》23/15a 引)

7.《小品方》:療逆産方:鹽塗兒足底。又可急搔爪之。並以鹽摩産婦腹上,即愈。(《崔氏》、《集驗》、《千金》同)又方:鹽和粉塗兒兩足下,即順矣。(《千金》、《崔氏》同)

8. 又方:彈丸二枚,搗末,三指撮,溫酒服。(《集驗》、《崔氏》同。《千金方》2/32a"彈丸"作"彈殼"。以上三條並《外臺秘要》33/934ab 引)

9.《小品方》:療橫産及側,或手足先出方:可持粗針刺兒手足,入二分許,兒得痛,驚轉即縮,自當迴順。(《外臺秘要》33/935a 引;《集驗》、《備急》、《千金》、《文仲》、《崔氏》同)

10.《小品方》:療逆産方:取車肛中膏,面腋下及掌心。(《外臺秘要》33/935a 引《刪繁方》並引,《集驗》、《崔氏》、《文仲》、《備急》同。《千金》2/61"車肛中膏"作"車釭中脂",並書兒脚下掌中。)

11.《集驗方》:療逆産方:燒鐵令赤,納酒中服之。《崔氏》同。

12. 又方:夫陰毛二七枚燒,以朱膏和丸如大豆,吞,兒手即持丸出,神驗。《千金》、《崔氏》同。

13. 又方:朱書左足下作千字,右足下作黑字。《崔氏》同。

14. 又方:生不出,手足先見,燒蛇蜕皮末,服刀圭,亦云三指撮,面向東酒服即順。《崔氏》、《千金》同。

15. 又方:真丹刀圭塗兒腋下。《崔氏》同。又方:以手中指取釜

底黑煤,交畫兒足下,順出。《千金》、《文仲》、《崔氏》、《備急》同。(以上五條《外臺秘要》33/934b 引)

16.《集驗方》:療橫生方,取梁上塵三指撮,酒服之。《千金》、《文仲》、《崔氏》同。(《外臺秘要》33/935a 引)

17.《集驗方》:其父名書兒足下,即順。又:以鹽塗兒足底。又可急搔爪之。(《醫心方》23/13b 引;《千金》2/61 同)

18.《刪繁方》:療逆產難產,數日不出者方:取桃人中破,書一片作可字,一片作出字,還合吞之。《崔氏》同。

19. 又療逆產,胞衣不出方:取竈屋上黑塵,酒服之。《千金》、《崔氏》同。(以上二條《外臺秘要》33/934b～935a 引)

20.《產經》:方:取三家飯曡(疊)兒手內,即順。又方:丹書,左足下作千字,右足下作黑字。(《醫心方》23/14 引)

21.《千金方》:治縱橫生不可出者方:菟絲子末,酒若米服之方寸匕,即生。車前子亦好服如法上。(《外臺秘要》33/935a 引《文仲》同)

22.《千金方》:治產時子但趨穀道者方:熱鹽熨之自止。(2/61)

23.《千金方》:千金丸,主養胎及產難顛倒,胞不出,服一丸,傷毀不下,產餘病,汗不出,煩滿不止,氣逆滿,以酒服一丸,良。一名保生丸,方:甘草六銖、貝母六銖、秦椒六銖、乾薑六銖、桂心六銖、黄芩六銖、石斛六銖、石膏六銖、粳米六銖(一作糯米)、大豆黄捲六銖、當歸十三銖、麻子三合,上十二末之,蜜和丸如彈子大。每服一丸,日三,用棗湯下。一方用蒲黄一兩。(2/44)

E、兒衣不出

1.《葛氏方》云:月水布燒末以服少少。(《醫心方》23/17b 引)

2. 又方,末皂莢內鼻中得嚏即下。(《醫心方》23/17b 引;《外臺秘要》33/937a 引《小品方》、《崔氏》同)又方:解髮刺喉中,令得嘔之,良。(《醫心方》23/17b 引)

3.《小品方》:取夫單衣蓋井上,立出。(《外臺秘要》33/936b 引《廣濟》並引,《集驗》、《救急》、《崔氏》同。《醫心方》23/18a 引《僧深方》同;《千金方》2/63 則作"夫內衣"。)

4.《小品方》:療胞衣不出方:鹿角末三指撮,酒服之。(《外臺秘要》33/937a 引,《崔氏》同)

5. 又方:兒衣不出吞此符吉。□(符文)。(《外臺秘要》33/937a

引）

6.《小品方》：療胞衣不出，并兒橫倒死腹中，母氣欲絕，方：半夏二兩、洗，白斂二兩，右二味，搗篩，服方寸匕。小難一服，橫生二服，倒生三服，兒死四服。亦可加代赭、瞿麥各二兩。（《外臺秘要》33/937b 引《救急》並引，《集驗》、《廣濟》、《備急》、《千金》、《文仲》、《崔氏》同）

7.《小品方》：小豆小麥相和，濃煮汁飲之，立出。（《外臺秘要》33/937b 引《救急》並引，《備急》、《崔氏》同；《醫心方》23/18a 同；《千金方》并謂"亦治橫逆生者"。）

8.《小品方》：井中土如梧子大吞之。（《醫心方》23/18a 引；《千金方》2/63 同，并謂"又治兒不出"。）

9.《僧深方》云：水銀服如小豆二枚。（《醫心方》23/18a 引）

10.《陶景本草注》云：吞胡麻油少少。

11. 又方：取弓弩弦縛腰。（以上二條《醫心方》23/17b 引）

12.《龍門方》云：取灶中黃土末著臍中。今案：《廣濟方》三指撮水服之。（《醫心方》23/18a 引）

13.《集驗方》：取苦酒服赤米一兩。（《外臺秘要》33/936b 引《廣濟》並引，《千金》、《崔氏》同。）又方：雞子一枚，苦酒一合，和飲之即出。（《外臺秘要》33/936b 引《廣濟》並引，《千金》、《崔氏》同）

14.《集驗方》：又療胞衣不出方：取炊箄當戶前燒之。（《外臺秘要》33/937b 引《救急》並引，《廣濟》、《崔氏》同；《千金方》2/63 則作"取炊蔽當戶前燒服之"。）

15.《集驗方》：療胞衣不出，令胞爛，牛膝湯方：牛膝四兩、滑石八兩，當歸三兩，通草六兩，葵子一升，瞿麥四兩，右六味切，以水九升煮取三升，分三服。忌牛、狗肉。（《外臺秘要》33/937b 引《必效》並引，《廣濟》、《崔氏》同。《千金方》2/61 亦引，但計量不同，見下引文。）

16.《集驗方》：又方：服蒲黃如棗，大良。（《外臺秘要》33/937b 引《救急》並引，《崔氏》同。《千金方》2/62 則作"以井花水"服之。）

17.《集驗方》：又方：生地黃汁一升，苦酒三合，令暖服之，不能頓服，分再服亦得。（《外臺秘要》引《救急》並引，《千金方》2/62、《崔氏》同）

18.《集驗方》：又方：澤蘭葉三兩，滑石五合，生麻油二合，右三味，以水一升半，煮澤蘭取七合，去滓，內麻油滑石，頓服之。（《外臺秘要》

引《救急》並引,《千金方》2/62、《崔氏》同)

19.《集驗方》:男吞小豆七枚,女吞十四枚。(《醫心方》23/18a 引《千金方》並引;《外臺秘要》33/937b 引《必效》同)

20.《集驗方》:牛膝半斤,葵子三升,切,以水七升,煮取三升,分三服。《醫門方》同之。(《醫心方》23/18a 引)

21.《產經》:□□(符文),胞衣不出時吞之,立下,大吉。(《醫心方》23/17b 引)

22. 又方:以水煮弓弦,令少少沸,飲之一升許。(《千金方》作“飲其汁五合”,《千金方》2/62)

23. 又方:多服豬肪。(以上二條《醫心方》23/17b)

24.《千金方》:治產兒胞衣不出,令胞爛,牛膝湯方:牛膝、瞿麥各一兩,滑石二兩(一方用桂心一兩),當歸一兩半,通草一兩半,葵子半升,右六味㕮咀,以水九升煮取三升,分三服。(2/61)

25.《千金方》:治胎死腹中,若母病欲下之方:取榆白皮細切,煮汁三升,服之即下。難生者亦佳。又方:牛膝三兩,葵子一升,右二味,以水七升,煮取三升,分三服。又方:生地黃汁一升,苦酒三合,令暖服之,不能頓服,分再服亦得。又方:澤蘭葉三兩,滑石五合,生麻油二合,右三味,以水一升半,煮澤蘭取七合,去滓,內麻油滑石,頓服之。(2/61~62)

26.《千金方》:治胞衣不出方:取瓜瓣二七枚,服之立出,良。又方:苦酒服真朱一兩。又方:墨三寸末之,酒服。又方:取宅中所埋柱,掘出,取坎底當柱下土,大如雞子,酒和服之,良。(2/62)

27.《千金方》:治產後胞不時出方:井底土如雞子中黃,以井花水和服之,立出。(2/63)

F、血暈煩悶

1.《葛氏方》:治血氣逆心煩滿者,方:生竹皮一升,水三升,煮取一升半,分三服。(《醫心方》23/26b 引)

2.《經心方》:治產後忽悶冒汗出不識人者,是暴虛故也。取釅醋以塗口鼻,仍置醋於前,使聞其氣,兼細細飲之,此為上法。今案:《子母秘錄》云:如覺暈,即以醋噴其面,甦來即令飲醋。(《醫心方》23/26a 引;《外臺秘要》34/947a 亦引《崔氏》)

3.《經心方》:又云,破雞子吞之便醒,若不醒者,可與男子小便灌口,得一升入腹,大佳。若與雞子等不醒者,可急與竹瀝汁一升,一服五合。(《醫心方》23/26a 引;《外臺秘要》34/947a 亦引《崔氏》同,並謂"可與童子小便一升,甚驗。丈夫小便亦得,切不得用病人者"。)

4.《集驗方》:治產後心悶眼不得開,方:即當頭頂上取髮,如兩指大,強人遷之,眼即開。(《醫心方》23/27a 引)

5.《產經》:治產後心悶眼不得開,方:赤小豆爲散,東流水和方寸匕服之。(《醫心方》23/26b 引)

6.《千金方》:治產後血運心悶氣絕,方:驗醋一升和所產血如棗大,服,兼漢面。又方:大豆熬令烟絕熱,以清酒一升潑之,承其汁飲之。(《醫心方》23/26b 引;今本《千金方》不見)

7.《孟説方》:治產後血運心悶氣絕,方:以冷水潠面即醒。(《醫心方》23/27a 引)

8.《子母秘録》云:產後但迷不醒,唇口冷,已脈絕,面青不語,此是運鬼所出血氣上衝心,方:取驗醋二合,雞子一顆,右先破雞子於碗中,煮醋一沸,投醋於雞子中,熟攪,與產者頃服之,立定。(《醫心方》23/27a 引)

9.《醫門方》:療產後血泄不禁止,方:急以甘地黃末,酒服一匙,二三服即止。(《醫心方》23/27a 引)

10.《博濟安衆方》云:產後心悶不語,心煩熱,方:地黃汁五合,當歸一兩末,清酒五合,薑汁二合,右童子小便一升和煎,去滓,分服。(《醫心方》23/27a 引)

11.《廣濟方》:療產後血暈心悶不識人,或神言鬼語,氣欲絕,方:荷葉二枚炙,蒲黃一兩,甘草二兩炙,白蜜一匙,地黃汁半升,右五味切,以水三升,煮取一升,絞去滓,下蒲黃蜜地黃汁,暖服立瘥止。

12.《廣濟方》:又療產後心悶血氣衝上血暈,羚羊角散,方:取羚羊角一枚燒成灰末,以東流水服方寸匕,若未瘥,更服瘥。(二上條並見《外臺秘要》34/946b)

13.《救急方》:產暈心悶大困,方:鯽魚剥皮作膾,以韭食三兩口止。(《外臺秘要》34/946b 引)

14.《文仲方》:暈絕方:蘇方木三兩,碎以水五升煎,取二升,分再服。或無蘇木,煮緋色衣服,取汁服甚驗。又方:取墻上青衣一抄,以水四小升,煮取二升,分服。又生薑汁二小升,地黃汁一小升,酒一大

相和,煎五六沸,分再服,每劑和大黃末一匙,此方甚良。(《外臺秘要》34/946b~947a 引)

15.《文仲方》:療產乳暈絕,方:半夏一兩洗搗篩,丸如大豆,內鼻中即愈。(《外臺秘要》34/947b 引;《崔氏》同)

16.《救急方》:療產乳暈絕,方:生赤小豆,搗爲散,取東流水和方寸匕,服之,不瘥再服。(《外臺秘要》34/947b 引;《崔氏》同)

17.《崔氏》:療產乳暈絕,方:以惡血服少許,良。又方:以服洗兒水三合,良。又方:覺暈,即用三股麻繩,長五六尺,繫產婦右腳膝上,令人捉兩頭急挽,得醒,徐徐解之。(《外臺秘要》34/947b 引)

18.《近效方》:療血暈不識人煩悶,方:紅藍花三兩,新者佳,以無灰清酒半升,童子小便半大升,煮取一大盞,去滓,稍冷服之,新汲水一大升,煮之良久。又方:赤父馬糞,絞取汁一大盞,濕者良,若乾者,取新汲水半大盞和研,絞取汁頓服,亦主人血不止,神驗。(《外臺秘要》34/947ab 引)

G、中風病痙

1.《金匱要略》:產後(中)風,續續數十日不解,頭微疼,惡寒,時時有熱,心下悶,乾嘔,汗出,雖久,陽旦證續在耳,可與陽旦湯,即桂枝加黃芩。(《金匱要略》21/312;《脈經》9/7b 同)

2.《金匱要略》:產後中風,發熱,面正赤,喘而頭痛,竹葉湯主之。竹葉湯,方:竹葉一把,葛根三兩,防風一兩,桔梗一兩,人參一兩,甘草一兩,附子一枚,炮,大棗十五枚,生薑五兩,右十味,以水一斗,煮取二升半,分溫三服,溫覆使汗出。頸項強,用大附子一枚,破之如豆大(人),前藥揚去沫。嘔者,加半夏半升洗。(《金匱要略》21/313;《脈經》9/7b 同;《千金方》3/75~76 同)

3.《葛氏方》云:若中風,若風痙,通身冷直,口噤不知人,方:做沸湯納壺中,令生婦以足踏壺上,冷復易之。又方:吳茱萸一升,生薑五累,以酒五升,煮三沸,分三服。今案:《錄驗方》乾薑,生薑累數用者,以其一支爲累,取肥大者。(《醫心方》23/33a 引)

4.《葛氏方》:治產後若中柔風,舉體疼痛,自汗出者,方:獨活四兩,以清酒二升,合,煮取升半,分二服。(《醫心方》23/34b 引;見下《小品方》、《千金方》加當歸)

5.《小品方》:治產後中風冷,成腫欲死,方:取鼠壤四升,熬令熱,

以囊儲著腹上,亦著陰上下,使熱氣入腹中,良。(《醫心方》23/31b引)

6.《小品方》:療產後中風,虛人不可服他藥者,一物獨活湯主之。及一物白鮮湯主之。亦可與獨活合煮之。方:獨活三兩,以水三升,煮取一升,分服,耐酒者,亦可酒水等煮之。用白鮮皮亦依此法。(《外臺秘要》34/952a引)

7.《小品方》:治產後中柔風,舉體疼痛,自汗出者,及餘百疾,方:獨活八兩,當歸四兩,右二味,㕮咀,以酒八升,煮取四升,去滓分四服,日三夜一。取微汗。(《千金方》3/78引;並引《葛氏方》曰:"單行獨活。"又曰:"若上氣者,加桂心二兩。不瘥更作。")

8.《小品方》:產後忽瘖,口噤面青,手足強,反張者,與竹瀝汁一升,即醒。中風者尤佳。今案:勘《葛氏方》多飲。(《醫心方》23/33a引)

9.《小品方》:治產後中風,語泣,四肢拘急。薑活三兩,爲末,每服五錢,水酒各半盞煎,去滓,溫服。(《證類本草》6;轉引自湯萬春《小品方輯錄箋注》21/126)

10.《小品方》:大豆紫湯,主婦人產後中風、因篤或背強口噤,或但煩熱苦渴,或頭身皆重,或身癢,劇者嘔逆直視,此皆因風冷濕所爲,方:大豆三升,炒,預取器盛清酒五升,沃熱豆中訖,漉去豆,得餘汁盡服之,溫服取微汗出,身體纏潤則愈。一以去風,二則消血結云。周成德妻妊胎,因蝕傷,胎死在腹中三日,困篤,服此酒即瘥,後療無不佳。(《醫心方》23/32b引,《外臺秘要》34/953ab亦引,並謂《千金方》用大豆五升,酒八升。又云:更合獨活湯,所以爾者,產後多虛著風,以獨活消風去血也。重者十劑。崔氏云:如中風口噤,加雞矢白二升,和豆熱更佳。《千金方》引文見下)

11.《小品方》:又,療產後中寒風,痙,通身冷直,口噤不知人,方:白术四兩,酒二升,煮取一升,去滓頓服。忌如常法。(《外臺秘要》34/引)

12.《小品方》:產後中風,身如角弓反張,口噤不語,川烏頭五兩,銼塊,黑大豆半升,同炒半黑。以酒三升,傾鍋內急攪,以絹濾取酒,微溫服一小盞,取汗。若口不開,拗開灌之。未效,加烏雞糞一合,炒納酒中服,以瘥爲度。(《本草綱目》17/37《草部》"烏頭附方"引)

13.《僧深方》:治產後中風口噤,方:獨活八兩、葛根六兩、甘草二兩、生薑六兩、四物,水七升,煮取三升,分四服。今案:《博濟安眾方》:獨活二兩、葛根一兩、甘草一兩,生薑二兩,右以水二升,煮取八合,分五六服之。(《醫心方》23/34a 引;《外臺秘要》34/953a 亦引,但言"以水九升,煮取三升,分三服"。)

14.《錄驗方》:治產後中風及飲痛,方:當歸二兩,獨活四兩,凡二物,以水八升,煮取三升,分服一升。(《醫心方》23/33b 引)

15.《錄驗方》:治產後餘痛及血兼風腫,方:真當歸一物,切之,以酒一斗,煮取七升,以四升大豆熱。冬燋及酒熱,豆中去滓多少,服日二。(《醫心方》23/31b 引)

16.《產經》:治產後中風口噤獨活湯,方:獨活三兩,防風二兩,乾薑二兩,桂心二兩,甘草二兩,當歸二兩,凡六物,以清酒三升,水七升,合煮,取二升半,分三服。(《醫心方》23/34a 引)

17.《產經》:治產後諸大風中緩急腫氣百病獨活湯,方:獨活、當歸、常陸、白朮各二兩,凡四物,水一斗,煮取四升,服旦覆取汗。(《醫心方》23/32a 引)

18.《產經》:治產後中柔風,舉體疼痛,獨活湯,方:凡獨活三兩,葛根三兩,甘草二兩,炙,麻黃一兩,桂心三兩,生薑六兩,夕藥三兩,乾地黃二兩,凡八物,以清酒二升,水八升,煮取三升,分五服。一方無夕藥。(《醫心方》23/34b 引)

19.《千金方》:論曰:產後角弓反張及諸風病,不得用毒藥,惟宜單行一兩味,亦不得大發汗,特忌轉瀉吐利,必死無疑,大豆紫湯,產後大吉。(3/74)

20.《千金方》:治產後百病及中風痱痙,或背強口噤,或但煩熱苦渴,或頭身皆重,或身癢,劇者嘔逆直視,此皆因虛風冷濕及勞傷所為,大豆紫湯,方:大豆五升,清酒一斗,右二味以鐵鐺猛火熬豆,令極熱,焦煙出,以酒沃之,去滓,服一升,日夜數過服之盡,更合小汗則愈。一以去風,二則消血結。如妊娠傷折,胎死在腹中三日,服此酒即瘥。(3/74)

21.《千金方》:治產後百日,中風痙口噤不開,並治血氣痛,勞傷,補腎,獨活紫湯,方:獨活一斤,大豆五升,酒一斗三升,上三味,先以酒漬獨活再宿,微火煮之,令減三升,去滓,別熬大豆極焦,使煙出,以獨

活酒沃之,去豆,服一升,日三夜二。(3/75)

22.《千金方》:小獨活湯,治如前狀,方:獨活八兩,葛根六兩,甘草二兩,生薑六兩,上四味㕮咀,以水九升,煮取三升,去滓,分四服,微汗佳。(3/75)

23.《千金方》:甘草湯,治在蓐中風,背強不得轉動,名曰風痙,方:甘草二兩,乾地黃二兩,麥門冬二兩,麻黃二兩,芎藭三兩,黃芩三兩,栝樓根三兩,杏仁五十枚,葛根半斤,上九味㕮咀,以水一斗五升,酒五升,合煮葛根,取八升,去滓,內諸藥,煮取三升,去滓,分再服,一劑不瘥更合,良。《千金翼》、《崔氏》有前胡三兩。(3/75)

24.《千金方》:獨活湯,治產後中風口噤不能言,方:獨活五兩,防風二兩,秦艽二兩,桂心二兩,白朮二兩,甘草二兩,當歸二兩,附子二兩,葛根三兩,生薑五兩,防己一兩,上十一味㕮咀,以水一斗二升,煮取三升,去滓分三服。(3/75)

25.《千金方》:雞糞酒,主產後中風及百病,並男子中一切風神效,方:雞糞一升熬令黃,烏豆一升熬令聲絕勿焦,上二味,以清酒三升半,先淋雞糞,次淋豆取汁,一服一升,溫服取汗,病重者凡四五日服之,無不愈。(3/75)

26.《千金方》:防風湯,治產後中風,背急短氣,方:防風五兩,當歸二兩,芍藥二兩,人參二兩,甘草二兩,乾薑二兩,獨活五兩,葛根五兩,上八味㕮咀,以水九升,煮取三升,去滓,分三服,日三。(3/76)

27.《千金方》:鹿肉湯,治產後風虛頭痛,狀熱言語邪僻,方:鹿肉三斤,芍藥三兩,半夏一斤,乾地黃二兩,獨活三兩,生薑六兩,桂心一兩,芎藭一兩,甘草一兩,阿膠一兩,人參四兩,茯苓四兩(《千金翼》作茯神),秦艽三兩,黃芩三兩,黃耆三兩,上十五味㕮咀,以水二斗,煮肉得一斗二升,去肉,內藥煎取三升,去滓,內膠令烊,分四服,日三夜一。(3/76)

28.《千金方》:治產後中風獨活酒,方:獨活一斤,桂心三兩,秦艽五兩,上三味㕮咀,以酒一斗半,漬三日,飲五合,稍加至一升,不能多飲,隨性服。(3/76)

29.《千金方》:大豆湯,主產後卒中風發病,倒悶不知人及妊娠挾風,兼治在蓐諸疾,方:大豆五升炒令微焦,葛根八兩,獨活八兩,防己六兩,上四味㕮咀,以酒一斗二升,煮豆取八升,去滓,內藥煮取四升,

去滓,分六服,日四夜二。(3/76)

30.《千金方》:五石湯,主產後卒中風,發痙口噤,倒悶吐沫,癲癇眩冒不知人,及濕痹緩弱,身體瘛,妊娠百病,方:白石英二兩,鍾乳二兩,赤石脂二兩,石膏二兩,紫石英三兩,牡蠣二兩,人參二兩,黃芩二兩,白术二兩,甘草二兩,栝樓根二兩,芎藭二兩,桂心二兩,防己二兩,當歸二兩,乾薑二兩,獨活三兩,葛根四兩,上十八味末五石,㕮咀諸藥,以水一斗四升,煮取三升半,分五服,日三夜二。一方有滑石、寒水石各二兩,棗二十枚。(3/76~77)

31.《千金方》:四石湯,治產後卒中風,發痙口噤,癲癇悶滿不知人,並緩急諸風,毒痹身體瘛強,及挾胎中風婦人百病,方:紫石英三兩,白石英三兩,石膏三兩,赤石脂三兩,獨活六兩,生薑六兩,葛根四兩,桂心二兩,芎藭二兩,甘草二兩,芍藥二兩,黃芩二兩,上十二味㕮咀,以水一斗二升,煮取三升半,去滓,分五服,日三夜二。(3/77)

32.《千金方》:治婦人在蓐得風,蓋四肢苦煩熱,皆自發露所爲。若頭痛,小柴胡湯;頭不痛,但煩熱,與三物黃芩湯。小柴胡湯,方:柴胡半斤,黃芩三兩,人參三兩,甘草三兩,生薑二兩,大棗十二枚,半夏半升,上七味㕮咀,以水一斗二升,煮取六升,去滓,服一升,日三服。三物黃芩湯,方:黃芩、苦參各二兩,乾地黃四兩,右㕮咀,以水八升,煮取二升,去滓,適寒溫,服一升,日二,多吐下蟲。(3/77)

33.《千金方》:治產後腹中傷絶,寒熱恍惚,狂言見鬼,此病中風內絶,臟氣虛所爲,甘草湯,方:甘草五兩,芍藥五兩,通草三兩(《產寶》用當歸),羊肉三斤,上四味㕮咀,以水一斗六升,煮肉取一斗,去肉內藥,煮取六升,去滓,分五服,日三夜二。(3/77)

34.《千金方》:羊肉湯,治產後中風,久絶不產,月水不利,乍赤乍白及男子虛勞冷盛,方:羊肉二斤,咸擇大蒜去皮切三升,香豉三升,上三味,以水一斗三升,煮取五升,去滓,內酥一升,更煮,取三升,分溫三服。(3/77~78)

35.《千金方》:葛根湯,治產後中風,口噤痙痹,氣息迫急,眩冒困頓,並產後諸疾,方:葛根六兩,生薑六兩,獨活四兩,當歸三兩,甘草二兩,桂心二兩,茯苓二兩,石膏二兩,人參二兩,白术二兩,芎藭二兩,防風二兩,上十二味㕮咀,以水一斗二升,煮取三升,去滓,分三服,日三。(3/78)

36.《千金方》:治產後中風,防風酒,方:防風一斤,獨活一斤,女萎一兩,桂心一兩,茵芋一兩,石斛五兩,上六味㕮咀,以酒二斗,漬三宿,初服一合,稍加至三四合,日三。(3/78)

37.《千金方》:治產後中風木防己膏,方:木防己半升,茵芋五兩,上二味㕮咀,以苦酒九升,漬一宿豬膏四升,煎三上三下膏成,炙手摩千遍瘥。(3/78)

38.《千金方》:治產後中風流腫浴湯,方:鹽五升熬令赤,雞毛一把燒作灰,上二味以水一石,煮鹽作湯,內雞毛灰著湯中,適冷暖以浴,大良,又浴婦人陰冷腫痛。凡風腫面欲裂破者:以紫湯一服瘥,神效,紫湯是炒黑豆作者。(3/78)

39.《千金方》:治產後中風,頭面手臂通滿,方:大豆三升,以水六升,煮取一升半,去豆澄清,更煎取一升,內白朮八兩,附子三兩,獨活三兩,生薑八兩,添水一斗,煎取五升,內好酒五升,合煎,取五升,去滓,分五服,日三夜二,間粥頻服三劑。(3/78~79)

40.《千金方》:茯神湯,治產後忽苦,心中衝悸,或志意不定,恍恍惚惚,言語錯謬,心虛所致,方:茯神四兩,人參三兩,茯苓三兩,芍藥二兩,甘草二兩,當歸二兩,桂心二兩,生薑八兩,大棗三十枚,上九味㕮咀,以水一斗,煮取三升,去滓,分三服,日三,甚良。(3/79)

41.《千金方》:遠志湯,治產後忽苦,心中衝悸不定,志意不安,言語錯誤,惚惚憒憒,情不自覺,方:遠志二兩,人參二兩,甘草二兩,當歸二兩,桂心二兩,麥門冬二兩,芍藥一兩,茯苓五兩,生薑六兩,大棗二十枚,上十味㕮咀,以水一斗,煮取三升,去滓,分三服,日三。羸者分四服。產後得此,正是心虛所致。無當歸用芎藭。若其人心胸中逆氣,加半夏三兩。(3/79)

42.《千金方》:茯苓湯,治產後暴苦,心悸不定,言語謬錯,恍恍惚惚,心中憒憒,此皆心虛所致,方:茯苓五兩,甘草二兩,桂心二兩,生薑六兩,當歸二兩,麥門冬一升,大棗三十枚,上八味㕮咀,以水一斗,煮取三升,去滓,分三服,日三。無當歸可用芎藭。若苦心志不定,加人參二兩,亦可內遠志二兩。若苦煩悶短氣,加生竹葉一升,先以水一斗三升,煮竹葉取一斗,內藥。若有微風,加獨活三兩,麻黃二兩,桂心二兩,用水一斗五升。若頸項苦急,背膊強者,加獨活、葛根各三兩,麻黃、桂心各二兩,生薑八兩,用水一斗半。(3/79)

43.《千金方》:安心湯,治產後心衝悸不定,恍恍惚惚,不自知覺,言語錯誤,虛煩短氣,志意不定,此是心虛所致,方:遠志二兩,甘草二兩,人參三兩,茯神三兩,當歸三兩,芍藥三兩,麥門冬一升,大棗三十枚,上八味㕮咀,以水一斗,煮取三升,去滓,分三服,日三。若苦虛煩短氣,加淡竹葉二升,水一斗二升,煮竹葉,取一斗,內藥。若胸中少氣者,益甘草爲三兩,善。(3/79~80)

44.《千金方》:甘草丸,治產後心虛不足,虛悸,心神不安,吸吸乏氣,或若恍恍惚惚不自覺知者,方:甘草三兩,人參二兩,遠志三兩,麥門冬二兩,菖蒲三兩,澤瀉一兩,桂心一兩,乾薑二兩,茯苓二兩,大棗五十枚,上十味末之,蜜丸如大豆,酒服二十丸,日四五服,夜再服。不知稍加。若無澤瀉,以白术代之。若胸中冷,增乾薑。(3/80)

45.《千金方》:人參丸,治產後大虛心悸,志意不安不自覺,恍惚恐畏,夜不得眠,虛煩少氣,方:人參三兩,甘草三兩,茯苓三兩,麥門冬二兩,菖蒲二兩,澤瀉二兩,薯蕷二兩,乾薑二兩,桂心一兩,大棗五十枚,上十味末之,以蜜棗膏和丸如梧子,未食酒服二十丸,日三夜一,不知稍增。若有遠志,內二兩爲善。若風氣內當歸、獨活三兩。亦治男子虛損心悸。(3/80)

46.《千金方》:大遠志丸,治產後心虛不足,心下虛悸,志意不安,恍恍惚惚,腹中拘急痛,夜臥不安,胸中吸吸少氣,內補傷損益氣,安定心神,亦治虛損,方:遠志三兩,甘草三兩,茯苓三兩,麥門冬三兩,人參三兩,當歸三兩,白术三兩,澤瀉三兩,獨活三兩,菖蒲三兩,薯蕷二兩,阿膠二兩,乾薑四兩,乾地黃五兩,桂心三兩,上十五味末之,蜜和如大豆,未食溫酒服二十丸,日三,不知稍增至五十丸。若太虛,身體冷,少津液,加鍾乳三兩爲善。(3/80)

47.《博濟安衆方》:產後中風,角弓反倒,口不語,方:蒜廿瓣,右以水一升半,煎取五合,灌之,極驗。(《醫心方》23/34a引)

48.《許仁則產後方》:第十二,產後覺患風,手足不多隨和,言語不多流利,恍惚多忘,精神不足,宜依此方:獨活三兩,當歸、芍藥、防風、芎藭、玄參各二兩,桂心一兩半,右七味切,以水八升,煮取二升半,去滓,分三服。如一劑覺安穩,隔三日又服一劑。若一兩劑後漸瘥,但須適寒溫將息。如未全瘥,即以此方作丸,有熱加乾葛五兩;有冷加白术五兩;有氣加生薑六兩;有痛加當歸、芍藥各二兩;不能食加人參二兩、

玄參四兩;覺手足不穩加牛膝、五加皮、草薢各三兩、黃耆四兩;丸服,忌如常法。(《外臺秘要》34/958ab 引)

H、惡露不盡

1.《葛氏方》:治產後惡血不除,方:生薑三斤,㕮咀,以水一斗,煮取三升,分三服,當下惡血。(《醫心方》23/72b 引)

2.《葛氏方》:療血露不絕,方:以鋸截桑木,取屑五指撮,酒服,日三,瘥。(《外臺秘要》34/948b～949a 引,《文仲》同)

3.《小品方》:治產後漏血不息,方:蜂房、故捏(捏)船竹茹,凡二物,等分,皆燒末,以酪及漿服方寸匕,日三。(《醫心方》23/27b～28a 引)

4.《深師方》:療產後虛冷下血及水穀不痢,晝夜無數,兼療惡露不絕,龍骨丸,方:乾薑、甘草炙、桂心各二兩,龍骨四兩,右四味擣篩,蜜丸如梧桐子,以酒下二十丸,日三。忌如常法,此方甚良。(《外臺秘要》34/948b 引)

5.《錄驗方》:治產後餘血不盡,多結成疹,吳茱萸散方:吳茱萸一兩,薯蕷二兩,凡二物,治下,篩,酒服方寸匕,日三。(《醫心方》23/28b 引)

6.《產經》:療產後腹中穢汁不盡,腹滿不減,小豆湯方:小豆五升,以水一升,煮熱盡服,其汁立除。(《醫心方》23/28a 引)

7.《醫門方》:療產後餘血做疼痛兼塊者,方:桂心,乾地黃,分等,末,酒服方寸匕,日二三。(《醫心方》23/27a 引)

8.《千金方》:乾地黃湯,治產後惡露不盡,除諸疾,補不足,方:乾地黃三兩,芎藭二兩,桂心二兩,黃耆二兩,當歸二兩,人參一兩,防風一兩,茯苓一兩,細辛一兩,芍藥一兩,甘草一兩,上十一味㕮咀,以水一斗,煮取三升,去滓,分三服,日再夜一。(3/85)

9.《千金方》:桃人湯,治產後往來寒熱,惡露不盡,方:桃仁五兩,吳茱萸二升,黃耆三兩,當歸三兩,芍藥三兩,生薑八兩,醍醐八兩百煉酥,柴胡八兩,上八味㕮咀,以酒一斗,水二升,合煮取三升,去滓,適寒溫先食服一升,日三。(3/85～86)

10.《千金方》:澤蘭湯,治產後惡露不盡,腹痛不除,小腹急痛,痛引腰背,少氣力,方:澤蘭二兩,當歸二兩,生地黃二兩,甘草一兩半,生薑三兩,芍藥一兩,大棗十枚,上七味㕮咀,以水九升,煮取三升,去滓,

分三服,日三。<u>墮身欲死</u>,服亦瘥。(3/86)

11.《千金方》:甘草湯,治產乳餘血不盡,逆搶心胸,手足逆冷,唇乾腹脹短氣,方:甘草三兩,芍藥三兩,桂心三兩,阿膠三兩,大黃四兩,上五味㕮咀,以東流水一斗,煮取三升,去滓,內阿膠令烊,分三服,一服入腹中,面即有顏色,一日一夜盡此三升,即下腹中惡血,一二升立瘥,<u>當養之如新產者</u>。(3/86)

12.《千金方》:大黃湯,治產後惡露不盡,方:大黃三兩,當歸三兩,甘草三兩,生薑三兩,牡丹三兩,芍藥三兩,吳茱萸一升,上七味㕮咀,以水一斗,煮取四升,去滓,分四服,一日令盡,加人參二兩,名"人參大黃湯"。(3/8 6)

13.《千金方》:治產後往來寒熱,惡露不盡,柴胡湯,方:柴胡八兩,桃仁五十枚,當歸三兩,黃耆三兩,芍藥三兩,生薑八兩,吳茱萸二升,上七味㕮咀,以水一斗三升,煮取三升,去滓,先食服一升,日三。《千金翼》以清酒一斗煮。(3/86)

14.《千金方》:蒲黃湯,治產後餘疾,有積血不去,腹大短氣,不得飲食,上衝胸肋,時時煩憒逆滿,手足恫疼,胃中結熱,方:蒲黃半兩,大黃二兩,硭硝二兩,甘草二兩,黃芩二兩,大棗三十枚,上六味㕮咀,以水五升,煮取一升,清朝服,至日中下若不止,進冷粥半盞即止。若不下,與少熱飲自下。人羸者半之。《千金翼》名"大黃湯",而不用硭硝。(3/86~87)

15.《千金方》:治產後餘疾,惡露不除,積聚作病,血氣結搏,心腹疼痛,銅鏡鼻湯,方:銅鏡鼻十八銖燒末,大黃二兩半,乾地黃二兩,芍藥二兩,芎藭二兩,乾漆二兩,硭硝二兩,亂髮如雞子大燒,大棗三十枚,上九味㕮咀,以水七升,煮取二升二合,去滓,內髮灰鏡鼻末,分三服。(3/87)

16.《千金方》:小銅鏡鼻湯,治如前狀,方:銅鏡鼻十銖燒末,大黃二兩,甘草二兩,黃芩二兩,硭硝二兩,乾地黃二兩,桃仁五十枚,上七味㕮咀,以酒六升,煮取三升,去滓,內鏡鼻末,分三服。亦治遁尸心腹痛及三十六尸疾。(3/87)

17.《千金方》:治產後兒生處空,流血不盡,小腹絞痛,梔子湯,方:梔子三十枚,以水一斗,煮取六升,內當歸、芍藥各二兩,蜜五合、生薑五兩、羊脂一兩於梔子汁中,煎取二升,分三服,日三。(3/87)

18.《千金方》:治產後三日至七日,腹中餘血未盡,絞痛強滿,氣息不通,生地黃湯,方:生地黃五兩,生薑三兩,大黃、芍藥、茯苓、細辛、桂心、當歸、甘草、黃芩各一兩半,大棗二十枚,右十一味㕮咀,以水八升,煮取二升半,去滓,分三服,日三。(3/87)

19.《千金方》:治新產有血,腹中切痛,大黃乾漆湯,方:大黃二兩,乾漆二兩,乾地黃二兩,桂心二兩,乾薑二兩,上五味㕮咀,以水三升,清酒五升,煮取三升,去滓,溫服一升,血當下。若不瘥,明旦服一升,滿三服,病無不瘥。(3/87~88)

20.《千金方》:治產後血不去麻子酒,方:麻子五升搗,以酒一斗漬一宿,明旦去滓,溫服一升,先食服不瘥,夜服一升,不吐下,忌房事一月,將養如初產法。(3/88)

21.《千金方》:治產後惡露不盡,或經一月、半歲、一歲,升麻湯,方:升麻三兩,以清酒五升,煮取二升,去滓,分再服,當吐下惡物,勿怪,良。(3/88)

22.《千金方》:治產後惡血不盡,腹中絞刺痛不可忍,方:大黃三兩,黃芩三兩,桃仁三兩,桂心二兩,甘草二兩,當歸二兩,芍藥四兩,生地黃六兩,上八味㕮咀,以水九升,煮取二升半,去滓,食前分三服。

23.《千金方》:治產後漏血不止,方:露蜂房、敗船茹,上二味等分作灰,取酪若漿服方寸匕,日三。又方:大黃三兩,硭硝一兩,桃仁三十枚,水蛭三十枚,虻蟲三十枚,甘草二兩,當歸二兩,蟅蟲四十枚,上八味㕮咀,以水三升酒二升,合煮取三升,去滓,分三服,當下血。又方:桂心二兩,蟚蠍二兩,栝樓根三兩,牡丹三兩,豉一升,上五味㕮咀,以水八升,煮取三升,去滓,分三服。(3/88)

24.《千金方》:治產後血不可止者,方:乾昌蒲三兩,以清酒五升漬,煮取三升,分再服,即止。(3/88)

25.《千金方》:治產後惡血不除,四體並惡,方:續骨木二十兩,破如棋子大,以水一斗,煮取三升,分三服,相去如人行十里久,間食粥,或小便數,或惡血下即瘥。此木得三遍煮。(3/88~89)

26.《千金方》:治產後下血不盡,煩悶腹痛,方:羚羊角燒成炭刮取三兩,芍藥二兩熬令黃,枳實一兩細切熬令黃,上三味治下篩,煮水作湯,服方寸匕,日再夜一,稍加至二匕。又方:鹿角燒成炭搗篩,煮豉汁,服方寸匕,日三夜再,稍加至二匕。不能用豉,清煮水作湯用之。

（3/89）又方：搗生藕取汁飲二升，甚驗。（3/89；《外臺秘要》34/949a
引《廣濟方》同）又方：搗地黃汁一升，酒三合，和溫頓服之。又方；赤小
豆搗散，取東流水和服方寸匕，不瘥更服。（3/89）

27.《千金方》：治產後血瘕痛，方：古鐵一斤，秤、錘、斧頭、鐵杵亦
得，炭火燒令赤，內酒五升中，稍熱服之神妙。（3/89）

28.《千金方》：治婦人血瘕心腹積聚，乳餘疾絕生小腹堅滿，貫臍
中熱，腰背痛，小便不利，大便難，下不食，有伏蟲，臚脹癥疝種，久塞留
熱，胃管有邪氣，方：半夏一兩六銖，石膏十八銖，藜蘆十八銖，牡蒙十
八銖，蓯蓉十八銖，桂心一兩，乾薑一兩，烏喙半兩，巴豆六十銖研如
膏，上九味末之，蜜丸如小豆，服二丸，日三，及治男子疝病。（3/89）

29.《千金方》：治婦人血瘕痛，方：乾薑一兩，烏賊魚骨一兩，上二
味治下篩，酒服方寸匕，日三。又方：末桂溫酒服方匕，日三。（3/89～
90）

30.《耆婆方》：治產後惡露不盡，方：生薑一斤，蒲黃三兩，以水九
升，煮取三升，分三服，得惡血出即瘥。（《醫心方》23/28b引）

31.《許仁則產後方》：第二，產後若覺惡露下多，心悶短氣，貼然無
力，不能食，宜依此方：當歸、艾葉、生薑各二兩，乾地黃四兩，人參一
兩，地榆二兩，右六味切，以水七升，煎取二升四合，去滓，分溫服八合，
日三。（《外臺秘要》34/956b～957a引）

32.《許仁則產後方》：第六，產後惡露雖下，不甚通利，遂覺心腹滿
悶，脅肋脹妨，養咳喘，息急不能食飲，大便不通，眼澀，坐起不穩，心腹
時時痛，宜服此方：白术、當歸、桑白皮、大黃各三兩，生薑四兩，細辛、
桂心各二兩，右七味切，以水八升，煮取二升六合，去滓，分溫三服。此
湯當得利，利又不宜過多，事不獲已，所以取微利。緣初產，舉體皆虛，
尚藉藥食補之，豈宜取過利，脫未即止，須斷之，取三兩匙酢飲，飲之即
止。適寒溫將攝佳，忌如常法。如利後諸候不減，宜依後方：當歸十
分，白术八分，甘草炙七分，生薑六分，桑根白皮六分，桂心三分，人參
三分，細辛四分，右八味搗篩，蜜丸桐子大，以酒下十五至二十丸，忌如
常法。（《外臺秘要》34/957b引）

33.《廣濟方》：療產後三日患腰疼，腹中餘血未盡，並手脚疼，不下
食，生地黃湯，方：生地黃汁一兩，芍藥、甘草各二兩炙，丹參四兩，蜜一
合，生薑汁半合，右六味切，以水三升，煮取一升，去滓，內地黃汁蜜薑

汁,微火煎一兩沸,一服三合,日二夜三,利一兩行中間進食,與藥更進服。(《外臺秘要》34/947b～948a 引)

34. 又,療產後惡露不多下,方:牛膝、大黃各八分,牡丹皮、當歸各六分,芍藥、蒲黃、桂心各四分,右七味擣散,以生地黃酒服方寸匕,日二,血下止。(《外臺秘要》34/948a 引)

35.《廣濟方》:療婦人產後血露不絕,崩血不可禁止,腹中絞痛,氣息急,療蓐病三十六疾,方:亂髮燒灰、阿膠各二兩炙,代赭、乾薑各三兩,馬蹄一枚燒,乾地黃四兩,牛角鰓五兩,炙,右七味,擣篩,蜜和爲丸,如梧桐子,空腹以飲下二十五丸,日二,至四十丸,良。(《外臺秘要》34/948b 引)

36.《救急方》:療婦人產後餘血不盡,血流入,腰腳疼痛,胃急氣滿,兩脅痛,方:生薑一斤,淡竹葉一升,並切,右二味,以水二升,煮取一升,去滓,分再服。

37. 又,療產後血不盡,血痛悶,方:取荷葉燒作灰,暖水和服,煮取汁亦良。

38. 又,惡露不盡,腹脹痛,方:取亂髮如雞子大,灰汁洗净,燒末酒服。

39. 又方:取百斤秤錘一枚,燒赤,投酒五升中,用此秤錘酒煮當歸三兩,取二升,去滓,分再服。《千金》同。

40. 又,療一切宿血,及損傷瘀血在腹內,不問新久,並婦人月經不通,產後惡血不下,皆良,方:大黃、芒硝各三兩,桃仁四十枚,去尖皮,右三味,芒硝,桃仁,合擣四五百杵,以酢漿二升半,漬一宿,空腹攪調頓服之。不能頓服者,分作兩服,良久先下糞,次下如豆泥汁或黑血爲驗。強人日別服一劑,弱人兩日服之,下血盡便止,不過三兩劑。忌生冷茶葵。(上五條並引自《外臺秘要》34/948ab)

41.《文仲方》:又隱居效方澤蘭湯,療產後惡露不盡,腹痛往來兼滿少氣,澤蘭八分,當歸三分,生地黃三分,芍藥十分,甘草六分炙,生薑十分,大棗十四枚,右七味切,以水九升,煮取三升,分爲三服,欲死塗身得瘥。(《外臺秘要》34/949a 引)

I,大小便異常

1.《金匱要略》:產後下痢虛極,白頭翁加甘草阿膠湯主之。白頭翁加甘草阿膠湯,方:白頭翁二兩,甘草二兩,阿膠二兩,秦皮三兩,黃連三兩,藥皮三兩,右六味,以水七升,煮取二升半,内膠令消盡,分溫三服。(《金匱要略》21/315;《脈經》9/7b 同)

2.《小品方》:治産後小便數,方:取衣書中白魚蟲卅枚,末之,以錦裹,納陰中,良。(《醫心方》23/42b 引)

3.《小品方》:療産後小便不禁,方:取雞子燒作灰,酒服,日三。又,療産後遺尿,不知出,方:白薇、白芍各等分,右二味搗散,以酒服方寸匕,日三。《千金翼方》:各十分。(《外臺秘要》34/956a 引)

4. 又方:取胡燕巢中草,燒末服半錢匕,水酒無在,亦治男子。(《醫心方》23/43a 引;《外臺秘要》34/959 引《廣濟方》同)又方:取礬石、牡蠣分等,下篩,酒服方寸匕,日三。(《醫心方》23/43a 引)

5.《深師方》:療産後下痢,膠蠟湯,方:粳米一合,蠟如雞子一枚,阿膠、當歸各六分,黃連十分,右五味切,以水六升半,先煮米,令蟹目沸,去米内藥煮,取二升,入阿膠蠟消烊,溫分三兩服。(《外臺秘要》34/954a 引;《千金方》3/90 同,並加黃檗)

6.《深師方》:療産後冷熱痢,黃連丸,方:黃連,烏梅肉一升,乾薑二兩,右三味搗末,蜜丸如桐子,以飲下二十至三十丸,日再服,忌豬肉。(《外臺秘要》34/954 引;《醫心方》23/44b~45a 引《子母秘録》同)

7.《集驗方》:治産後卒淋、氣淋、血淋、石淋,石韋湯,方:石韋二兩,榆皮五兩,黃芩二兩,大棗三十枚,通草二兩,葵子二升,白术三兩(《産寶》用芍藥),上七味㕮咀,以水八升,煮取二升半,分三服。(《崔氏》同。《千金方》加甘草、生薑。《産寶》不用薑、棗。《千金方》3/94 引;《外臺秘要》34/955b 同)

8.《集驗方》:産後小便數兼渴,栝樓湯,方:桑螵蛸炙,甘草炙,黃連、生薑各二兩,栝樓、人參各三兩,乾棗五十枚,右七味切,以水七升,煮取二升半,分三服。(《外臺秘要》34/956a 引;《千金方》3/93 亦引,並加一味"麥門冬"。)

9.《集驗方》:療産後遺糞,方:取礬石,牡蠣熬,各等下篩,酒服方寸匕,日三,亦治男子。又療産後遺糞,不知出時,方:白斂、芍藥各二分,右二味搗爲散,以酒服方寸匕。(《外臺秘要》34/959a 引)

10.《産經》:治産後遺尿,方:龍骨,末,以酒服方寸匕,日三。又方:夕藥,末,以酒服方寸匕,日二夜一。(《醫心方》23/43a 引)

11.《產經》：治產後溲有血不盡，已服朴消，煎，宜服此蒲黃散，方：蒲黃一升，生薊葉曝令乾，成末，二升，凡二物，治下篩，酒服方寸匕，日三。(《醫心方》23/43b～44a 引)

12.《產經》：下痢，理仲湯主之：乾薑、人參、白术、甘草各二兩，以水六升，煮取三升，分三服。又方：藥各一兩，水三升，煮取一升半，分二服。(《醫心方》23/44ab 引)

13.《醫門方》：療產後痢不禁止，困乏氣欲絕，無問赤白水穀，方：黃連、厚朴各三兩，□□(艾葉)、黃蘗，各二兩，水六升，煮取二升，去滓，分二服。(《醫心方》23/44b 引)

14.《千金方》：治產後餘寒下痢，便膿血赤白，日數十行，腹痛，時時下血，桂蜜湯，方：桂心二兩，蜜一升，附子一兩，乾薑二兩，甘草二兩，當歸二兩，赤白脂十兩，上七味㕮咀，以水六升，煮取三升，去滓，內蜜煎一兩沸，分三服，日三。(3/90)

15.《千金方》：治產後下赤白，腹中絞痛湯，方：芍藥四兩，乾地黃四兩，甘草八兩，阿膠八兩，艾葉八兩，當歸八兩，上六味㕮咀，以水七升，煮取二升半，去滓，內膠令烊，分三服。(3/90)

16.《千金方》：治產後赤白下久不斷，身面悉腫，方：大豆一升微熬，小麥一升，吳茱萸半升，蒲黃一升，上四味以水九升，煮取三升，去滓，分三服。此方神驗，亦可以水五升酒一斗，煎取四升，分四服。(3/90)

17.《千金方》：治產後痢赤白，心腹刺痛，方：韭白一兩，當歸二兩，酸石榴皮三兩，地榆四兩，粳米五合，上五味㕮咀，以水六升，煮取二升半，去滓，分三服。《必效方》加厚朴一兩，阿膠、人參、甘草、黃連各一兩半。(3/90～91)

18.《千金方》：治產後下痢赤白，腹痛當歸湯，方：當歸三兩，乾薑二兩，白术二兩，芎藭二兩半，甘草一兩，白艾熟者一兩，附子一兩，龍骨三兩，上八味㕮咀，以水六升，煮取二升，去滓，分三服，一日令盡。(3/91)

19.《千金方》：治產後下痢兼虛極，白頭翁湯，方：白頭翁二兩，阿膠二兩，秦皮二兩，黃連二兩，甘草二兩，黃蘗三兩，上六味㕮咀，以水七升，煮取二升半，去滓，內膠令烊，分在一服，日三。(3/91)

20.《千金方》：治產後早起中風冷，泄痢及帶下，鱉甲湯，方：鱉甲如手大,當歸二兩,黃連二兩,乾薑二兩,黃蘗長一尺廣三吋,上五味㕮咀,以水七升,煮取三升,去滓,分三服,日三。《千金翼》加白頭翁一兩。(3/91)

21.《千金方》:龍骨丸,治產後虛冷下血及穀下,晝夜無數,兼治產後惡露不斷,方:龍骨四兩,乾薑二兩,甘草二兩,桂心二兩,上四味末之,蜜和暖酒服二十九如梧子,日三。一方用人參、地黃各二兩。(3/91)

22.《千金方》:阿膠丸,治產後虛冷洞下,心腹絞痛兼泄瀉不止,方:阿膠四兩,人參二兩,甘草二兩,龍骨二兩,桂心二兩,乾地黃二兩,白术二兩,黃連二兩,當歸二兩,附子二兩,上十味末之,蜜丸如梧子,溫酒服二十九,日三。(3/91)

23.《千金方》:澤蘭湯,治產後餘疾,寒下凍膿裏急,胸脅滿痛,咳嗽嘔血,寒熱,小便赤黃,大便不利,方:澤蘭二十四銖,石膏二十四銖,當歸十八銖,遠志三十銖,甘草十八銖,厚朴十八銖,蒿本十五銖,芎藭十五銖,乾薑十二銖,人參十二銖,桔梗十二銖,乾地黃十二銖,白术九銖,蜀椒九銖,白芷九銖,柏子仁九銖,防風九銖,山茱萸九銖,細辛九銖,桑白皮九銖,麻子仁半升,上二十一味㕮咀,以水一斗五升,先内桑白皮,煮取七升半,去之,内諸藥,煮取三升五合,去滓,分三服。(3/91~92)

24.《千金方》:治產後下痢,乾地黃湯,方:乾地黃三兩,白頭翁一兩,黃連一兩,蜜蠟一方寸,阿膠如手掌大一枚,上五味㕮咀,以水五升,煮取二升半,去滓,内膠蠟令烊,分三服,日三。《千金翼》用乾薑一兩。(3/92)

25.《千金方》:治產後忽著寒熱下痢,生地黃湯,方:生地黃五兩,甘草一兩,黃連一兩,桂心一兩,大棗二十枚,淡竹葉二升(一作竹皮),赤石脂二兩,上七味㕮咀,以水一斗,煮竹葉,取七升,去滓,内藥,煮取二升半,分三服,日三。(3/92)

26.《千金方》:治產後下痢,藍青丸,方:藍青一兩半熬,附子一兩半,鬼臼一兩半,蜀椒一兩半,厚朴二兩,阿膠二兩,甘草二兩,艾葉三兩,龍骨三兩,黃連三兩,當歸三兩,黃蘗一兩,茯苓一兩,人參一兩,上十四味末之,蜜和丸如梧子,空腹,每服以飲下二十九。一方用赤石脂四兩。(3/92)

27.《千金方》:治產後虛冷下痢,赤石脂丸,方:赤石脂三兩,當歸二兩,白术二兩,黃連二兩,乾薑二兩,秦皮二兩,甘草二兩,蜀椒一兩,附子一兩,上九味末之,蜜丸如梧子,酒服二十九,日三。《千金翼》作散空腹飲服方寸匕。(3/92~93)

28.《千金方》:治產後下痢,赤散,方:赤石脂三兩,桂心一兩,代赭三兩,上三味治下篩,酒服方寸匕,日三,十日癒。(3/93)

29.《千金方》:治產後下痢,黑散,方:麻黃一兩,貫眾一兩,桂心一兩,甘草三兩,乾漆三兩,細辛二兩,上六味治下篩,酒服五撮,日再,五日愈。麥粥下尤佳。(3/93)

30.《千金方》:治產後下痢,黃散,方:黃連二兩,黃芩一兩,蟅蟲一兩,乾地黃一兩,上四味治下篩,酒服方寸匕,日三,十日愈。(3/93)

31.《千金方》:治產後痢,龍骨散,方:五色龍骨一兩半,黃蘗根皮一兩半蜜炙令焦,代赭一兩半,赤石脂一兩半,艾一兩半,黃連二兩,上六味治下篩,飲服方寸匕,日三。(3/93)

32.《千金方》:治產後小便數,雞膍胵湯,方:雞膍胵二十具,雞腸三具洗,乾地黃二兩,當歸二兩,甘草二兩,麻黃四兩,厚朴三兩,人參三兩,生薑五兩,大棗二十枚,上十味㕮咀,以水一斗,煮膍胵及腸大棗,取七升,去滓,内諸藥,煎取三升半,分三服。(3/93)

33.《千金方》:治婦人結氣成淋,小便隱痛,上至小腹,或時溺血,或如豆汁,或如膠飴,每發欲死,食不生肌,面目萎黃,師所不能活,方:貝齒四枚燒作末,葵子一升,石膏五兩碎,滑石二兩末,上四味,以水七升,煮二物,取二升,去滓,内二末,及豬脂一合,更煎三沸,分三服。日三,不瘥再合服。(3/94)

34.《千金方》:治產後淋澀,葵根湯,方:葵根二兩,車前子一升,亂髮一兩燒末,大黃一兩,冬瓜絲七合(一作汁),通草三兩,桂心一兩,滑石一兩,生薑六兩,上九味㕮咀,以水七升,煮取二升半,分三服。《千金翼》不用冬瓜絲。(3/94)

35.《千金方》:治產後淋,茅根湯,方:白茅根一斤,瞿麥四兩,地脈二兩,桃膠一兩,甘草一兩,鯉魚齒一百枚,人參二兩,茯苓四兩,生薑三兩,上九味㕮咀,以水一斗,煮取二升半,分三服。(3/94)

36.《千金方》:治產後淋,滑石散,方:滑石五兩,通草四兩,車前子四兩,葵子四兩,上四味治下篩,醋漿水服方寸匕,稍加至二匕。(3/

94;《醫心方》23/43b 引《子母秘錄》同）

37.《千金方》：治產後虛竭少氣力，竹葉湯，方：竹葉三升，甘草一兩，茯苓一兩，人參一兩，小麥五合，生薑三兩，大棗十四枚，半夏三兩，麥門冬五兩，上九味㕮咀，以水九升，煮竹葉小麥，取七升，去滓，內諸藥更煎，取二升半，一服五合，日三夜一。(3/94)

38.《許仁則產後方》：第七，產後患水痢，宜依此方：神麴末五合六月六日者，人參四兩，枳實炙六分，赤石脂十分，白术六分，右五味搗散，飲下方寸匕，漸漸加之，忌如常法。(《外臺秘要》34/957b 引）

39.《許仁則產後方》：第八，產後患血痢，宜依此方：艾葉虎掌者三月三日五月五日者，黃藥、芍藥、甘草炙各六分，阿膠十七分，黃連七分，地榆五分，右七味搗散，以飲下方寸匕，甚妙，忌如常法。(《外臺秘要》34/957b~958a 引）

40.《許仁則產後方搗》：第九，產後患膿痢，宜依此方：附子炮、蜀椒汗、乾薑各五分，甘草炙六分，赤石脂、黃耆各十分，白术七分，右七味搗散，飲服方寸匕，加一匕半，日再，忌如常法。(《外臺秘要》34/958a 引）

41.《許仁則產後方》：第十，產後諸痢，方：取韭白煮食之，唯多益好；肥羊肉去脂，作炙食之，唯多益好；以羊腎炒韭白食之，良。(《外臺秘要》34/958a 引；《醫心方》23/44b 引《極要方》同）

42.《許仁則產後方》：第十六，產後膿血痢相兼，宜依此方：赤石脂、五色龍骨、黃連各十分，阿膠炙、黃耆各六分，黃藥四分，白术五分，右七味搗末，蜜丸桐子大，飲下三十九，散服亦妙，如前服，忌如常法。(《外臺秘要》34/959a 引）

43.《廣濟方》：療產後小便不禁，方：取雞毛燒作灰，酒服方寸匕，日三。(《醫心方》23/42b 引；《外臺秘要》34/956a 亦引，並言"雞尾"。)

44.《廣濟方》：療產後腹痛氣脹，肋下妨滿不能食，兼之微痢，方：茯苓、人參、厚朴，炙，各八分，甘草炙，橘皮、當歸、黃芩各六分，右七味，搗散，以飲下方寸匕，日三度，漸加至一匕半。

45. 又療產後下痢，赤石脂丸，方：赤石脂三兩，甘草炙、當歸、白术、黃連、乾薑、秦皮各二兩，蜀椒汗、附子炮各一兩，右九味搗篩，蜜和為丸如桐子，酒服二十九，日三良，忌如常法。(《外臺秘要》34/953b 引）

46.《廣濟方》：療産後赤白痢，臍下絞痛，方：當歸、芍藥、地榆、龍骨、黃連各八分，艾葉八分，甘草炙八分，厚朴炙八分，黃芩、乾薑各六分，右十味切，以水八升，煮取二升半，去滓，分溫三服，即瘥止，忌如常法。(《外臺秘要》34/954a 引)

47. 又療産後赤白痢，臍下氣痛，方：當歸八分，厚朴炙、黃連各十二分，豆蔻五枚去皮，甘草六分炙，右五味切，以水五升，煮取二升，去滓，分溫三服瘥止，忌如常法。(《外臺秘要》34/954a 引)

48.《廣濟方》：療産後卒患淋，小便磣痛，乃至尿血，方：冬葵子一升，石韋去毛、通草各三兩，滑石四兩末湯成下，茯苓、子芩各二兩，右六味切，以水九升，煮取三升，絞，去滓，一服七合瘥止，忌熱麵酢物。(《外臺秘要》34/955b 引)

49.《文仲效方》：療産後赤白下痢，腹中絞痛，不可忍者，黃連四兩，黃檗三兩，阿膠炙、梔子、蒲黃各一兩，當歸一兩半，黃芩二兩，右七味搗篩，蜜和丸，飲服六十丸，日三夜一服，立定，破血止痢，忌如常法。(《外臺秘要》34/954b 引)

50.《救急方》：療産後下痢赤白，腹中絞痛，方：芍藥、乾地黃各四兩，甘草炙、阿膠、艾葉、當歸各二兩，右六味切，以水一升，煮取一升半，去滓，溫分三服，忌如常法。(《外臺秘要》34/954b 引)

51.《必效方》：療産後痢，日五十行者，方：取木裏蠹蟲糞，鐺中炒之令黃，急以水沃之，稀稠得所服之，瘥止。獨孤祭酒訥方。(《外臺秘要》34/955a 引)

J、心腹疼痛

1.《金匱要略》：産後腹中㽲痛，當歸生薑羊肉湯主之，並治腹中寒疝，虛勞不足，方見寒疝。當歸生薑羊肉湯，方：當歸三兩，生薑五兩，羊肉一斤，右三味，以水八升，煮取三升，溫服七合，日三服。若寒多者加生薑成一斤，痛多而嘔者，加橘皮二兩，白术一兩，加生薑者，亦加水五升，煮取三升二合，服之。(《金匱要略》21/309；10/139；《脈經》9/7b 同；《千金方》3/81 稱"當歸湯"，加芍藥。)

2.《金匱要略》：産後腹痛，煩滿不得臥，枳實芍藥散主之。枳實芍藥散，方：枳實，燒令黑勿太過，芍藥，等分，右二味，杵爲散，服方寸匕，日三服，並主癰膿，以麥粥下之。師曰：産婦腹痛，法當以枳實芍藥散。假令不愈者，此爲腹中有瘀血著臍下，宜下瘀血湯主之，亦主經水不利。下瘀血湯,方:大黃三兩,桃仁十枚,䗪蟲二十枚去足,右三味,末之,煉蜜和爲丸,以酒一升,煮取八合,頓服之,新血下如豚肝。(《金匱要略》21/310～311;《脈經》9/7b 同)

3.《金匱要略》:產後七八日,無太陽證,少腹堅痛,此惡露不盡,不大便,煩躁發熱,切脈微實,再倍發熱,日晡時煩躁者,不食,食則讝語,至夜即愈,宜大承氣主之。熱在裏,結在膀胱也。大承氣湯,方:大黃四兩,酒洗,厚朴半斤,炙去皮,枳實五枚,炙,芒硝三合,右四味,以水一斗,先煮枳、朴二物,取五升,去滓內大黃,煮取二升,去滓,內芒硝,更上微火一兩沸,分溫再服,得下,餘勿服。(《金匱要略》21/311;《脈經》9/7b 同)

4.《葛氏方》:治產後腹㽲痛,方:末桂溫酒,服方寸匕,日三。又方:燒斧令赤,以染酒中,飲之。(《醫心方》23/29a 引)

5.《僧深方》:治產後心悶腹痛,方:生地黃汁一升,酒三合,和,溫服。今案:《博濟安衆方》無酒。(《醫心方》23/26b 引)

6.《僧深方》:治產後餘寒,令腹中絞痛并上下,方:吳茱萸、乾薑、當歸、夕藥、獨活、甘草各一兩,凡六物,水八升,煮取三升,分三服。(《醫心方》23/29b 引)

7.《經心方》:治產後腹滿,方:黑豆一升,水五升,煮取三升,□清酒五升,合煎,取三升,分三服。(《醫心方》23/30b 引)

8.《經心方》:治產後胸脅及腹□熱煩滿,方:羚羊角燒爲末,以冷水服之。(《醫心方》23/31a 引)

9.《經心方》:蜀椒湯,療產後心痛,此大寒冷所爲,方:蜀椒二合汗,芍藥三兩,半夏(洗)、當歸、桂心、人參、甘草(炙)各二兩,生薑汁五合,蜜一升,茯苓二兩,右十味切,以水九升,煮椒令沸,下諸藥,煮取二升半,去滓,下薑汁、蜜等更煎,取三升,一服五合,漸至六合,盡,勿冷食。(《外臺秘要》34/949b 引《千金方》3/81 同)

10.《集驗方》:治產後腹痛,方:當歸一斤,切,酒一斗,煮取七升,以大豆四升熟酒洗熟,豆去滓,隨多少服,日二。(《醫心方》23/29a 引)

11.《集驗方》:太岩蜜湯,療產後心痛,方:乾地黃、當歸、獨活、甘草炙、芍藥、桂心、小草、細辛各一兩,吳茱萸一升,乾薑三兩,右十味切,以水九升,煮取三升,分三服,良。《千金》同。(《外臺秘要》34/

949b 引；《千金方》3/81 同，並言"胡洽不用獨活、桂心、甘草，《千金翼》不用蜜"。）

12.《產經》：治產後腹中絞痛，臍下堅滿，方：以清酒煮白粘（飴），令如濃白酒，頓服二升，不瘥復作，不過三，神良。（《醫心方》23/29b引）

13.《產經》：治產後腹中虛冷，心腹痛，不思飲食，嘔吐厥逆，補虛除風冷，理仲當歸湯，方：甘草三兩，當歸二兩，人參一兩，白朮一兩，乾薑半兩，凡五物，水七升，煮取二升半，分三服，神良。（《醫心方》23/30a引）

14.《千金方》：乾地黃湯，治產後兩肋滿痛，兼除百病，方：乾地黃三兩，芍藥三兩，當歸二兩，蒲黃二兩，生薑五兩，桂心六兩，甘草一兩，大棗二十枚，上八味㕮咀，以水一斗，煮取二升半，去滓，分服，日三。(3/81)

15.《千金方》：治產後苦少腹痛，芍藥湯，方：芍藥六兩，桂心三兩，甘草二兩，膠飴八兩，生薑三兩，大棗十二枚，上六味㕮咀，以水七升，煮取四升，去滓，內膠飴令烊，分三服，日三。

16.《千金方》：治產後腹中疾痛，桃仁芍藥湯，方：桃仁半升，芍藥二兩，芎藭二兩，當歸二兩，乾漆二兩，桂心二兩，甘草二兩，上七味㕮咀，以水八升，煮取三升，分三服。(3/81)

17.《千金方》：羊肉湯，治產後及傷身，大虛上氣，腹痛兼微風，方：肥羊肉二斤，如無用獐鹿肉，茯苓三兩，黃耆三兩，乾薑三兩，甘草二兩，獨活二兩，桂心二兩，人參二兩，麥門冬七合，生地黃五兩，大棗十二枚，上十一味㕮咀，以水二斗，煮肉取一斗，去肉內藥煮，取三升半，去滓，分四服，日三夜一。《千金翼》無乾薑。(3/82)

18.《千金方》：羊肉當歸湯，治產後腹中心下切痛，不能食，往來寒熱，若中風乏氣力，方：羊肉三斤，當歸二兩，黃芩二兩（《肘後》用黃耆），芎藭二兩，甘草二兩，防風二兩（《肘後》用人參），芍藥三兩，生薑四兩，上八味㕮咀，以水一斗二升，先煮肉熟，減半，內餘藥，取三升，去滓，分三服，日三。胡洽《百病方》以黃耆代黃芩，白朮代芍藥，名"大羊肉湯"。《子母秘錄》以桂心代防風，加大棗十七枚。(3/82)

19.《千金方》：羊肉杜仲湯，治產後腰痛咳嗽，方：羊肉四斤，杜仲三兩，紫菀三兩，五味子二兩，細辛二兩，款冬花二兩，人參二兩，厚朴二兩,芎藭二兩,附子二兩,萆薢二兩,甘草二兩,黃耆二兩,當歸三兩,桂心三兩,白术三兩,生薑八兩,大棗三十枚,上十八味㕮咀,以水二斗半,煮肉取汁一斗五升,去肉內藥,煎取三升半,去滓,分五服,日三夜二。(3/82~83)

20.《千金方》:內補當歸建中湯,治產後虛羸不足,腹中㽞痛不止,吸吸少氣,或苦小腹拘急,痛引腰背,不能飲食,產後一月,日得服四五劑爲善,令人丁壯,方:當歸四兩,芍藥六兩,甘草二兩,生薑三兩,桂心三兩,大棗十枚,右六味㕮咀,以水一斗,煮取三升,去滓,分三服,一日令盡。若大虛,內飴糖六兩,湯成納之於火上,飴消。若無生薑,則以乾薑三兩代之。若其人去血過多,崩傷內竭不止,加地(原"內"字,依《醫心方》改爲"地")黃六兩,阿膠二兩,合八種湯成,去滓,納阿膠。若無當歸,以芎藭代之。(3/83)

21.《千金方》:內補芎藭湯,治婦人產後虛羸及崩傷過多,虛竭,腹中絞痛,方:芎藭四兩,乾地黃四兩,芍藥五兩,桂心二兩,甘草三兩,乾薑三兩,大棗四十枚,上七味㕮咀,以水一斗二升,煮取三升,去滓,分三服,日三,不瘥復作至三劑。若有寒苦微下,加附子三兩,治婦人虛羸少氣傷絕,腹中拘急痛,崩傷虛竭,面目無色及唾吐血甚良。(3/83)

22.《千金方》:大補中當歸湯,治產後虛損不足,腹中拘急,或溺血少腹苦痛,或從高墮下犯內,及金瘡血多內傷,男子亦宜服之,方:當歸三兩,續斷三兩,桂心三兩,芎藭三兩,乾薑三兩,麥門冬三兩,芍藥四兩,吳茱萸一升,乾地黃六兩,甘草二兩,白芷二兩,大棗四十枚,上十二味㕮咀,以酒一斗,漬藥一宿,明旦以水一斗,合煮,取五升,去滓,分五服,日三夜二。有黃耆入二兩益加。(3/83)

23.《千金方》:桂心酒,治產後瘀痛及卒心腹痛,方:桂心三兩,以酒三升,煮取二升,去滓,分三服,日三。(3/83)

24.《千金方》:生牛膝酒,治產後腹中苦痛,方:生牛膝五兩,以酒五升,煮取二升,去滓,分二服。若用於牛膝根,以酒漬之一宿,然後可煮。(3/83~84)

25.《千金方》:治產後腹中如弦當堅痛無聊賴,方:當歸末二方寸匕,納蜜一升煎之,適寒溫頓服之。(3/84;《外臺秘要》34/950a引《廣濟方》同,並言"新產後"。)

26.《千金方》:吳茱萸湯,治婦人產後先有寒冷,胸滿痛,或心腹刺痛,或嘔吐食少,或腫,或寒,或下痢,氣息綿惙欲絕,產後益劇,皆主之,方:吳茱萸二兩,防風十二銖,桔梗十二銖,乾薑十二銖,甘草十二銖,細辛十二銖,當歸十二銖,乾地黃十八銖,上八味哎咀,以水四升,煮取一升半,去滓分再服。(3/84)

27.《千金方》:蒲黃湯,治產後餘疾,胸中少氣,腹痛頭疼,餘血未盡,除腹中脹滿欲死,方:蒲黃五兩,桂心一兩,芎藭一兩,桃仁二十枚,芒硝一兩,生薑五兩,生地黃五兩,大棗十五枚,上八味哎咀,以水九升,煮取二升半,去滓,內芒硝,分三服,日三,良驗。(3/84)

28.《千金方》:敗醬湯,治產後疹痛引腰,腹中如錐刀所刺,方:敗醬三兩,桂心一兩半,芎藭一兩半,當歸一兩,上四味哎咀,以清酒二升水四升,微火煮,取二升,去滓,適寒溫服七合,日三服,食前服之。《千金翼》只用敗醬一味。(3/84)

29.《千金方》:芎藭湯,治產後腹痛,方:芎藭二兩,甘草二兩,蒲黃一兩半,女萎一兩半,芍藥三十銖,當歸十八銖,桂心一兩,桃仁一兩,黃耆一兩(《千金翼》作黃芩),前胡一兩,生地黃汁一升,上十二味哎咀,以水一斗酒三升,合煮取二升,去滓,分四服,日三夜一。(3/84)

30.《千金方》:獨活湯,治產後腹痛引腰,背拘急痛,方:獨活三兩,當歸三兩,桂心三兩,芍藥三兩,生薑三兩,甘草二兩,大棗二十枚,上七味哎咀,以水八升,煮取三升,去滓,分三服,服相去加人行十里久進之。(3/84~85)

31.《千金方》:芍藥黃耆湯,治產後心腹痛,方:芍藥四兩,黃耆二兩,白芷二兩,桂心二兩,生薑二兩,人參二兩,芎藭二兩,當歸二兩,乾地黃二兩,甘草二兩,茯苓三兩,大棗十枚,上十二味哎咀,以酒水各五升,合煮取三升,去滓,先食服一升,日三。《千金翼》無人參、當歸、芎藭、地黃、茯苓,爲七味。(3/85)

32.《千金方》:治產後腹脹,痛不可忍者,方:煮黍黏根爲飲,一服即愈。(3/85)

33.《千金方》:治婦人心痛,方:布裹鹽如彈九,燒作灰酒服之愈。又方:燒秤錘投酒中服亦佳。又方:炒大豆投酒中服佳。(3/85)

34.《耆婆方》:治人心腹痛,此即產後血瘕,方:生薑三斤,以水小三升,煮取一升半,分三服,當下血及惡水,即瘥。(《醫心方》23/30b引)

35.《子母秘録》:治產後心腹痛,方:當歸、芎藭、夕藥、乾薑各六分,爲散,空腹溫酒服一方寸匕,日二。(《醫心方》23/30ab 引)

36.《子母秘録》:治產後腹中穢汁不盡,腹滿不減,小豆湯方:小豆三升,以水一斗,煮熟盡服,其汁立除。(《醫心方》23/30b 引)

37.《許仁則產後方》:第一,產後若覺血氣不散,心腹刺痛脹滿,喘急不能食飲,宜依此方:鬼箭羽,折之如金色佳,當歸、白术、生薑各三兩,細辛、桂心各二兩,生地黃汁五合,右七味切,以好無灰酒三升,水四升,和煎,暖火煎,取二升三合,去滓,溫分服三合,忌如常法。(《外臺秘要》34/956b 引)

38.《許仁則產後方》:第三,產後惡露下多少得所,冷熱得調,更無餘狀,但覺腹内切痛,可而復作,宜依此方:當歸五兩,生薑六兩,桂心三兩,芍藥二兩,右四味切,以水酒各三升半,煮取二升三合,去滓,分三服之,忌生蔥。(《外臺秘要》34/957a 引)

39.《許仁則產後方》:第五,產後更無他狀,但覺虛弱,欲得補氣力,兼腹痛,宜羊肉當歸湯,方:肥羊肉一斤去脂膜,當歸五兩,生薑六兩,黃耆四兩,右四味切,以水一斗,緩火煮羊肉,取八升,澄清,内藥,煮取二升半,去滓,溫分服。若覺惡露下不盡,加桂心三兩;惡露下多覺有風,加芎藭三兩;覺有氣,加細辛二兩;覺有冷,加吳茱萸一兩;覺有熱,加生地黃汁二合。(《外臺秘要》34/947a 引)

40.《許仁則產後方》:第十五,產後血氣不多通散,當時不甚覺之,在蓐雖小不和,出則成痼結,少腹疼硬,乍寒乍熱,食飲不爲肌膚,心腹有時刺痛,口乾唾黏,手足沉重,有此狀,宜依此方:當歸、芍藥、人參、甘草炙、鬼箭羽、牛膝各五分,牡丹皮六分,白术六分、桂心、白薇、烏梅熬各四分,大黃八分,䗪蟲熬去翅足,水蛭熬各三分,蒲黃三分,朴硝、赤石脂各十分,乾地黃七分,虎杖六分,右十九味擣末,蜜丸桐子大,酒服二十丸,日再加,二十五丸良,忌如常法。(《外臺秘要》34/958b～959a 引)

41.《廣濟方》:療產後腹中絞刺痛不可忍,方:當歸、芍藥、乾薑、芎藭各六分,右四味擣散,以酒方寸匕,日二服。(《外臺秘要》34/950a 引)

42.《必效方》:療產後腹痛,方:羌活四兩切,酒二升,煮取一升,分服。

43. 又方:兔頭炙令熱,以熨產婦腹,如刀絞痛者,熨之立定。又療痛不可忍,方:取一苦瓢蘆未經開者,開之去子訖,以沸齡酢投中,蒸熱,隨痛熨,冷即換,極甚效。(上三條並引自《外臺秘要》34/950b)

K、無乳、妒乳、溢乳

1.《華佗方》:治妒乳,方:生蔓菁根和鹽,搗漿水煮合,日五服,或淬封之。(《醫心方》23/40a 引)

2.《葛氏方》云:凡去乳汁,勿置地,蟲蟻食之,令乳無汁,可以潑東壁上。又云:治產後而乳無汁者,方:燒鵲巢末三指撮,酒服之。又方,末蜂房,服三指撮。(《醫心方》23/38a 引)

3.《葛氏方》云:乳汁溢滿急痛者,但溫石以熨之。又云:若日乳兒汁不可止者,燒雞子黃食之。(《醫心方》23/39b 引)

4.《葛氏方》治妒乳,方:梁上塵醋和塗之,亦治陰腫。又方:榆白皮搗醋和封之。(《醫心方》23/40a 引)

5.《小品方》:下乳散方,最驗。鍾乳五分,通草五分,漏蘆二分,桂心二分,栝樓一分,甘草一分,凡六物,搗篩,飲服方寸匕,日三。又方:石膏三兩,以水三升,主三沸,一日飲,令盡,良。(《醫心方》23/38a 引)

6.《小品方》:治妒乳,方:以雞子白和小豆散,塗乳房令冷以消結也。(湯萬春《小品方輯錄箋注》頁 122 稱引自《醫心方》23,今查不見此條。)

7. 又云:宜以赤龍皮湯、天麻草湯洗之,傅黃連胡粉膏。赤龍皮湯:檞樹皮切,三升,以水一斗,煮取五升,夏月冷用之,秋冬溫之,分以洗乳。天麻草湯:天麻草切,五升,以水一斗五升,煮取一斗,隨寒溫分洗乳。今案:《耆婆方》:"茺蔚",一名天麻草。(湯萬春書稱引自《醫心方》23,今查不見;《外臺秘要》34/943b~944a 亦引《集驗》同)

8.《小品方》:治乳癰,方:大黃二分,莔草二分,伏龍肝二分,生薑二分,凡四物,合篩,以薑并舂治,以醋和塗乳,有驗。(湯萬春書稱引自《醫心方》23,今查不見。)

9.《小品方》:治妒乳,方:生地黃汁以薄之。又方:葵根,搗爲末,服方寸匕,日三。(《醫心方》23/39b~40a 引)

10.《小品方》:妒乳,方:黃芩、白斂、芍藥各等分,右三味,下篩,漿水服一錢五匕,日三,若右乳結,將去左乳汁;左乳結,即將去右乳汁服,即消。(《千金》同)又方:柳白皮,酒煮令熱,以熨上即消。又方:

苦酒磨生麻,若青木香,或紫檀香以摩上,并良。一味即得,佳。又方:已入腹者,麝香、熏乳香、青木香、鴨舌香,以水四升者,取二升,分再服。忌蒜、麵、酒、牛、馬、猪肉。(以上四條引自《外臺秘要》34/1994)

11.《僧深方》:治乳不下,方:取生栝樓根,燒作炭治下篩食,已服方寸匕,日四五服。又方:治下栝樓乾者爲散,勿燒,㷁(炒)方寸匕,并華水服之。(《醫心方》23/38b~39a引)

12.《經心方》:治婦人無乳汁,方:赤小豆三升,煮取汁,頓服之。又方:搗蓲一把,取汁服,冬用根。(《醫心方》23/38b引)

13.《集驗方》:治乳無汁,方:取栝樓根,切一升,酒四升,三沸,去滓,服半升,日三。(《醫心方》23/38b引)

14.《集驗方》:論療婦人妒乳、乳癰,諸産生後,宜勤擠乳,不宜令汁蓄積不去,便不復出,惡汁於内引熱,溫壯結堅掣痛,大渴引飲,乳急痛,手不得近,成妒乳,非癰也,方:始妒乳,急灸兩手魚際各二七壯,斷癰脈也。便可令小兒手肋将之,則乳汁大出,皆如膿狀,内服連翹湯,汁自下,外以小豆散薄塗之癰處,當瘥。(《外臺秘要》34/943a引;《千金方》同)

15.《集驗方》:又産後不自飲兒,及失兒,無兒飲乳,乳蓄喜結癰,不飲兒令乳上腫者,方:以雞子白和小豆散塗之乳房,令消結也。若飲兒不泄者,數捻去之,亦可令大者子含水,使漱口中冷,爲嗍取乳汁吐去之,不含水漱,令乳頭作瘡,乳孔寒也。(《外臺秘要》34/943ab引;《千金》同)

16.《集驗方》:又療妒乳,乳癰,連翹湯,方:連翹,生麻,杏人去皮尖,射干、防己、黄芩、大黄、芒硝、柴胡各三兩,芍藥、甘草炙各四兩,右十一味切,以水九升煮取三升,分服,忌海藻、菘菜。(《外臺秘要》34/943b引;《千金》同)

17.又方:取葵莖燒灰搏散,服寸匕,日三,即愈。又方:療妒乳生瘡,方:蜂房,指甲中土,車轍中土各等分末,苦酒和塗之,良。(《外臺秘要》34/943b引)

18.《集驗方》:又療婦人女子乳頭生小淺熱瘡,搔之黄汁出,侵淫爲長,百療不瘥者,動經年月,名爲妒乳病。婦人飲兒者,乳皆欲斷,世論苟抄乳是也。宜以赤龍皮湯及天麻湯洗之,傅二物飛烏膏及飛烏散佳。始作者可傅以黄芩漏蘆散及黄連胡粉散並佳。方如左。赤龍皮湯,方:檞皮切三升,以水一斗,煮取五升,夏冷用之,秋冬溫之,分以洗乳,亦洗諸深敗爛久瘡,洗畢傅膏散。(《外臺秘要》34/943b 引;《千金》同)

19. 又,天麻草湯方。(見前《小品》引)

20. 又,飛烏膏散方:用燒硃砂作水銀上黑烟(一名細粉者三兩),礬石三兩燒粉,右二味,以絹篩了,以甲煎和之,令如脂,以傅乳瘡,日三。作散者不需和,有汁自著,可用散。亦傅諸熱瘡,黃爛侵燒汁瘡蜜瘡,丈夫陰蝕癢濕,諸小兒頭瘡疿蝕,口邊肥瘡,蝸瘡等,並以此傅之。(《外臺秘要》34/944a 引;《千金》同)

21. 又,黃連胡粉膏散,方:黃連二兩、胡粉十分、水銀一兩同研令消散,右三味,擣黃連爲末,三物相和,合皮裹熟挼之自和合也。縱不成一家,且得水銀細散入粉中也。以傅乳瘡,諸濕癢,黃爛肥瘡,若著甲煎爲膏。(《外臺秘要》34/944a 引;《千金》同)

22. 《產經》云:凡產後婦人宜勤泄去乳汁,不令蓄積。蓄積不時泄,內結痛,發渴因成膿也。又治妒乳腫,方:車前草熟擣,以苦酒和塗之。(《醫心方》23/39b 引)

23. 《千金方》:治婦人乳無汁鍾乳湯,方:石鍾乳、白石脂、各六銖,通草十二銖,桔梗半兩切,消石六銖(一方用滑石),右五味,㕮咀,以水五升,煮三沸,三上三下,去滓,納消石,令烊,分服。(2/63)

24. 《千金方》:治婦人乳無汁漏蘆湯,方:漏蘆、通草、各二兩,石鍾乳、黍米一升,右四味,㕮咀,米宿漬揩撻,取汁三升,煮藥三沸,去滓,作飲之,日三。(2/63)

25. 《千金方》:治婦人乳無汁,單行石膏湯,方:石膏四兩研,以水二升,煮三沸,稍稍服,一日令盡。又方:通草,石鍾乳,上二味各等分末,粥飲服方寸匕,日三。後可兼養二兒。通草橫心者是,勿取羊桃根,色黃勿益。一方二味,酒五升,漬一宿,明旦煮沸,去滓,服一升,日三,夏冷服,冬溫服。(2/63~64)

26. 《千金方》:治婦人乳無汁,麥門冬散,方:麥門冬,石鍾乳,通草,理石,上四味各等分,治下篩,先食,酒服方寸匕,日三。(2/64)

27. 《千金方》:治婦人乳無汁,漏蘆散,方:漏蘆半兩,石鍾乳一兩,栝樓根一兩,蠐螬三合,上四味,治下篩,先食,糖水服方寸匕,日三。又方:麥門冬,通草,石鍾乳,理石,土瓜根,大棗,蠐螬,上七味等分,治

下篩,食畢用酒服方寸匕,日三。(2/64)

28.《千金方》:治乳無汁,方:石鍾乳四兩,甘草二兩(一方不用),漏蘆三兩,通草五兩,栝樓根五兩,上五味㕮咀,以水一斗,煮取三升,分三服。一云用栝樓實一枚。又方:母豬蹄一具,精切,以水二斗煮熟,得五六升汁飲之,不出更作。又方:豬蹄二枚,熟炙捶碎,通草八兩細切,上二味以清酒一斗浸之,稍稍飲盡,不出更作。(《外臺》豬蹄不炙,以水一斗,煮取四升,入酒四升,更煮飲之。)又方:栝樓根切一升,酒四升,煮三沸,去滓,分三服。又方:取栝樓子尚青色大者一枚熟搗,以白酒一斗,煮取四升,去滓,溫服一升,日三。黃色小者用二枚亦好。又方:石鍾乳一兩,通草一兩,漏蘆半兩,桂心六銖,甘草六銖,栝樓根六銖,上六味治下篩,酒服方寸匕,日三,最驗。又方:石鍾乳二兩,漏蘆二兩,上二味治下篩,飲服方寸匕,即下。又方:燒鯉魚頭末,酒服三指撮。又方:燒死鼠作屑,酒服方寸匕,日三,立下,勿令知。(2/64~65)

29.《千金方》:下乳汁鯽魚湯,方:鯽魚長七吋,豬脂半斤,漏蘆八兩,石鍾乳八兩,上四味切,豬脂、魚不須洗治,清酒一斗二升合煮,魚熟藥成,絞去滓,適寒溫分五服,即乳下。飲其間相去須臾,一飲令藥力相及。(2/65)

30.《千金方》:治婦人乳無汁,單行鬼箭湯,方:鬼箭五兩,以水六升,煮取四升,一服八合,日三。亦可燒作灰,水服方寸匕,日三。(2/65)

31.《千金方》:治婦人乳無汁,方:栝樓根三兩,石鍾乳四兩,漏蘆三兩,白頭翁一兩,滑石二兩,通草二兩,上六味治下篩,以酒服方寸匕,日三。(2/65)

32.《千金方》:治婦人乳無汁,甘草散,方:甘草一兩,通草三十銖,石鍾乳三十銖,雲母二兩半,屋上散草二把燒成灰,上五味治下篩,食後,溫漏蘆湯,服方寸匕,日三,乳下止。又方:土瓜根治下篩,服半錢匕,日三,乳如流水。(2/66)

33.《醫門方》:療乳無汁,方:母豬蹄二枚、切、通草六兩、錦裹,和煎做羹食之。今案:《廣利方》:母豬蹄一具,通草十二分,切,以水大四升,煎取二大升,去滓食,後服一盞,並取此汁做羹粥。(《醫心方》23/39a 引)

34.《枕中方》:治婦人無乳汁,方:取母衣帶燒作灰,三指撮酒服,即多汁。(《醫心方》23/39a 引)

35.《廣濟方》:療婦人乳無汁,方:以母豬蹄四枚,治如食法,以水二斗煮,取一斗,去蹄。土瓜根、通草、漏蘆各三兩,以汁煮,取六升,去滓,内蔥白豉如常法,著少米煮作稀蔥豉粥,食之。食了或身體微微熱,有少許汗佳。乳未下,更三兩劑,甚驗。(《外臺秘要》34/942a 引)

36.《崔氏》:療乳汁不下,方:鼠肉五兩,羊肉六兩,麋肉八兩,右三味合作之,勿令食者知。(《外臺秘要》34/943a 引)

L、陰脫腫痛癢

1.《小品方》:治產後陰脫,方:以鐵精傅上,多少令調,以火炙布令暖,熨肛上漸納之。又方:用鱉血,燒地令熱,血著上,使病人坐之,良。(《醫心方》23/41a 引)

2.《集驗方》:療婦人產後冷,玉門開不閉,硫黃洗,方:石硫黃研、蛇床子各四分,菟絲子五分,吳茱萸六分,右四味搗散,以湯一升投方寸匕,以洗玉門,瘥止。(《外臺秘要》34/959b 引;《千金方》3/98 亦引)

3.《集驗方》:療婦人產後陰下脫,方:蛇床子一升,布裹炙熨之。亦療產後陰中痛。(《外臺秘要》34/959b 引;《千金方》3/98 ~ 99 同)

4.《錄驗方》:治產後陰腫痛,方:取鼠壤四升,熬令熱,以囊儲,置陰上,使氣入中,良。(《醫心方》23/42a 引)

5.《古今錄驗方》:療產後陰下脫,方:蜀椒一升,吳茱萸一升,戎鹽半雞子大,右三味搗,以綿裹如半雞子大,内陰中,日一易,二十日愈。(《外臺秘要》34/959b 引;《千金方》3/99 同)

6. 又方:驢頭陰乾二枚,葛根一斤,右二味搗散,酒服方寸匕,日三。(《外臺秘要》34/960a 引)

7.《產經》:治產後陰脫下痛,方:取蛇床子,搗末,布囊盛之,炙令熱,熨陰,大良。(《醫心方》23/41a 引)

8.《產經》:治產後陰中如虫行癢,方:枸杞一斤,以水三斗,煮十沸,適寒溫,洗之,良。又方:煮桃葉若皮洗之。又方:燒杏人作灰,錦裹,納陰中,良。(《醫心方》23/42a 引)

9.《千金方》:治勞損產後無子,陰中冷溢出,子門閉,積年不瘥,身體寒冷,方:防風一兩半,桔梗三十銖,人參一兩,菖蒲十八銖,半夏十八銖,丹參十八銖,厚朴十八銖,乾薑十八銖,紫菀十八銖,杜衡十八銖,秦艽半兩,白斂半兩,牛膝半兩,沙參半兩,上十四味末之,白蜜和

丸如小豆,食後服十五丸,日三服,不知增至二十丸,有身止。夫不在勿服之,服藥後七日,方合陰陽。(3/97)

10.《千金方》:治產後癖瘦,玉門冷,五加酒,方:五加皮二升,枸杞子二升,乾地黃二兩,丹參二兩,杜仲一斤,乾薑三兩,天門冬四兩,蛇床子一升,乳床半斤,上九味吹咀,以絹袋子盛,酒三斗,漬三宿,一服五合,日再,稍加至十合佳。(3/97-98)

11.《千金方》:治產後陰道開不閉,方:石灰一斗熬令燒草,以水二斗投之,適寒溫,入汁中坐漬之,須叟復易。坐如常法,已效,千金不傳。(3/98;《醫心方》23/40b 並引《醫門方》:石灰一斗,水二斗,澄取一斗三升;《外臺秘要》34/959b 引《廣濟方》同)

12.《千金方》:治產後陰下脫,方:燒人屎爲末,酒服方寸匕,日三。又方:燒弊帚頭爲灰,酒服方寸匕。又方:皂莢半兩,半夏十八銖,大黃十八銖,細辛十八銖,蛇床子三十銖,上五味治下篩,以薄絹囊盛,大如指,內陰中,日二易,即瘥。又方:鱉頭五枚燒末,以井花水服方寸匕,日三。(3/99)

13.《千金方》:治產後藏中風,陰腫痛,當歸洗湯,方:當歸三兩,獨活三兩,白芷三兩,地榆三兩,敗醬二兩(《千金翼》不用),礜石二兩,上六味吹咀,以水一斗半,煮取五升,適冷暖,稍稍洗陰,日三。(3/99)

14.《千金方》:治產後陰腫痛,方:熟搗桃仁敷之,良,日三度。(3/100)

15.《極要方》:治產後陰脫,方:流黃二分,烏賊魚骨三分,五味子三株,爲散,粉陰上,日三。(《醫心方》23/41b 引)

16.《廣濟方》:療產後子臟挺出數寸痛,方:蛇床子一升,酢梅二七枚,切,以水五升,煮取二升半,洗,日夜十度。(《醫心方》23/41b 引)

M、其他產後虛損

1.《金匱要略》:產後鬱冒,其脈微弱,嘔不能食,大便反堅,但頭汗出……小柴胡湯主之,方在嘔吐中。小柴胡湯,方:柴胡半觔,黃芩三兩,人參三兩,甘草三兩,半夏一升,生薑三兩,大棗十二枚,右七味,以水一斗,煮取六升,去滓,再煎,取三升,溫服一升,日三服。胃反嘔吐者,大半夏湯主之。病解能食,七八日更發熱者,此爲胃實,大承氣湯主之,方見痓病。(《金匱要略》21/308~309;2/265;2/33;《脈經》9/7a同;大承氣湯方見前)

2.《金匱要略》：婦人乳，中虛煩亂嘔逆，安中益氣，竹皮大丸主之。竹皮大丸，方：生竹茹二分，石膏一分，桂枝一分，甘草七分，白微一分，右五味，末之，棗肉如丸，彈子大，以飲服一丸，日三夜二服。有熱倍白微，煩喘者加枳實一分。（《金匱要略》21/314～315；《脈經》9/182 同）

3.《葛氏方》：治產後虛羸，日汗出，鯉魚湯，方：鯉魚肉三斤，葱白一斤，香豉一升，凡三物，水六升，煮取二升，分再服，微汗即止。（《醫心方》23/35ab 引；《千金方》3/72 加乾薑和桂心，並言勿用生魚。）

4.《葛氏方》：若產後虛煩不得眠者，方：枳實，夕藥，分等，并炙之，末，服方寸匕，日三。（《醫心方》23/35b 引）

5.《葛氏方》：治產後煩熱若渴，或身重癢，方：熬大豆，酒淋，及熱，飲二升，溫覆取汗。（《醫心方》23/36b 引）

6.《葛氏方》：產後月水不通，方：桂心爲末，酒服方寸匕。又方：鐵杵錘燒，納酒中服之。（《醫心方》23/45b 引）

7.《小品方》：產後虛羸，令人肥白健壯。羊脂二斤，生地黃汁一斗，薑汁五升，白蜜三升，煎如飴，溫酒服一杯，日三。（《本草綱目》50，羊脂附方；《千金方》3/68 則言"取雞子大一枚，投熱酒中服"。《外臺秘要》34/953a 引《古今錄驗方》同）

8.《經心方》：治產後腫滿，方：烏豆一斗，水五升，煮取五升，以酒五升，煎取五升，分五服。《醫心方》23/32a 引）

9.《集驗方》：療產後血氣煩悶，方：取生地黃汁一升，酒三合相和，微溫頓服之。《千金》同。（《外臺秘要》34/949a 引）

10.《集驗方》：療產後渴，栝樓湯，方：栝樓四兩，麥門冬去心、人參各三兩，乾地黃三兩，甘草二兩炙，乾棗二十枚，土瓜根五兩，右七味切，以水八升，煮取二升半，分三服，良。（《外臺秘要》34/956b 引；《千金方》3/95 亦引，並言甘草"崔氏不用"；土瓜根"崔氏用蘆根"。）

11.《刪繁方》：療產婦勞虛，或本來虛寒，或產後血脈虛竭，四肢羸弱，飲食減少，經水斷絕，血脈不通，虛實交錯，澤蘭補虛丸，方：澤蘭葉九分，石膏八分研、芎藭、甘草炙、當歸各七分，白芷、防風、白术、藁本、蜀椒、厚朴炙、乾薑、桂心、細辛各五分，右十四味搗篩，蜜丸如梧桐子，酒下二十九至三十九，日再，忌如常法。（《外臺秘要》34/951b 引）

12.《錄驗方》：治產後虛勞，汗出不止，牡蠣散，方：牡蠣二兩，乾薑二兩，麻黃根二兩，凡三物，治，篩，雜白粉，粉身，不過三四，便止。

（《醫心方》23/37a 引）

13.《録驗方》：治産後通身生瘡，狀如灼瘡，熱如火，方：桃人搗和，以豬膏傅瘡上，日二三，過便癒。（《醫心方》23/45b 引）

14.《古今録驗方》：澤蘭丸，療産後風虛勞羸，百病必效，方：澤蘭葉六分，白芷、椒汗、蕪荑人、藁本、細辛各四分，白术、柏子人、人參、桂心、防風、厚朴炙、丹參各五分，芎藭、甘草炙、當歸各七分，乾地黃十分，右十七味搗篩，蜜和丸如梧桐子，服二十九至三十九，日再服。忌如常法。（《外臺秘要》34/951b 引）

15.《千金方》：已産訖，可服四順理中丸，方：甘草二兩，人參一兩，白术一兩，乾薑一兩，上四味末之，蜜和丸如梧子，服十丸，稍增至二十丸。新生臟虛，此所以養臟氣也。（3/68）

16.《千金方》：桃人煎，治婦人産後百疾，諸氣補益悦澤，方：桃人一千二百枚，搗令細熟，以上好酒一斗五升研濾二四遍，如做麥粥法，以極細爲佳。納長項瓷瓶中，密塞以麵封之。納湯中煮一伏時，不停火，亦勿令火猛，使瓶口常出在湯上，勿令没之。熟訖出，溫酒服一合，日再服。丈夫亦可服之。（3/68）

17.《千金方》：治婦人虛羸短氣，胸逆滿悶，風氣，石斛地黃煎，方：石斛四兩，生地黃汁八升，桃仁半升，桂心二兩，甘草四兩，大黃八兩，紫菀四兩，麥門冬二升，伏苓一斤，醇酒八升，上十味爲末，於銅器中炭火上熬，内鹿角膠一斤，耗得一斗，次内飴三斤，白蜜三升和調，更於銅器中，釜上煎微耗，以生竹攪，毋令著耗令相得。藥成先食酒，服如彈子一丸，日三。不知稍加至二丸。一方用人參三兩。（3/68）

18.《千金方》：地黃酒治産後百病，未産前一月當預釀之，産訖蓐中服之，方：地黃汁一升，好麴一斗，好米二升，右三味，先以地黃汁清麴，令發，準家法醖之，至熟，封七日，取清服之。常使酒氣相接，勿令斷絶，慎蒜生冷酢滑豬雞魚，一切婦人皆須服之，但夏三月熱不可合，春秋冬並得合服。地黃并漬納米中炊合用之。一石十石一準此一外爲率，先服羊肉當歸湯三劑，乃服之佳。（3/68）

19.《千金方》：治産後虛羸喘乏，自汗出，腹中絞痛，羊肉湯，方：肥羊肉三斤去脂，當歸一兩（姚氏用葱白），桂心二兩，芍藥四兩（《子母秘録》作葱白），甘草二兩，生薑四兩，芎藭三兩（《子母秘録》作豉一升），乾地黃五兩，上八味㕮咀，以水一斗半，先煮肉，取七升，去肉，内餘藥，煮取三升，去滓，分三服，不瘥重作。《千金翼》：有葱白一斤。
《子母秘錄》：胸中微熱加黃芩、麥門冬各一兩，頭痛加石膏一兩，中風
加防風一兩，大便不利加大黃一兩，小便難加葵子一兩，上氣咳逆加五
味子一兩。(3/69;《外臺秘要》34/950a 引《廣濟方》同)

20.《千金方》：治產後虛羸喘乏，乍寒乍熱，病如瘧狀，名為蓐積，
豬腎湯，方：豬腎一具，去脂四破，無則用羊腎代，香豉錦裹，白粳米一
斗，葱白一斗，上四味以水三斗，煮取五升，去滓，任情服之，不瘥更作。
《廣濟方》有人參、當歸各二兩，為六味。3/69)

21.《千金方》：羊肉黃耆湯，治產後虛乏補益，方：羊肉三斤，黃耆
三兩，大棗三十枚，茯苓一兩，甘草一兩，當歸一兩，桂心一兩，芍藥一
兩，麥門冬一兩，乾地黃一兩，上十味哎咀，以水二斗煮羊肉，取一斗，
去肉內諸藥，煎取三升，去滓，分三服，日三。(3/69)

22.《千金方》：鹿肉湯，治產後虛羸，勞損補乏，方：鹿肉四斤，乾地
黃三兩，甘草三兩，芎藭三兩，人參三兩，當歸三兩，黃耆二兩，芍藥二
兩，麥門冬二兩，茯苓二兩，半夏一升，大棗二十枚，生薑二兩，上十三
味哎咀，以水二斗五升，煮肉取一斗三升，去肉內藥煎，取五升，去滓，
分四服，日三夜一。(3/69~70)

23.《千金方》：治產後虛乏五勞七傷，虛損不足，臟腑冷熱不調，獐
骨湯，方：獐骨一具，遠志三兩，黃耆三兩，芍藥三兩，乾薑三兩，防風三
兩，茯苓三兩(一作伏神)，厚朴三兩，當歸三兩，桔皮二兩，甘草二兩，
獨活二兩，芎藭二兩，桂心四兩，生薑四兩，上十五味哎咀，以水三斗，
煮獐骨，取二斗，去骨內藥煎，取五升，去滓，分五服。(3/70)

24.《千金方》：當歸芍藥湯，治產後虛損，逆害飲食，方：當歸一兩
半，芍藥一兩，人參一兩，桂心一兩，生薑一兩，甘草一兩，大棗二十枚，
乾地黃一兩，上八味哎咀，以水七升，煮取三升，去滓，分三服，日三。
(3/70)

25.《千金方》：治產後虛氣杏仁湯，方：杏仁三兩，桔皮三兩，白前
三兩，人參三兩，桂心四兩，蘇葉一升，半夏一升，生薑十兩，麥門冬一
兩，上九味哎咀，以水一斗二升，煮取三升半，去滓，分五服。(3/70)

26.《千金方》：治產後上氣及婦人賁豚氣，積勞臟氣不足，胸中煩
躁，開元以下如懷五千錢狀，方：厚朴三兩，桂心三兩，當歸三兩，細辛
三兩，芍藥三兩，石膏三兩，甘草二兩，黃芩二兩，澤瀉二兩，吳茱萸五

兩(《千金翼》作大黃)，乾地黃四兩，桔梗三兩，乾薑一兩，上十三味㕮咀，以水一斗二升，煮取三升，去滓，分三服，服三劑佳。(3/70)

27.《千金方》：治產後七傷，虛損少氣不足，並主腎勞寒冷，補益氣，乳蜜湯，方：牛乳七升(無則用羊乳)，白蜜一升，當歸三兩，人參三兩，獨活三兩，大棗二十枚，甘草二兩，桂心二兩，上八味㕮咀，諸藥以乳蜜中，煮取三升，去滓，分四服。(3/70~71)

28.《千金方》：治產後虛冷七傷，時寒熱，體痛乏力，補腎並治百病。五石湯，方：紫石英二兩，鍾乳二兩，白石英二兩，赤石脂二兩，石膏二兩，茯苓二兩，白术二兩，桂心二兩，芎藭二兩，甘草二兩，韭白六兩，人參三兩，當歸三兩，生薑八兩，大棗二十枚，上十五味，五石並末之，諸藥各㕮咀，以水一斗二升，煮取三升六合，去滓，分六服。若中風加葛根、獨活各二兩，下痢加龍骨一兩。(3/71)

29.《千金方》：三石湯方，主病如前，方：紫石英二兩，白石英二兩半，鍾乳二兩半，生薑二兩，當歸二兩，人參二兩，甘草二兩，茯苓三兩，乾地黃三兩，桂心三兩，半夏五兩，大棗十五枚，上十二味，三石末之，㕮咀諸藥，以水一斗二升，煮取三升，去滓，分四服，若中風加葛根四兩。(3/71)

30.《千金方》：內補黃耆湯，主婦人七傷，身體疼痛，小腹急滿，面目黃黑，不能食飲，並諸虛乏不足少氣，心悸不安，方：黃耆三兩，當歸三兩，芍藥三兩，乾地黃三兩，半夏三兩，茯苓二兩，人參二兩，桂心二兩，遠志二兩，麥門冬二兩，甘草二兩，五味子二兩，白术二兩，澤瀉二兩，乾薑四兩，大棗三十枚，上十六味㕮咀，以水一斗半，煮取三升，去滓，一服五合，日三夜一服。(3/71)

31.《千金方》：治產後虛羸，盜汗澀澀惡寒，吳茱萸湯，方：吳茱萸三兩，以清酒三升，漬一宿，煮如蚊鼻沸，減得三升許，中分之，頓服一升，日間，間日再作服。亦治產後腹中疾痛。(3/71；並見"心腹疼痛"項)

32.《千金方》：治產後體虛寒熱自汗出，豬膏煎，方：豬膏一升，清酒五合，生薑汁一升，白蜜一升，上四味煎令調和，五上五下，膏成隨意以酒服方寸匕，當炭火上熱。(3/72)

33.《千金方》：治產後風虛汗出不止，小便難，四肢微急，難以屈伸者，桂枝加附子湯，方：桂枝三兩，芍藥三兩，甘草一兩半，附子二枚，生薑三兩，大棗十二枚，上六味㕮咀，以水七升，煮取三升，分為三服。

(3/72)

34.《千金方》:韭白湯,治產後胸中煩熱逆氣,方:韭白二兩,半夏二兩,甘草二兩,人參二兩,知母二兩,石膏四兩,栝樓根三兩,麥門冬半升,上八味㕮咀,以水一斗三升,煮取四升,去滓,分五服,日三夜二。熱甚即加石膏、知母各一兩。(3/72)

35.《千金方》:竹根湯,治產後虛煩,方:甘竹根細切一斗五升,以水二斗,煮取七升,去滓,內小麥二升,大棗二十枚,復煮麥熟三四沸,內甘草一兩,麥門冬一升,湯成去滓,服五合,不瘥更服取瘥,短氣亦服之。(3/72)

36.《千金方》:人參當歸湯,治產後煩悶不安,方:人參一兩,當歸一兩,麥門冬一兩,桂心一兩,乾地黃一兩,大棗二十個,粳米一升,淡竹葉三升,芍藥四兩,上九味㕮咀,以水一斗二升,先煮竹葉及米,去滓,內藥煮取三升,去滓,分三服,若煩悶不安者,當取豉一升,以水三升煮,取一升,盡服之,甚良。(3/73)

37.《千金方》:甘竹茹湯,治產後內虛煩熱短氣,方:甘竹茹一升,人參一兩,茯苓一兩,甘草一兩,黃芩三兩,上五味㕮咀,以水六升,煮取二升,去滓,分三服,日三。(3/73)

38.《千金方》:知母湯,治產後乍寒乍熱,通身溫壯,胸心煩悶,方:知母三兩,芍藥二兩,黃芩二兩,桂心一兩,甘草一兩,上五味㕮咀,以水五升,煮取二升半,分三服。一方不用桂心。加生地黃。(3/73)

39.《千金方》:竹葉湯,治產後心中煩悶不解,方:生淡竹葉一升,麥門冬一升,甘草二兩,生薑三兩,茯苓三兩,大棗十四枚,小麥五合,上七味㕮咀,以水一升,先煮竹葉、小麥,取八升,內諸藥煮取三升,去滓,分三服。若心中虛悸者,加人參二兩。其人食少無穀氣者,加粳米五合。氣逆者,加半夏二兩。(3/73)

40.《千金方》:淡竹茹湯,治產後虛煩,頭痛短氣欲絕,心中悶亂不解必效,方:生淡竹茹一升,麥門冬五合,甘草一兩,小麥五合,生薑三兩,(《產寶》用乾葛),大棗十四枚(《產寶》用石膏三兩),上六味㕮咀,以水一升,煮竹茹、小麥,取八升,去滓,乃內諸藥,煮取一升,去滓,分二服,羸人分作三服。若有人參入一兩,若無人參,內茯苓一兩半亦佳。人參、茯苓皆至心煩悶及心虛驚悸,安定精神,有則為良,無則依方服一劑,不瘥更作。若氣逆者,加半夏二兩。(3/73)

41.《千金方》：赤小豆散，治產後煩悶不能食，虛滿，方：赤小豆三七枚燒作末，以冷水和頓服之。(3/73~74)

42.《千金方》：治產後煩悶蒲黃散，方：蒲黃以東流水和方寸匕服，極良。(3/74)

43.《千金方》：蜀漆湯，治產後虛熱往來，心胸煩滿，骨節疼痛及頭痛壯熱，晡時輒甚，又如微瘧，方：蜀漆葉一兩，黃耆五兩，桂心一兩，甘草一兩，黃芩一兩，知母二兩，芍藥二兩，生地黃一斤，上八味㕮咀，以水一斗，煮取三升，分三服。此湯治寒熱，不傷人。(3/74)

44.《千金方》：芍藥湯，治產後虛熱頭痛，方：白芍藥五兩，乾地黃五兩，牡蠣五兩，桂心三兩，上四味㕮咀，以水一斗，煮取二升半，去滓，分三服，日三。此湯不傷損人，無毒，亦治腹中拘急痛。若通身發熱，加黃芩二兩。(3/74)

45.《千金方》：增損澤蘭丸，療產後百病，理血氣，補虛勞，方：澤蘭、甘草炙、當歸、芎藭各七分，附子炮、乾薑、白术、白芷、桂心、細辛各四分，防風、人參、牛膝各五分，柏子人、乾地黃、石斛各六分，厚朴炙、藁本、蕪荑各二兩，麥門冬八分去心，右二十味擣末，蜜丸，以酒下十五丸至二十丸，良，忌如常法。(《外臺秘要》34/951a 引)

46.《子母秘錄》：治產後遍身腫，方：生地黃汁一升，酒二合，溫頓飲之。(《醫心方》23/32a 引)

47.《子母秘錄》：產後諸狀亦無所異，但若不能食，方：白术四兩，生薑六兩，右二味，細切，以水酒各三升，暖火煎藥，取一升半，校，去滓，分溫再服，許仁則與女。(《醫心方》23/36a 引；《外臺秘要》34/957a 亦引，作《許仁則產後方》第四條)

48.《子母秘錄》：產後渴，方：新汲水和蜜飲之，仍不論多少，李溫與大新婦服之。(《醫心方》23/37a 引)

49.《子母秘錄》：治產後汗出不止，兼腹痛虛乏勞，方：通草、芍藥、當歸各三兩，生地黃，切一升，右四味，切，以水六升，煮取二升半，去滓，分溫三服。今案：《博濟安眾方》：芍藥、當歸各一兩，生地黃切半升，右，水二升，煮取一升，分服。(《醫心方》23/37b 引)

50.《子母秘錄》：云產後月水閉，乍在月前，或在月後，腰腹痛，手足煩疼，唇口乾，連年月水不通，血乾著脊，牡丹丸，方：苦參十分，牡丹五分，貝母三分，右三物，擣篩，蜜丸如梧子，先食以粥清汁，服七丸，日

三。(《醫心方》23/45a 引)

51.《子母秘錄》：產後月事不通，方：厚朴皮三大兩，以水三大升，煮取一升，分三服，空腹服之，神驗。(《醫心方》3/45b 引)

52.《許仁則產後方》：第十一，產後腹內安穩，惡露流多少得所，但緣產後日淺，久坐視聽言語多，或運勞力，遂覺頭項及百肢節皮肉疼痛，乍寒乍熱，此是蓐勞，宜依此方：豬腎一具去脂，當歸、芍藥、生薑各三兩，桂心一兩，葱白三合，右六味切，以水八升，緩火煮腎取六升，澄清，內諸藥，煮取二升，分溫再服。(《外臺秘要》34/958a 引)

53.《許仁則產後方》：第十三，產後更無餘苦，但覺體氣虛，宜服此方：當歸、乾地黃各十分，澤蘭八分，防風、黃耆、續斷各六分，桂心、人參、地骨皮、芍藥各七分，乾薑六分，右十一味擣末，蜜丸桐子大，酒下二十九，忌如常法。(《外臺秘要》34/958b 引)

54.《博濟安眾方》：產後嘔逆不能食，方：厚朴二兩，炙，白术一兩，炒，右以水二升，煎取一升，分四五服。(《醫心方》23/36a 引)

55.《醫門方》：療產後少氣無力困乏虛煩者，方：人參、伏苓各十分，甘草炙、桂心、芍藥各八分，生麥門冬、生地黃各廿分，水九升，煮取三升，分三服。(《醫心方》23/35b 引)

56.《醫門方》：療產後大渴不止，方：蘆根切一升，栝樓三兩，人參、甘草炙、伏苓各二兩，生麥門冬四兩，去心，大棗十二枚，水九升，煮取三升，分三服。(《醫心方》23/36b～37a 引)

57.《延年方》：增損澤蘭丸，主產後風虛勞損黃瘦，方：澤蘭七分，防風、乾地黃、當歸、細辛、桂心、茯苓、芍藥、人參、甘草炙、薰本、烏頭炮、麥門冬去心、石斛、紫菀、芎藭各五分，乾薑、柏子人、蕪荑人、厚朴炙、蜀椒汗各四分，白术、黃耆各六分，紫石英研、石膏研各八分，右二十五味擣篩，蜜和丸如梧桐子，以酒下二十至三十九，忌如常法。《外臺秘要》34/951ab 引)

58.《延年方》：澤蘭丸，主產後風虛損瘦不能食，令肥悅，方：澤蘭七分，當歸十分，甘草七分炙，薰本三分，厚朴三分炙，食茱萸三分，蕪荑三分，白芷三分，乾薑三分，芍藥三分，石膏八分，人參四分，柏子人四分，桂心四分，白术五分，右十五味擣篩，蜜和丸如梧桐子大，酒服十五丸，日二，加至二十五丸，忌如常法。(《外臺秘要》34/952b 引)

59.《廣濟方》：治產後心胸中煩悶，血氣澀肋下坊，不能食，方：生地黃汁一升,當歸一兩,末,清酒五合,生薑汁五合,右和煎,三四沸,去滓,溫四五合,服之,中間進少食。(《醫心方》23/30a 引;《外臺秘要》34/949a 亦引,但加"童子小便二升",並言"一日令盡"。)

60.《廣濟方》:療產後患風虛冷氣,腹內不調,補益肥白悅澤,方:澤蘭七分,厚朴炙、人參、石斛、蕪荑人、續斷、防風、桂心各三兩,芎藭、白术、柏子人、五味子、黃耆、遠志皮各四分,赤石脂六分,乾地黃六分,甘草六分炙,右十七味,擣末,蜜丸如桐子,以酒下二十九至三十九,日再,忌如常法。(《外臺秘要》34/952a 引)

61.《救急方》:療產後羸瘦不復,令肥白,方:烏豆肥大者淨拭,熬熟,如造豆黃法,去皮,擣爲屑,下篩,以臘月豬脂成練者和,丸如梧桐子,以酒下五十九,日再服,一月內肥白也,無所禁。(《外臺秘要》34/953a 引)

62.《助產方》:孩子生下後,睡於產婦懷中。產婦多吃肉食,和以佐料,母親少病,孩子體壯。服一切愈合藥,即愈。多以肉和酥油爲食,則愈。(P. T. 1057"藏醫雜療方",《敦煌吐蕃文獻選》,頁 174 引)

參考書目

一、文獻史料

《詩經》,十三經注疏本,臺北:藝文印書館,1955。

《禮記》,十三經注疏本,臺北:藝文印書館,1955。

《左傳》,十三經注疏本,臺北:藝文印書館,1955。

《春秋左傳注》,楊伯峻注,北京:中華書局,1990 再版。

《國語》,四部叢刊初編 45。

《雲夢睡虎地秦墓》,北京:文物出版社,1981。

〔漢〕司馬遷《史記》,北京:中華書局,1959。

〔漢〕班固《漢書》,北京:中華書局,1962。

〔漢〕張仲景《金匱要略》,〔清〕徐忠可論注,北京:人民衛生出版社,1993。

〔漢〕崔寔《四民月令》,繆啓愉輯釋,北京:農業出版社,1981。

〔漢〕應劭《風俗通義》,王利器校注,臺北:明文書局,1982。

〔漢〕王充《論衡》,臺北:世界書局《新編諸子集成》,1983。

〔漢〕許慎《說文解字》,段玉裁注,臺北:藝文印書館,1989。

《漢魏南北朝墓誌集釋》,趙萬里集釋,北京:科學出版社,1956。

《漢魏南北朝墓誌彙編》,趙紹彙編,天津:古籍出版社,1992。

〔晉〕陳壽《三國志》,北京:中華書局,1959。

〔晉〕干寶《搜神記》,汪紹楹校注,臺北:里仁書局影印點校本,1982。

〔晉〕王叔和《脈經》,四部叢刊初編65,上海:上海書店,1989。

〔劉宋〕陳延之《小品方》,湯萬春輯録箋注,安徽科學技術出版社,1990。

〔劉宋〕范曄《後漢書》,北京:中華書局,1965。

〔南齊〕褚澄《褚氏遺書》,趙國華校釋,河南科學技術出版社,1986。

〔梁〕沈約《宋書》,北京:中華書局,1974。

〔梁〕蕭子顯《南齊書》,北京:中華書局,1972。

〔隋〕巢元方《巢氏諸病源候總論》,臺北:宇宙醫藥出版社,1975。

〔隋〕蕭吉《五行大義》,中村璋八校注,汲古書院,1984。

〔隋·唐〕姚察、姚思廉《陳書》,北京:中華書局,1972。

〔唐〕孫思邈《千金方》(《備急千金要方》),吉林人民出版社新校宋刻本,1994。

〔唐〕房玄齡等《晉書》,北京:中華書局,1974。

〔唐〕李百藥《北齊書》,北京:中華書局,1972。

〔唐〕李延壽《南史》,北京:中華書局,1975。

〔唐〕李延壽《北史》,北京:中華書局,1974。

〔唐〕王燾《外臺秘要》,臺北:國立中國醫藥研究所出版,1964。

〔唐〕魏徵、長孫無忌等《隋書》,北京:中華書局,1973。

〔唐〕段成式《酉陽雜俎》,叢書集成初編,臺北:源流出版社影印,1982。

〔後晉〕劉昫等《舊唐書》,北京:中華書局,1975。

王重民、王慶菽、向達、周一良、啓功、曾毅公編《敦煌變文集》,北京:人民文學出版社,1984。

《元始天尊濟度血湖真經》,道藏洞真部(宿),上海涵芬樓影印北京白雲觀所藏明刊本32冊,1924～1926。

〔宋〕周密《齊東野語》,《唐宋筆記史料叢刊》,北京:中華書局,

1983。

〔宋〕歐陽修、宋祁《唐書》,北京:中華書局,1975。

〔宋〕李昉等《太平御覽》,宋蜀刊本,臺北:商務印書館影印,1967。

〔宋〕李昉等《太平廣記》,北京:人民文學出版社點校本,1959。

〔宋〕王懷隱等《太平聖惠方》,東洋醫學善本叢書 16～21 冊,據日本名古屋市蓬左文庫藏宋版鈔配本影印,大阪:オリエント出版社,1991。

〔宋〕陳自明《婦人大全良方》,〔明〕薛已補注,揚州:江蘇廣陵古籍刻印社據嘉靖刊本縮印,1982。

〔宋〕朱端章《衛生家寶産科備要》,見上海中醫學院朱邦賢、王若水主編《歷代中醫珍本集成》,《婦科類》(一),上海:三聯書店,1989。

〔明〕李時珍《本草綱目》,北京:人民衛生出版社點校本,1975～1981。

〔清〕顧炎武《日知錄》,臺北:明倫書局排印手抄本,1971。

〔清〕東軒主人《述異記》,見《筆記小說大觀》第三編第十冊,臺北:新興書局影印本,1988。

〔日〕丹波康賴《醫心方》,臺北:新文豐印行,1982。

二、近人著作

下見隆雄《儒教社會と母性——母性の威力の觀點でみる漢魏晉中國女性史》,東京:研文出版,1994。

大衛·哈維編《新生命:懷孕、分娩、育嬰》,David Harvey ed. 香港:星島出版社中文編譯,1980。

王堯、陳踐譯注《敦煌吐蕃文獻選》,成都:四川民族出版社,1983。

中山太郎《古代の分娩法と民俗》,《歷史と民俗》,東京:パルトス社,1941,272～294。

《中國本草圖錄》編寫委員會《中國本草圖錄》五卷,北京:人民衛生出版社,香港:商務印書館合作出版,1987～1989。

中國醫學科學院藥物研究所等編《中藥誌》四冊,北京:人民衛生出版社,1982～1988。

永川地區文化局、大足縣文物保管所、四川攝影學會永川支會《大足石刻》,成都:四川人民出版社,1981。

任旭《〈小品方〉殘卷簡介》,《中華醫史雜誌》17.2(1987):71~73。

任繼愈主編《道藏提要》,北京:中國社會科學出版社,1991。

邢義田《從〈列女傳〉看中國式母愛的流露》,《歷史月刊》5(1988),收入鮑家麟編《中國婦女史論集三集》,臺北:稻香出版社,1993,19~28。

杜正勝《古代社會與國家》,臺北:允晨文化實業公司,1992。

杜芳琴《生育文化的歷史考察》,見《性別與中國》,李小江、朱虹、董秀玉主編,北京:三聯書店,1994,305~322。

李濟《跪坐蹲居與箕踞》,《中央研究院歷史語言研究所集刊》24(1953):283~301。

李建民《馬王堆漢墓帛書"禹藏埋胞圖"箋證》,《中央研究院歷史語言研究所集刊》65.4(1994):725~832。

李貞德《漢隋之間的"生子不舉"問題》,《中央研究院歷史語言研究所集刊》66.3(1995):747~812。

李銀河《生育與中國村落文化》,香港:牛津大學出版社,1993。

坂本具償《母性の威力——中國女性史研究への新たな視點——》,《東方》171(1995):24~27。

何漢威編撰《本地華人傳統婚禮》,香港:香港市政局,1986。

周一良《魏晉南北朝史劄記》,北京:中華書局,1985。

周一謀、蕭佐桃《馬王堆醫書考注》,天津科學技術出版社授權樂群文化事業公司出版,1989。

承德地區文物保管所、灤平縣博物館《河北灤平縣后台子遺址發掘簡報》,《文物》1994.3:53~74。

長澤元夫、後藤志朗《引用書解說》,見《醫心方中日文解說》,李永熾譯,張禮文校訂,臺北:新文豐出版公司,1973。

唐長孺《門閥的形成及其衰落》,原載《武漢大學人文科學學報》(1959),收入《中國社會經濟史參考文獻》(臺北:華世出版社,1984),365~407。

馬大正《中國婦產科發展史》,山西科學教育出版社,1991。

馬繼興《"醫心方"中的古醫學文獻初探》,《日本醫史學雜誌》31.3(1985),326(30)~371(75)。

馬繼興《馬王堆古醫書考釋》,湖南:科學技術出版社,1992。

　　翁玲玲《漢人婦女產後作月子儀式的行為探討》，清華大學社會人類學研究所碩士論文，新竹：清華大學社會人類學研究所，1992。

　　陳元朋《宋代的儒醫——兼評 Robert P. Hymes 有關宋元醫者地位的論點》，《新史學》6. 1（1995）：179～203。

　　陳國符《道藏源流考》，北京：中華書局，1963。

　　許倬雲《漢代家庭大小》，收入氏著《求古編》，臺北：聯經出版事業公司，1982，515～541。

　　崔詠雪《中國家具史——坐具篇》，臺北：明文書局，1989。

　　郭立誠《中國生育禮俗考》，臺北：文史哲出版社，1971。

　　湯萬春《小品方輯錄箋注》，安徽科學技術出版社，1990。

　　湯　池《試論溧平縣后台子出土的石雕女神像》，《文物》1994. 3：46～51。

　　蒲慕州《睡虎地秦簡〈日書〉的世界》，《中央研究院歷史語言研究所集刊》62. 4（1993）：623～675。

　　游鑑明《日據時期臺灣的產婆》，《近代中國婦女史研究》1（1993）：49～89。

　　廖育群《陳延之與〈小品方〉研究的新進展》，《中華醫史雜誌》17. 2（1987）：74～75。

　　熊秉真《清代中國兒科醫學之區域性初探》，《近代中國區域史研討會論文集》上冊，臺北：中央研究院歷史語言研究所，1987，17～39。

　　熊秉真《明代的幼科醫學》，《漢學研究》9. 1（1991）：53～69。

　　熊秉真《傳統中國醫界對成長發育現象之討論》，《臺灣師範大學歷史學報》20（1991）：1～15。

　　熊秉真《中國近世的新生兒照護》，《中國近世社會文化史論文集》，臺北：中央研究院歷史語言研究所，1992，387～428。

　　熊秉真《傳統中國的乳哺之道》，《中央研究院近代史研究所集刊》21（1992）：123～146。

　　熊秉真《變蒸論：一項傳統生理假說的興衰始末》，《漢學研究》11. 1（1993）：253～267。

　　熊秉真《中國近世士人筆下的兒童健康問題》，《中央研究院近代史研究所集刊》23（1994）：1～29。

　　熊秉真《明清家庭中的母子關係——性別、感情及其他》，見《性別

與中國》,李小江、朱虹、董秀玉編,北京:生活・讀書・新知三聯書店,
1994,514~544。

熊秉真《幼幼——傳統中國的襁褓之道》,臺北:聯經出版事業公
司,1995。

劉增貴《漢代婚姻制度》,臺北:華世出版社,1982,411~472。

劉增貴《琴瑟和鳴——歷代的婚禮》,中國文化新論之宗教禮俗篇
《敬天與親人》,臺北:聯經出版事業公司,1982。

劉增貴《魏晉南北朝時代的妾》,《新史學》2.4(1991):1~36。

瞿宣穎纂輯《中國社會史料叢鈔》三集,臺灣:商務印書館,
(1937)1965 重印。

羅元愷主編《中醫婦科學》,臺北:知音出版社,1989。

饒宗頤、曾憲通《雲夢秦簡日書研究》,香港:中文大學出版社,
1982。

ミシェル・スワミェ,《血盆經の資料的研究》,見《道教研究》第一
冊,吉岡義豐、ミシェル・スワミエ編修,東京:昭森社,1965,109~166。

Ahern, Emily M. , The Power and Pollution of Chinese Women, in
Margery Wolf & Roxane Witke, *Women in Chinese Society.* Stanford:Stan-
ford University Press, 1975, 193~214.

Bourdillon, Hilary. *Women as Healers:A History of Women and Medi-
cine.* Cambridge:Cambridge University Press, 1988.

Douglas, Mary. *Purity and Danger:An Analysis of the Concepts of
Pollution and Taboo.* London:Routledge & Paul, 1966.

Ebrey, Patricia. *The Inner Quarters:Marriage and the Lives of Chi-
nese Women in the Sung Period.* Berkeley, Los Angeles & London:Univer-
sity of California Press, 1993.

Furth, Charlotte. Concepts of Pregnancy, Childbirth, and Infancy in
Ch'ing Dynasty China, *Journal of Asian Studies* 46.1(1987):7~35.

Furth, Charlotte. Ming-Qing Medicine and the Construction of Gen-
der, *Research on Women in Modern Chinese History* (《近代中國婦女史研
究》)2(1994):229~250.

Gelis, Jacques. *History of Childbirth:Fertility, Pregnancy and Birth
in Early Modern Europe.* Cambridge:Polity Press, 1991.

Holmgren, Jennifer. Widow Chastity in the Northen Dynasties--the Lieh-nü Biographies in the Wei-shu, *Papers on Far Eastern History* 23 (1981): 165 ~ 186.

Kinney, Anne Behnke. Infant Abandonment in Early China, *Early China* 18 (1993): 107 ~ 138.

Lee, Jen-der. Women and Marriage in China during the Period of Disunion, Ph. D. dissertation. University of Washington, UMI, 1992.

Lee, Jen-der. The Life of Women in the Six Dynasties, *Journal of Women and Gender Studies* (《婦女與兩性學刊》)4(1993): 47 ~ 80.

Martin, Emily. *The Women in the Body: A Cultural Analysis of Reproduction.* Boston: Peacon Press, 1987.

Moscucci, Ornella. *The Science of Women: Gynaecology and Gender in England* 1800-1929. Cambridge and New York: Cambridge University Press, 1990.

Odent, Michel. *Birth Reborn*, Second edition. New Jersey: Birth Works Press, 1994.

Schafer, Edward. The Development of Bathing Customs in Ancient and Medieval China and the History of the Floriate Clear Palace, *Journal of American Oriental Society* 76. 2(1956): 57 ~ 82.

Shorter, Edward. *A History of Women's Bodies.* New York: Basic Books, 1982.

Van Gennep, Arnold. *The Rites of Passage*, English trans. by Monika B. Vizedom and Gabrielle L. Caffee. Chicago: University of Chicago Press, 1960.

Yates, Robin. Purity and Pollution in Early China,《歷史與考古整合之研究》(臺北: 中央研究院歷史語言研究所, 1996)。

※ 本文原載《中央研究院歷史語言研究所集刊》第 67 本第 3 分。

※ 李貞德, 美國西雅圖華盛頓大學博士, 中央研究院歷史語言研究所副研究員。

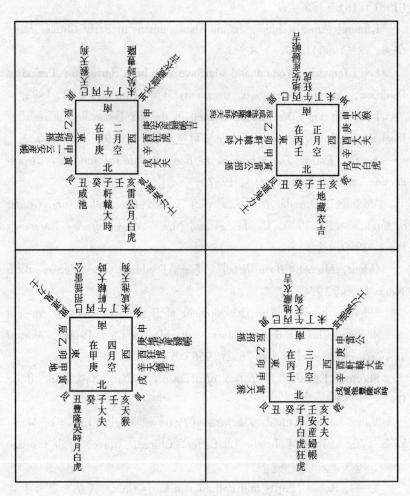

圖一:《外臺秘要》引《崔氏產圖》

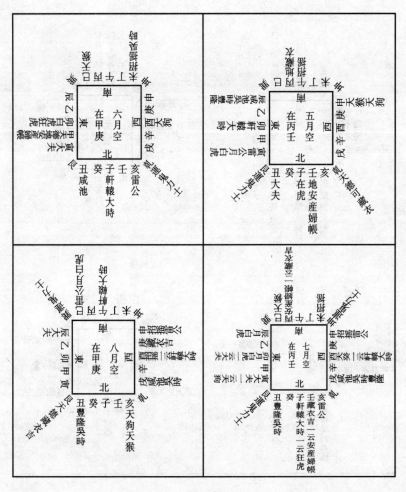

圖一續

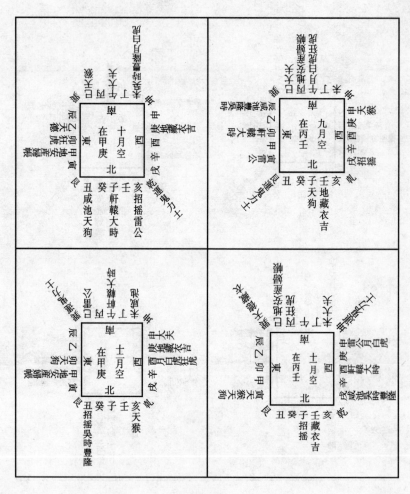

圖一續

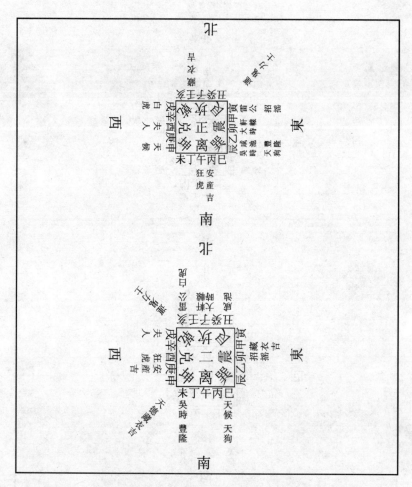

圖二:《衛生家寶產科備要》所收"十二月圖"

附:《太平聖惠方》卷七六所收"十二月產圖",除十二月之外,其餘月份皆與此圖
　　相同。《聖惠方》所載十二月之圖,安產帳吉地在庚,藏衣吉地在甲,與《崔氏
　　產圖》對調。

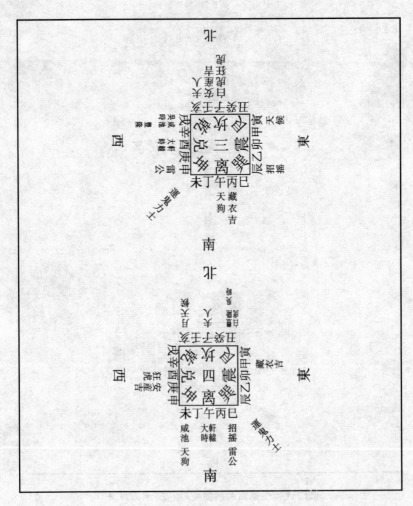

圖二續

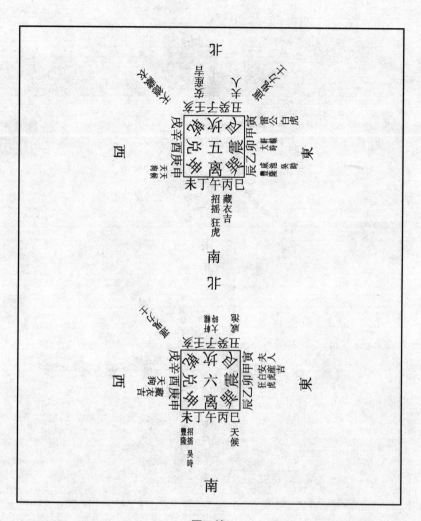

圖二續

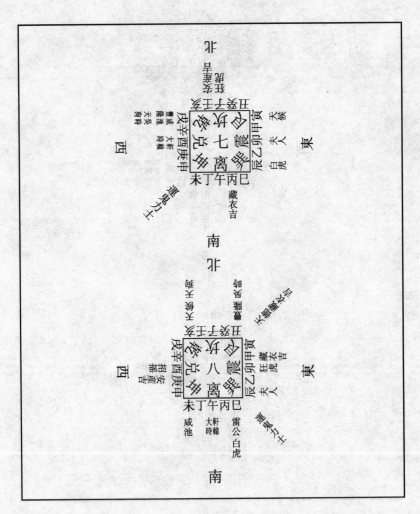

圖二續

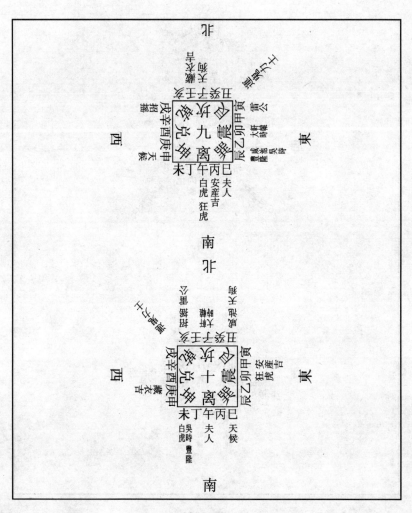

圖二續

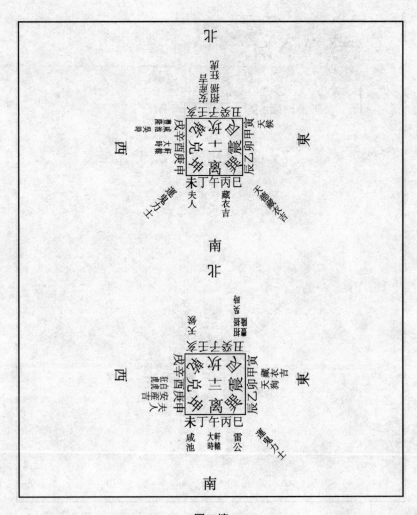

圖二續

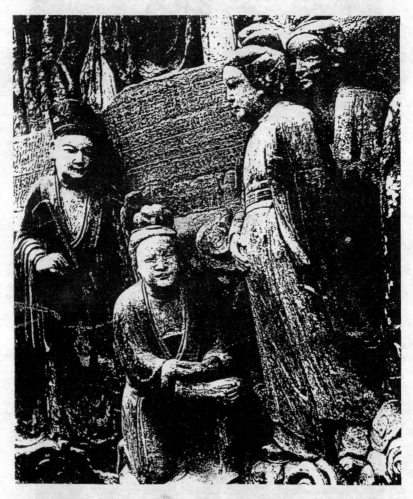

圖三:《大足石刻·説父母恩重經》"臨産"
轉自永川地區文化局、大足縣文物保管所、四川攝影學會永川支會《大足石刻》

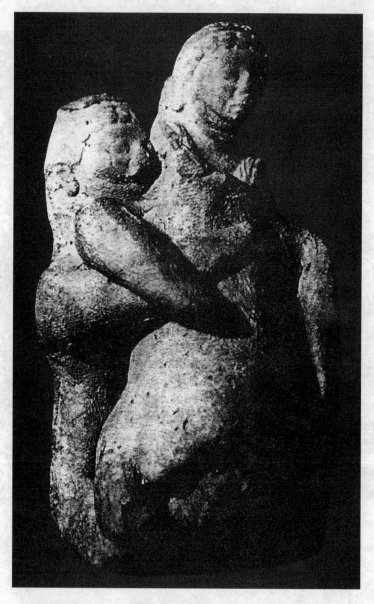

圖四:希臘抱腰陶俑

轉自 Bourdillon, Women as Healers, p. 7

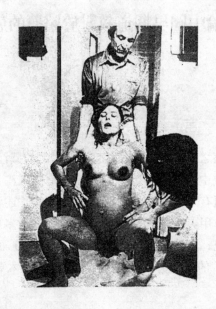

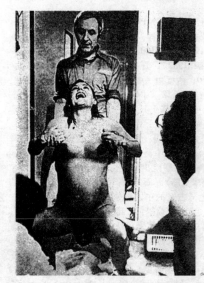
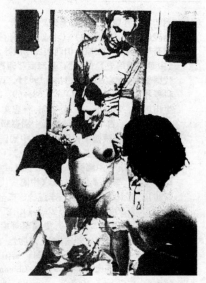

圖五:法國產科抱腰蹲踞生產圖

轉自 Odent, Birth Reborn, p. 48

試論中國早期道教對於醫藥的態度

林富士

一、引　言

　　宗教與醫療之間的關係，曾引起不少學者的關注和探討。其中，在中國史的領域中，道教和醫療的關係更是引人注目。以中國醫學史研究來説，便有不少通論性的著作曾簡略的評述道教對於中國醫學的貢獻和負作用。[1] 而研究道教史的學者則大多會提及道教在醫療文化上的表現，並且認爲，相對於較早（上古）的"巫醫"和稍晚（宋元之後）的"儒醫"，在中古時期（約當六朝至隋唐）有所

〔1〕　例如：陳邦賢《中國醫學史》（上海：商務印書館, 1937），頁 69～74；北京中醫
　　　學院編《中國醫學史》（上海：上海科學技術出版社, 1978），頁 20；賈得道《中
　　　國醫學史略》（太原：山西人民出版社, 1979），頁 100～101；鄭曼青、林品石編著
　　　《中華醫藥學史》（臺北：臺灣商務印書館, 1982），頁 121～126；趙璞珊《中國古
　　　代醫學》（北京：中華書局, 1983），頁 60；俞慎初《中國醫學簡史》（福州：福建
　　　科學技術出版社, 1983），頁 68～69、89；如元翼《中國醫學史》（北京：人民衛
　　　生出版社, 1984），頁 33～55；甄志業《中國醫學史》（上海：上海科學技術出版
　　　社, 1984），頁 37；范行準《中國醫學史略》（北京：中醫古籍出版社, 1986），頁
　　　57、64～77；陝西中醫學院編《中國醫學史》（貴陽：貴州人民出版社, 1988），頁
　　　36、47～48；嚴世芸《中醫學術史》（上海：上海中醫學院出版社, 1989），頁 118～
　　　119；傅維康《中國醫學史》（上海：上海中醫學院出版社, 1990），頁 125～126、
　　　136～141；李經緯、李志東《中國古代醫學史略》（石家莊：河北科學技術出版社,
　　　1990），頁 100；王樹岐、李經緯、鄭金生《古老的中國醫學》（臺北：緯揚文化,
　　　1990），頁 99～100；李經緯等《中國古代文化與醫學》（武漢：湖北科學技術出版
　　　社, 1990），頁 177～217；史蘭華等編《中國傳統醫學史》（北京：科學出版社,
　　　1992），頁 90～94、96～100；陳勝崑《中國傳統醫學史》（臺北：橘井文化事業股
　　　份有限公司, 1992），頁 60～74；馬伯英《中國醫學文化史》（上海：上海人民出
　　　版社, 1994），頁 292～349；K. Chimin Wong（王吉民）and Lien-teh Wu（伍連德），
　　　History of Chinese Medicine, second edition（Shanghai: National Quarantine Service,
　　　1936），pp. 67～71；N. H. Van Straten, *Concepts of Health, Disease and Vitality in Tra-*
　　　ditional Chinese Society（Wiesbaden: Franz Steiner Verlag Gmbh, 1983），eps. pp. 89～
　　　107, 111～113, 132～145；Paul U. Unschuld, *Medicine in China: A History of Ideas*
　　　（California: University of California Press, 1985），pp. 101～131.

謂的"道醫"或"道教醫學"。[2]

這些研究雖然詳略不同，也各有其貢獻，但整體而言，這些研究基本上都是以少數的道教醫者和醫學著作爲論述的材料和對象，對於道教具體的醫療活動和醫療方法（尤其是"宗教醫療"方面），很少深入探討。[3] 連帶的，他們很少仔細探究道教從事醫學研究和醫療活動的各種動機和目的，也不曾完整的評估醫藥及醫療活動在道教的宗教體系中所處的位置，以及醫療活動在道教發展過程中所

---

[2]　例如：陳寅恪《天師道與濱海地域之關係》，《中央研究院歷史語言研究所集刊》3 (1933)，頁 439~466；葛兆光《道教與中國文化》（上海：上海人民出版社，1987），頁 107~132；鍾肇鵬《道教與醫藥及養生的關係》，《世界宗教研究》1987 年第 1 期 (1987)，頁 39~50；楊宇《道教與傳統醫學的關係及其研究──兼論日本學者的新成果》，《四川大學學報》1992 年第 3 期 (1992)，頁 105~111；胡孚琛《魏晉神仙道教》（北京：人民出版社，1989），頁 229~308；胡孚琛《道教醫學和內丹學的人體觀探索》，《世界宗教研究》1993 年第 4 期 (1993)，頁 25~30；胡孚琛編《中華道教大辭典》（北京：中國社會科學出版社，1995），《道教醫藥學》、《道教養生功法及武術》、《內丹學》、《房中養生》、《外丹黃白術》，頁 878~1433；陳森鎮《道家道教對中醫發展前期的影響》，《廈門大學學報》1993 年第 1 期 (1993)，頁 65~70；李豐楙《〈道藏〉所收早期道教的瘟疫觀──以〈女青鬼律〉及〈洞淵神咒經〉系爲主》，《中央研究院中國文哲研究所集刊》3(1993)，頁 417~454；丁貽莊《道教醫藥學》，收入卿希泰編《中國道教》第四卷（上海：知識出版社，1994），頁 79~86；丁貽莊《道教煉丹術與古化學》、《道教與醫學》、《道教與養生》，收入卿希泰編《道教與中國傳統文化》（臺北：中華道統出版社，1996），頁 103~117、118~129、130~150；陳耀庭《道教養生術》，收入卿希泰編《中國道教》第四卷，頁 87~92；林富士《東漢晚期的疾疫與宗教》，《中央研究院歷史語言研究所集刊》66:3 (1995)，頁 695~745（頁 724~731）；曾錦坤《道教醫藥學的特色》，《宗教哲學》4:1 (1998)，頁 117~126；窪德忠《道教百話──仙人へのあこがれ》，新版（東京：世界聖典刊行協會,1983),《道教の醫術》，頁 148~186；坂出祥伸《長生術》，收入福井康順等監修《道教，第一卷：道教とは何か》（東京：平河出版社，1983），頁 239~284；坂出祥伸《〈養心方〉養生篇の道教的性格》，收入秋月觀暎編《道教と宗教文化》（東京：平河出版社,1987),頁 315~331;坂出祥伸《道教と養生思想》（東京：ぺりかん社，1992）；坂出祥伸《氣と養生：道教の養生術と咒術について》（京都：人文書院，1993）；吉元昭治《道教と中國醫學》，收入福井康順等監修《道教》第二卷《道教の展開》（東京：平河出版社，1983），頁 255~310；吉元昭治《道教と不老長壽の醫學》（東京：平河出版社，1989）；Liu Ts'un-Yan, "The Taoists' Knowledge of Tuberculosis in the Twelfth Century," in *Selected Papers from the Hall of Harmonious Wind* (Leiden：E. J. Brill, 1976), pp. 59~75; Henri Maspero, *Taoism and Chinese Religion*, trans. by Frank A. Kierman, Jr. (Amherst：The University of Massachusetts Press, 1981), pp. 265~272, 319~346.

[3]　在衆多道教醫學的研究者中，大致是以吉元昭治的論述最爲完整，不僅注意其"世俗醫療"（醫藥、養生）的層面，也注意到道教的"宗教醫療"（齋醮、符咒），同時也介紹了道教的醫療方法。但是，他對於道教具體的醫療活動及其他相關的課題，卻極少著墨。

扮演的角色。此外，他們也極少精確地分析、描述 "道教醫學" 和中國醫學之間的互動關係以及 "道教醫學" 的主要特質。

不過，既有的研究成果最值得商榷的地方在於，多數的研究都將 "道教" 視爲一個 "同質性" 的宗教團體，不曾注意其內部的歧異性。換句話説，似乎沒有人曾逐一剖析各個道派的醫療方法並分析彼此之間的異同。[4] 因此，本文擬先整理漢末六朝時期道教經典或戒律對於治病之事的規定或指示，並舉出若干具體的事例，以呈現早期道教內部對於以醫藥治病之事的不同態度，[5] 並分析道教人士如何面對 "俗世醫學"。[6]

二、不用或拒斥

（一）天師道

陳寅恪曾經藉著查考六朝時期 "天師道世家皆通醫藥之術" 的 "史實" 指出，在儒、釋、道三家（三教）之中，以 "道家" 最重視研究 "人與物" 的關係，因此，中國 "醫藥學術之發達出於道教之貢獻爲多"。[7] 他的結論或許是正確的，但是，他的論證方式卻有待商榷，[8] 而更重要的是，他引爲主要論據的 "天師道"，其醫療方法其實是以服符水、懺悔、章奏這種宗教療法爲主，而不是以醫藥治病聞名。

例如，南朝宋時（420～478）的 "三天弟子" 徐氏（或許是南

---

[4] 以陳寅恪來説，《天師道與濱海地域之關係》一文可以説是以社會史和文化史的角度研究中國道教的先鋒，也啓發了不少後來學者從事於道教和醫療關係的研究，但其著作最大的弊病便在於將六朝的所有道教徒都視爲 "天師道" 徒，不曾細論其內部的歧異（這和他很少使用道教內部的文獻材料有關）；參見龔鵬程《陳寅恪的道教研究》，《歷史月刊》126（1998），頁86～89。

[5] 嚴格來説，要完整地探討道教對於以醫藥治病之事的態度，必須同時分析道教的經典或戒律對於治病之事的規定或指示、道士的醫療活動以及經典所載的治病方法，但爲避免篇幅過於大，本文只以經典或戒律對於治病之事的規定或指示爲主要的材料，並略舉若干事例加以説明，其餘兩項工作需要較大篇幅的分析，將另文處理。

[6] 本文所謂的 "俗世醫學"，基本上是指在戰國和秦漢時期逐漸成爲專業醫者所習用的病因論（以風雨、寒暑、飲食、居處、喜怒、陰陽〔房中〕等非鬼神因素解釋病因）、診病技術（以診脈爲主）和治病方式（以針灸和藥方爲主）。

[7] 詳見陳寅恪《天師道與濱海地域之關係》，頁461。

[8] 在六朝時期，精通醫藥之術者，並不僅限於道教徒，有一些傑出的醫者或是佛教僧侶，或習儒家經典，因此，不能僅憑部分道士和道教徒 "通醫藥之術" 便斷言道教對於中國醫學的貢獻比儒家、佛教多。

嶽道士徐靈期），[9] 提及天師道的"正一明威之道"、"三天正法"
時便説：

> 疾病者，但令從年七歲有識以來，首謝所犯罪過，立
> 諸脆儀，章符救療。久病困疾，醫所不能治者，歸首
> 則差。[10]

其次，陸修静（406～477）也曾以"盟威清約之正教"指稱尚
未腐化之前的天師道，[11] 而當時教法的特點則是：

> 盟威法：師不受錢，神不飲食，謂之清約。治病不針
> 灸湯藥，惟服符飲水，首罪改行，章奏而已。居宅安塚，
> 移徙動止，百事不卜日問時，任心而行，無所避就，謂約。
> 千精萬靈，一切神祇，皆所廢棄，臨奉老君三師，謂之
> 正教。[12]

由這兩條材料來看，天師道對於治病的主張，很明顯的，並不
用世俗醫學的"針灸湯藥"。

不過，陸修静在另一段提及"太上"（老君）授與"天師"的
"正一盟威之道"時，曾有不同説法。他説：

> 若疾病之人，不勝湯藥針灸，惟服符飲水，及首生年
> 以來所犯罪過。罪應死者，皆為原赦。積疾困病，莫不
> 生全。[13]

這是主張，若病人無法用"湯藥針灸"治療時（因窮困無法就醫，
或病重而醫藥無效），便用符水、首過之法。這兩種主張並不一致。
前者有棄絕醫藥之嫌，後者則不排斥用醫藥。[14]

無論如何，天師道在當時應當不是以"醫藥"為治病的主要手
段，這從天師道實際的醫療活動和其經典（如《正一法文經章官

---

〔9〕 參見楊聯陞《老君音誦誡經校釋：略論南北朝時代的道教清整運動》，《中央研究院
歷史語言研究所集刊》28 上（1956），頁 17～54（頁 37～38）。
〔10〕《三天内解經》〔《正統道藏》（臺北：新文豐出版公司，1977 年翻印），第 48 冊，
no. 876〕，卷上，頁 6 下。按：本文所引道經，基本上都出自新文豐出版公司據上
海涵芬樓印本翻印之《正統道藏》，道經的編號係涵芬樓印本原有之冊號。
〔11〕 詳見楊聯陞《老君音誦誡經校釋：略論南北朝時代的道教清整運動》，頁 34。
〔12〕 陸修静《陸先生道門科略》〔《正統道藏》第 41 冊，no. 761〕，頁 8 上。
〔13〕 同上，頁 1 下～2 上。
〔14〕 造成這種矛盾的現象，可能是文字的訛誤所導致，後文的"不勝"之"勝"若去
除，則前後一致。

品》、《千二百官章》、《赤松子章曆》、《太真科》、《洞淵神咒經》、
《女青鬼律》 等）所載的疾病觀念和治病方法來看，[15] 便可獲得
證實。

（二）靈寶經派與南方新天師道

陸修靜所説的“盟威法”也許真的是天師道在漢魏之時（大約
是公元二三世紀）的“舊法”，不過，當他在南朝宋（大約是公元
五世紀上半葉）提出三張“舊法”時，目的其實是爲了“改革”或
“清整”當時的天師道，因此，“舊法”的許多内容和主張，其實也
就成爲南方新天師道（或稱“南天師道”）的“新法”。[16]

當然，無論是新法還是舊法，其中有不少内容應該也反映了陸
修靜個人的主張。不過，值得注意的是，陸修靜在清整天師道之際，
也同時整理、改造了靈寶經派的經典和儀軌。[17] 因此，就治病之事
來看，天師道、靈寶經派和陸修靜之間，對於醫藥的態度似乎相差
不遠。

以陸修靜個人的行事來説，他所認可的治病方法主要還是屬於
宗教範疇的“齋醮”。例如，南朝陳（557～589）馬樞的《道學傳》
便載：

> （陸修靜）隱雲夢山，修道。……修靜素有氣疾，齋藥
> 入山，別處一室。俄而爲火所燔。弟子欲撲滅之。先生曰：

---

〔15〕 參見陳國符《道藏源流考》（北京：中華書局，1963）“附録四”：“南北朝天師道
考長編”，頁 360～365；李豐楙《〈道藏〉所收早期道教的瘟疫觀——以〈女青鬼
律〉及〈洞淵神咒經〉系爲主》；林富士《中國六朝時期的巫覡與醫療》，《中央研
究院歷史語言研究所集刊》70：1（1999），頁 1～48（頁 35～36）；丸山宏《上章儀
禮より見たる正一道教の特色——治病の章を中心として——》，《佛教史學研究》
30：2（1987），頁 56～84；小林正美《六朝道教史研究》（東京：創文社，1990），
頁 189～216；Peter Nickerson, "Introduction" to *The Great Petition for Sepulchral* [trans-
lated by Peter Nickerson], in Stephen R. Bokenkamp, *Early Daoist Scriptures*（Berkeley：
University of California Press, 1997）, pp. 230～260。
〔16〕 關於當時道教在中國南方的清整運動以及陸修靜在其中所扮演的角色，詳見楊聯陞
《老君音誦誡經校釋：略論南北朝時代的道教清整運動》，頁 17～54；張繼禹《天師
道史略》（北京：華文出版社，1990），頁 55～67；葛兆光《“清整道教”：關於二
至六世紀道教思想、知識與技術的宗教化過程》，收入王元化主編《學術集林》卷
一三（上海：遠東出版社，1998），頁 91～137；小林正美《六朝道教史研究》，頁
189～216；Lai Chi-tim, "The Opposition of Celestial-Master Taoism to Popular Cults dur-
ing the Six Dynasties", *Asia Major*, third series, 11：1（1998）, pp. 1～20。
〔17〕 參見陳國符《道藏源流考》，頁 38～44、62～71；小林正美《六朝道教史研究》，
頁 138～185。

不須救此,是冥道不許我持藥耳,吾病行當自差。少日而
瘳也。[18]

由此可見,因爲"素有氣疾",陸修靜原本頗依賴藥物,但在入山修
道時,由於一場意外,似乎令他開始棄用藥物。事實上,在他晚年
一次實際的醫療活動中,他所採用的便不是藥物而是齋法。《道學
傳》説:

> 宋大始七年(471),明帝不豫。先生率衆建三元露齋,
> 爲國祈請。至二十日,雲陰風急,輕雨灑塵。二更再唱,
> 堂前忽有黃氣,狀如寶蓋,從下而昇,高十丈許……備成
> 五色……預觀齋者百有餘人,莫不皆見。事奏,天子疾瘳,
> 以爲嘉祥。[19]

文中所提到的"三元露齋",可能是陸修靜所整理的靈寶派九種齋法
中的"三元齋"。[20]

在疾病之時以"建齋祈請"作爲療法,正是六朝靈寶經派的主
要特色之一。例如,在陸修靜之前便已存世的"古靈寶經"《洞玄靈
寶玉籙簡文三元威儀自然真經》[21]便説:

> 爲師威儀,弟子厄疾,師當建齋,晨夕祈請,以立功
> 德,拔度災患。[22]

其次,唐代道士朱法滿所輯錄的《要修科儀戒律鈔》[23]引《玉籙》
(《洞玄靈寶玉籙簡文三元威儀自然真經》)則説:

> 《(中元)玉籙》又云:師有厄疾,弟子皆當率諸同學
> 建齋祈請,以立善功。[24]

文中所引的《玉籙》或《中元玉籙》很可能和上述的《洞玄靈寶玉

---

[18] 馬樞《道學傳》〔陳國符輯《道學傳輯佚》,收入氏著《道藏源流考》,頁454~
504〕卷七,頁466。

[19] 同上,頁468。

[20] 詳見陸修靜《洞玄靈寶五感文》〔《正統道藏》第55冊,no. 1004〕,《衆齋法》,
頁6上~6下。按:文中之所以稱之爲"三元露齋",可能是因爲靈寶派的齋法大多
要"露地"(露天)立壇舉行。

[21] 關於本書之年代,參見任繼愈主編《道藏提要》(北京:中國社會科學出版社,
1991),頁385。

[22] 《洞玄靈寶玉籙簡文三元威儀自然真經》〔《正統道藏》第16冊,no. 295〕,頁9下。

[23] 關於本書之作者和性質,參見任繼愈主編《道藏提要》,頁344~345。

[24] 朱法滿《要修科儀戒律鈔》〔《正統道藏》第11冊,no. 204~207〕,《疾病儀》,
頁10下。

錄簡文三元威儀自然真經》同屬"古靈寶經"《三元威儀自然真經》
的系列作品之一。[25] 無論如何，從這兩條資料來看，六朝靈寶經派
可以説相當明確地要求其信徒在疾病之時要使用宗教的方法醫治。

（三）北方新天師道

另外，以"清整道教，除去三張僞法"爲號召的寇謙之，[26] 其
"新法"也主張：

> 民有病患，生命有分，唯存香火，一心章表，可得感徹。[27]

又説：

> 道民家有疾病，告，歸到宅。師先令民：香火在靖中，
> 民在靖外，西向，散髮叩頭謝寫懺違罪過，令使皆盡，未
> 有藏匿，求乞原赦。……師亦自別啓事云：民某甲，求乞
> 事及病者，亦道首過。……上章一日三過，上三日後，病
> 人不降損，可作解先亡謫罰章。病家晝則向靖叩頭，夜則
> 北向，向天地叩頭首過，勿使一時有闕。……若能備廚，
> 請客三人、五人、十人以上，隨人多少，按如科法設會。
> 會時，客、主人、病者考，禮拜燒香，求乞救度。病者設
> 會訖，客歸到家，爲病者燒香叩頭，一宿之中，滿三過，
> 以病者救度。禮（拜）、叩頭、燒香同法。[28]

由此可見，寇謙之也不主張用"醫藥"療病，而是用香火、章奏、
首過、廚會之法，而其基本觀念似乎是在於"生命有分"，因此，生
病時，只能祈求掌控生死的"天地"諸神的救助。

（四）個別的道士

這種態度並不只是新、舊天師道或靈寶經派的一種主張或對其
信徒的訓誡。事實上，或許是在這種"生命有分"的思維影響之下，

---

〔25〕 《三元威儀自然真經》中的三元又可分成上元、中元、下元。本文所引爲殘存於
　　　《正統道藏》的"中元"之部。此外，從敦煌的古道經目錄來看，《三元威儀自然
　　　真經》又可區分爲金籙、玉籙和黃籙三種。本文所引爲其中的"玉籙"。關於此書
　　　之考訂，參考任繼愈主編的《道藏提要》，頁385。

〔26〕 關於當時道教在中國北方的清整運動以及寇謙之在其中所扮演的角色，詳見楊聯陞
　　　《老君音誦誡經校釋：略論南北朝時代的道教清整運動》，頁17～54；張繼禹《天師
　　　道史略》，頁67～74；葛兆光《"清整道教"：關於二至六世紀道教思想、知識與技
　　　術的宗教化過程》，頁91～137。

〔27〕 《老君音誦誡經》〔《正統道藏》第30冊，no. 562〕，頁6下。

〔28〕 同上，頁16上～16下。

當時有一些道士在生病之時也拒絕使用醫藥。例如，南朝陳（557～589）馬樞的《道學傳》便載：

> 郭文，字文舉，河內人也。得疫病，尪困，不服藥。云命不在於藥也。不食二十餘日，亦不消瘦。後卒，殯於餘杭臨安縣。[29]

又載：

> 方謙之，字道冲，冀州趙郡栢縣人也。弱齡斷酒，終老手不執杯。雖有疾病，不服湯藥，未嘗鍼灸，任命安危，外身濟物也。[30]

這都是不相信醫藥能治病的例子。

當然，不用醫藥或拒斥醫藥並不必然拒絕醫療。例如，《道學傳》便載：

> 諸葛綝，字茂倫，琅邪人也。奉道清潔。每絕穀，救他人疾，及與自治，皆不服藥餌，唯飲勑水，莫不蒙差。太元（376～396）中，綝眼瞼上忽生瘤贅，便就道門，請水澡濯，少日稍差也。[31]

又載：

> 婁安樂，譙國人也。妻傅氏患風瘡十餘年，治之百方不差，唯專道門，願得濟免。宋元嘉七年（430）六月，天暴風雨。安樂兄屋崩倒，傅懼己室方壞，將致頹壓，忽走出中庭，忘己脚病，於是復常。由其信法故也，豈醫藥之足賴哉。[32]

這都是在宣揚"醫藥不足賴"的觀念，但同時也指出，生病時可以以"宗教療法"（如祈禱、符咒、首過、章奏之術）救治。事實上，梁武帝時（502～549年在位）郭祖琛也説：

> 臣見疾者詣道士則勸奏章，僧尼則令齋講，俗師則鬼禍須解，醫診則湯熨散丸。[33]

這段話相當簡要地説明，道士、僧人、俗師和醫者的治療方法各有

---

[29] 馬樞《道學傳》卷五，頁463～464。
[30] 同上，卷一〇，頁473。
[31] 同上，卷一八，頁483。
[32] 同上，頁484。
[33] 李延壽《南史》（北京：中華書局，1973）卷七〇《循吏列傳》，頁1720～1721。

其特色。其中，道士並非使用專業醫者的"湯熨散丸"，而是所謂的
"奏章"。這或許過度強調了"奏章"在道教醫療體系中的重要性，
不過，從眾多道教經典的記載以及道士的醫療活動來看，早期道士
的療病之術的確是以各式各樣的"宗教療法"爲主。[34]

三、有條件的承認

雖然有一些道派和道士主張治病不用醫藥，對於"世俗醫學"
抱持拒斥的態度。但是，道門之中，也有人在某些條件之下願意承
認"醫藥"的功能。

（一）北方新天師道

例如，主張以宗教的手段治病的寇謙之便藉"老君"之名說：

> 天下經方，百千萬億，草藥萬種，萬藥百數。後人樂道長
> 生，循放無效者何？然愚人意短，不達至妙。長生至道，仙聖
> 相傳，口訣授要，不載於文籍。自非齋功，念定通神，何能招
> 致，乘風駕龍，仙官臨顧，接而昇騰。服食草藥、石藥，服而得
> 力之者，此則仙人奏表上聞，遣仙人、玉童、玉女來下臨，天
> 官神藥，參入分數，一草一人得力，一石一人得力。服氣方法
> 亦俱等同。今世人豈能達此理乎？不降仙人，何能登太清之
> 階乎？而案藥服之，正可得除病壽終，攘卻毒氣，瘟疫所不能
> 中傷，畢一世之年。可兼穀養性，建功靖齋，解過除罪。諸欲
> 修爲長生之人，好共尋諸誦誡，建功香火，齋練功成，感徹之
> 後，長生可剋。[35]

由此可見，他認爲藥物是可以"除病"，令人"壽終"，而且可以攘
卻"毒氣、瘟疫"。不過，藥物必須參入仙人、玉女所降授的"神
藥"纔有這種功效，而要招降仙人、玉女，則必須仰賴"齋功"、
"念定通神"。換句話說，並不是所有藥物都有防治疾病、令人長生
的功效。總之，寇謙之認爲，即使要用藥物防治疾病，也必須透過
宗教儀式，求得仙人、天官的助力。

---

〔34〕 詳見林富士《試論〈太平經〉的疾病觀念》，《中央研究院歷史語言研究所集刊》
62：2（1993），頁225～263；林富士《早期道士之醫術暨習醫因緣考釋》，中央研究
院歷史語言研究所"禮俗宗教研究室"主辦，"談宗教"文稿（臺北：中央研究院
歷史語言研究所，2000年1月24日）。

〔35〕 《老君音誦誡經》，頁13下～14下。

(二)《太平經》

類似的觀點也可見於大致成書於東漢晚期的《太平經》。[36] 例如，戊部《齋戒思神救死訣》便說：

> 今承負之後，天地大多災害，鬼物老精凶殃尸咎非一，尚復有風濕疽疥……或一人有百病，或有數十病。假令人人各有可畏，或有可短，或各能去一病；如一卜卦工師中知之，除一禍祟之病；大醫長於藥方者，復除一病；刺工長刺經脈者，復除一病；或有復長於灸（按：“炙”應爲“灸”之誤）者，復除一病；或復有長於劾者，復除一病；或有長於使神自導視鬼，復除一病。此有七人，各除一病，這除去七病。[37]

這是承認“卜卦工師”、“大醫長於藥方者”、“刺工長刺經脈者”、“長於灸者”、“長於劾者”、“長於祀者”、“長於使神自導視鬼者”這七種人都有治病的能力。這七種人其實就是一般所謂的術士（卜卦工師、長於劾者、長於祀者）、巫者（長於劾者、長於祀者、長於使神自導視鬼者）和醫者（大醫長於藥方者、刺工長刺經脈者、長於灸者）。由此可見，《太平經》的作者並不否認醫藥（藥方和針灸）具有療病的功效。

不過，《太平經》的作者對於醫藥的認知和一般世俗醫者的看法似乎有所不同。例如，該書丙部《草木方訣》便說：

> 草木有德有道而有官位者，乃能驅使也，名之爲草木方，此謂神草木也。治事立愈者，天上神草木也……立延年者，天上仙草木也……此草木有精神，能相驅使，有官位之草木也；十十相應愈者，帝王草也；十九相應者，大臣草也；十八相應者，人民草也；過此而下者，不可用也，誤人之草也。是乃救死生之術，不可不審詳。……一日而治愈者方，使天神治之，二日而治愈者方，使地神治之；三日而治愈者方，使人鬼治之。[38]

---

[36] 有關《太平經》的作者和成書年代之討論，詳見林富士《試論〈太平經〉的主旨與性質》，《中央研究院歷史語言研究所集刊》69: 2（1998），頁205～244（頁208）。

[37] 王明《太平經合校》（北京：中華書局，1960）卷七二《齋戒思神救死訣》，頁293～294。

[38] 同上，卷五〇《草木方訣》，頁172～173。

其次，《生物方訣》也説：

> 生物行精，謂飛步禽獸跂行之屬，能立治病。禽者，天上神藥在其身中，天使其圓方而行。十十治愈者，天神方在其身中，十九治愈者，地精方在其身中，十八治愈者，人精中和神藥在其身中。此三者，爲天地中和陰陽行方，名爲治疾使者。[39]

再者，《灸刺訣》也説：

> 灸刺者，所以調安三百六十脈，通陰陽之氣而除害者也。……灸者，太陽之精，公正之明也，所以察姦除惡害也。針者，少陰之精也，太白之光，所以用義斬伐也。治百中百，治十中十，此得天經脈讖書也，實與脈相應，則神爲其驅使；治十中九失一，與陰脈相應，精爲其驅使；治十中八，人道書也，人意爲其使。[40]

此外，己部《方藥厭固相治訣》也説：

> 今天師拘校諸方言，十十治愈者方，使天神治之也；十九治愈者方，使地神治之；十八治愈者方，使人精神治之。過此以下者，不可用也。[41]

由此可見，《太平經》的作者認爲，無論是用方藥（草木方，生物方）還是用灸刺，其所以能除疾治病，主要關鍵還是在於方藥中有鬼神之力（天神；地精；人鬼），能驅使"神、精"替人治病。

總之，《太平經》的作者一方面主張兼採巫、醫的療法，如祭祀、禱解、符咒、方藥、灸刺之法，另一方面，又將這些療法轉化成以"天"爲信仰核心的"宗教療法"，強調"天"對於凡人壽命的主宰力量以及行爲善惡和疾病壽夭之間的因果關係，並以"守一思神"、"首過"、"善行"、"歸天"（歸依、信奉天）爲主要的療病方法。[42] 因此，《太平經》的作者雖然接受醫藥，但也指出，有些疾病並非醫或巫所能治療。例如，該書庚部《貪財色災及胞中誡》

〔39〕 王明《太平經合校》（北京：中華書局，1960），《生物方訣》，頁173。

〔40〕 同上，《灸刺訣》，頁179～180。

〔41〕 同上，卷九三《方藥厭固相治訣》，頁383。

〔42〕 關於《太平經》的疾病觀念和醫療主張，詳見金棹《東漢道教的救世學説與醫學》，《世界宗教研究》1989:1（1989），頁106～118，收入氏著《道教與科學》（臺北：曉園出版社，1994），頁53～74；林富士《試論〈太平經〉的疾病觀念》。

便説：

> 行不善，自勿怨，他人輒有注録之者，無所復怨。……抵
> 欺善人，天减人命，得疾有病，不須求助，煩醫苦巫，録籍當
> 斷，何所復疑？……患禍一及，不復救焉。[43]

此外，該書《病歸天有費訣》也説：

> 故使神隨惡行人之後，司其不當所爲，輒以事白，過
> 無大小，上聞於天。是自人過，何所怨天？書書有戒而不
> 用其行，得病乃惺，豈可免焉？……使神勞心煩苦，醫巫
> 解除。欲得求生，不忘爲過時……何不即自悔責？已病乃
> 求生，已後之，多亡。所有禱祭神靈，輕者得解，重者不
> 貰，而反多徵召呼作詐病之神，爲叩頭自搏，欲求其生，
> 文辭數通，定其死名，安得復脱？醫巫神家，但欲得人錢，
> 爲言可愈，多徵肥美及以酒脯呼召大神，從其寄精神，致
> 當脱汝死，名籍不自致，錢財殫盡，乃亡其命。神家求請，
> 滿三不下，病不得愈，何爲復請？……但費人酒脯棗饊之
> 屬……[44]

這是認爲，凡是因爲"不善"而遭致天譴得病者，便不須求助於醫、
巫、神家，因爲他們無法解救。由此可見，若將鬼神視爲致病和癒
病的主導力量，便容易傾向於輕視世俗醫學。

四、接受並肯定

不過，在早期道教的世界中，醫藥並不是毫無容身之處，也不
是毫無地位。

（一）葛洪與葛氏道

例如，"葛氏道"的代表人物葛洪，[45] 基本上便傾向於接受醫
藥，肯定其治病的功效。例如，其《抱朴子》便載：

---

〔43〕　王明《太平經合校》卷一一二《貪財色災及胞中誡》，頁566。
〔44〕　同上，卷一一四《病歸天有費訣》，頁619~620。
〔45〕　"葛氏道"的傳承至少可上溯至東漢末年的左慈。其後，左慈傳葛玄（葛洪之從
　　　祖），葛玄傳鄭隱，鄭隱傳葛洪。至於葛洪的弟子，知名者至少有葛望、葛世、滕升、黄
　　　野人等。關於葛洪和"葛氏道"的研究，參見林麗雪《葛洪事蹟與著述考——葛洪研究
　　　之一》，《國立編譯館館刊》6：2（1977），頁161~184；胡孚琛《魏晉神仙道教》，
　　　頁100~107；福井康順《葛氏道の研究》，《東洋思想研究》5（1954），頁44~86；
　　　小林正美《六朝道教史研究》，頁13~44。

抱朴子曰：召魂小丹三使之丸及五英八石小小之藥，
或立消堅冰，或入水自浮，能斷絕鬼神，禳卻虎豹，破積
聚於腑臟，追二豎於膏肓，起猝死於委尸，返驚魂於既逝。
夫此皆凡藥也，猶能令已死者復生，則彼上藥也，何爲不
能令生者不死乎？越人救虢太子於既殞，胡醫活絕氣之蘇
武，淳于能解顱以理腦，元化能刳腹以澣胃，文摯愆期以
瘳危困，仲景穿胸以納赤餅，此醫家之薄技，猶能若是，
豈況神仙之道，何所不爲？……。今醫家通明腎氣之丸，
內補五絡之散，骨塡苟杞汁煎，黃蓍建中之湯，將服之者，
皆致肥丁。漆葉青蒘，凡弊之草，樊阿服之，得壽二百歲，
而耳目聰明，猶能持鍼以治病。……

又云，有吳普者，從華陀受五禽之戲，以代導引，猶
得百餘歲。此皆藥術之至淺，尚能如此，況於用其妙者耶？
今語俗人云，理中四順，可以救霍亂，款冬，紫苑，可以
治欬逆，萑蘆、貫衆之煞九蟲，當歸、芍藥之止絞痛，秦
芄、獨活之除八風，菖蒲、乾薑之止痹濕，菟絲、蓯蓉之
補虛乏，甘遂、葶藶之逐痰癖，栝樓、黃連之愈消渴，薺
苨、甘草之解百毒，蘆如益熱之護衆創，麻黃、大青之主
傷寒，俗人猶謂不然也，寧煞生請福，分著問祟，不肯信
良醫之攻病，反用巫史之紛若，況乎告之以金丹可以度世，
芝英可以延年哉？[46]

這段文字的主要用意在於強調仙方（金丹、芝英）的神效和仙道的高
妙，並哀歎俗人信巫不信醫、無法相信神仙之說。但是，從文中也可以
知道，葛洪對於藥物和醫家的療病功能還是多所肯定、只不過在他眼
中，醫家的醫技、藥物只是"薄技"、"凡藥"，"至淺"之術。

葛洪不僅肯定藥物和世俗醫術的療病功效，還勸誡修道者要
"兼修醫術，以救近禍"。他說：

　　或問曰："爲道者可以不病乎？"抱朴子曰："養生之盡
　　理者，既將服神藥，又行氣不懈，朝夕導引，以宣動榮衛，
　　使無輟閡，加之以房中之術，節量飲食，不犯風濕，不患

────────────

〔46〕 葛洪《抱朴子內篇》〔王明《抱朴子內篇校注》，增訂本（北京：中華書局，
　　　 1985）〕卷五《至理》，頁112～113。

所不能，如此可以不病。但患居人間者，志不得專，所修
無恒，又苦懈怠不勤，故不得不有疹疾耳。若徒有信道之
心，而無益己之業，年命在孤虛之下，體有損傷之危，則
三尸因其衰月危日，入絕命病鄉之時，招呼邪氣，妄延鬼
魅，來作殃害。其六厄並會，三刑同方者，其災必大。其
尚盛者，則生諸疾病，先有疹患者，則令發動。是故古之
初爲道者，莫不兼修醫術，以救近禍焉。凡庸道士，不識
此理，恃其所聞者，大至不關治病之方。又不能絕俗幽居，
專行內事，以卻病痛，病痛及己，無以攻療，乃更不如凡
人之專湯藥者。……〔47〕

事實上，他自己也親自修習醫術，整理醫藥典籍。例如，在《抱朴
子》中他便自述：

余見戴霸、華他所集《金匱綠囊》、《崔中書黃素方》及
《百家雜方》五百許卷。甘胡、呂傅、周始、甘唐通、阮南河等，
各撰集《暴卒備急方》，或一百十，或九十四，或八十五，或四
十六，世人皆爲精悉，不可加也。余究而觀之，殊多不備，諸
急病甚尚未盡，又渾漫雜錯，無其條貫，有所尋按，不即可得。
而治卒暴之候，皆用貴藥，動數十種，自非富室而居京都者，
不能素儲，不可卒辦也。又多令人以針治病，其灸法又不明
處所分寸，而但說身中孔穴榮輸之名。自非舊醫備覽明堂流
注偃側圖者，安能曉之哉？余所撰百卷，名曰《玉函方》，皆分
別病名，以類相續，不相雜錯，其《救卒》叁卷，皆單行徑易，約
而易驗，籬陌之間，顧盼皆藥，衆急之病，無不畢備，家有此
方，可不用醫。醫多承襲世業，有名無實，但養虛聲，以圖財
利。寒白退士，所不得使，使之者乃多誤人，未若自閑其要，
勝於所迎無知之醫。醫又不可卒得，得又不肯即爲人使，使
腠理之微疾，成膏肓之深禍，乃至不救。且暴急之病，而遠行
借問，率多枉死矣。"〔48〕

在這一段文字中，葛洪雖然不改他對世俗醫者輕賤、鄙視之意，說
他們"多承襲世業，有名無實，但養虛聲，以圖財利"，而且不肯醫

---

〔47〕　葛洪《抱朴子內篇》卷一五《雜應》，頁271~272。
〔48〕　同上，頁272。

治貧賤之人，或因"無知"而"誤人"，但是，他仍極力肯定醫藥對於治病的重要性，並且實踐自己的主張，研究醫藥，編纂《玉函方》和《救卒》供世人使用，自信"家有此方，可不用醫"。事實上，葛洪對於疾病的認識和分類，以及對於藥方的整理和創製，也使他在中國醫學史上佔有一席之地。[49]

葛洪所以會對醫藥採取肯定和接受的態度，似乎和他對於"命"（生命、壽命）與疾病的觀念有緊密的關聯，同時也和他對於如何修煉成仙的看法合爲一體。

以葛洪對於"命"的看法來說，他無法認同"命有自然"的觀念。他説：

> 物類一也，而榮枯異功，豈有秋收之常限，冬藏之定例哉？而人之受命，死生之期，未若草木之於寒天也，而延養之理，補救之方，非徒温暖之爲淺益也，久視之效，何爲不然？而世人守近習隘，以仙道爲虛誕，謂黃老爲妄言，不亦惜哉？夫愚夫乃不肯信湯藥鍼艾，況深於此者乎？皆曰，俞跗、扁鵲、和、緩、倉公之流，必能治病，何不勿死？又曰，富貴之家，豈乏醫術，而更不壽，是命有自然也。[50]

所謂"命有自然"其實就和前引寇謙之所説的"生命有分"一樣，而抱持這種觀念的人，在生病時便容易傾向於不使用醫藥，而會祈求鬼神的救助，有時則會放棄任何形式的醫療措施。葛洪完全無法接受這樣的觀念和做法，基本上，他接受了《龜甲文》"我命在我不在天"的説法，[51] 同時主張：

> 要於防身卻害，當修守形之防禁，佩天文之符劍耳。祭禱之事無益也，當恃我之不可侵也，無恃鬼神之不侵我也。然思玄執一，含景環身，可以辟邪惡，度不祥，而不能延壽命，消體疾也。任自然無方術者，未必不有終天年者也，然不可

〔49〕 關於葛洪在醫藥方面的成就，參見郭起華《從葛洪和陶弘景看道教對古代醫學的影響》，《世界宗教研究》1982 年第 1 期（1982），頁 37～42；胡孚琛《魏晉神仙道教》，頁 266～281；王利器《葛洪對中國古代煉金術和傳染病學的貢獻》，《傳統文化與現代化》1993 年第 2 期（1993），頁 58～63；謝素珠《葛洪醫藥學成果之探討》，《道教學探索》8（1994），頁 84～145。

〔50〕 葛洪《抱朴子內篇》卷五《至理》，頁 112。

〔51〕 同上，卷一六《黃白》，頁 287。

以值暴鬼之橫枉,大疫之流行,則無以卻之矣。[52]

這是認爲,人應主動學習"道術、方技"以"防身卻害",不應仰賴祭禱鬼神或是"任自然無方術"。值得注意的是,他認爲"思玄執一"這一套"存思"的方法,只能用來"辟邪惡,度不祥",而不能"延壽命,消體疾"。這樣的看法和他的疾病觀念正好互相呼應,他說:

> 夫人所以死者,諸欲所損也,老也,百病所害也,毒惡所中也,邪氣所傷也,風冷所犯也。今導引行氣,還精補腦,食飲有度,興居有節,將服藥物,思神守一,柱天禁戒,帶佩符印,傷生之徒,一切遠之,如此則通,可以免此六害。[53]

又說:

> 心受制於奢玩,情濁亂於波蕩,於是有傾越之災,有不振之禍,而徒烹宰肥腯,沃酹醪醴,撞金伐革,謳歌踴躍,拜伏稽顙,守請虛坐,求乞福願,冀其必得,至死不悟,不亦哀哉? 若乃精靈困於凡擾,榮衛消於役用,煎熬形氣,刻削天和,勞逸過度,而碎首以請命,變起膏肓,而祭禱以求痊,當風臥濕,而謝罪於靈祇,飲食失節,而委禍於鬼魅,叢爾之體,自貽茲患,天地神明,曷能濟焉? 其烹牲罄群,何所補焉? 夫福非足恭所請也,禍非裡祀所禳也。若命可以重禱延,疾可以豐祀除,則富姓可以必長生,而貴人可以無疾病也。[54]

由此可見,葛洪所以會反對用祭祀、禳解的方法治病、除禍,除了基於他的鬼神信仰之外,應該和他對於生命及病因的認識有關。以上述兩條材料來看,造成生命死亡的原因不外乎"諸欲所損"、"老"、"百病所害"、"毒惡所中"、"邪氣所傷"、"風冷所犯"六項,而生病則是因爲"勞逸過度"、"當風臥濕"、"飲食失節"。這和一般醫家的觀點幾乎毫無差別。因此,他對於當時以祭祀、禱解之法替人消災、治病的巫祝、術士以及所謂的"道士",深不以爲然,往往斥之爲"妖僞"、"妖道",主張加以禁絕。[55]

不過,葛洪畢竟不是一個專業的醫者,他的人生志業是在修道成

---

〔52〕　葛洪《抱朴子內篇》卷九《道意》,頁177。
〔53〕　同上,卷五《至理》,頁112～113。
〔54〕　同上,卷九《道意》,頁171。
〔55〕　葛洪《抱朴子內篇》,頁172～173。

仙。因此,對他而言,醫藥雖然是修道生活中不可缺少之物,但卻不是唯一的,也不是最重要的療病、辟疫之法。他認爲,除了一般的草木之藥和凡俗的藥方之外,還有更具神效的服用金丹大藥、守眞一、帶神符這三種方法。[56] 總之,葛洪認爲,人生在世,危害生命的因素不一,因此,必須博採衆術,用以治病、辟疫、消災、去禍,乃至延年益壽、長生不老、得道成仙。他說:

> 或問曰:"世有服食藥物,行氣導引,不免死者,何也?"抱朴子答曰:"不得金丹,但服草木之藥及修小術者,可以延年遲死耳,不得仙也。或但知服草藥,而不知還年之要術,則終無久生之理也。或不曉帶神符,行禁戒,思身神,守眞一,則止可令內疾不起,風濕不犯耳。若卒有惡鬼強邪,山精水毒害之,則便死也。或不得入山之法,令山神爲之作禍,則妖鬼試之,猛獸傷之,溪毒擊之,蛇蝮螫之,致多死事,非一條也。……人生之爲體,易傷難養……故仙經曰:養生以不傷爲本。此要言也。神農曰:百病不愈,安得長生? 信哉斯言也。"[57]

文中所提及的道術有服食藥物、行氣導引、"還年之要術"(即房中術)、帶神符、行禁戒、思身神、守眞一、服金丹,其中又以金丹爲"上藥"。不過,修道的根基仍在於"不傷",因此必須先以服食藥物、行氣導引之術治療"百病"。他還說:

> 是以善攝生者,臥起有四時之早晚,興居有至和之常制;調利筋骨,有偃仰之方;杜疾閑邪,有吞吐之術;流行榮衛,有補瀉之法;節宣勞逸,有與奪之要。忍怒以全陰氣,抑喜以養陽氣。然後先將服草木以救虧缺,後服金丹以定無窮。長生之理,盡於此矣。[58]

由以上所述來看,葛洪對於以醫藥療病的態度,顯得相當積極而肯定,而對於天師道和靈寶經派的章奏、祭禱、齋醮之法以及《太平經》的首過、存思、守一之道,雖然不完全反對,但卻隱含批判之意,至少不認爲那是療病的主要手段。不過,在葛洪的宗教體系中,醫藥雖然不可或缺,卻不是上乘之術或根本大法。

---

〔56〕 葛洪《抱朴子內篇》卷一八《地眞》,頁327。
〔57〕 同上,卷一三《極言》,頁243~245。
〔58〕 同上,頁245~246。

(二)上清經派

葛洪對於醫藥的態度並不是獨一無二的,上清經派也有類似的主張。[59] 例如,陶弘景(456~536)所編的《真誥》[60]便載:

上清真人馮延壽口訣

夫學生之道,當先治病,不使體虛邪及血少、腦減、津液穢滯也。不先治病,雖服食行炁,無益於身。昔有道士王仲甫者,少乃有意,好事神仙,恒吸引二景飧霞之法,四十餘年,都不覺益,其子亦服之,足一十八年,白日昇天。後南岳真人忽降仲甫而教之云:"子所以不得昇度者,以子身有大病,腦宮虧減,筋液不注,靈津未溢,雖復接景飧霞,故未爲身益。"仲甫遂因服藥治病,兼修其事,又一十八年,亦白日昇天……

夫學生之人,必夷心養神,服食治病,使腦宮填滿,玄精不傾,然後可以存神服霞,呼吸二景耳。[61]

由此可知,上清經派的道法也是主張先治病而後纔能修煉成仙之法,而其所提出的主要的治病方法之一也是服食藥物。

不過,在接受醫藥之時,上清經派和葛洪還是有些不同。首先,兩者對於"房中術"的態度便有南轅北轍之異。[62] 上清經派嚴禁在服食藥物或修煉仙道時"行房"。例如,《真誥》便載云:

若數行交接,漏泄施寫者,則氣穢神亡,精靈枯竭,雖復玄挺玉錄金書太極者,將亦不可解於非生乎! 在昔先師常誡於斯事云:學生之人,一接則傾一年之藥勢,二接則傾二年之藥勢,過三以往,則所傾之藥都亡於身矣。是

---

〔59〕 有關六朝上清經派的研究,參見陳國符《道藏源流考》,頁7~62;Michel Strickmann, *Le taoïsme du Mao Chan-chronique d'une révélation* (Paris: Presses Universitaires de France, 1981); Michel Strickmann, "The Mao Shan Revelations: Taoism and the Aristocracy," *T'oung-Pao*, 63 (1977), pp. 1~64; Isabelle Robinet, *La révélation du Shangqing dans l'histoire du taoïsme* (Paris: Ecole Française d'Extrême-Orient, 1984).

〔60〕 關於《真誥》的研究,參見胡適《陶弘景的〈真誥〉》,《蔡元培先生六十五歲論文集(下)》(南京:中央研究院歷史語言所,1935),頁539~554;石井昌子《真誥成立の諸問題》,收入氏著《道教學の研究——陶弘景を中心に》(東京:國書刊行會,1980),頁123~372;吉川忠夫編《六朝道教の研究》(東京:春秋社,1998)。

〔61〕 《真誥》〔《正統道藏》第35冊,no.637~640〕卷一〇〈協昌期〉,頁18上~18下。

〔62〕 關於六朝時期各個道派和道士對於"房中術"的不同態度,詳見林富士《試論早期道教與房中術的關係》,《中央研究院歷史語言研究所集刊》72:2(2001)(待刊稿)。

以真仙之士常慎於此，以爲生生之大忌。[63]

相反的，葛洪認爲房中術是治病的良方。他說：

房中之法十餘家，或以補救傷損，或以攻治衆病，或以采陰益陽，或以增年延壽，其大要在於還精補腦之一事耳。此法乃真人口口相傳，本不書也，雖服名藥，而復不知此要，亦不得長生也。[64]

其次，兩者對於治病、成仙的根本大法，意見也略有差異。葛洪所重視的修煉之法包括服食藥物、行氣導引、房中術、存思和服金丹，但其中只有"金丹"纔是成仙的"大藥"，其餘只能用以治病、養生。[65] 而上清經派則將仙道的層級，由下而上分成四階，依序爲：一、服藥（草木之藥）；二、房中、導引、行氣；三、金丹；四、《大洞真經》（誦讀萬遍）。前二階只能治病、養生而不能令人成仙，後二階不僅能愈百病，而且能令人得道成仙，[66] 而最根本的方法還是在於誦讀《大洞真經》萬遍。值得注意的是，這種說法曾引起部分道門中人的質疑和譏諷，並對上清經曲的流佈造成負面的影響。[67]

無論如何，上清經派確實將醫藥視爲重要的治病方法。例如，《真誥》便記載了不少信徒透過楊羲（330～380）的"降真"儀式，[68] 向仙真

---

〔63〕《真誥》卷一〇《協昌期》，頁18下～19下。

〔64〕詳見葛洪《抱朴子内篇》卷八《釋滯》，頁150。類似的說法還可見於卷六《微旨》，頁128～129。

〔65〕關於葛洪的養生和神仙理論，參見李豐楙《葛洪養生思想之研究》，《静宜學報》3（1980），頁97～137；林麗雪《抱朴子内外篇思想析論》（臺北：臺灣學生書局，1980），頁68～107；胡孚琛《魏晉神仙道教》，頁140～154，281～305。

〔66〕詳見《真誥》卷五《甄命授》，頁11下～12上。按：《真誥》本文有"食草木之藥，不知房中之法及行炁導引，服藥無益"之説（頁11下），似乎將"房中術"列爲必修之術。但陶弘景在注中也說："此謂徒服藥存修，而交接之事不絶，亦不得長生，非言都不爲者，若都不爲，止服藥皆能得仙。"（頁11下）這個解釋基本上是認爲"交接"是成仙的大忌，若是能斷絶"交接之事"，則"止服藥皆能成仙"，但有些道徒還無法完全斷絶房室活動，因此必須修習"房中"之術以防止因不懂"交接之道"而"瀉精"誤事。可見上清經派基本上還是反對修練房中術。

〔67〕例如，宋元帝元嘉年間（424～453），孔默曾擁有大量的上清經典，但在他死後，其子孔熙先和休先"竊取看覽，見《大洞真經》説云：誦之萬遍則能得仙。大致譏誚，殊謂不然，以爲仙道必須丹藥練形乃可超舉，豈有空積聲詠以致羽服，兼有諸道人相助毁其法，或謂不宜蓄此，因一時焚蕩，無復孑遺"。詳見《真誥》卷一九《叙録》，頁10下～11上。

〔68〕關於楊羲的生平及其與上清經派的關係，參見陳國符《道藏源流考》，頁32～34；劉怡君《六朝上清經系的濟度思想——以楊許時期爲主的考察》，碩士論文（臺北：輔仁大學宗教學研究所，1987）；李養正《楊羲與〈上清大洞真經〉》，《中國道教》4（1987），頁49～52。

請求治病的事例。而仙真所教導的治病之法中較常見的就是針灸和
藥物。例如：易遷夫人和中候夫人都曾指示許謐（許長史，字思玄，
一名穆，305～376）要用針灸治療手部的"風患";[69] 南嶽夫人和
保命君也曾指示許謐要服用"五飲丸"以治療"淡渴"之疾;[70] 紫
微夫人則指示劉遵之母要服用"大遠志丸"。[71]

至於上清經派的主要人物陶弘景，不僅出身醫學世家,[72] 精研
醫藥之學，在醫藥學上的著述相當豐富且具有價值,[73] 而且"恒合
諸驗藥，給施疾者",[74] 可見他在醫藥方面兼具理論與實踐之功。
值得注意的是，他雖然不反對用祈禱之類的手段治病，但仍堅持治
病首重"藥療"。例如，在《本草經集注》的"序錄"中，他便說：

　　夫病之所由來雖多，而皆關於邪。邪者不正之因，謂
非人身之常理，風寒暑濕，飢飽勞逸，皆各是邪，非獨鬼
氣疫癘者也。……但病亦別有先從鬼神來者，則宜以祈禱
袪之。雖曰可袪，猶因藥療致益，李子豫赤丸之例是也。
其藥療無益者，是則不可袪，晉景公膏肓之例是也。[75]

由此可見，即使是鬼神作祟所致之病，即使是使用"祈禱"之法，
"藥療"還是不可缺少。這和前引《太平經》及寇謙之的主張（即
使用藥，也要有神力相助）正好相反。

---

〔69〕　詳見《真誥》卷八《甄命授》,頁1上～1下;卷一○《協昌期》,頁12下～14上。
〔70〕　同上，卷七《甄命授》,頁8上。
〔71〕　同上，卷八《甄命授》,頁4上。
〔72〕　陶弘景的祖父陶隆、父親陶貞寶都精通藥術，行醫救人；詳見陶翊（陶弘景之從
　　子）《華陽隱居先生本起錄》，收載於張君房《雲笈七籤》〔《正統道藏》第37～38
　　冊，no. 677～702〕卷一○七，頁1下～11下（頁2下～3上）。
〔73〕　參見謝天心、王作孚《我國晉代的藥物學家陶宏景》，《哈爾濱中醫》1960：8
　　(1960)，頁76～78；尚志鈞《從〈證類本草〉所引資料看陶弘景的本草學貢獻》，
　　《藥學通報》1963：6 (1963)，頁272～273；郭起華《從葛洪和陶弘景看道教對古
　　代醫學的影響》，頁37～42；渡邊幸三《陶弘景の本草に對する文獻學的考察》，
　　《東方學報》20 (1951)，頁195～222；坂出祥伸《陶弘景における服藥‧煉丹》、
　　麥谷邦夫《陶弘景の醫藥學と道教》，收入吉川忠夫編《六朝道教の研究》,頁281～
　　311,313～330；Michel Strickmann, "On the Alchemy of T'ao Hung-ching," in H. Welch
　　and A. Seidel, eds., Facets of Taoism: Essays in Chinese Religion (New Haven and Lon-
　　don: Yale University Press, 1979), pp. 123～192。
〔74〕　詳見馬樞《道學傳》卷八，頁470。
〔75〕　陶弘景《本草經集注第一‧序錄》（敦煌卷子，龍‧530），收入叢春雨編《敦煌中
　　醫藥全書》（北京：中醫古籍出版社，1994），頁380～439（頁388）。

（三）個別的道士

對於醫藥之術的肯定和接受，也表現在一些道教人士的醫療活動上。

曾以醫藥之術替人治病的，除了上述的葛洪和陶弘景之外，還有東漢末年（約189～220）的"青牛道士"封衡（封君達），據說他：

> 聞有病死者，識與不識，便以要間竹管中藥與服，或下針，應手皆愈。[76]

可見他所使用的療病方法是藥物和針術。

其次，東晉時期錢塘地區的天師道祭酒杜昺（杜炅）（約326～396），雖然繼承了天師道的傳統，治病時以"章書符水"爲主，但是，在替尚書令陸納治療"侵淫瘡"時，他除了使用"奏章"之外，事實上還令陸納服用"靈飛散"，並獲療效。[77] 此外，宋文帝時（424～453）在武當山修道的劉懂，據說，也"頗以藥術救治百姓"，"用藥多自採，所識草石，乃窮於藥性"。[78]

道士以醫藥之術替人治病，確切可考的具體事例並不多見，但是，這並不表示絕大多數的道士都不通或不用醫藥，因爲，從仙傳故事中可以知道，許多入山修道者都熟知藥物、藥方，六朝道士在生活中其實和藥物很難脫離關係。[79] 而有一些道教經典（如《真誥》、《登真隱訣》、《太上靈寶五符序》等）也都收錄有治病的藥方，供修道者參考。[80]

五、結　語

從以上的討論可以知道，早期道教內部對於使用醫藥治病之事，至少有三種不同的態度。第一種是反對或不主張使用世俗的醫藥

---

〔76〕　詳見范曄（398～445）《後漢書》，點校本（北京：中華書局，1965）卷八二《方術列傳》，頁2750，注引《漢武帝內傳》。

〔77〕　詳見馬樞《道學傳》卷四，頁461；見素子（約公元六世紀）《洞仙傳》〔嚴一萍輯《洞仙傳》，收入氏編《道教研究資料》第一輯（臺北：藝文印書館，1991年再版），頁1～52〕卷二，頁46～47。

〔78〕　詳見素子《洞仙傳》卷一，頁32～33。

〔79〕　參見小南一郎《尋藥から存思へ──神仙思想と道教信仰との間──》，收入吉川忠夫編《中國古道教史研究》（京都：同朋舍，1991），頁3～54；Akira Akahori, "Drug Taking and Immortality," in Livia Kohn ed., *Taoist Meditation and Longevity Techniques*（Ann Arbor: Center for Chinese Studies, The University of Michigan, 1989), pp. 73～98。

〔80〕　關於六朝道經中所載之各種療病法，由於資料繁複，將另文處理。

（針灸和藥方），像舊天師道、南北朝時期的"新天師道"（南北分別以陸修靜和寇謙之爲代表人物）、靈寶經派以及若干個別的道士，基本上都抱持這種態度。

第二種是有條件的接受以醫藥作爲治病的方法，也就是在使用醫藥時，加入宗教儀式，使鬼神之力透過藥物或針灸使人癒病。抱持這種態度的，主要有《太平經》的作者及其信徒以及北方"新天師道"的寇謙之。他們雖然不完全排斥，但也不太仰賴或重視世俗的醫藥。

第三種是接受並肯定世俗的醫藥，認爲醫藥是重要而有效的治病方法，也是道士必修的道術、方技之一。像葛氏道（以葛洪爲代表）、上清經派（以陶弘景爲代表）以及若干個別的道士，都有這樣的態度。不過，他們也認爲，醫藥並不是唯一的療病方法，而且，醫藥只是仙道的初階而已。

上述這三種態度，大致上也反映了各個道派在處理疾病問題時的基本主張，不過，幾乎任何宗教戒律和規範都不可能完全被其傳教者和信徒所奉行。以寇謙之來說，他自己便依違於要不要使用醫藥之間。基本上，他延續天師道"不用針灸湯藥"的傳統，但在現實面前，他又無法嚴禁其信徒使用醫藥。因此，他只好和《太平經》的作者一樣，以宗教的角度詮釋醫藥的療效，將醫藥和鬼神信仰結合。同樣的，力主"不用針灸湯藥"的天師道，其祭酒杜昺（杜炅）在替人治病時，便同時使用"奏章"和藥物。而其重要的科儀書《赤松子章曆》，[81] 在"疾病困重收滅災邪拔命保護章"的"章文"中，則明確的請求各種仙官、天吏要以藥物、湯劑、針灸治療上章者的"痼疾"。[82] 可見天師道也無法完全拒斥世俗的醫藥。

但是，道教畢竟是一種宗教，因此，即使是那些極力肯定醫藥療病之效的道士（如葛洪、陶弘景），也無法將醫藥和鬼神信仰完全分開，而且在其神仙方術的體系中無法給予醫藥之術太高的位置。例如，上清經派的另一部經典《洞真太上說智慧消魔真經》，[83] 雖

----

[81] 《赤松子章曆》大約成書於南北朝時期，主要收錄天師道的符籙、科教、章奏；參見任繼愈主編《道藏提要》，頁443～444。

[82] 詳見《赤松子章曆》〔《正統道藏》第18冊，no. 335～336〕卷三《疾病困重收滅災邪拔命保護章》，頁21下～23上。

[83] 關於此書的研究，參見神塚淑子《魔の觀念と消魔の思想》，收入吉川忠夫編《中國古道教史研究》（京都：同朋會，1991），頁89～144（頁111～139）。

然也强調藥物可以療病，但在經中卻反覆申明要以"諷誦"此經之經文"三千遍"以治病，同時推崇胎息、導引、守一、佩符之法。[84]

無論如何，早期的道教絕對不是一個"同質性"非常高的團體，以他們内部對於醫藥所抱持的不同態度便可以證明。至於造成他們態度紛歧的原因，大致來說，就如文中所述，應該和各個道派或個人對於造成疾病的原因、影響壽命長短的因素以及成仙之道的看法有密切的關係。例如，主張"命有自然"或"生命有分"的人，便很容易拒絕接受醫療（包括醫藥）；主張"命由天定"、"病由神祟"的人，也比較不易接受單純的、世俗的醫藥療法。但是，認可"我命在我不在天"之說，接受世俗醫家之病因觀，又相信"修仙必先治病"之說者，則比較容易接受醫藥療法。

不過，道派中主要人物的生長環境、生活經驗和家世背景，應該也會發揮一定的影響力。例如，葛洪偏愛金丹、醫藥，應該和其家世（從祖葛玄）和師承（其師鄭隱爲葛玄之弟子）有關。[85] 而寇謙之企圖"清整道教，除去三張僞法、租米錢稅及男女合氣之術"，在療病的主張上卻又和天師道相近，則可能和其早年"修張魯之術，服食藥餌，歷年無效"的經驗有關。[86] 至於陶弘景對於醫藥的重視，雖然是受到上清經派傳統的影響，但是，其家世代通解"藥術"、行醫救人，應該對他有所影響。此外，天師道重符水、咒說，主張以請禱之法療病，似乎和其興起於"重巫鬼"的漢中、巴蜀之地及其集團中有巫覡加入有關。[87]

總之，早期道教内部對於醫藥的不同態度，不僅表現在一些經典的戒律和個人的撰述之中，也顯現在一些道派和道士、道徒的醫

---

[84] 《洞真太上說智慧消魔真經》〔《正統道藏》第 56 册，no. 1032〕卷一，頁 15 上 ~ 15 下。

[85] 詳見房玄齡（578 ~ 648）等《晉書》（點校本，北京：中華書局，1974）卷七二《葛洪列傳》，頁 1911。

[86] 詳見魏收（505 ~ 572）《魏書》（點校本，北京：中華書局，1974）卷一一四《釋老志》，頁 3049 ~ 3051。

[87] 關於早期天師道和漢中、巴蜀巫俗的關係，參見陳國符《天師道與巫覡有關》，收入氏著《道藏源流考》，頁 360 ~ 361；卿希泰《有關五斗米道的幾個問題》，《中國哲學》4（1980），頁 325 ~ 336；福井康順《五斗米道》，收入氏著《道教の基礎的研究》（東京：理想社，1952 年初版；東京：書籍文物流通會，1958 年再版），頁 2 ~ 61；大淵忍爾《後漢五斗米道の組織について》，《東方宗教》65（1985），頁 1 ~ 19。

療活動上，並影響其醫療方法及其對於醫藥知識的興趣。而與此緊密相關的則是他們的疾病觀、生命（壽命）觀和神仙理論，以及個別道士的生長環境、生活經驗和家世背景。

參考書目

一、傳統文獻

1. 〔作者不詳〕《洞玄靈寶玉籙簡文三元威儀自然真經》，收入《正統道藏》，臺北：新文豐出版公司，1977 年據涵芬樓本翻印，第 16 冊，涵芬樓本原編序號 295。

2. 〔作者不詳〕《赤松子章曆》，收入《正統道藏》，臺北：新文豐出版公司，1977 年據涵芬樓本翻印，第 18 冊，涵芬樓本原編序號 335 ~ 336。

3. 〔作者不詳〕《洞真太上說智慧消魔真經》，收入《正統道藏》，臺北：新文豐出版公司，1977 年據涵芬樓本翻印，第 56 冊，涵芬樓本原編序號 1032。

4. 〔作者不詳〕王明校注《太平經》〔《太平經合校》〕，北京：中華書局，1960。

5. 朱法滿《要修科儀戒律鈔》，收入《正統道藏》，臺北：新文豐出版公司，1977 年據涵芬樓本翻印，第 11 冊，涵芬樓本原編序號 204 ~ 207。

6. 李延壽《南史》，點校本，北京：中華書局，1973。

7. 見素子撰，嚴一萍輯《洞仙傳》，收入嚴一萍編《道教研究資料》第一輯，臺北：藝文印書館，1991 年，再版，頁 1 ~ 52。

8. 房玄齡等《晉書》，點校本，北京：中華書局，1974。

9. 范曄《後漢書》，點校本，北京：中華書局，1965。

10. 徐氏《三天内解經》，收入《正統道藏》，臺北：新文豐出版公司，1977 年據涵芬樓本翻印，第 48 冊，涵芬樓本原編序號 876。

11. 馬樞撰，陳國符輯《道學傳》〔《道學傳輯佚》〕，收入陳國符《道藏源流考》，頁 454 ~ 504。

12. 寇謙之《老君音誦誡經》，收入《正統道藏》，臺北：新文豐出版公司，1977 年據涵芬樓本翻印，第 30 冊，涵芬樓本原編序號

562。

13. 陸修静《洞玄靈寶五感文》，收入《正統道藏》，臺北：新文豐出版公司，1977 年據涵芬樓本翻印，第 55 冊，涵芬樓本原編序號 1004。

14. 陸修静《陸先生道門科略》，收入《正統道藏》，臺北：新文豐出版公司，1977 年據涵芬樓本翻印，第 41 冊，涵芬樓本原編序號 761。

15. 陶弘景《本草經集注第一·序錄》〔敦煌卷子，龍·530〕，收入叢春雨編《敦煌中醫藥全書》，北京：中醫古籍出版社，1994，頁 380 ~ 439。

16. 陶弘景編《真誥》，收入《正統道藏》，臺北：新文豐出版公司，1977 年據涵芬樓本翻印，第 35 冊，涵芬樓本原編序號 637 ~ 640。

17. 陶翊《華陽隱居先生本起錄》，收載於張君房《雲笈七籤》〔收入《正統道藏》，臺北：新文豐出版公司，1977 年據涵芬樓本翻印，第 37 ~ 38 冊，涵芬樓本原編序號 677 ~ 702〕卷一○七，頁 1 下 ~ 11 下。

18. 葛洪撰，王明校注《抱朴子内篇》〔《抱朴子内篇校注》〕，增訂本，北京：中華書局，1985。

19. 魏收《魏書》，點校本，北京：中華書局，1974。

二、近人著作

（一）中日文

1. 坂出祥伸，1983，《長生術》，收入福井康順等監修《道教》第一卷《道教とは何か》，東京：平河出版社，頁 239 ~ 284。

2. 坂出祥伸，1987，《〈醫心方〉養生篇の道教的性格》，收入秋月觀暎編《道教と宗教文化》，東京：平河出版社，頁 315 ~ 331。

3. 坂出祥伸，1992，《道教と養生思想》，東京：ぺりかん社。

4. 坂出祥伸，1993，《氣と養生：道教の養生術と咒術について》，京都：人文書院。

5. 坂出祥伸，1998，《陶弘景における服藥·煉丹》，收入吉川忠夫編《六朝道教の研究》，東京：春秋社，頁 281 ~ 311。

6. 丁貽莊，1994，《道教醫藥學》，收入卿希泰編《中國道教》

第四卷，上海：知識出版社，頁 79 ~ 86。

7. 丁貽莊，1996，《道教煉丹術與古化學》、《道教與醫學》、《道教與養生》，收入卿希泰編《道教與中國傳統文化》，臺北：中華道統出版社，頁 103 ~ 117，118 ~ 129，130 ~ 150。

8. 大淵忍爾，1985，《後漢五斗米道の組織について》，《東方宗教》65：1 ~ 19。

9. 小林正美，1990，《六朝道教史研究》，東京：創文社。

10. 小南一郎，1991，《尋藥から存思へ──神仙思想と道教信仰との間──》，收入吉川忠夫編《中國古道教史研究》，京都：同朋舍，頁 3 ~ 54。

11. 丸山宏，1987，《上章儀禮より見たる正一道教の特色──治病の章を中心として──》，《佛教史學研究》30（2）：56 ~ 84。

12. 王利器，1993，《葛洪對中國古代煉金術和傳染病學的貢獻》，《傳統文化與現代化》1993（2）：58 ~ 63。

13. 王樹岐、李經緯、鄭金生，1990，《古老的中國醫學》，臺北：緯揚文化。

14. 北京中醫學院編，1978，《中國醫學史》，上海：上海科學技術出版社。

15. 史蘭華等編，1992，《中國傳統醫學史》，北京：科學出版社。

16. 石井昌子，1980，《真誥成立の諸問題》，收入氏著《道教學の研究──陶弘景を中心に》，東京：國書刊行會，頁 123 ~ 372。

17. 任繼愈主編，1991，《道藏提要》，北京：中國社會科學出版社。

18. 吉川忠夫編，1998，《六朝道教の研究》，東京：春秋社。

19. 吉元昭治，1983，《道教と中國醫學》，收入福井康順等監修《道教》第二卷《道教の展開》，東京：平河出版社，頁 255 ~ 310。

20. 吉元昭治，1989，《道教と不老長壽の醫學》，東京：平河出版社。

21. 李經緯等，1990，《中國古代文化與醫學》，武漢：湖北科學技術出版社。

22. 李經緯、李志東，1990，《中國古代醫學史略》，石家莊：河北科學技術出版社。

23. 李豐楙，1980，《葛洪養生思想之研究》，《靜宜學報》3：97～137。

24. 李豐楙，1993，《〈道藏〉所收早期道教的瘟疫觀——以〈女青鬼律〉及〈洞淵神咒經〉系爲主》，《中央研究院中國文哲研究所集刊》3：417～454。

25. 李養正，1987，《楊羲與〈上清大洞真經〉》，《中國道教》4：49～52。

26. 姒元翼，1984，《中國醫學史》，北京：人民衛生出版社。

27. 尚志鈞，1963，《從〈證類本草〉所引資料看陶弘景的本草學貢獻》，《藥學通報》1963（6）：272～273。

28. 林富士，1993，《試論〈太平經〉的疾病觀念》，《中央研究院歷史語言研究所集刊》62（2）：225～263。

29. 林富士，1995，《東漢晚期的疾疫與宗教》，《中央研究院歷史語言研究所集刊》66（3）：695～745。

30. 林富士，1998，《試論〈太平經〉的主旨與性質》，《中央研究院歷史語言研究所集刊》69（2）：205～244。

31. 林富士，1999，《中國六朝時期的巫覡與醫療》，《中央研究院歷史語言研究所集刊》70（1）：1～48。

32. 林富士，2000，《早期道士之醫術暨習醫因緣考釋》，發表於《談宗教》，中央研究院歷史語言研究所"禮俗宗教研究室"主辦，1月24日，臺北。

33. 林富士，2001，《試論早期道教與房中術的關係》，《中央研究院歷史語言研究所集刊》72（2）。

34. 林麗雪，1977，《葛洪事蹟與著述考—葛洪研究之一》，《國立編譯館館刊》6（2）：161～184。

35. 林麗雪，1980，《抱朴子内外篇思想析論》，臺北：臺灣學生書局。

36. 金棹，1989，《東漢道教的救世學說與醫學》，《世界宗教研究》1989（1）：106～118。

37. 俞慎初，1983，《中國醫學簡史》，福州：福建科學技術出版社。

38. 胡孚琛，1989，《魏晉神仙道教》，北京：人民出版社。

39. 胡孚琛，1993，《道教醫學和內丹學的人體觀探索》，《世界宗教研究》1993（4）:25～30。

40. 胡孚琛編，1995，《中華道教大辭典》，北京：中國社會科學出版社。

41. 胡適，1935，《陶弘景的〈真誥〉》，收入《蔡元培先生六十五歲論文集（下）》，南京：中央研究院歷史語言所，頁539～554。

42. 范行準，1986，《中國醫學史略》，北京：中醫古籍出版社。

43. 卿希泰，1980，《有關五斗米道的幾個問題》，《中國哲學》4:325～336。

44. 陝西中醫學院編，1988，《中國醫學史》，貴陽：貴州人民出版社。

45. 馬伯英，1994，《中國醫學文化史》，上海：上海人民出版社。

46. 神塚淑子，1991，《魔の觀念と消魔の思想》，收入吉川忠夫編《中國古道教史研究》，京都：同朋會，頁89～144。

47. 張繼禹，1990，《天師道史略》，北京：華文出版社。

48. 郭起華，1982，《從葛洪和陶弘景看道教對古代醫學的影響》，《世界宗教研究》1982（1）:37～42。

49. 陳邦賢，1937，《中國醫學史》，上海：商務印書館。

50. 陳國符，1963，《道藏源流考》，北京：中華書局。

51. 陳寅恪，1933，《天師道與濱海地域之關係》，《中央研究院歷史語言研究所集刊》3:439～466。

52. 陳勝崑，1992，《中國傳統醫學史》，臺北：橘井文化事業股份有限公司。

53. 陳森鎮，1993，《道家道教對中醫發展前期的影響》，《廈門大學學報》1993（1）:65～70。

54. 陳耀庭，1994，《道教養生術》，收入卿希泰編《中國道教》第四卷，上海：知識出版社，頁87～92。

55. 麥谷邦夫，1998，《陶弘景の醫藥學と道教》，收入吉川忠夫編《六朝道教の研究》，東京：春秋社，頁313～330。

56. 傅維康，1990，《中國醫學史》，上海：上海中醫學院出版社。

57. 曾錦坤，1998，《道教醫藥學的特色》，《宗教哲學》4(1)：117~126。

58. 渡邊幸三，1951，《陶弘景の本草に對する文獻學的考察》，《東方學報》20：195~222。

59. 楊宇，1992，《道教與傳統醫學的關係及其研究——兼論日本學者的新成果》，《四川大學學報》1992 (3)：105~111。

60. 楊聯陞，1956，《老君音誦誡經校釋：略論南北朝時代的道教清整運動》，《中央研究院歷史語言研究所集刊》28 上：17~54。

61. 葛兆光，1987，《道教與中國文化》，上海：上海人民出版社。

62. 葛兆光，1998，《"清整道教"：關於二至六世紀道教思想、知識與技術的宗教化過程》，收入王元化主編《學術集林》卷一三，上海：遠東出版社，頁91~137。

63. 賈得道，1979，《中國醫學史略》，太原：山西人民出版社。

64. 甄志業，1984，《中國醫學史》，上海：上海科學技術出版社。

65. 福井康順，1958 [1952]，《五斗米道》，收入氏著《道教の基礎的研究》，再版，東京：書籍文物流通會，頁2~61。

66. 福井康順，1954，《葛氏道の研究》，《東洋思想研究》5：44~86。

67. 窪德忠，1983，《道教百話——仙人へのあこがれ》，新版，東京：世界聖典刊行協會。

68. 趙璞珊，1983，《中國古代醫學》，北京：中華書局。

69. 劉怡君，1987，《六朝上清經系的濟度思想——以楊許時期為主的考察》，輔仁大學宗教學研究所碩士論文。

70. 鄭曼青、林品石編著，1982，《中華醫藥學史》，臺北：臺灣商務印書館。

71. 謝天心、王作孚，1960，《我國晉代的藥物學家陶宏景》，《哈爾濱中醫》1960 (8)：76~78。

72. 謝素珠，1994，《葛洪醫藥學成果之探討》，《道教學探索》

8: 84 ~ 145。

73. 鍾肇鵬, 1987,《道教與醫藥及養生的關係》,《世界宗教研究》1987 (1) :39 ~ 50。

74. 嚴世芸,1989,《中醫學術史》,上海:上海中醫學院出版社。

75. 龔鵬程,1998,《陳寅恪的道教研究》,《歷史月刊》126: 86 ~ 89。

(二) 西文

1. Akira, Akahori, 1989, "Drug Taking and Immortality," in *Taoist Meditation and Longevity Techniques*, ed. by Livia Kohn, Ann Arbor: Center for Chinese Studies, The University of Michigan, pp. 73 ~ 98.

2. Lai, Chi-tim, 1998, "The Opposition of Celestial-Master Taoism to Popular Cults during the Six Dynasties," *Asia Major*, third series, 11 (1) : 1 ~ 20.

3. Liu, Tsun-Yan, 1976, "The Taoists Knowledge of Tuberculosis in the Twelfth Century," in *Selected Papers from the Hall of Harmonious Wind*, Leiden: E. J. Brill, pp. 59 ~ 75.

4. Maspero, Henri, 1981 [1950], *Taoism and Chinese Religion*, trans. by Frank A. Kierman, Jr. , Amherst: The University of Massachusetts Press.

5. Nickerson, Peter, 1997, "Introduction" to *The Great Petition for Sepulchral* [translated by Peter Nickerson], in Stephen R. Bokenkamp, *Early Daoist Scriptures*, Berkeley: University of California Press, pp. 230 ~ 260.

6. Robinet, Isabelle. 1984, *La révélation du Shangqing dans l'histoire du taoïsme*, Paris: Ecole Française dExtrême-Orient.

7. Strickmann, Michel, 1977, "The Mao Shan Revelations: Taoism and the Aristocracy," *Toung-Pao*, 63: 1 ~ 64.

8. Strickmann, Michel. 1979, "On the Alchemy of Tao Hung-ching," in *Facets of Taoism:Essays in Chinese Religion*, eds. by H. Welch and A. Seidel,New Haven and London:Yale University Press,pp. 123 ~ 192.

9. Strickmann, Michel, 1981, *Le taoïsme du Mao Chan: chronique dune révélation*, Paris: Presses Universitaires de France.

10. Unschuld, Paul U., 1985, *Medicine in China: A History of Ideas*, *California: University of California Press*.

11. Van Straten, N. H., 1983, *Concepts of Health*, *Disease and Vitality in Traditional Chinese Society*, Wiesbaden: Franz Steiner Verlag Gmbh.

12. Wong, K. Chimin and Lien-teh Wu, 1936, *History of Chinese Medicine*, second edition, Shanghai: National Quarantine Service.

本文爲行政院科學委員會專題研究計劃 "中國中古時期的道教與醫療文化之關係" （NSC87-2411-001-036、NSC88-2411-H-001-025、NSC89-2411-H-001-034）研究成果之一。初稿完成於 1999 年 9 月 29 日教師節。二稿完成於 2000 年 5 月 14 日母親節。三稿完成於 2000 年 8 月中元節。

※ 本文原載《臺灣宗教研究》1 卷 1 期。
※ 林富士，美國普林斯頓大學博士，中央研究院歷史語言研究所研究員。

漢宋間文獻所見古代
中國南方的地理環境與地方病及其影響

蕭　璠

　　秦嶺、淮河一線是將東北除外的中國東部季風氣候區劃分爲南、北兩部分的天然分界線。南、北兩方的地理存在著明顯的分歧。歷史上南方曾相當長期地落後於北方，其自然環境、疾病以及醫藥衛生條件等因素與北土有何不同？所産生的影響爲何？本文嘗試爬梳漢宋間的文獻記載以圖建立一初步的認識。

　　在古代醫學思想中，人與自然分別爲大、小宇宙，彼此有一相應之結構、組成部分及運轉的功能。而自然條件如水土、風氣等對人的健康、性情、智力、壽命等均有極大的影響。南土在古人的認識裏是土薄水淺、卑濕的地域；處在偏南的位置上，陽多而節候偏；而又多雨潮濕。與北方土厚水深，高亢爽塏；處於天地之中，陰陽相和；乾燥清朗大相徑庭。

　　在南方這樣的地理環境中，居民易於感疾，"丈夫早夭"。而這與在南土的自然條件中所孕育的各種"地厲"如瘴氣、射工、沙虱等有十分密切的關係。南方居民在生産、生活、游戲等活動中常有機會接觸南土的各種致病因素，而在飲水、糞便處理方面的不講求衛生以及信巫不信醫的習俗，加以醫藥的不足，導致南方人口多染疾病，早夭不壽。

　　南方的主要地方病有瘧疾、日本血吸蟲病、恙蟲病以及絲蟲病等。溪毒、射工、沙虱等病大致上就是今日的恙蟲病，但也可能包括了一部分急性日本血吸蟲病在內。

　　南土的地理環境及地方病、醫藥衛生等條件不但導致南方居民短命早夭、男子多疾長病、妨礙了南方農業或經濟的發展，也使得不具免疫力的南下北方人口，特別是戰士、戍卒以及民夫大量染病死亡。這不但影響到對外戰爭、邊防和南方的治安，同時在兵役制度上，也不得不配合南土的自然環境來徵調土兵或南方土著民族服役。北人不願仕宦南土，導致南方不少地區職缺難補，行政效率不高，甚至不得不在某些地區限用當地人來任官，或形成了"南選"制。在國家財政措施上，也對南方"瘴鄉"特別照顧，即不施行酒榷制度，使瘴鄉居民能够享有較廉價的酒來禦瘴。

一、引　言

中國的疆土幅員遼闊，東西、南北所跨有的經度、緯度都相當大，而各地的地勢高下又頗不一致，地形也複雜多樣，因此形成了許多不同的地理區域，各自具有其特殊的氣候或自然條件。

東北除外的中國東部季風氣候區，即青藏高原東部邊緣以東，長城以南的廣大地域，大體上就是兩千多年來華夏民族居住、活動所在的最主要的地盤。

對於這一區域，當代的地理學者常常認爲秦嶺、淮河是將其劃分爲南、北兩部分的天然分界線。[1] 其實，古代的人們對於這點，已有相當的認識，早在戰國秦漢之際即已如此。《周禮·考工記》說："橘逾淮而北爲枳……此地氣然也。"明白地表示了淮水兩側的"地氣"不同。《晏子春秋·楚王欲辱晏子指盜者爲齊人晏子對以橘》："晏聞之：橘生淮南則爲橘，生於淮北則爲枳，葉徒相似，其實味不同。所以然者何？水土異也！"[2] 也清楚地指出淮河南、北的"水土"有明顯的差異。所謂"地氣"和"水土"，大致上就是今日我們所說的氣候或自然環境。東漢末應劭《風俗通義》說："戶律：'漢中、巴、蜀、廣漢自擇伏日。'俗說：'漢中、巴、蜀、廣漢，土地溫暑，草木早生晚枯，氣異中國。夷狄畜之，故令自擇伏日也。'謹案《漢書》：高帝分四郡之衆，用良、平之策，還定三秦，

---

[1] 例如 George Babcock Cressey, China's Geographic Foundations, pp. 38~39. New York: McGraw-Hill Book Co., 1934. 又，竺可禎《中國的亞熱帶》一文也說："我國亞熱帶的北界接近于北緯34度，亦即淮河、秦嶺、白龍江線直至東經104度。"見《竺可禎文集》，北京：科學出版社，1979，頁354。林之光、張家誠也將"我國亞熱帶北界"定在"北緯33度的秦嶺、淮河一線"。見所著《中國的氣候》，西安：陝西人民出版社，1985，頁308。

[2] 引文據吳則虞《晏子春秋集釋》（北京：中華書局，1962）。按《列子》、《說苑》等書或作"淮"，或作"江"字；而《太平御覽》等書引文亦如此。見該書，頁394，注11。

席捲天下。蓋君子所因者本也，論功定封，加以金帛，重復寵異，令自擇伏日，不同於凡俗也。"[3] 其實，不論是俗說對，還是應劭的看法比較可靠；這兩種意見並不全然互相矛盾，反而是可以相互補充的。漢代這一法律當是有事實基礎爲依據的，否則自擇伏日與當地的氣候相齟齬就没有意義了。然則漢帝國的中央已經深刻地認識到秦嶺之南的漢中、巴、蜀、廣漢跟秦嶺之北的地區在氣候以及植物生長季節上都存在著顯著的分歧。

其後，人們對秦嶺、淮河作爲中國地理上南北的天然分界線講得更明確，儘管他們所揭舉的理由也許並不那麽重要、那麽充分。生長在淮畔的北宋著名文人張耒[4] 就曾説過："天遣清淮限南北。"[5] 明代陸深《知命録》也説："寶雞南二十里爲大散關，和尚原在焉。山自西來，即秦嶺一支，不獨爲秦、蜀之界，亦中國南北之界也。"[6]

秦嶺、淮河之南的地區，與北方相比，有較豐沛的雨量和更溫暖甚至炎熱的氣溫以及更長的生長季節；絶大部分均屬亞熱帶氣候，其南部邊緣地帶則已進入了熱帶氣候的範疇；而北方則係溫帶氣候。[7]

《素問·異法方宜論》説："南方者，天地所長養，陽之所盛處也。"[8] 即指南方熱量富足，宜於植物的繁殖生長。雖然南方有比北方更有利於農業生産的氣候條件，但在歷史上，除少數地區，如

---

〔3〕 引文據王利器《風俗通義校注》所輯佚文，北京：中華書局，1981，頁604。
〔4〕 《宋史》卷四四四《文苑六·張耒傳》："張耒，字文潛，楚州淮陰人。"
〔5〕 《張右史文集》(《四部叢刊》初編本)卷五《光山謡》，頁60。又陳造《江湖長翁集》(臺北：臺灣商務印書館影印文淵閣《四庫全書》本)卷三〇《酹淮文》："長淮渾渾蕩沸潏兮……天豈以是限南北兮。"
〔6〕 見《筆記小説大觀》第13編第5冊，臺北：新興書局，1976，頁3。
〔7〕 參考張家誠、林之光著《中國氣候》，上海：上海科學技術出版社，1985，頁467～474。盛承禹等《中國氣候總論》，北京：科學出版社，1986，頁399～407、410～411、422～449。余顯芳等《中國的熱帶》，廣州：廣東人民出版社，1986，頁2～5。竺可楨《中國近五千年來氣候變遷的初步研究》一文（《考古學報》1972年第1期，頁15～38）指出，在近五千年間，中國氣候曾經發生過冷暖的波動。戰國、秦、西漢氣候溫和，東漢趨冷，迄晉代、南北朝均冷於今日。隋唐時變暖，北宋轉寒，至南宋初加劇。那麽，中國南北的分界線當也曾有過南北向的推移進退。但這種變化是相當緩慢的。依竺先生的説法，東漢、北宋均轉趨冷，而東漢末的應劭、十一世紀晚期北宋的張耒仍舉出秦嶺、淮河來作南北的分界線是很值得注意的。可以肯定的是這一界線的向南收縮，對我們要探討的南方的認識影響不大。同時由於文獻的不足，我們也很難發現這種波動是否曾經造成疾病分佈區域的南北推移等後果，因此本文不擬處理這方面的問題。
〔8〕 引文據郭靄春《黄帝内經素問校注語釋》，天津：天津科學技術出版社，1981，頁76。

成都平原、長江三角洲等地外，南方，特別是嶺南地區，在相當長
的時期裏，始終是地廣人稀、比較貧窮的落後地區。所以如此，其
原因是十分複雜的，疾病與醫藥衛生無疑是其中一項重要的因素。
在北方相對地發展較高的情況下，由北方南下的人口經常是刺激或
促成南方進一步開發的重要力量，而南方的疾病與衛生環境對他們
的活動有著不容忽視的影響。本文嘗試爬梳漢宋之間的文獻記載，
以圖勾勒出南土自然環境的特色、南方特別猖獗的地方病以及醫藥
衛生情況，並進而探討這些因素對當時人們的活動，特別是南遷北
人的影響，藉以增進我們對歷史上中國向南方的發展這一重大課題
的一個側面的瞭解。

二、南北地理環境的差異與傳統醫學
思想中地理因素對人類健康的影響

天人相應不只是中國古代哲學思想裏的重要觀念，也是中國古代
醫學基本理論中具有關鍵性意義的觀念之一。如《淮南子·天文》説：
"萬物乃成，蚑行喙息，莫貴於人。孔竅肢體，皆通於天。天地九重，人
亦有九竅。天有四時以制十二月，人亦有四肢以使十二節。天有十二
月以制三百六十日，人亦有十二肢以使三百六十節。"又《靈樞·順氣
一日分爲四時》也説："春生、夏長、秋收、冬藏，是氣之常也，人亦應之。
以一日分爲四時：朝則爲春，日中爲夏，日入爲秋，夜半爲冬。朝則人
氣始生，病氣衰，故旦慧；日中人氣長，長則勝邪，故安；夕則人氣始衰，
邪氣始生，故加；夜半人氣入臟，邪氣獨居於身，故甚也。"[9]而其《邪
客》篇則有更爲詳細、具體的叙述：

> 黃帝問于伯高曰："願聞人之肢節以應天地奈何？"伯高
> 答曰："天圓地方，人頭圓足方以應之；天有日月，人有兩目；
> 地有九州，人有九竅；天有風雨，人有喜怒；天有雷電，人有音
> 聲；天有四時，人有四肢；天有五音，人有五臟；天有六律，人
> 有六腑；天有冬夏，人有寒熱；天有十日，人有手十指；辰有十
> 二，人有足十指，莖垂以應之；女子不足二節，以抱人形；天有
> 陰陽，人有夫妻，歲有三百六十五日，人有三百六十五節；地

---

〔9〕 引文據河北醫學院校釋《靈樞經校釋》下冊，北京：人民衛生出版社，1982，頁26。

有高山,人有肩膝;地有深谷,人有腋膕;地有十二經水,人有十二經脈;地有泉脈,人有衛氣;地有草蓂,人有毫毛;天有畫夜,人有臥起;天有列星,人有牙齒;地有小山,人有小節;地有山石,人有高骨;地有林木,人有募筋;地有聚邑,人有䐃肉;歲有十二月,人有十二節;地有四時不生草,人有無子:此人與天地相應者也。"

在我們看來,這樣地把人與自然相比擬匹配,儘管有不少不合理的拼湊之處,但這幾段文字還是表明了當時人們認爲自然與人分別是大、小宇宙,彼此具有一一相對應的結構、組成部分及運轉的功能;人的生理、病理的變化和自然的運行、變遷也彼此相應。[10] 因此在古代醫學中經常爲人們所稱述的一些致病之源就是若干自然現象或構成宇宙的基本因素。如春秋時秦國的醫和説:"天有六氣,降生五味,發爲五色,徵爲五聲,淫生六疾。六氣曰:陰、陽、風、雨、晦、明也。分爲四時,序爲五節,過則爲災:陰淫寒疾,陽淫熱疾,風淫末疾,雨淫腹疾,晦淫惑疾,明淫心疾。"(《左傳》昭公元年)而《黄帝内經》裏因淫致疾的"六氣"則是風、熱、濕、火、燥、寒,也稱之爲"天地之氣"。(《素問·至真要大論》)即自然的運行、變化有所過度失當時,與之相應的人也因而生害致病。[11] 因此古人主張養生保健必須要避開這些天地之氣的失當情況。如《吕氏春秋·盡數》:"天生陰、陽、寒、暑、燥、濕,四時之化,萬物之變,莫不爲利,莫不爲害。聖人察陰陽之宜,辨萬物之利以便生,故精神安乎形,而年壽得長焉。長也者,非短而續之也,畢其數也。畢數之務,在乎去害。何謂去害? 大甘、大酸、大苦、大辛、大鹹五者充形則生害矣;大喜、大怒、大憂、大恐、大哀五者接神則生害矣;大寒、大熱、大燥、大濕、大風、大霖、大霧七者動精則生害矣。故凡養生,莫若知本。知本則疾无由至矣。"

《漢書·地理志》:"凡民函五常之性,而其剛、柔、緩、急、音聲不同,繫水土之風氣。"即古人相信,不同的地理環境或特殊的自

---

[10] 關於"天人相應",可參考劉長林《内經的哲學和中醫學的方法》,北京:科學出版社,1985,頁129~133。

[11] 《吕氏春秋》中叙述人主行令違背月季節時序,也會導致人民疾疫。如《孟春紀》稱孟春"行秋令,則民大疫,疾風暴雨數至"。季春"行夏令,則民多疾疫,時雨不降"。(《季春紀》)仲夏"行秋令……則民殃於疫"。(《仲夏紀》)這是在天人相應中人的這一方行動失當而產生的後果。當然,實際上人主行令不時通常是不會導致這樣的結果的。

然條件對當地人的生理、疾病、壽命和智力、性情都有極可觀的影響或塑造作用。如《淮南子・地形》篇所説："土地各以其類生，是故山氣多男，澤氣多女，障氣多喑，風氣多聾，林氣多癃，木氣多傴，岸下氣多腫，石氣多力，險阻氣多癭，暑氣多夭，寒氣多壽，谷氣多痹，丘氣多狂，衍氣多仁，陵氣多貪，輕土多利，重土多遲，清水音小，濁水音大，湍水人輕，遲水人重，中土多聖人：皆象其氣，皆應其類。"又："東方，川谷之所注，日月之所出。其人兑形小頭隆鼻大口，鳶肩企行。竅通於目，筋氣屬焉。蒼色，主肝。長大早知而不壽……南方，陽氣之所積，暑濕居之，其人修形兑上，大口決眦，竅通於耳，血脈屬焉。赤色，主心。早壯而夭……西方，高土，川谷出焉，日月入焉。其人面末僂，修頸，卬行。竅通於鼻，皮革屬焉。白色，主肺。勇敢不仁……北方，幽晦不明，天之所閉也，寒冰之所積也，蟄蟲之所伏也。其人翕形，短頸，大肩下尻。竅通於陰，骨幹屬焉。黑色，主腎。其人蠢愚禽獸而壽……中央，四達，風氣之所通，雨露之所會也。其人大面短頸，美鬚惡肥。竅通於口，膚肉屬焉。黃色，主胃。慧聖而好治。"

水對生命而言，是極其重要的。《管子・水地》篇説："水……萬物莫不以生。"又："水者何也？萬物之本原也，諸生之宗室也。"[12] 不同的水質能影響到居民的性情，上引《淮南子・地形》篇已經述及；而對人的智力、習性或行爲傾向的影響，《水地》篇講得更多："夫齊之水，道躁而復，故其民貪粗而好勇。楚之水，淖弱而清，故其民輕果而賊。越之水，濁重而洎，故其民愚疾而垢。秦之水，泔最而稽，壅壚而雜，故其民貪戾，罔而好事。齊、晉之水，枯旱而運，壅壚而雜，故其民諂諛葆詐，巧佞而好利。燕之水，萃下而弱，沉滯而雜，故其民愚戇而好貞，輕疾而易死。宋之水，輕勁而清，故其民閑易而好正。"水質更影響到人們的健康，導致各種不同的疾病。《呂氏春秋・盡數》篇也説："輕水所多禿與癭人，重水所多尰與躄人，甘水所多好與美人，辛人所多疽與痤人，苦水所多尪與傴人。"[13]

---

[12] 古代希臘哲學家 Thales 認爲世界構成的本質是水。見 W. Windleband, History of Ancient Philosophy, p. 37. trans. by Herbert E. Cushman, New York：Dover Publications, 1956.

[13] 《博物志》也有類似的記載："山氣多男，澤氣多女，平衍氣仁，高陵氣犯，叢林氣躄。"見范寧《博物志校證》，北京：中華書局，1980，頁12。

綜上所述，古代中國人一如上古希臘人一樣，認為地理因素如氣、風、水、土等對人的健康或所患疾病起著重要的作用。[14] 古人常用"水土"、"風土"、"土風"、"風氣"等語詞來代表某一地區的地理條件或自然環境。如上引《漢書·地理志》："凡民函五常之性，而其剛、柔、緩、急、音聲不同，繫水土之風氣。"《國語·周語上》："是日也，瞽師、音官以風土。"章昭注："風土，以音律省土風，風氣和則土氣養也。"《尚書序》："九州之志謂之九丘。丘，聚也，言九州所有土地所生，風氣所宜，皆聚此書也。"杜甫《秋行官張望督促東渚耗稻向畢清晨遣女奴阿稽豎子阿段往問》詩："荊、揚風土暖，蕭蕭候微霜。"[15] 韓愈《與崔群書》："宣州雖稱清涼高爽，然皆大江之南，風土不並以北。"[16] 又蘇軾《與章致平》尺牘："海康風土不甚惡，寒熱皆適中。"[17] 北宋李虛己說池州（今安徽貴池）"井邑平曠，土風清和"。[18] 南宋周必大稱瓊州"水土惡弱"。[19] 而人們所以患病常常是因為不能適應或習慣某地的"水土"或"風土"，即所謂"不能（耐）其水土"（《漢書·鼂錯傳》）、"不襲水土"、"不習水土"、"不服水土"、"不伏水土"、"不習風土"；反之，若是"服習土風"、"耐其風土"、"慣習水土"、"與水土之氣相諧"[20]，就比較不容易感染疾病了。

〔14〕　古代希臘醫學經典著作《Hippocrates》，非成於一時一人之手。其《氣、水、地》篇諸章即論述風、水、地等因素對人的健康或所患疾病以及性情的影響。見 W. H. S. Jones, trans. Hippocrates, Vol. 1, pp. 65～137. London：William Heinemann LTD, 1923。

〔15〕　引文據仇兆鰲《杜詩詳注》，北京：中華書局，1979，頁1658。

〔16〕　引文據馬其昶《韓昌黎文集校注》卷三，上海：古典文學出版社, 1957, 頁109。

〔17〕　引文據孔凡禮點校本《蘇軾文集》第四冊，卷五五，北京：中華書局，1986，頁1643。

〔18〕　見祝穆《方輿勝覽》（影印文淵閣《四庫全書》本）卷一六，頁11，池州條引。

〔19〕　《文忠集》（影印文淵閣《四庫全書》本）卷一九三，淳熙十二年與詹體仁侍郎儀之劄子，頁24～25。

〔20〕　分別見〔唐〕王燾《外臺秘要方》（影印文淵閣《四庫全書》本）卷一八《脚氣論》引《千金要方》；《三國志·吳書·周瑜傳》，又，〔晉〕常璩《華陽國志·蜀志》（劉琳《華陽國志校注》，成都：巴蜀書社，1984，頁188）；〔宋〕張方平《樂全集》（影印文淵閣《四庫全書》本）卷二六《論討嶺南利害九事》；釋繼洪《衛生補遺回頭瘴說》，見《嶺南衛生方》（北京中醫古籍出版社1983年據日本天保十二年刻本影印）卷上；《宋史》卷三三三《張田傳》；《樂全集·論討嶺南利害九事》；蘇過《斜川集》卷五《論海南黎事書》（《叢書集成初編》本，上海：商務印書館，1935）；歐陽修《歐陽文忠公集》（《四部叢刊》初編本）卷一五〇《論湖南蠻賊可招不可殺劄子》；王棐《指迷方瘴瘧論》（《嶺南衛生方》卷上）。

　　這樣，要瞭解南北的地理條件對雙方居民的健康具有什麼樣的影響，就不得不先掌握雙方在地理上的重大歧異。古代文獻常常提到南北兩方在地理上的差異主要有三點。一是在地勢上是北高南低，或西北高、東南低。《淮南子·天文》篇說："昔者，共工與顓頊爭爲帝，怒而觸不周之山，天柱折，地維絶。天傾西北，故日、月、星辰移焉；地不滿東南，故水潦塵埃歸焉。"又《原道》篇："昔共工之力觸不周之山，使地東南傾。"注："《天文》言'天傾西北，地傾東南'。先言傾，高也；此言東南，後言傾，明其下也。"這一神話足以反映在蒙昧的遠古時代，人們已經注意到這一地理現象，這神話當即人們對此南北地勢特徵所以形成的一種解釋。

　　北方或西北地勢較高，古人常稱其"土厚水深"；而南方或東南地勢低下，則是"土薄水淺"。這是古代人們的普遍認識，無論是爲了真實地瞭解自然現象的本身，或是從政治、軍事戰略上的需要來著眼，還是由藝術表現上的角度來考察，人們都指出了這一地理現象。如東漢思想家王充說："河北地高。"（《論衡·藝增》）《博物志》："南方……土下水淺。"[21] 晉郭義恭《廣志》："北方地厚。"[22] 北魏賈思勰《齊民要術·水稻第十一》也說："北土高原，本無陂澤。"[23] 梁隋之間，顏之推《顏氏家訓·音辭》篇也說："南方水土和柔……北方山川深厚。"[24] 隋初高熲說"江南土薄"。（《隋書·高熲傳》）唐代朱朴曾經"上書言當世事，議遷都曰：'……江南土薄水淺，人心囂浮輕巧，不可以都；河北土厚水深，人心強愎狠戾，不可以都。'"（《唐書·朱朴傳》）北宋的詩人楊億說："蓋自武牢已西，接秦晉之地，皆水土深厚。"[25] 山水畫名家郭熙說："東南之山多奇秀，天地非爲東南私也。東南之地極下，水潦之所歸，以漱濯開露之所出，故其地薄，其水淺……西北之山多渾厚，天地非爲西北偏也。西北之地極高，水源之所出，以岡隴朧腫之所

---

〔21〕　見《博物志校證》，頁12。

〔22〕　《初學記》（司義祖點校本，北京：中華書局，1962）卷三《冬》第四，《事對》
　　　　"地凍一丈"條引。

〔23〕　引文據繆啓愉等《齊民要術校釋》本，北京：農業出版社，1982，頁100。

〔24〕　引文據王利器《顏氏家訓集解》，上海：上海古籍出版社，1980，頁473。

〔25〕　宋江少虞《宋朝事實類苑》（上海：上海古籍出版社，1981）卷六一《風俗雜誌》
　　　　引《楊文公談苑》。

埋,故其地厚,其水深。"(《林泉高致》)醫家董汲《脚氣治法總要》亦云:"秦川地原高亢。"[26] 兩宋之際,李綱《論西北東南之勢》也説:"天下形勢,西北高而東南下。"謫官南遷雷州時,有《冬至》詩,歎嶠南"土薄"。[27] 南宋初李璆《瘴瘧論》:"嶺南⋯⋯地卑而土薄⋯⋯大抵西北⋯⋯土厚水深。"(《嶺南衛生方》卷上)陸游《老學庵筆記》也説:"吳中卑薄,斸地二三尺輒見水。"[28]

不過,土厚水深、土薄水淺是相對的,在土厚水深的北方也有土薄水淺的地點;《左傳》成公六年:"晉人謀去故絳,諸大夫皆曰:'必居郇瑕氏之地⋯⋯'韓獻子將新中軍,且爲僕大夫。公揖而入,獻子從公立於寢庭。謂獻子曰:'何如?'對曰:'不可。郇瑕氏土薄水淺,其惡易覯。易覯則民愁,民愁則墊隘,於是乎有沉溺重膇之疾。不如新田,土厚水深,居之不疾;有汾、澮以流其惡。⋯⋯'公説,從之。夏四月丁丑,晉遷于新田。"新田則是相對地更爲土厚水深的地點。而在土薄水淺的南方,也可以看到土厚水深的地區。唐代李華曾指出錢塘江上游的衢州一帶就是這樣的,《衢州(今浙江衢州)刺史廳壁紀》:"⋯⋯以婺州封畛爲廣,分置衢州,領六縣,猶爲大郡⋯⋯吳越地卑,而此方高厚。居者無疾,人斯永年⋯⋯"[29] 北宋樂史《太平寰宇記》卷八九《江南東道一·潤州·金壇縣》:"今按,其地爽塏,水深土厚。"[30] 梅堯臣也有《周仲章通判潤州》詩一首:"昔過京口山,斷崖如鞏洛,抱谷黃芹泥,百丈聳垠塄。山嶺與江面,地脈水可度,欲鑿無淺泉,孰云南土薄?君爲別乘去,便比北州樂,已免卑濕憂,仍離鴉鵬惡。"[31] 聲稱潤州一帶絕非土薄水淺。南宋祝穆《方輿勝覽》卷二九《岳州》條,"風俗"一目引郡志亦稱岳陽"土厚水深,故人性悍直"。類似的例子,在嶺南也找得到。唐房千里《投荒錄》也説高涼郡因"土厚而山環繞,高而稍涼,因以名焉"。[32] 然而這些都只是大範圍內少數區域的個別現象,不足

〔26〕 引文據影印文淵閣《四庫全書》本,卷上,頁3。
〔27〕 見《梁谿集》(影印文淵閣《四庫全書》本)卷二四《冬至》詩:"土薄葭灰難測候。"
〔28〕 引文據李劍雄校點本,卷一〇,北京:中華書局,1979,頁131。
〔29〕 見《全唐文》卷三一六,北京:中華書局,1983,頁9。
〔30〕 引文據影印文淵閣《四庫全書》本,卷八九,頁11。
〔31〕 引文據朱東潤《梅堯臣集編年校注》,上海:上海古籍出版社,1980,頁570。
〔32〕 《方輿勝覽》卷四二《高州·事要·郡名》引。

以代表南北的普遍情形，而南北水土的基調，就古代人的認識而言仍是北地土厚水深，而南國土薄水淺。當然，水土的厚薄深淺並沒有固定不變的組合。土厚、土薄與地勢的高下有關；而水的深淺是指地下水距地面的深淺，即地下水位的高低而言的，跟地勢的高低就沒有必然的關聯了。明代王士性《廣志繹·江北四省》說："關中土厚水深，川中則土厚而水不深。"[33] 四川較其東的南方地勢要高得多，但在水淺一點上卻沒有什麼分別。

　　與"土厚水深"相關的就是北土較爲爽塏乾燥、清朗，即如王充《論衡·藝增》篇所說的那樣："河北地高，壤靡不乾燥。"又晉葛洪《抱朴子·登涉》："中州高原，土氣清和。"[34] 董汲也說："秦川地原高亢，春夏縱經霖霆，少有蒸濕。"（《腳氣治法總要》卷上）而南方"土薄水淺"給人們的普遍印象則是"下濕"、"卑濕"。戰國秦漢以來，人們對於這點講得很多。《史記·賈生傳》說"長沙卑濕"，當時的長沙國大致相當今日的湖南省。《史記·貨殖列傳》說："衡山、九江、江南豫章、長沙，是南楚也……江南卑濕，丈夫早夭。"南楚的"江南"部分約當今日的湘、贛兩省，則當時的江西也是人們心目中的卑濕之地。《後漢書·陳球傳》："零陵下濕。"那時的零陵大體上相當現在湖南的南部。《史記·淮南衡山列傳》："孝景四年，吳、楚已破，衡山王朝，上以爲貞信，乃勞苦之曰：'南方卑濕。'徙衡山王王濟北，所以褒之。"其時衡山國約領有今皖、鄂兩省的接壤地帶。《史記·袁盎傳》說袁盎"徙爲吳相，辭行，〔袁〕種謂盎曰：'……南方卑濕，君能日飲'……"當年吳國的領土大約包有今江蘇及浙江南部等地。《漢書·地理志》在"吳地"一節末尾說"江南卑濕，丈夫早夭"，亦指今江蘇、浙北、江西等地爲卑濕地域。《論衡·言毒》篇也說："江南地濕。"《晉書·文帝紀》："南土下濕。"又《晉書·賈充傳》："江淮下濕。"《隋書·食貨志》稱："江南之俗，火耕水耨，土地卑濕。"隋末李桐客也說："吳會卑濕。"（《唐書·循吏·張允濟傳》）生長在江南的唐代詩人張籍也有《江南曲》詩，說"江南……土地卑濕"[35]。白居易《孟

〔33〕　引文據呂景琳點校本，北京：中華書局，1981，頁44。
〔34〕　引文據王明《抱朴子内篇校釋》（增訂本），北京：中華書局，1985，頁306。
〔35〕　見《全唐詩》卷一九，北京：中華書局，1960，頁205。

夏思渭村舊居寄舍弟》詩:"九江卑濕地。"[36] 唐代本草學者陳藏器
也說:"江淮已南,地氣卑濕。"[37] 董汲《脚氣治法總要序》:"江
淮卑濕之地。"梅堯臣《送臨江軍監軍李太傅》:"三江卑濕地。"臨
江軍即當今江西中部清江及其附近地區。

　　嶺南地區也是人們所熟悉的卑濕地區。《史記·南越列傳》記載
了漢初南越王趙佗對嶺南的叙述:"南方卑濕。"《素問·異法方宜
論》說:"南方者……其地下。"[38] 這"南方"的主要範圍也包括嶺
南在内。《隋書·地理志》下:"自嶺以南二十餘郡,大率土地下濕。"
唐鄭絪《自序》:"予爲南海節度,年七十有五。越地卑濕……"[39] 李璆
《瘴瘧論》:"嶺南……瀕海地卑,故陰濕之氣常盛。"又:"嶺南陰
氣不收,又復卑濕。"至於四川,土厚而水不深,也十分潮濕,故元
稹說:"巴地濕如吳。"[40]

　　總之,從我國地貌上自西至東的三級階梯來考察南北的地勢高
下,我們可以看得更清楚些。北方或西北地高、土厚水深,主要是
指三級階梯中的第二級階梯,即秦嶺以北、太行山以西的黄土高原;
而南土或東南低下、土薄水淺,則主要是由於四川盆地、雲貴高原
除外的南方或東南地區,正處在比北方黄土高原差了一級的第三級
階梯上,即巫山、雪峰山、雲貴高原東部邊緣之東的南方均屬全國
三級階梯中地勢最低的第三級階梯。

　　其次,南北兩方在古代記載中常爲人們述及的另一項主要地理
差異是其地理位置的不同。北方是狹義的或指全國疆域的中部地區
的"中國"的所在地,古代人們認爲其地理位置正處在世界的中央。

---

〔36〕 據顧學頡校點本《白居易集》卷一〇,北京:中華書局,1979,頁203。
〔37〕 宋唐慎微撰,金張存惠重刻《重修政和經史證類備用本草》卷五"玉石部下品"
　　　引,北京:人民衛生出版社影印本,1957。
〔38〕 按楊上善《黄帝内經太素》(蕭延平校本,北京:人民衛生出版社,1965)卷一九
　　　《知地方》篇,"其地下"三字作"其地污下",注云:"污下,濕也。"
〔39〕 《重修政和經史證類備用本草》卷九《草部中品之下·補骨脂》引宋蘇頌《本草圖
　　　經》所錄"唐鄭相國《自序》云:予爲南海節度,年七十有五,越地卑濕,傷於内
　　　外,衆疾俱作……元和七年,有訶陵國舶主李摩訶知予病狀,遂傳此方……"按
　　　《舊唐書·憲宗紀上》元和五年三月癸巳以前相"太子賓客鄭絪檢校禮部尚書、廣
　　　州刺史、嶺南節度使"。八年十二月"丙戌以桂管觀察使馬總爲廣州刺史、嶺南節
　　　度使"。據此,鄭相國當是鄭絪,唯所記年齡與本傳所載不合。
〔40〕 引文據冀勤點校本《元稹集》卷一二《酬樂天東南行一百韻》,北京:中華書局,
　　　1982,頁136。

《鹽鐵論·輕重》篇記載了紀元前 81 年參加鹽鐵等政策大辯論的文學説：“邊郡山居谷處，陰陽不和，寒凍裂地，衝風飄鹵，沙石凝積，地勢無所宜。中國，天地之中，陰陽之際也。日月經其南，斗極出其北，含衆和之氣，產育庶物。”[41] 又《初學記》卷八《州郡部·河南道》：“河南府，周地也。風雨之所交也，陰陽之和也。日至之景尺有五寸，謂之地中。”[42] 三國盧毓《冀州論》則主張天地相交、陰陽相會的地點在冀州境內：“冀州……東河以上、西河以來、南河以北、易水以南，膏壤千里，天地之所會，陰陽之所交，所謂神州也。”[43] 無論如何，北方或“中國”既處於“天地之中”，則南方離北方越遠，或越靠南邊，其位置就越偏。白居易在潯陽（今江西九江）時有《清明日送韋侍御貶虔州（今江西贛州）》詩：“南遷更何處，此地已天涯！”（《白居易集》卷一七）“天涯”對“天地之中”而言自然是十分偏遠的。雖然這無疑地是出於詩人的誇張，但對北方人來説，這些地方確是相當偏遠的。南朝陳徐陵《武皇帝作相時與嶺南酋豪書》：“天涯藐藐，地角悠悠，言面無由。”[44] 則稱嶺南爲“天涯、地角”，“地角”與“地中”相較，自屬偏外。又，宋張世南《游宦紀聞》卷六：“欽州（廣西欽州）有天涯亭，廉州（廣西合浦）有海角亭。二郡，蓋南轅窮途也。”[45] 嶺表地區，自秦漢以來一直是中國連續領土的最南端。晉王範《交廣春秋》：“朱崖、儋耳二郡……大海中，南極之外。”[46]“南極”二字足以説明嶺南是全國最偏南的地區。

北方或“中國”的位置處在或靠近“天地之中”或“地中”，

---

〔41〕 引文據王利器《鹽鐵論校注》本，上海：古典文學出版社，1958，頁 100。

〔42〕 洛陽早在殷周之際已被人們視爲天下之中。《尚書·召誥》：“王來紹上帝，自服于土中。且曰：‘其作大邑’……”《逸周書·作雒》：“乃作大邑成周于土中。”“土中”即“地中”。這一記載也可以與 1963 年陝西寶雞賈村出土的何尊銘文：“隹（唯）王初鄹（遷）宅于成周……余其宅兹中國”相印證。“中國”當即因其位在“土中”而得名。見唐蘭《何尊銘文解釋》及馬承源《何尊銘文初釋》，均見《文物》1976 年第 1 期。按《周禮·地官·大司徒》：“地中，天地之所合也，四時之所交也，風雨之所會也，陰陽之所和也。”是自然條件最安適的地方。《鹽鐵論》等論中國、中州都本乎此。

〔43〕《初學記》卷八《河東道》第四，《論》引。

〔44〕《文苑英華》（北京：中華書局，1966）卷六八二《書》十六，《邊防上》，頁 2。

〔45〕 據北京：中華書局點校本，卷六，1981，頁 52。

〔46〕《水經·溫水注》（《四部備要》王先謙合校本）引。按《初學記》卷八《嶺南道》第十一《事對》引作《交廣二州記》：“珠崖在大海中，南極之外。”

因此於陰陽無所偏、無所積，陰陽這兩個宇宙所由構成、演變的基本因素在這裏相會、相和。因而這裏氣候十分和適，即北宋晁補之所説：“中國，陰陽之中，土氣和適。”[47] 北宋曾鞏有《南湖行》詩二首，其一云：“生長江湖樂卑濕，不信中州天氣和。”[48] 這聯詩句也迂迴地透露了一般人們相信或認爲“中州”不同於南方卑濕地區，是“天氣和”的。”陸象山《大學春秋講義》也説：“中國得天地中和之氣。”[49] 而南方，特別是嶺南地區，則因其位置偏處南端而天氣不和或陰陽不和，即《淮南子·地形》所説：“南方，陽氣之所積。”上引《素問》也説南方是“陽之所盛處”。又鼂錯説：“楊粵之地少陰多陽。”（《漢書·鼂錯傳》）王充也泛稱南方楚、越爲“太陽之地”，南越爲“陽地”：“太陽之地，人民促急，促急之人，口舌爲毒，故楚、越之人促急捷疾……小人皆懷毒氣，陽地小人毒尤酷烈。故南越之人祝誓則效。”（《論衡·言毒》）唐房千里《廬陵所居竹室記》：“楚之南當冬而且曦，燕之北當夏而且冽：是皆不得氣之中正。”[50] 宋曾敏行《獨醒雜誌》：“劉執中彝知虔州，以其地近嶺下，偏在東南，陽氣多而節候偏。”[51] 贛南如此，更偏南的嶺表自不能例外。曾鞏《送李材叔知柳州序》：“談者謂南越偏且遠，其風氣與中州異。”（《曾鞏集》卷一四）《方輿勝覽》卷四二《雷州》引《圖經》云：“州居海上之極南，氣候倍熱，所謂除夜納涼者容有之。”

大抵北方處在暖溫帶這一熱量帶上，夏熱冬寒，即所謂“陰陽之際”、“陰陽之所交”、“陰陽之和”、“陰陽之中”、“天氣和”；而南方炎熱，其所屬熱量帶則係亞熱帶乃至熱帶，即所謂“陽氣之所積”、“太陽之地”、“陽地”、“少陰多陽”、“陽氣多”；雷州半島係北熱帶或邊緣熱帶氣候，“氣候倍熱”是恰如其分的形容。

最後，古代文獻還告訴我們，南方的雨量十分豐富，與北國的爽塏乾燥也大相徑庭。《山海經·大荒北經》：“蚩尤作兵伐黃帝，黃帝乃令應龍攻之冀州之野。”[52] 結果應龍“殺蚩尤與夸父，不得復

〔47〕 《濟北晁先生雞肋集》(《四部叢刊》初編本)卷二五《上皇帝安南罪言》，頁155下。
〔48〕 《曾鞏集》(陳杏珍等點校本，北京：中華書局，1984)卷五，頁67。
〔49〕 據鍾哲點校本《陸九淵集卷》卷二三，北京：中華書局，1980，頁277。
〔50〕 《全唐文》卷七六〇，頁21。
〔51〕 《知不足齋叢書》本，冊六，卷三，頁11。
〔52〕 引文據袁珂《山海經校注》，上海：上海古籍出版社，1980，頁430。

上。故下數旱，旱而爲應龍之狀，乃得大雨"。（《山海經·大荒東經》）如果應龍只是失去了上天或停留在天上的能力，依照"旱而爲應龍之狀，乃得大雨"來看，應龍雖處在地上，仍然擁有降雨的神力。那麼，衆神生死搏鬥的戰場所在的冀州一帶，沒有理由會經常發生旱災纔對。這樣，常常鬧旱災又是爲了什麼呢？初民給我們的解答是："應龍已殺蚩尤，又殺夸父，乃去南方處之，故南方多雨。"（《大荒北經》）然則南方較北方多雨，自遠古以來即已如此。唐劉禹錫在朗州（今湖南常德）時，也有《砥石賦》云："南方氣泄而雨淫。"泛稱南方降雨過多。杜甫在湖南時，郭受答以詩云："郡邑地卑饒霧雨，江湖天闊足風濤。"[53] 認爲多雨是由於地卑的緣故。但四川及雲貴高原土地高厚，卻以多雨著稱。柳宗元《答韋中立論師道書》："庸蜀之南恒雨少日，日出則犬吠。"[54] 晉常璩《華陽國志·南中志》說牂柯郡因"上值天井，故多雨潦"。四川西部因多雨，有好幾個地方都號稱是"漏天"。張守節《史記正義》說："《華陽國志》云：邛筰山，故邛人、筰人界也。山岩峭峻，曲迴九折乃至……今從九折西南行至巂州（四川西昌），山多雨少晴，俗呼名爲'漏天'。"（《史記·孝文本紀》）《文選》卷二八鮑照《苦熱行》呂延濟注云："越巂地有漏天，冬夏常雨露不乾。"杜甫《陪章留後侍御宴南樓》云："朝廷燒棧北，鼓角漏天東。"（《杜詩詳注》卷一二）宋人任升《梁益記》說："大、小漏天在雅州（四川雅安）西北，山谷高深，沉晦多雨。黎州（四川漢源北）常多風，故謂'黎風雅雨'。"[55] 又《太平寰宇記》卷七九《劍南西道八·戎州》"南溪縣"（今四川南溪）條："大黎山、小黎山管開邊縣界，四時霖霆不絕，俗人呼爲'大漏天'、'小漏天'。"又，陸游在山陰時有《雨夜》詩說："吳中地多雨。"[56]

　　如前所述，既然古代人們認爲地理環境或自然因素與人類的健

---

〔53〕《砥石賦》見《劉夢得文集》（《四部叢刊初編》本）卷一一。郭受詩見《杜詩詳注》，頁1982附載郭受《杜員外兄垂示詩因作此寄上》詩。

〔54〕見《柳河東集》，北京：中華書局，1960，頁541。

〔55〕《方輿勝覽》卷五五《雅州》，"風俗"項下"黎風雅雨"條引。按《天中記》卷三引文作"黎縣"，誤。

〔56〕見《劍南詩稿校注》（錢仲聯校注，上海：上海古籍出版社，1985）卷七六，頁4149。

康或所患疾病關係至密，那麼上述南北地理上的不同對兩方居民健康的影響又如何呢？上引成公六年《左傳》已經宣稱"土厚水深"地區的居民較不易生病，而生活在"土薄水淺"之處則難免"有沉溺重腿之疾"。李華說衢州高厚，"居者無疾，人斯永年"，即本乎此。《孫子·行軍》篇說："凡軍好高而惡下，貴陽而賤陰，養生而處實。軍無百疾，是謂必勝。"唐李筌注云："夫人處卑下，必癘疾；惟高陽之地可居也。"杜牧注云："生者陽也，實者高也。言養之於高，則無卑濕陰翳，故百疾不生。"宋梅堯臣注謂："高則爽塏，所以安和……下則卑濕，所以生疾。"張預注亦云："地氣乾燥，故疾癘不作。"[57] 也表示了相同的認識。楊億對於這點也有所體驗，"嘗言：《春秋》傳曰：'土厚水深，居之不疾。'言其高燥。予往年守郡江表，地氣卑濕，得痔漏下血之疾，垂二十年不愈，未嘗有經日不發。景德中，從駕幸洛，前年從祀汾陰，往還皆無恙。今年退臥潁陰，濱嵩山之麓，井水深數丈而絶甘，此疾遂已。都城土薄水淺，城南穿土尺餘已沙濕；蓋自武牢已西，接秦晉之地，皆水土深厚，罕發痼疾。"（《宋朝事實類苑》卷六一《風俗雜誌》引《楊文公談苑》）南宋岳珂《桯史》卷九"蠆毒圓"條說："高皇毓聖中原，得西北之正氣，凤賦充實，自少至耄，未嘗用温劑。每小不怡，輒進蠆毒圓數百，一以芫花、大黃、大戟爲主。侍醫縮頸，而上服之自如。"[58] 這意味著有人甚至相信生長在"土厚水深"環境中的人可能禀賦特異，體魄較爲強健。

　　南方土薄水淺，居住者易於感疾，古人常常認爲因其卑濕，削短了當地居民的壽命。上引《史記》説："江南卑濕，丈夫早夭。"賈誼出任長沙王太傅，也因"長沙卑濕"而"自以爲壽不得長，傷悼之，乃爲賦以自廣"（《史記·賈生傳》）。《史記·南越列傳》："陸賈至南越，王甚恐，爲書謝，稱曰：'蠻夷大長老夫臣佗，前日高后隔異南越，竊疑長沙王讒臣，又遥聞高后盡誅佗宗族，掘燒先人塚，以故自棄，犯長沙邊境。且南方卑濕，蠻夷中間，其東閩越千人衆號稱王，其西甌駱裸國，亦稱王。老臣妄竊帝號，聊以自娛，豈敢以聞天王哉！'乃頓首謝。"細玩其上下文意，也是表示在卑濕

〔57〕 引文及注釋均見《十一家注孫子》（中華書局上海編輯所，1962），頁149。
〔58〕 引文據吳企明點校本《桯史》，北京：中華書局，1981，頁104。

的南方，命不得永；東西蠻夷，其衆無幾，甚或裸身，猶且稱王；既已自棄，何不稱帝聊以自娛，快活幾天?〔59〕又上引《淮南子·地形》篇也説："南方，陽氣之所積，暑濕居之，其人……早壯而夭。"

依前所述，中州是"陰陽之和"、"天氣和"、"含衆和之氣"、"土地和適"的；而南土則"少陰多陽"、"不得氣之中正"，即不和的。上引《淮南·地形》篇説："暑氣多夭。"可見陽氣盛多對人們的性命極爲不利。《新唐書·李泌傳》："初，帝（肅宗）在東宮，李林甫數構譖，勢甚危。及即位，怨之，欲掘塚焚骨。泌以天子而念宿嫌，示天下不廣，使脅從之徒得釋言於賊。帝不悦，曰：'往事卿忘之乎？'對曰：'臣念不在此。上皇（玄宗）有天下五十年，一旦失意，南方氣候惡，且春秋高，聞陛下錄故怨，將內慚不懌，萬一有感疾，是陛下以天下之廣不能安親也。'帝感悟，抱泌頸以泣曰：'朕不及此。'"這裏"南方氣候惡"雖然是指蜀地而言的。但結合上文南北"天氣和"、不和等叙述來看，把這句話看成是泛指整個南方也不爲過。天氣不和或"氣候惡"對人們的健康是十分不利的。王充説："氣和者養生，不和者傷害。"（《論衡·訂鬼》）當即指此。東漢末高誘注《呂氏春秋·孟春紀》説："氣不和，故民疫病也。李璆《瘴瘧論》也指出嶺南瘴疾"上熱下寒之證"即因感"陽燠陰濕不和之氣"而產生的。

總之，南土的自然條件是炎熱潮濕的。杜牧《上池州（安徽貴池）李使君書》説："大江之南，夏候鬱濕，易生百疾。"〔60〕這樣來看，就古人的認識來説，南方的地理環境對人類的健康或性命的安全確實有相當嚴重的危害性。

三、古代南方的自然環境、生活習俗與地方病

南方"土薄水淺"或"土地卑濕"、"氣候惡"或天氣不和，易致疾病，使人早夭，然則其機制安在？上引《左傳》説"土薄水淺，其惡易覯，易覯則民愁，民愁則墊隘，於是乎有沉溺重腿之疾"；又

---

〔59〕 按《漢書·西南夷兩粵朝鮮傳》文字與《史記》有異，作："且南方卑濕，蠻夷中，西有西甌，其衆半羸，南面稱王；東有閩粵，其衆數千人，亦稱王……"顏師古注："羸謂劣弱也。"王先謙《補注》引何焯曰："《史記》作'其西甌駱裸國'，則'羸'者'臝'之訛也。顏注非。"

〔60〕 引文據陳允吉校點本《樊川文集》，上海：上海古籍出版社，1978，頁193。

說新田"有汾、澮以流其惡"。那麼疾害之源當是水土之"惡"了。《左傳》宣公十五年:"川澤納污,山藪藏疾。"則大自然的山川藪澤確實生產、蓄藏著一些對人類的健康構成威脅的危害性因素。古人也把這些來自土地的致病或危害性命的因素稱爲"地慝"。《周禮·地官》:"土訓,掌……道地慝。"鄭玄注:"地慝,若障、蠱然也……鄭司農云:'地慝,地所生惡物害人者,若虺蝮之屬。'"唐賈公彦疏:"云若障、蠱然也者,謂土地所生惡物。障即障氣,出於地也;蠱即蠱毒,人所爲也。"這些害人的"惡物"都是些什麼呢? 二鄭沒有全數開列出來,只舉了障氣、蠱毒和一些毒蛇等幾個例子。

既然北方"土厚水深,居之不疾",而南土卑濕,"丈夫早夭",是不是南方的自然環境孕育、蓄藏著較多危害性嚴重的"地慝"呢?如下文所述,古代人們確實相信是這樣的。《太平御覽》卷九五〇引《博物志》說:"深山窮谷多毒虐之物:氣則有瘴癘,人則有工蠱,獸則有虎,鳥則有鴆,蛇則有蝮,蟲則有射工、沙虱,草則有鈎吻、野葛,其餘則蛟、蟒之屬生焉。"雖然沒有交代這些"毒虐之物"或"地慝"都生長在哪些地區的深山窮谷之中,但從古代典籍所載,我們可以發現其中多數大都生在秦嶺、淮河一線的南方。"人則有工蠱"一句不詳,姑且不論,現將各項惡物的生長地域分述如下。《楚辭·大招》:"魂乎無南!……山林險隘,虎豹蜿只!"東漢王逸章句:"言南方有高山深林,其路險厄,又多虎豹,匍匐蜿蜒,以候伺人也。"在東南西北四方中,只在南方提到虎,當是南方虎特多之故。由於虎與本文主旨無關,這裏不擬論述。

《論衡·言毒》篇說:"鴆鳥生於南。"南朝梁陶弘景將其所見諸本《神農本草經》中漢魏、蕭梁之間諸名醫所增補的資料彙輯成《名醫別錄》一書,書稱:"鴆鳥,毛有大毒……一名鴆日,生南海。"[61] 陶弘景《本草經集注》也說:"鴆鳥……出交、廣深山中。鴆日鳥……江東人呼爲同力鳥。"[62] 唐蘇敬等撰《唐本草》,卷二〇《有名無用》"鴆鳥"條,自注云:"此鳥,商州(今陝西商縣)以南,江嶺間大有。"則鴆鳥在漢、宋之間的記載裏,大抵只產在秦

〔61〕 據尚志鈞輯校本,北京:人民衛生出版社,1986,頁297。
〔62〕 見唐《新修本草》(上海:上海古籍出版社1985年影印日本森氏藏影寫卷子本)卷二〇《有名無用》,"鴆鳥"條注引。

嶺以南的地區。

王充説："冶葛、巴豆皆有毒螫，故冶在東南，巴在西南。"
(《論衡·言毒》)《神農本草經》説："鈎吻……一名野葛。"[63] 漢
魏之際，華佗弟子吳普撰《吳普本草》稱野葛爲："秦鈎吻生南越山
或益州。"[64]《名醫別録》説：鈎吻"生傅高山谷及會稽東野"。按
《漢書·地理志》會稽有冶縣，王充稱野葛爲"冶"葛，則"東野"
當即"東冶"。傅高山所在不詳。《唐本草》注云："野葛生桂州以
南，村墟間巷間皆有。"唐劉恂《嶺表録異》也説："野葛，毒草
也，俗呼胡蔓草。誤食之……不得解藥，半日輒死。"[65] 然則鈎吻
或野葛的産地也在南方。

至於蝮虺，《楚辭·招魂》説："魂兮歸來！南方不可以止些……蝮
蛇蓁蓁……雄虺九首，往來倏忽，吞人以益其心些。"又《大招》：
"魂乎無南！南有炎火千里，蝮蛇蜒只……王虺騫只。"淮南王劉安
上書漢武帝説閩越"林中多蝮蛇、猛獸"，"蝮蛇蠭生"。(《漢書·
嚴助傳》)《説文解字》第十三上："閩，東南越，它穜。"[66] 説閩
越是蛇種或與閩地多蝮蛇不無關係。王充説："江南地濕，故多蝮
蛇。"(《論衡·言毒》) 張籍《江南曲》歌咏江南，也有"土地卑濕
饒蟲蛇"一句。在西南方蛇也爲數甚夥，《華陽國志·南中志》説
"自棘道至朱提"的"步道"，沿途"多蛇蛭虎狼"。杜甫在夔州時，
有《南極》詩一首説："歲月蛇常見。"(《杜詩詳注》卷一八) 樊綽
《雲南志》亦稱石門外出至雲南途中亦有"毒蛇"之害。[67] 南宋晚
期曾經久居嶠南的釋繼洪撰《續附蛇虺螫蠱諸方》，説"五嶺之南不
惟烟霧蒸濕，亦多毒蛇猛獸，故前賢有詩云：'霧鎖瓊崖路，烟籠柳
象州，巴蛇成隊走，山象著群游。'又《編類集》及《嶺外代答》、
《本草》諸書備言廣郡多蛇虺、蜈蚣。愚既表出瘴瘧論方，又不得不
附治蛇虺螫蠱數方，以濟人之緩急。"(《嶺南衛生方》卷中) 大致
上我們可以斷言，蛇虺之害亦以南土爲夥。

《漢書·五行志》下之上："嚴公十八年秋，有蜮。劉向以爲蜮

〔63〕 據曹元宇輯注《本草經》，上海：上海科學技術出版社，1987，頁181。
〔64〕 據尚志鈞等輯本，北京：人民衛生出版社，1987，頁50。
〔65〕 魯迅校本，卷中，廣州：廣東人民出版社，1983，頁15。
〔66〕 臺北：藝文印書館影印經韻樓藏版段注本，十三篇上，頁61。
〔67〕 據趙呂甫《雲南志校釋》本，卷一，北京：中國社會科學出版社，1985，頁35。

生南越。越地多婦人，男女同川，淫女爲主，亂氣所生。故聖人名之曰蜮。蜮猶惑也，在水旁，能射人。射人有處，甚者至死。南方謂之短狐。"顏師古注："即射工也，亦呼水弩。"劉向認爲蜮生在嶺南。《楚辭·大招》："魂乎無南！……鯛鱅短狐……魂乎無南！蜮傷躬只。"王逸章句："鯛鱅，短狐類也。短狐，鬼蜮也。""言復有鯛鱅鬼蜮，射傷害人。""言魂乎無敢南行，水中多蜮鬼，必傷害於爾躬也。"《周禮·秋官》："壺涿氏掌除水蟲。"鄭玄注："水蟲，狐蜮之屬。"賈公彥疏："云水蟲、狐蜮之屬者，蜮即短狐，一物，南方水中有之，含沙射人則死者也。"都説蜮生在南方。按《博物志·異蟲》："江南山溪中水射工蟲，甲類也，長一二寸，口中有弩形，氣射人影，隨所著處發瘡，不治則殺人。"[68] 陸璣《毛詩草木蟲魚疏》則説射工"江淮水皆有之"。[69] 葛洪則説産於"江南山谷之間"。（《抱朴子·登涉》）然則除了像魯國等少數記載之外，射工大抵也是南國的水土之害。[70]

西晉車永與陸雲書："外甥石季甫忽見使爲鄞（浙江寧波市東）令……卒有此役，舉家慘戚，不可深言。昨全伯始有一將來，是句章（寧波市西北）人，具説此縣既有短狐之疾，又有沙虱害人。聞此消息，倍益憂慮。"[71]《抱朴子·登涉》篇："江南山谷之間……又有沙虱。"葛洪在《肘後備急方》中説："山水間多有沙虱……今東間水無不有此……比見嶺南人初有此者，即以茅葉刮去……東間山行，無處不有。"[72] 元稹在通州《酬樂天得微之詩知通州事因成四首》詩之三有句云："滿身沙虱無防處。"（《元稹集》卷二一）《舊唐書·西南蠻傳》："南平獠者，東與智州、南與渝州（四川重慶）、西與南州（四川綦江）、北與涪州（四川涪陵）接……土氣多瘴癘，山有毒草及沙虱、蝮蛇。"唐人《朝野僉載》卷五云："山南、五溪、黔中……有黃喉蛇，好在舍上，無毒，不害人，唯善食

---

〔68〕《博物志校證》卷三，頁 37。但"射工蟲"中"工"字誤爲"上"字。

〔69〕 孔穎達《詩·小雅·何人斯》"爲鬼爲蜮"句《正義》引。臺北：藝文印書館影印《十三經注疏》本。

〔70〕 除了魯及《周禮·秋官》的記載是在北方之外，《搜神記》也有一則蜮發生在北土的故事："晉獻公二年，周惠王居於鄭，鄭人入王府，多脫化爲蜮，射人。"（《法苑珠林》卷四三引）

〔71〕 見《陸士龍文集》（《四部叢刊》初編本）卷一〇所附車茂安書。

〔72〕《外臺秘要方》卷四〇《沙虱毒方六首》引。

毒蛇。食飽垂頭直下，滴沫地噴起，變爲沙虱，中人爲疾，額上有大‘王’字，衆蛇之長，常食蝮蛇。”看來川、黔一帶，沙虱之害，頗爲猖獗。明李時珍《本草綱目》卷四二“沙虱”條末附錄有“沙蟲”一物，並引五代杜光庭《錄異記》云：“潭、袁、處、吉等州（湖南長沙、江西宜春、浙江麗水、江西吉安）有沙蟲，即毒蛇鱗甲中蟲。蛇被苦，每入急水中碾出。人中其毒，三日即死。此亦沙虱之類也。”[73] 這樣看來，沙虱同樣是南方的土產。

瘴癘之氣主要也分佈在南土。東漢章帝建初元年（公元 75）“大旱穀貴”。楊終“以爲廣陵、楚、淮陽、濟南之獄，徙者萬數，又遠屯絕域，吏民怨曠，乃上疏曰：‘……傳曰：“安土重居，謂之衆庶”。昔殷民近遷洛邑，且猶怨望，何況去中土之肥饒，寄不毛之荒極乎？且南方暑濕，障毒互生。愁困之民，足以感動天地，移變陰陽矣。’……帝從之，聽還徙者，悉罷邊屯。”（《後漢書·楊終傳》）即當時認爲淮水流域，“障毒互生”，其地遷民愁困足以感天動地，導致災害。除廣陵外，淮陽等三國領土多在淮北。淮北猶且被視爲南方，有瘴毒之氣，則淮水以南廣大的暑濕地區當也不能例外。曹植有《七哀詩》云：“南方有鄣氣，晨鳥不得飛。”（《文選》卷二八鮑照《苦熱行》李善注引）指出瘴氣發生在南方。隋孫萬壽有詩稱：“江南瘴癘地。”（《隋書·文學·孫萬壽傳》）李白長流夜郎，杜甫《夢李白》詩也有同一詩句，擔心長江中游以南地區的瘴癘之毒會傷害到故人。杜甫在四川時也頗有一些詩句述及當地或南方的瘴氣，如《悶》：“瘴癘浮三蜀，風雲暗百蠻”。《雷》：“南方瘴癘地。”元稹在四川通州《夜坐》詩有句云：“雨滯更愁南瘴毒。”將“南”、“瘴”二字連用，説明了瘴氣主要是在南土。《文選》卷六左思《魏都賦》：“宅土熇暑，封疆障癘。”李善注：“吳、蜀皆暑濕，其南皆有瘴氣。”即南方的瘴氣主要在今雲貴和嶺外地區。

雲貴的瘴氣十分著名。《三國志·蜀書·王連傳》：“時南方諸郡不賓，諸葛亮將自征之，連諫以爲此不毛之地，疫癘之鄉，不宜以一國之望冒險而行。”《華陽國志·南中志》説：“興古郡（今雲南東南部）……特有瘴氣。”《太平御覽》卷七九一引《永昌郡傳》：

---

[73] 引文據劉衡如校點本，第 4 冊，北京：人民衛生出版社，1982，頁 2367。按曾慥《類説》所錄《錄異記》作“沙虱”。（《筆記小説大觀》第 31 編，冊 1）

"興古郡在建寧南八百里，郡領九縣，縱經千里，皆有瘴氣。"《水經·葉榆河注》："盤水出律高縣東南盤町山，東徑梁水郡北，貢古縣南。水廣百餘步，深處十丈，甚有瘴氣。"梁劉昭注《續漢書·郡國志》牂柯郡談指縣引《南中志》云："有不津江，江有瘴氣。"[74]

嶺南也是人們熟悉的瘴鄉。《三國志·吳書·陸凱傳》附弟《陸胤傳》："蒼梧、南海歲有暴風、瘴氣之害……氣則霧鬱，飛鳥不經。"陳藏器《本草拾遺序例》說："嶺氣多瘴。"（《重修政和經史證類備用本草》卷一上《序例》）北宋劉敞《送人之官嶺南》詩說嶺南"地溫饒瘴毒"。[75]《宋史·兵志十》："廣南瘴癘之鄉。"蘇軾在惠州時《與吳秀才》書說："夫南方雖號為瘴癘地，然死生有命，初不由南北也。"（《蘇軾文集》卷五七）"號為瘴癘地"足以顯示南土為瘴鄉一事廣為人知的程度。[76]

綜上所述，秦嶺、淮河以南在古人的心目中確是毒害或"地惡"甚多的。《抱朴子·登涉》篇："或問曰：'江南山谷之間，多諸毒惡，辟之有道乎？'抱朴子答曰：'中州高原，土氣清和，上國名山，了無此輩。今吳楚之野，暑濕鬱蒸，雖衡霍正岳，猶多毒蠱也。'"韓愈在嶠南陽山縣（今廣東陽山）時有《縣齋讀書》詩說："南方本多毒。"[77] 稱嶺外多毒害。又曾撰《黃陵廟碑》說廣東潮州是"癘毒所聚"之地。陳藏器《本草拾遺序例》也說："今嶺南多毒。"

根據王充的意見，南方多毒不是偶然的，毒就是"太陽之熱氣"、"陽氣"或"烈氣"、"溫烈氣"。《論衡·言毒篇》說：

　　或問曰："天地之間，萬物之性，含血之蟲有蝮蛇、蜂、蠆，咸懷毒螫。犯中人身，謂獲疾痛，當時不救，流遍一身。草木之中有巴豆、野葛，食之湊懣，頗多殺人。

---

〔74〕 西南地區，在古代文獻裏還有不少有瘴害的水域。如《水經·若水注》："又東北至犍為朱提縣西，為瀘江水。有瀘津，東去縣八十里，水廣六七百步，深十數丈，多瘴氣，鮮有行者。"又禁水"水傍瘴氣特惡，氣中有物，不見其形，其作有聲，中木則折，中人則害，名曰'鬼彈'。""瀘津水又東徑不韋縣北而東北流，兩岸皆高山數百丈，瀘峰最為傑秀……水之左右，馬步之徑裁通，而時有瘴氣，三、四月徑之必死。非此時猶令人悶吐，五月以後行者差無害。故諸葛亮言：'五月渡瀘。'"

〔75〕 見《彭城集》（《聚珍叢書》本）卷一〇，頁 14。

〔76〕 Edward H. Schafer 所著 The Vermilion Bird（T'ang Images of the South）一書中有專論嶺表瘴氣（miasmas）的一節（pp. 130 ~ 134），雖對原始文獻有嚴重的誤解，但仍可參考。Berkeley and Los Angeles：University of California Press, 1967.

〔77〕 引文據錢仲聯《韓昌黎詩繫年集釋》卷二，上海：上海古籍出版社，1984，頁 191。

不知此物稟何氣於天。萬物之生，皆稟元氣，元氣之中，有毒螫乎?"曰:"夫毒，太陽之熱氣也。中人人毒，人食凑濈者，其不堪任也。不堪任則謂之毒矣。太陽火氣，常爲毒螫，氣熱也。太陽之地，人民促急。促急之人，口舌爲毒。故楚、越之人促急捷疾，與人談言，口唾射人，則人脈胎腫而爲創。南郡極熱之地，其人祝樹樹枯，唾鳥鳥墜。巫咸能以祝延人之疾，愈人之禍者，生於江南，含烈氣也。夫毒，陽氣也。故其中人，若火灼人。或爲蝮所中，割肉置地焦沸，火氣之驗也。四方極皆爲維邊，唯東南隅有溫烈氣。溫烈氣發，常以春夏。春夏陽起東南隅，陽位也。他物之氣入人鼻、目，不能疾痛;火烟入鼻鼻疾，入目目痛。火氣有烈也……天下萬物，合太陽氣而生者，皆有毒螫。毒螫渥者，在蟲則爲蝮蛇、蜂、蠆，在草則爲巴豆、冶葛，在魚則爲鮭與鮀鰍。故人食鮭肝而死，爲鮀鰍螫有毒……溫氣天下有，路畏入南海。鴆鳥生於南，人飲鴆死。辰爲龍，巳爲蛇，辰巳之位在東南。龍有毒，蛇有螫，故蝮有利牙，龍有逆鱗。木生火，火爲毒，故蒼龍之獸含火星。冶葛、巴豆皆有毒螫，故冶在東南，巴在西南。

即南土陽氣偏盛，提供了諸種毒害孕育、生長的溫床;而南方又多雨潮濕，據上引王充、葛洪的看法，"地濕"或"暑濕鬱蒸"也是宜於各種水土惡物繁殖的適宜條件。隋唐之際，巢元方《諸病源候總論·疫癘病候·瘴氣候》説:"夫嶺南青草、黃茅瘴猶如嶺北傷寒也。南地暖，故太陰之時，草木不黃落，伏蟄不閉藏，雜毒因暖而生。"[78] 交代了瘴氣之毒是在暖熱的氣候裏發生的。唐呂向注《文選》卷二八鮑照《苦熱行》詩即直截地説:"瘴氣，毒熱氣也。"而周去非《嶺外代答·風土門·瘴》也對嶠南瘴氣所由產生的背景做了這樣的叙述:"天氣鬱蒸，陽多宣泄，冬不閉藏，草木水泉皆稟惡氣。"[79]

總之，南方地偏，陽氣盛多，是所謂的"太陽之地"或"陽地"，土地又復潮濕，在這樣的環境裏，孳生出大量有毒的草木、禽

〔78〕 引文據影印文淵閣《四庫全書》本，卷一〇，頁11。
〔79〕 引文據《筆記小説大觀》本（第29編，冊3），卷四，頁2。

蟲或毒氣就十分自然了。

依上文所述，瘴氣的分佈多在南土。除了南方陽氣偏盛或氣候炎熱的緣故之外，古人認爲瘴氣之起還跟南方的地形地貌以及植被等自然因素有關。周去非説：“南方凡病皆謂之瘴。”[80] 這意味著南方人認爲瘴氣是南土許許多多或一切疾病的病源。然則瘴氣在南土當是極爲普遍，無處不存，無所不在的。那麼“瘴”這種“地惡”究竟是什麼？怎麼會這樣廣泛地流佈在南土呢？劉恂《嶺表録異》説：“嶺表山川盤鬱結聚，不易疏泄，故多嵐霧作瘴。”指出瘴疾生於大地山川所起的嵐霧。王安石《送李宣叔倅漳州（今福建漳州）》詩説：“關山到漳窮，地與南越錯，山川鬱霧毒，瘴癘春冬作。”[81] 也表示瘴癘疾病是起於山川鬱結的霧氣所産生的毒害作用。

我國南方山地丘陵甚多，古代文獻給我們的訊息是瘴氣即起於山嶺。《水經·温水注》：“温水又西徑昆澤縣南，又徑味縣。縣故滇國都也。諸葛亮討平南中。劉禪建興三年分益州郡置建寧郡于此。水側皆是高山，山水之間悉是木耳夷居……雖曰山居，土差平和而無瘴毒。”言下之意，建寧等處，山地有瘴是常事。元稹在四川時有

---

[80] 同上。關於“瘴”的討論可參見馮漢鏞《瘴氣的文獻研究》，《中華醫史雜誌》1981年11卷1期，頁44～47。“瘴氣”包含有多種不同的疾病。但我們認爲宋以前，主要是指瘧疾中的惡性瘧或間日瘧的惡性發作。〔唐〕王燾《外臺秘要方》卷五引《備急》説：“夫瘴與瘧分作兩名，其實一致。或先寒後熱，或先熱後寒。嶺南率稱爲瘴，江北總號爲瘧。此由方言不同，非是别有異病。”又《太平寰宇記》卷七七《劍南西道·黎州》“漢源縣”條：“漢水……從和姑鎮山谷經界通望縣入大渡河，不通舟船。每至春冬有瘴氣生，中人爲瘧疾。”巢元方《諸源源候總論》説“嶺南春草、草茅瘴猶嶺北傷寒”，周去非《嶺外代答》也説“南方凡病皆謂之瘴，其實似中州傷寒”。這跟古代醫學把瘧疾歸入“傷寒”類的疾病中有關，例如《千金要方》即將各種瘧病方歸在《傷寒方》中（卷三五）。元稹《酬樂天東南行詩一百韻·序》説自己在通州時“瘴病將死”，自注又説“至通州，染瘴危重”；又《痁卧聞幕中諸公徵樂會飲因有戲呈之十韻》詩題稱“痁”，而句有“温瘴氣難排”，可見瘴即痁。而白居易《東南行一百韻》“去夏微之瘧”句自注：“去年聞元九瘴瘧。”也説明了當時經常將此二字互換使用，二者實指一事。范石湖《桂海虞衡志》（據胡起望等《桂海虞衡志輯佚校注》本，成都：四川民族出版社，1986）也説：“瘴者，山嵐水毒與草莽沴氣，鬱勃蒸熏之所爲也。其中人如瘧狀。”因此我們主張宋以前瘴主要是指瘧疾（特别是惡性瘧）而言的。司徒尚紀説：“所謂瘴氣，實際就是熱帶森林中，由於枯枝敗葉的堆積所分解出來的各種有害氣體以及瘧疾對人的危害。”（見所作《刀耕火種在海南島的歷史演變芻議》一文注7，刊於《熱帶地理》7卷3期，1987年9月）。這一説法有多處不妥，一是古代文獻所記瘴氣所在地區範圍廣大，絕不僅限於今日的熱帶地區；其次，古代文獻中瘴氣常生於水面，跟枯枝敗葉沒有什麼關係。

[81] 引文據香港中華書局香港分局1971年《臨川先生文集》本，卷七，頁135。

《虻》詩三首，其一云："陰深山有瘴。"蘇轍在循州（今廣東龍川
西）時所作《閏九月重九與父老小飲四絕》第三首有"山深瘴重多
寒勢，老大須將酒自扶"一聯。[82] 李綱《申督府密院相度措置虔州
盗賊狀》說虔南（在今江西南部）一帶，"山多瘴癘"。[83] 張孝祥
《鷓鴣天》詞云："長驅萬里山收瘴，徑度層波海不風。"[84] 都表示
瘴氣出於山地。上引陳藏器亦言"嶺氣多瘴"。又較早，"瘴氣"常
作"障氣"，如上引《周禮·地官·土訓》鄭玄注及《後漢書·楊
終傳》均是，"阜"字邊也說明了瘴氣和山陵丘阜有關係。南朝宋陳
延之《小品方》及巢元方《諸病源候總論》都提到"山瘴瘧"[85]，
即由"山瘴"所引起的瘧疾。這一語詞更把生於山嶺的瘴氣名爲
"山瘴"。陳延之還把山瘴稱作"山毒"，更可以表明瘴氣是發生在
山地的地慝或毒害。

依照古人的看法，山嶺所以多瘴氣，山上的林木也起著相當重
要的作用。《後漢書·宗室四王三侯·城陽恭王祉傳》說長沙國零道
的舂陵鄉（今湖南寧遠北）"地執下濕"，有"山林毒氣"，依下文
所述，"山林毒氣"當即瘴氣的別名。杜甫在夔州《驅豎子摘蒼耳》
詩首聯云："江上秋已分，林中瘴猶劇。"又蘇轍《和子瞻過嶺》詩
有"山林瘴霧老難堪"（《欒城集·欒城後集》卷二）一句。《宋
史·地理志六》說："廣南東、西路……山林翳密，多瘴毒。"都指
出了林木或山林跟瘴氣的關係。李燾《續資治通鑑長編》仁宗嘉祐

---

[82] 引文據《欒城集·欒城後集》（曾棗莊等校點本，上海：上海古籍出版社，1987）
卷二，頁1140。

[83] 《梁谿集》卷一七〇，頁7。又方勺《泊宅編》（北京：中華書局，許沛藻等點校
本，1987）卷中："虔州龍南、安遠二縣有瘴。"曾敏行《獨醒雜誌》卷一〇："贛
之龍南、安遠嵐瘴甚於嶺外。"

[84] 引文據徐鵬校點本《于湖居士文集》（上海：上海古籍出版社，1980）卷三二，頁
313。

[85] 見《外臺秘要方》卷五《山瘴瘧方》引。又高文柱輯校《小品方輯校》（天津：天
津科學技術出版社，1983），頁68。按《小品方》作者陳延之的年代，學者提出過
不少看法，彼此之間，分歧甚大。可參考高文柱《小品方輯校》一書附錄：《小品
方之研究》，頁172～183。胡乃長《小品方考》，見《中華醫史雜誌》1981年11卷
2期，頁116～119。1985年日本學者在尊經閣文庫中發現了《小品方》古卷子本殘
卷，陳延之的時代纔得以確定。見崔志俊譯《中國失傳醫著小品方第一卷古抄本在
東京發現》（《河南中醫》1987年第2期，頁36）；任旭《小品方殘卷簡介》及廖
育群《陳延之與小品方研究的新進展》，見《中華醫史雜誌》1987年17卷2期，頁
71～73、74～75。

七年（1062）秋七月："嶺南多曠土，茅菅茂盛，蓄藏瘴毒。"[86] 又北宋鄭俠《紀連（今廣東連縣）守植道傍木》詩："由吾太守愛民深，孜孜利民惟不足，以爲烈日長道難，加兹嶺外炎暑酷，黃茅鬱蒸之烈氣，重嵐固結之濃毒……"[87] 則荒野的茅菅雜草也脱離不了干係。范成大《桂海虞衡誌·雜誌》所説："瘴者，山嵐水毒與草莽沴氣鬱勃蒸薰之所爲也。"其中的草莽沴氣的作用當即指此而言。由於草木皆禀惡氣而能產生毒害，不必像冶葛、巴豆那樣須服食始中其毒，因此宜盡力避免接觸這些毒草。唐李紳《趨翰苑遭誣構六韵》説："草毒人驚勁，茅荒室未誅。"[88] 元稹《送崔侍御之嶺南二十韵》也勸他説："毒草莫親芟。"

南方河川縱橫交錯，湖泊星羅棋佈，而瘴氣也發生於江湖水中。陳藏器《本草拾遺》云："江湖間露氣成瘴。"（《重修政和經史證類備用本草》卷五《玉石部下品》引）上述盤水及不津江都有瘴氣。元稹《表夏十首》之三："江瘴炎夏早，蒸騰信難度。"又《寒》："江瘴節候暖，臘初梅已殘。"均指江河溪流在節候轉暖或炎夏時水面上蒸騰冒發起有毒的霧氣而言。常起瘴氣的河流就成了"瘴江"，如白居易《得微之到官後書備知通州之事悵然有感因成四章》詩第一首説山南西道（今四川東部）通州（四川達縣）："四面千重火雲合，中心一道瘴江流。"又韓愈《左遷至藍關示侄孫湘》："一封朝奏九重天，夕貶潮州路八千……知汝遠來應有意，好收吾骨瘴江邊。"其《瀧吏》詩稱潮州之惡溪云："惡溪瘴毒聚。"則惡溪當是潮州著名的一條瘴江。嶠南的瘴江尤爲人知，甚至用以名郡，或成爲河流的專名。《宋書·州郡志》越州條下有臨漳郡，《南齊書·州郡志》："越州，鎮臨漳郡。"而杜佑《通典》卷一八四《州郡》一四，"漳"字作"瘴"："廉州……晉又爲合浦郡，宋因之，兼置臨瘴郡及越州……大唐置廉州。"自注云："州界有瘴江。"《太平寰宇記》卷一六九云："晉又爲合浦郡，宋因之，兼置臨瘴郡，以界内瘴江爲名。"宋歐陽忞《輿地廣紀》卷三七亦作臨瘴郡。王象之《輿地紀勝》卷一二〇廣南西路廉州條注："《南齊志》云：越州治臨漳

〔86〕 引文據上海師範學院等點校本，14 册，北京：中華書局，1985，頁 4678。
〔87〕 引文據《西塘集》（影印文淵閣《四庫全書》本），卷九，頁 24。
〔88〕 引文據王旋伯《李紳詩注》本，上海：上海古籍出版社，1985。

郡……土有瘴氣，今交土調和，越瘴獨甚。故臨漳郡又名臨瘴郡。"[89]《元和郡縣圖志》稱："州界有瘴江，名爲合浦江。"又："州西南至廉江入海處約二百里，其海口有梁德鎮，亦是往安南水路"，"自瘴江至此，瘴癘尤甚，中之者死。"

海面蒸發的水氣所成的霧則稱"海瘴"。韓愈"黜守潮州"即"虞海山之波霧瘴毒爲災以殞其命"。(《祭湘君夫人文》)又其《潮州刺史謝上表》云："州南近界，漲海連天，毒霧瘴氛，日夕發作。"南宋李石《論養生書》謂："東南海瘴，毒屬蒸濕，薄人膚肉。"[90]而冒發瘴霧的海域則是"瘴海"，如李綱謫居海南島時有詩云："草屋叢篁裏，孤城瘴海端。"

總之，古人把南土山川湖海所蒸發的人們認爲有害的霧氣稱爲"瘴氣"，也稱作"瘴氛"(韓愈《潮州刺史謝上表》)，又稱爲"瘴霧"，如蘇轍《郭論》詩："將兵赴危難，瘴霧不辭衝。"古代人認爲"氣如雲烟"[91]，因此瘴氣又名爲"瘴烟"，如白居易元和十四年贈元稹詩云："君還秦地辭炎徼，我向忠州入瘴烟。"范石湖《重游南嶺》詩："我從蠻嶺瘴烟來。"[92] 或稱"烟瘴"，如《續資治通鑑長編》真宗天禧五年五月燕肅言："嶺南最處遐遠，攝官校吏多務阿私……官司不詳事理大小，即行通對，往來萬里烟瘴之鄉……"山氣蒸發稱嵐，因而又叫"瘴嵐"，如李綱《入江西境先寄諸李二首》之一："萬里瘴嵐來海外。"或稱"嵐瘴"，如宋吳可《後聞警》有句云："長秋南奔苦嵐瘴。"[93] 又稱爲"瘴雲"，如白居易《孟夏思渭村舊居寄舍弟》詩述九江夏季云："瘴雲稍含毒。"又《和夢游春詩一百韵》云："秋瘴江雲毒。"又黃山谷謫居涪州時《次韵楙宗送別二首》第二首云："何時幽谷回天日，教保餘生出瘴雲。"或直接稱爲"烟嵐"，如秦少游《寧浦(今廣西橫縣)書事六首》之二云：

[89] 按"瘴江"尚見於其他地點。如《元和郡縣圖志·嶺南道》藤州鐔津縣："瘴江，在縣東南。"賀次君點校，北京：中華書局，1983。又《太平御覽》卷一七二容州條引唐人《郡國志》云："有瘴江水。"

[90] 《方舟集》(影印文淵閣《四庫全書》本)卷一〇，頁11。

[91] 《論衡·談天》："夫天者，氣邪？體也？如氣乎，雲烟無異。"又《自然》篇："使天體乎，宜與地同；使天氣乎，氣若雲烟。"

[92] 《范石湖集》，上海：上海古籍出版社，1981，頁199。

[93] 見《藏海居士集》(影印文淵閣《四庫全書》本)卷上，頁10。

"魚稻有如淮右，溪山宛類江南，自是遷臣多病，非干此地烟嵐。"[94] 即稱自身多病，非緣嶺表瘴氣爲害。或只稱爲"烟"，如蘇軾《題鬱孤台》詩："澤國風烟晉，平居念少游。"[95] 楊萬里《南海集》中有《明發龍川（今廣東龍川西）》詩一首，云："山有濃嵐水有氛，非烟非霧亦非雲，北人不識南中瘴，祇到龍川指似君。"說瘴"非烟非霧亦非雲"，當只是强調其致病的有害性質而已，他自己也使用"瘴霧"、"瘴烟"等語詞。[96]

葛洪《肘後方》有"度瘴散"，其效用是"辟山瘴惡氣。若有黑霧鬱勃及西南温風，皆爲疫癘之候",[97] 已指出瘴氣的具體面貌是"黑霧鬱勃"的模樣。范成大也說瘴氣色深如墨，其《步入衡山》詩云："墨染深雲猶似瘴。"（《范石湖集》卷一五）而楊萬里《送彭元忠縣丞北歸》詩："君從循州來，卻向饒州去……黃茅起烟如黃沙，瘴母照永曼陀花。……"（《誠齋集》卷一六）則瘴氣又像"黃沙"。大抵南方稱瘴的都是十分濃鬱的嵐霧，北宋王禹偁《小畜集》卷八《謫居感事一百六十韻》所說"畲烟濃似瘴"當即指此而言。[98] 楊萬里《瘴霧》詩也有很具體的描述："午時猶未識金烏，對面看人一似無。"（《誠齋集》卷一七）

此外，南方多蛇，有些人認爲瘴霧和蛇類有關係。如白居易《送客春游嶺南二十韻》："雲烟蟒蛇氣，刀劍鰐魚鱗。"元稹《酬樂天東南行詩一百韻》："瘴窟蛇休蟄，炎溪暑不徂。"梅堯臣《書竄》："英州五千里……毒蛇噴曉霧，晝與嵐氣没。"宋徽宗敕臣下撰集的《聖濟總錄》卷三七《瘴氣》也說在廣南"七、八月之間，山嵐烟霧蛇虺鬱毒之氣尤甚，故當是時，瘴疾大作。"又說"二廣七閩

---

〔94〕《淮海集》（《四部叢刊》初編本）卷一一，頁40。

〔95〕見《斜川集》卷三。按蘇軾此詩係用《後漢書·馬援傳》："吾從弟少游常哀吾慷慨多大志，曰：'士生一世，但取衣食裁足，乘下澤車，御款段馬，爲郡掾史，守墳墓，鄉里稱善人，斯可矣。致求盈餘，但自苦耳。'當吾在浪泊、西里間，虜未滅之時，下潦上霧，毒氣重蒸，仰視飛鳶跕跕墯水中。臥念少游平生時語，何可得也！"

〔96〕見《誠齋集》（《四部叢刊》本）卷一七，頁12。《瘴霧》詩見《明發龍川第二首首句云："儂入蠻溪受瘴烟。"（頁15）

〔97〕葛洪《肘後備急方》（北京：人民衛生出版社，1955年校勘本）卷二，頁54。

〔98〕引文據《四部叢刊》初編本，頁47上。《廣西通志·輿地五》說："天氣炎蒸，地氣卑濕，結爲瘴癘，爲害不小。有形者，如雲霞，如濃霧；無形者，或腥風四射，或異香襲人。"

多山嵐烟霧蛇虺鬱毒之氣"。[99] 而在三峽地區多蚯蚓，人們則相信
蚯蚓在瘴霧致疾的作用中扮演了重要的角色。范成大第二次登南岳
時很有信心地說："我從蠻嶺瘴烟來，不怕雨雲埋岳趾。"（《重游南
岳》）但來到三峽地區，足染雲霧，又不免擔憂起來，其《一百八
盤》詩云："疇昔辭桂林，自謂已出嶺，蛻蟬蠻烟中，恍若醉夢醒。
今來峽山路，步步蹋雲頂，仍聞蚯蚓瘴，顧與嶠南等。"這是由於當
地蚯蚓極多，人們以爲"蚯蚓祟人能作瘴"（《入秭歸界》）的緣故。
這些當然都是錯誤不實的認識。

實際上南方多霧，山嶺、河川湖海等水面多霧並非異事。當代
地理學者告訴我們："從我國年平均霧日分佈圖上仍可以看出一個總
趨勢，也就是我國東南半壁霧多，而西北半壁霧少。"即東南半壁空
氣較濕潤，富於水氣；而山上或山頂因海拔較高，上升氣流中水氣
遇冷凝結成霧；南方多山，山間的河谷盆地因有河川湖泊，水氣豐
富，在夜間河谷盆地兩側或四周山坡輻射冷卻的冷空氣沿著山坡下
流，使河谷盆地中的水氣凝結成霧；海面水氣也比較多，也易於成
霧。[100] 劉恂所説的"嵐霧作瘴"大體上是指山嶺間的河谷盆地的情
形而言的。

上述的一些"地慝"，如蠱、短狐，依下文所述，其存在或致病
的機制，按照現代醫學的標準來考量的話，實在是使人無法接受的。
而"瘴"依古代較流行的一種看法，如果主要是指瘧疾而言的話，
就今日科學的知識來看，實際上也與霧無關。儘管如此，南土，特
別是嶠南地區，炎熱潮濕的自然環境，依照現在的衛生學或熱帶醫
學的調查，確實是宜於許多致疾或傳播疾病的因素孳生繁殖的。在
古代文獻裏也常稱南方是"炎瘴地"，如白居易曾稱道州（在今湖南
西南）、江州（在今江西北部）、通州（今四川達縣）、忠州（今四
川忠縣）爲"炎瘴地"[101]，北宋蔣堂也説"五嶺，炎瘴之地"（《續

〔99〕 據北京：人民衛生出版社 1962 年校點本。按《廣西通志》卷八四《輿地五》還引
　　　 有類似的説法，如"草木蔚薈，則虺蛇出沒其間。嵐霧之所蒸，毒氣之所釀，積而
　　　 爲瘴"（《梧州府志》）；"草木蓊勃，虺蛇出沒，日蒸水氣，積而爲瘴"（郝浴《通
　　　 志》）；"深山密箐，蟲蛇草木之毒鬱蒸成瘴。溪箐間如絲如縷，如霧如雲，或香酸，
　　　 或飯氣焦臭，皆瘴也"（《太平府志》）。
〔100〕 見張家誠等《中國氣候》，頁 403、409。又張家誠等《中國的氣候》，頁 236、239。
〔101〕 見所作《和陽城驛》、《潯陽宴別》、《寄蘄州簟與元九因題六韻》、《不准擬二首》：
　　　 "憶昔謫居炎瘴地"自注"予自左遷江峽，凡經七年"即指忠州。

資治通鑑長編》卷一一一，仁宗明道元年二月丙午條）。李綱《題唐氏所藏崔白畫雪中山水》詩："南方炎熱瘴癘地。"（《梁谿集》卷三〇）"炎"與"瘴"連用，多少也表明了南方的地理條件與疾病之間的關聯。那麼在南土範圍內確實因其異於北方的特殊地理環境而存在著不少只適應或較適應在南方自然條件下生存、繁衍、活動的病原體和擔當疾病感染媒介的生物，並且由於其活動而引起一些只有南方纔有或南土遠較北方常見、流行的疾病。換言之，即在南方存在著一些地方病。近年的調查顯示，在全國範圍內爲患最爲普遍的五大寄生蟲病，即血吸蟲病、瘧疾、絲蟲病、黑熱病和鈎蟲病，其中除黑熱病主要爲禍於北方外，血吸蟲病只流行於南方，而其餘三者均以南方爲嚴重流行區域，基本上可以説是南土的地方病。[102]

　　在南方人們所以感染這些常見的地方病，除了自然地理的背景之外，還跟當地居民的一些生活習俗、信仰、日常生產活動等人文因素有關。這裏我們只打算叙述其中最顯而易見的幾項。

　　一是南方多河川、湖泊，隨著水利事業的進展，溝渠縱橫是十分普遍的現象，即所謂的水鄉澤國在南土是極常見的景象，因而生產及日常活動常在水上、水中或水邊與水接觸。《淮南子·原道》説："九疑之南，陸事寡而水事衆，於是民人被髮文身以像鱗蟲，短綣不綺以便涉游，短袂攘卷以便刺舟。因之也。"説的地區雖是嶺南，但"陸事寡而水事衆"未嘗不是整個南方的普遍現象。南方多水田，《史記·貨殖列傳》："楚越之地……火耕而水耨。"又《漢書·武帝紀》："江南之地，火耕水耨。"應劭曰："燒草下水種稻，草與稻並生，高七八寸，因悉芟去，復下水灌之，草死，獨稻長，所謂火耕水耨。"火耕水耨的農作方式十分常見，農民經常有機會與水接觸。杜光庭《録異記》卷七："廬山西南有涌泉觀。昔太極仙公葛玄煉丹於此，感致泉水，自石竇中涌出，流百餘里，入潯陽湖，

---

[102]　按上海出版之《大衆醫學》1950 年 12 月號（5 卷 2 期），《前言：地方病防治前夕》、金寶善《地方病在廣大農村中的重要性》、應元岳《瘧疾在臨床方面的認識》、姚永政《瘧疾的管制》等當代中國著名醫學家之論文均稱瘧疾、血吸蟲病、黑熱病、鈎蟲病等爲"地方病"。但到五十年代末，"地方病"一詞所指已有不同的內容，不含上述各病，同時使用亦較嚴謹。本文"地方病"則仍依較早的意義和用法。又可參考日本學者宮下三郎《宋元的醫療》一文有"南遷と風土病"一節，亦稱上述等病爲南土風土病，即地方病。見藪内清編《宋元時代の科學技術史》（日本，京都：京都大學人文科學研究所，1967），頁 129～134。

溉田極廣。其地舊多水蛭，農人患之。仙公刻符於洞門之下，水沃之上，自此水所及處皆無水蛭之患，遠近賴之。"[103] 宋羅願《新安志》卷二《叙貢賦》："歙（安徽歙縣）之人芸以三、四，方夏五、六月，田水如湯，父子袒跣膝行其中，涅深泥，抵隆日，蚊蠅之所撲緣，蟲蛭之所攻毒，雖數苦，有不得避，其生勤矣。"[104] 由這兩段文字，可以看出有些地區的水中蓄藏著相當有害的因素，對農民的健康是十分不利的。

《史記·貨殖列傳》："楚越之地，地廣人希，飯稻羹魚，或火耕而水耨，果隋蠃蛤，不待賈而足。"《漢書·王莽傳下》："荆、揚之民，率依阻山澤，以漁采爲業。"《隋書·地理志》："江南之俗，火耕水耨，食魚與稻，以漁獵爲業。"《鹽鐵論·論災》："越人美蠃蚌而簡太牢。"李綱《田家四首》之一描寫南方農家的景象和生活説："江村烟水遠……田疇剩粳稻，網罟足魚蝦……"（《梁谿集》卷五）南土居民經常捕撈水中的魚蝦螺蚌，這樣也就免不了在水中或水畔接觸到水了。

南方炎熱，人們也常在河湖中洗澡。《尚書大傳》："吳越之俗，男女同川而浴。"[105]《漢書·五行志》："南越盛暑，男女同川澤。"又："蝛生南越，越地多婦人，男女同川。"又《賈捐之傳》："駱越之人，父子同川而浴。"《論衡·變動》："南方至熱，煎沙爛石，父子同水而浴。"《太平寰宇記》卷一六六《嶺南道十·貴州》説當地的"里人"也有"男女同川而浴"的風俗。《嶺外代答》卷二《海外黎蠻》條也説瑶族婦人"群浴於川"。

南方人善游泳、操舟是北方人所熟知的。《淮南子·道應》："白公問於孔子……白公曰：'若以石投水中，何如？'曰：'吳越之善没者能取之矣。'……"《主術》篇："湯、武聖主也，而不能與越人乘幹舟而浮於江湖。"又《齊俗》篇："胡人便於馬，越人便於舟。"

在水邊清洗衣物、器皿也是日常生活中的常事。《華陽國志·南中志》："有竹王者，興於遁水。有一女子浣于水濱……"《臨海記》："郡東北二十五里任曾逸家有一石井……長老相傳云，昔有採材人臨溪洗器，流失酒杯，後出於井中。"[106] 宋王闢之《澠水燕談

〔103〕 引文據《津逮秘書》本（集11，册141），卷七，頁3，"異水"條。
〔104〕 引文據影印文淵閣《四庫全書》本，卷二，頁19。
〔105〕 孫星衍《孔子集語集解》，臺北，廣文書局，1968，頁135。
〔106〕 釋道世《法苑珠林》（《四部叢刊》初編本）卷三七引。

録》卷八《事誌》："咸平中，陳文惠謫官潮州，時州人張氏濯于江邊，爲鰐魚所食。"這也得與水接觸。

　　儘管遠在新石器時代河姆渡文化的南方先民已經開始鑿井了，[107] 但一直到很晚的時代，甚至今日，還有爲數極多的南土居民仍舊飲用著天然的河流溪泉、湖泊沼澤的水。如《後漢書·列女傳》："廣漢姜詩妻者，同郡龐盛之女也。詩事母至孝，妻奉順尤篤。母好飲江水，水去舍六七里，妻常溯流而汲。"《太平經·起土出書訣》："今時時有近流水而居，不鑿井，固多病不壽者，何也？"[108]《舊唐書·西南蠻傳》："東謝蠻……依樹爲層巢而居，汲流以飲。"又《李皋傳》："貞元初，拜江陵尹、荆南節度等使……自荆至樂鄉凡二百里，旅舍鄉聚凡十數，大者皆數百家。楚俗佻薄，不穿井，飲陂澤。皋始命合錢開井以便人。"按《册府元龜·牧守部八·興利》的記載更詳細："嗣曹王皋貞元初爲江陵……自荆至樂鄉凡二百餘里，旅舍鄉聚凡十數，大者皆數百家。楚俗佻薄，舊不鑿井，悉汲陂澤，至夏與牛畜同潦，或汲水數里，行旅重困，皋乃令合錢作井，民以爲便。"[109]《續資治通鑑長編》神宗熙寧七年"梓夔路察訪熊本言：夔峽州郡民間無井飲，夔州城中引三洞、三臂兩溪水，分佈之衢巷……"

　　嶺表地區這種情形十分普遍。李綱自注其《錢申伯自海陵避地臨汀閩余北歸相迓於武平（今福建武平）賦詩見意二首》之一説："嶠南多飲溪流，至武平始得井泉甘冽。"（《梁谿集》卷二七）南宋初章傑《嶺表十説》之九説："道路多無井飲，而瀕江之民與夫舟行者皆汲江水。其間豈無邂近遇毒者？此行路之人所以多疾病也。若經烹煎，則非生水。此廝役輩大率飲冷，故尤蹈其患。"（《嶺南衛生方》卷中）《唐書·地理志七上》廣州南海郡南海縣下注云："山峻水深，民不井汲，都督劉巨鱗始鑿四井。"《輿地紀勝》卷一〇〇《廣

〔107〕浙江省文物管理委員會《河姆渡遺址第一期發掘報告》，《考古學報》1978 年第 1 期，頁 42、49～51。《新中國的考古發現和研究》，北京：文物出版社，1984，頁 148。又可參考楊鴻勛的《河姆渡遺址木構水井鑒定》一文，見所著《建築考古學論文集》，北京：文物出版社，1987，頁 52～57。

〔108〕據王明校《太平經合校》本，卷四五，北京：中華書局，1960，頁 121。

〔109〕《册府元龜》（北京：中華書局，1960 年據明刻影印本）卷六七八，頁 12。直到五十年代末湖南湘陰的居民還有"以湖水作爲飲用水"的。見湘陰縣委防治血吸蟲病領導小組《湘陰縣血吸蟲病個人防護工作的經驗》，《人民保健》1959 年第 3 號，頁 280。

南西路·潯州·古癘》："井一十三所，咸平六年（1003）以澗水毒惡，飲者多病，於是開鑿井一十三所。"《嶺外代答·風土門·瘴地》："橫、邕、欽、貴，皆無石井，唯欽江水有一泉，乃土泉，非石泉也。而地產毒藥，其類不一，安得無水毒乎？"

長江流域也極為常見。北宋石介《記永康軍（今四川灌縣）老人說》稱："永康舊無井，賴而食之者，導江而已。冬則江水凍涸，人去永康城二十里，就有水而取資焉。其艱也如此。"[110]《梁書·良吏·何遠傳》："遷武昌太守……武昌俗皆汲江水。"劉禹錫《劉夢得文集》卷二七《機汲》"瀕江之俗，不飲於鑿，而皆飲之流。"[111] 張籍《江南曲》也說："江南人家"的情形是"無井家家飲潮水"。陸游《入蜀記》卷三："江水渾濁，每汲用，皆以杏仁澄之，過夕乃可飲……"即生活在船上的人亦飲江水。北宋李端叔《卜算子》詞云："我住長江頭，君住長江尾，日日思君不見君，共飲長江水。……"[112] 透露了當時長江流域人民生活的一個重要的側面。[113]

這些牽連到水的日常生活活動、生產勞作所以有危險，是由於這些水有時受到污染，成了危害人們健康的疫水。上文所述潯州十三井即因居民飲用澗水多疫病而開鑿的；周去非也擔心橫、邕等四州的飲用水受到毒物的污染。章傑也說嶺外的江河水難免沒有毒害。沈括《夢溪補筆談》卷三則明白地宣稱嶺南的溪澗水都有毒："嶺南深山中有大竹，有水甚清澈；溪澗中水皆有毒，唯此水無毒，土人陸行多飲之……王彥祖知雷州日，盛夏之官，山溪間水皆不可飲，唯剖竹取水；烹飪飲啜，皆用竹水。"[114] 他們這種顧慮絕不是過敏的杞憂。上引《左傳》已說"川澤納污"，《論語·子張》也說："紂之不善，不如是之甚也。是以君子惡居下流，天下之惡皆歸焉。"

〔110〕 見《徂徠石先生文集》（陳植鍔點校本，北京：中華書局，1984）卷九，頁105。

〔111〕 《劉夢得文集》（《四部叢刊》初編本）卷二七，頁162。

〔112〕 李之儀《姑溪詞》（影印文淵閣《四庫全書》本），頁9～10。

〔113〕 這樣取得飲用水的方式在有些地區一直晚到當代還是沒有改變。見《元史·良吏·楊景行傳》："授贛州路會昌州判官。會昌民素不知井飲，汲于河流，故多疾癘。"黃叔筠《海南島白沙縣少數民族瘧疾調查》（《中華醫學雜誌》38卷5期，1952年5月）說海南白沙縣"黎區沒有水井，喝的是河裏的生水"。見頁423。又鄭偉如等《日本血吸蟲病之臨床觀三五五例病案之分析》（《中華醫學雜誌》37卷10期，1951年10月）頁829："江南農村的河流為飲水及洗滌用水之重要來源。"

〔114〕 據胡道靜《夢溪筆談校證》本，上海：上海古籍出版社，1987，頁1029。

河川在古代不只匯集各段落與支流冲刷來的泥沙、雜物，也容受人們所抛棄的各種廢物或垃圾。[115]《淮南子·要略》："夫江河之腐胔不可勝數，然祭者汲焉，大也；一杯酒，白蠅漬其中，匹夫弗嘗者，小也。"即人們認爲江河廣大，人們的廢棄物不足以使其全面或嚴重污染。但實際上，有些污染的嚴重後果並不是基於古代科學水平所做的過低估計能够預料得到的。譬如受到有血吸蟲病的患者所排泄的含有血吸蟲卵的糞便的污染，這樣的水就有可能使飲用者以及在這些水中、水畔活動或經過的人受到血吸蟲病的侵襲。[116] 湖南長沙馬王堆一號漢墓墓主，第一代軑侯夫人可能就是因爲在受污染的疫水上泛舟游玩而感染了日本血吸蟲的。[117]

而古代人們的一些生活習俗正製造出了這一重要的環節。最遲自漢代以來，已有記載説南方有一些終身居住、生活在船上的水上人家："吳地以船爲家，以魚爲食。"（《漢書，五行志中之上》）東漢桓帝永興二年（154）但望上疏説巴郡郡治江州（今四川重慶）的居民有"結舫水居五百餘家"。（《華陽國志·巴志》）唐李肇《國史補》卷下："江湖語云：'水不載萬'，言大船不過八九千石。然大曆、貞元間，有俞大娘航船最大，居者養生送死、嫁娶悉在其間。開巷爲圃，操駕之工數百。南至江西，北至淮南，歲一往來，其利甚博。此則不啻載萬也。洪、鄂之水居頗多，與屋邑殆相半。"[118] 這些水上居民或船上的乘客在舟上活動所產生的垃圾或排泄物，就是河川湖沼的污染源之一。《論衡·雷虚》給了我們重要的訊息："舟人洿溪上流，人飲下流。"這裏所説的"洿"，即"污"，究竟指什麽，不易確定，依《雷虚》篇上下文來看，極可能指排泄糞便而言。[119] 明末徐霞客與僧静聞相約偕往雲南雞足山一游，途中舟行路程甚多，《徐霞客游記》卷二下《楚游日記》記静聞在湘南夜泊時

---

〔115〕《宋史·河渠七》説孝宗淳熙七年（1180）"守臣吳淵言：'萬松嶺兩旁古渠多被權勢及百司公吏之家造屋侵占，及内寨前石橋、都亭驛橋南北河道，居民多抛糞土、瓦礫，以致填塞，流水不通。'"就是一個例子。

〔116〕 湖南湘陰縣血吸蟲病防治工作者勸導人們要注意的事項中，就有"不喝生冷水"、"不屙野糞"兩件事。見湘陰縣委防治血吸蟲病領導小組，前引文，頁279。

〔117〕 見談正吾《西漢女尸怎麼會患血吸蟲病》，《歷史大觀園》1988 年第 3 期，頁23。

〔118〕 據汲古閣本，卷下，頁22。

〔119〕 又可參見拙作《關於兩漢魏晉時期養猪與積肥問題的若干檢討》，《中央研究院歷史語言研究所集刊》第 57 本第 4 分，1986。

曾"因小解涉水登岸"。自注云:"静聞戒律甚嚴,一吐一解,必俟登涯,不入于水。"卷三下《粤西游日記》又記載静聞抱病在舟中的情形:"静聞以病後成痢,堅守夙戒,恐污穢江流,任其積垢遍體,遺臭滿艙,不一浣濯;一舟交垢(按:當是"詬"之誤字)而不之顧。"[120] 静聞堅守佛教戒律,不嘔吐或排泄糞便於江河水中,而他人則並不如此。這樣,王充所説的"人飲下流"或在下流活動的人就有染病的危險了。

其次,廁所建在靠近水邊之處也造成水的污染。宋王質《雪山集》卷六《玉淵龍記》記廬山五老峰傍有瀑布,下墜於深潭,"是爲玉淵","其中不知其幾百萬丈。相傳有龍居之,往往夜静月明,或見有婦人立於潭際者,即之輒入于淵。有僧負溪爲廁,夢有婦人呵責:'安得污我室!'比夕再夢,僧懼,亟去之,乃止。故以爲是雌龍也⋯⋯"[121] 這個故事説明了當時已有人利用河岸來興建廁所。這種設想並非絶無僅有的念頭。岳珂《桯史》卷一一《番禺海獠》提到當時留居中國的阿拉伯商人也有類似的做法:"番禺有海獠雜居,其最豪者蒲姓,號白蕃人,本占城之貴人也⋯⋯願留中國,以通往來之貨⋯⋯定居城中⋯⋯居無溲匿,有樓高百餘尺,下瞰通流,謁者登之。以中金爲版,施機蔽其下,奏廁鏗然有聲。"直到近年的調查研究表明,不論是在中國南方,還是在菲律賓,這種水邊的廁所都是污染水源、傳播血吸蟲病的一個重要環節。[122]

七世紀後半期唐沙門義净《南海寄歸内法傳》卷二《便利之事》談論僧侶們便後"洗手洗身"的事,説:"江淮地下,甆廁者多,不可於斯即爲洗净。宜應別作洗處,水流通出爲善。"[123] 其實,這麽做也免不了會污染土壤和水。

另外,上引《册府元龜》李皋在江陵一帶爲民開井的事提及江陵一帶的居民用水"悉汲陂澤,至夏與牛畜同潦"。這也是極不衛生

〔120〕 引文據褚紹唐等整理本《徐霞客游記》,上海:上海古籍出版社,1980,頁 201、445。五十年代湖南湘陰縣血吸蟲病防治工作者展開管糞工作,始將全縣的水上居民,即船民、漁民的船上裝上馬桶,設了糞罐,"做到了船船有馬桶(或糞罐),改變了過去糞便入河、飲用疫水的現象"。見湘陰縣委防治血吸蟲病領導小組,前引文,頁 280。
〔121〕 引文據影印文淵閣《四庫全書》本,卷六,頁 3~4。
〔122〕 見張國高《看江南鄉村的環境》,《大衆醫學》1950 年 6 月號,4 卷 2 期,頁 80。
〔123〕 據臺北,白馬精舍印經會影印日本大正新修《大藏經》本,2125 號,頁 218 下欄。

的。由於牛等家畜同樣可以自然感染日本血吸蟲病，成爲保蟲宿主，其糞便同樣可使陂澤成爲疫水。[124]

在近年展開的血吸蟲病防治運動中，加強糞便管理是一不可或缺的環節，而管制人們在河邊洗刷馬桶、糞具則是其中的重要工作之一。這種習俗起源於何時，很難考察出來，值得注意的是吳自牧《夢粱録》卷一三："杭城户口繁夥，街巷小民之家，多無坑廁，祇用馬桶，每日自有出糞人瀽去，謂之'傾脚頭'。各有主顧，不敢侵奪；或有侵奪，糞主必與之争，甚者經府大訟，勝而後已。"[125] 雖有人收去，但馬桶勢必常清洗，估計清洗的地點就在河湖水渠岸邊。則最遲在宋代已有大量城鎮人口年年日日地因洗刷糞具而嚴重地污染著水源。

人畜隨地大便而産生的野糞也是當代醫學工作者在致力於糞便管理時所不能輕易放過的水土污染源。范成大《驂鸞録》説："大抵湘中率不治道，又逆旅漿家皆不設圊溷，行客苦之。"[126] 明末徐霞客也提到湖南永州愚溪橋附近"石甚森幻"，但"行人至此以爲溷圊，污穢靈異，莫此爲甚。"[127] 估計在古代，野糞也是十分常見的。這些都是導致土壤及水源污染的因素。

---

〔124〕 《太平御覽》卷八九九引《抱朴子》："南方水牛，無冬夏，常卧水中。"梅堯臣《江畔》詩："江畔菱蒲碧無主，吳牛夜驟江干歸。"《玉編》："驟，馬轉卧土中"即指牛在江畔泥水中翻身打滾。陸游也有幾首詩叙述牛在水中、水邊活動的情形。《十二月八日步自西村》："牛跡重重野水濱。"《游雲門諸蘭若》："牛行響白水，鷺下點青秧。"《牧牛兒》："溪深不須憂，吳牛自能浮。"鄭偉如等前引文，頁830："著者在鄉間常見牧童牽牛至溪中，牛即排糞排尿。查我國鄉間牛群之患血吸蟲病屢見各家報告，任牛糞玷污河水之惡習，其更便於人類血吸蟲病之傳播，無可置疑。"徐秉錕等《廣東的地理環境同血吸蟲病流行的關係》一文指出，在廣東的血吸蟲病流行地區，"秋冬水位退落後，大批的牛隻放牧在草塘裏，牛糞佔這時期及春水剛開始漲時期污染水源的主要地位"。見《中華醫學雜誌》1958年11號，1038頁。又，中華醫學會《新中國血吸蟲病調查研究的綜述》也説"根據調查"，感染日本血吸蟲病的家畜以"耕牛的感染率最高，耕牛感染後，不但每天排出大量糞便，對人的危害很大……"見《人民保健》1959年第1號，頁14。近年血吸蟲病防治工作者也説："水牛糞中〔血吸〕蟲卵數較黄牛爲少，但水牛喜排糞於河邊及水田中，故水牛血吸蟲感染的流行病學意義不亞於黄牛。"見毛守白等《血吸蟲病防治手册》，上海：上海科學技術出版社，1964年1版，1982年第5次印刷，頁20。

〔125〕 引文據上海：上海古典文學出版社點校本《東京夢華録（外四種）》，頁245、1956。

〔126〕 據《叢書集成初編》本，頁13~14。

〔127〕 《徐霞客游記》卷二下《楚游日記》，頁213。按，野糞在水源污染、傳播血吸蟲病上有重要意義，見血吸蟲病研究委員會《湖沼地區防治血吸蟲病的經驗》，《人民保健》1960年第2號，頁89。波爾德列夫《關於消滅血吸蟲病措施的幾點意見》，《中華醫學雜誌》1956年第4號，頁401。《湘陰縣血吸蟲病個人防護工作的經驗》，《人民保健》1959年第3號，頁278。《血吸蟲病防治手册》，頁69。

　　再則是南土居民，包括非漢人的少數民族在內，雖然也有醫藥知識，也採用醫藥治病，如唐《新修本草・菜部》卷一八"蒜"條下自注："與胡葱相得，主惡蛓毒、山溪中沙虱、水毒，大效。山人俚療時用之也。"[128]《嶺外代答》卷四："間有南人熱瘴挑草子而愈者。南人熱瘴發一二日，以針刺其上、下唇，其法捲其唇裏，刺其正中，以手捻去唇血，又以楮葉擦舌，又令病人並足而立，刺兩足後腕橫縫中青脈，出血如注，乃以青蒿和水服之，應手而愈。冷瘴與雜病不可刺矣。熱瘴乃太陽傷寒證，刺出其血人之上、下唇是陽明胃脈之所經，足後腕是太陽膀胱脈之所經，太陽受病三日而陽明受病。南人之針可以暗合矣。"足見南方人有病亦用針、藥治療，而且在相當程度上還是有效的。

　　然而在文獻中，特別是南來的北方人心目中，南方人有病不訴諸醫藥而祈求鬼神或施行巫術，或置病人於不顧的習俗卻是極其普遍的現象。如《唐書・循吏・羅珦傳》："擢廬州（今安徽中西部）刺史，民間病者，捨醫藥，禱淫祀。珦下令止之。"《豫章黃先生文集》卷四《次韵定國聞蘇子由臥病績溪》："炎洲冬無冰，十月雷虺虺。及春瘧癘行，用人祭非鬼。巫師司民命，藥石不入市。"[129] 南宋初王之道《故李公孝先墓誌》記李孝先爲無爲縣（今安徽無爲）令，當時"南方信機，雖至父母癘疫，子棄不敢侍。里中有蹈此者，公責以大義，且曰：冬傷於寒，春必病瘟，理也。爾乃不問醫而問巫，愚亦甚矣！"[130] 宋李覯《邵氏神祠記》："江南地熱濕，四時多癘疾。其病者，謝去醫藥，閉門不與親戚通，而歸死於神。"[131] 曾敏行《獨醒雜誌》卷二："夏英公帥江西日，時豫章大疫，公命醫製藥，分給居民。醫請曰：'藥雖付之，恐亦虛設。'公曰：'何故？'醫曰：'江西之俗，尚鬼信巫，每有疾病，未嘗親藥餌也。'公曰：'如此則民死於非命者多矣！'……"又卷三："劉執中彝知虔州，以其地近嶺下，偏在東南，陽氣多而節候偏，其民多疫，民俗不知（智），因信巫祈鬼。"

---

〔128〕 按原文"山溪中"缺"山"字，據《經史證類大觀本草》卷二八，頁3引文補。
　　　 臺南：正言出版社據光緒甲辰武昌柯氏刊本影印，1977。

〔129〕 引文據《四部叢刊》初編本，卷四，頁34上。

〔130〕 王之道《相山集》（影印文淵閣《四庫全書》本），卷二九，頁5。

〔131〕 據王國軒校點本《李覯集》（北京：中華書局，1981）卷三〇，頁337。

1046 年蔡襄《太平聖惠方後序》："閩俗左醫右巫，疾家依巫索祟，而過醫門十纔二三，故醫之傳益少。"[132] 南宋梁克家説："慶曆中，蔡公襄爲守，尤深惡疾家依巫索祟之弊，蓋非獨古田然也。……然不擇貴賤，愚者常易惑；不問富貧，弱者常易欺。故風俗至今未能盡革。每一鄉率巫嫗十數家，奸民與爲道地，遇有病者相爲表裏，既共取其貨資，又使其不得訪醫問藥以死。如是者可痛也。"[133]

《唐書·李德裕傳》："出德裕爲浙西觀察使……南方信機巫，雖父母癘疾，子棄不敢養。"宋蘇頌《蘇魏公文集》卷六四《潤州州宅後亭記》："吳、楚之俗，大抵信機祥而重淫祀，潤介其間，又益甚焉。民病且憂，不先醫而先巫。"[134]

兩湖也有這類風俗。北宋劉摯《荆南府圖序》說鄂西江陵一帶的居民"尚鬼，病者先巫後藥"。[135] 宋范致明《岳陽風土記》："荆湖民俗……疾病不事醫藥，惟灼龜、打瓦，或以雞子占卜，求祟所在，使俚巫治之。親族不相視病，而鄰里往往問勞之，謂親戚視之則傳染，鄰里則否。"[136] 周必大説湘西"俗病，屠牛祭鬼"。（《文忠集》卷七四）《梁書·止足·顧憲之傳》説衡陽："土俗，山民有病，輒云先人爲禍，皆開塚剖棺，水洗枯骨，名爲'除祟'。"

四川也有報導，《舊唐書·高士廉傳》："蜀土俗薄，畏鬼而惡疾，父母病有危殆者，多不親扶侍，杖頭挂食，遙以哺之。"《續資治通鑑長編》太宗太平興國八年（983）十二月："李惟清……下邑人，嘗爲涪陵（今四川涪陵）尉，民尚淫祀，疾病不療治，聽命於巫。"王安石《虞部郎中晁君墓誌銘》稱開州（今四川開縣）"氓疾不治，謁巫代醫"。[137] 范鎮《東齋記事》卷四："廣安軍（今四川廣安）俗信巫，疾病不加醫藥。康定中（1040）大疫，壽安縣太君王氏家婢疫染相枕藉，他婢畏不敢近，且欲召巫以治之。"[138] 程顥《華陰侯先生墓誌銘》："調知巴州化成縣（今四川巴中），巴俗尚鬼

〔132〕 見宋梁克家《淳熙三山志》（影印文淵閣《四庫全書》本）卷三九《土俗類一·戒諭·勸用醫》。

〔133〕 《淳熙三山志》卷九《公廨類三·諸縣祠廟》未自注。

〔134〕 據管成學等點校本，北京：中華書局，1988。

〔135〕 見《忠肅集》（影印文淵閣《四庫全書》本）卷一〇，頁 1～3。

〔136〕 據影印文淵閣《四庫全書》本，頁 19。

〔137〕 《臨川先生文集》（《四部叢刊》初編本）卷九六，頁 603。

〔138〕 《叢書集成初編》本，卷四，頁 26。

而廢醫，惟巫言是用，雖父母之疾皆棄去弗視。"[139] 《宋史·周湛傳》："通判戎州（今宜賓市一帶），俗不知醫，病者以祈禳巫祝爲事。"又，"璧山（今四川璧山縣）有淫祠，民病輒解牛以祭。"（《文忠集》卷三四）李石《皇甫孺人墓誌》："掌蜀學……弟子員至千餘。春煽疫，同舍畏屬鬼，不肯視病。"（《方舟集》卷一七）

至於嶺南則更爲著名。《獨醒雜誌》卷三："廣南風土不佳，人多死於瘴癘，其俗又好巫尚鬼，疾病不進藥餌，惟與巫祝從事，至死而後已。方書、藥材未始見也。"宋太宗雍熙二年（985）九月"覽《邕管雜記》，歎其風俗乖異"，於是下詔"嶺南諸州"長吏，要求對當地人民"病不求醫"等習俗，"深宜導化，使之悛革"。（《續資治通鑑長編》卷二六雍熙二年九月）《嶺外代答》也説"深廣不知醫藥，唯知設鬼而坐致殂殞"。《續資治通鑑長編》太祖開寶四年（971）十月："邕州俗重祠祭，被病者不敢治療，但益殺雞豚，徼福於淫昏之鬼。"南宋張栻在静江軍（今廣西桂林市）所發《諭俗文》説"管下舊來風俗不美"，其中有兩項，一是"愚民無知，遇有災病等事，妄聽師巫等人邪説，輒歸罪父祖墳墓不吉，發掘取棺，栖寄它處，謂之'出祖'"；另一項是"愚民無知，病不服藥，妄聽師巫，淫祀詔禱，因循至死，反謂祈禱未至，曾不之悔。甚至臥病在床，至親不視"。[140] 又，"瓊州言：俗無醫，民疾病，但求巫祝。"（《續資治通鑑長編》卷一六太祖開寶八年十一月己巳條）秦觀《雷陽書事》詩説："駱越風俗殊，有病皆勿藥。束帶趨祀房，瞽史巫紛若。弦歌薦繭栗，奴主治觴酌。呻吟殊未央，更把雞骨灼。"（《淮海集》卷六）南宋初章傑《嶺表十説》之八云："俚俗有病，必召巫覡而祭鬼神。士大夫咸笑其信巫不信醫。"[141]

與病不求醫相關的就是南土缺醫少藥，在交通不便的山區尤其如此。元稹《叙詩寄樂天書》説自己"授通之初，有習通之熟者曰：通之地……夏多陰霆，秋爲痢瘧，地無醫巫，藥石萬里，病者有百死一生之慮"。[142] 杜牧《祭周相公文》也説桐廬（今浙江桐廬）

〔139〕 見《二程集·河南程氏文集》（王孝魚點校本，北京：中華書局，1981）卷四，頁504。
〔140〕 《南軒集》（影印文淵閣《四庫全書》本）卷一五，頁15、17。
〔141〕 關於這類的記載還有不少，不必一一列舉，筆者將另撰文討論。
〔142〕 《元稹集》卷三〇，頁353。又白居易《得微之到官後備知通州之事，悵然有感，因成四章》之三説："人稀地僻醫巫少，夏旱秋霖瘴瘧多。"

"晝有毒霧，病無與醫"。[143] 南宋王棐説："過桂林以南無醫藥。"（《嶺南衛生方》卷上《指迷方瘴瘧論》）蘇東坡在嶺南也屢言無藥。[144] 即使有少數醫師，醫術也是十分有限的，而市場上則很難買到藥材。上引蔡襄《太平聖惠方後序》已表明醫藥的傳佈因人們"左醫右巫"而受到顯著的影響，章傑檢討嶠南信巫不信醫的習俗時也指出："蓋嶺外良醫甚鮮，凡號爲醫術者，率皆淺陋。又郡縣荒僻，尤乏藥材；會府大邦，間有醫藥，且非高價不售，豈閭閻所能辦？況於山谷海嶼之民，何從得之？彼既親戚有疾，無所控告，則不免投誠於鬼，因此而習以成風者也。"信巫不信醫與缺醫少藥兩者之間形成了惡性循環。章傑並説"近歲北醫漸至"，但在嶺南醫藥的普及還是相當緩慢的。[145] 長久以來南方常見的這種"信巫不信醫"和缺醫少藥的情況，所可能產生的嚴重後果是耽擱延誤了病人救治的時機，加重了患者的病情，助長了疾病的蔓延，導致更高的疾病死亡率。

總之，南方的氣候或地理特徵、醫藥衛生條件、居民的一些生活習俗和信仰，使得許多適應當地自然環境的病原體和疾病傳播媒介生物獲得了理想的生存空間，得以大肆繁殖、活動，導致人們產生一種普遍而深刻的現象，即南土的地方病十分猖獗，而北方則不如此。

四、幾種主要的南方疾病

（一）瘧疾

據上文所述，南土是多疾病的。瘧疾就是南方的一種主要的流行疾病。陳邦懷先生認爲在殷墟甲骨文中已經有了"瘧"字[146]。這一主

---

[143] 見《樊川文集》，頁205~206。

[144] 《與王庠》尺牘之一："寄遺藥物并方，皆此中無有，亏尤奇味，得日食以饗瘴也。"第二首："海隅風土不甚惡，亦有佳山水……無醫藥。"《與侄孫元老四首》之一："海南連歲不熟……及泉、廣海舶絶不至，藥物、鮓醬等皆無。"《與參寥子》第十七首："瘴瘧病人，北方何嘗不病？是病皆死得人，何必瘴氣？但若無醫藥。"所撰《藥誦》："吾始得罪遷嶺表……地無醫藥，有亦不效。"

[145] 萬曆四年（1576）廣東布政司右布政使鄒善重刊《嶺南衛生方》時命婁醫安道附以八證及李東垣《藥性賦》於後，安道按語云："北人初至百粵，及於遐荒絶域之地，其業醫者，既鮮且謬。"（鄒善《原序》及卷下按語）可見醫藥在嶺表的傳佈到這時還在許多地點存在著不少困難。

[146] 見所著《甲骨文零拾》中第139片之考釋，天津：天津人民出版社，1959，頁42~43。

張並没有得到古文字學者的普遍接受。[147] 但學者認爲殷墟甲骨文中已有了“虐”字。並且與“蠱”字連用，作“蠱虐”。[148] 則可能當時假借“虐”爲“瘧”字。據《説文解字》七篇下，“瘧”是“寒熱休作病”。許慎還告訴我們另外兩個瘧病的字，一是：“痁，有熱瘧……春秋傳曰：齊侯疥，遂痁。”另一個是：“痎，二日一發瘧也。”鄭玄注《禮記·月令》“民多瘧疾”説：“瘧疾，寒熱所爲也。”劉熙《釋名》説：“瘧，酷虐。凡疾，或寒或熱耳；而此疾，先寒後熱，兩疾，似酷虐者也。”三國魏張揖《廣雅》卷五《釋言》：“痎、痁，瘧也。”[149] 晉杜預《春秋經傳集解》也説：“痁，瘧疾。”此外，還有一個“瘴”字，唐代王燾《外臺秘要方》卷五：“《備急》：‘夫瘴與瘧分作兩名，其實一致。或先寒後熱，或先熱後寒。嶺南率稱爲瘴，江北總號爲瘧。此由方言不同，非是別有異病。’”

　　按中國傳統醫學的診斷主要是根據病患的體徵，所診斷的疾病名稱也多是證候的名稱，因而中國古代醫學的治療也是根據臨床病理現象來著手進行的。[150] 像上引許慎、劉熙對瘧的解釋，又如《素問·至真要大論》所説“惡寒發熱如瘧”等，都是以症候名病的例子。然而以現代醫學的認識而言，具有周期性的發冷、發熱臨床證候的疾病，並不限於由瘧原虫所引起的瘧疾病。例如早期的黑熱病表現的臨床證候不夠典型，其中的瘧疾型病人可每日或隔日發作一次發冷、發熱、出汗；其中的雙峰熱型病人則每天有兩次發作。這些症狀，在没有實驗室診斷的情況下，即使在今天也可能誤診爲瘧疾，在古代當是包含在瘧疾一名之內的。[151] 古代醫家所説的“瘴瘧”一名爲我們提供了重要的線索。按《内經》説：“其但熱而不

〔147〕　袁庭棟、温少峰贊同其説，見所撰《殷墟卜辭研究——科學技術篇》，頁326～327。成都：四川省社會科學院出版社，1983。但考古研究所所編《甲骨文編》（北京：中華書局，1965）卷七·十一，頁304 只將陳先生所釋爲“瘧”之字隸定爲“虓”，而非“瘧”。又李孝定先生亦只將該字收入《甲骨文字存疑》中，臺北：中央研究院歷史語言研究所，1965，頁4527～4528。

〔148〕　見裘錫圭《甲骨文字考釋（八篇）·釋虐》，《古文字研究》第四輯，北京：中華書局，1980年12月，頁161～162。

〔149〕　《叢書集成初編》本，卷五，頁54。

〔150〕　參考朱顏《中國古典醫學症候治療的一般性規律（續）》，《中華醫學雜誌》1954年第11號，頁865～868。葉橘泉《如何研究中醫中藥治療血吸蟲病》，頁296，《中華醫學雜誌》1956年第4號。沈悟岐《瘤疝與絲蟲病》，《浙江中醫雜誌》1958年4月號，頁168。

〔151〕　見高鏡朗編著《古代兒科疾病新編》，上海：上海衛生出版社，1956，頁144～145。又可參考鍾惠瀾主編《熱帶醫學》，北京：人民衛生出版社，1986，頁687。

寒者，陰氣先絶，陽氣獨發，則少氣煩冤，手足熱而欲嘔，名曰
'癉瘧'。"其後《傷寒論》、《諸病源候論》、《備急千金要方》在叙
述癉瘧時均相沿而不改。但北宋徽宗敕臣下編撰的《聖濟總錄》卷
三四在此之外提到了另一種癉瘧的症狀説："癉瘧發作有時，但熱不
寒，頭痛不安，通身俱黑，大腸秘結，小便黃赤。"其中"通身俱
黑"或許就是黑熱病患者臨床表現的面部、四肢及在某種程度上軀
幹的皮膚因色素沉著而逐漸變爲黑暗的症狀。[152] 結合黑熱病在中國
特別是北方的廣泛分佈來看，在傳統醫學的癉瘧裏包含著有由利什
曼原蟲所引起的黑熱病並不是不可能的。

　　對於得病之因，古醫家有許多説法，各家之間也不全一致。《素
問·瘧論》："痎瘧皆生於風"；"温瘧者，得之冬中於風"。又《陰
陽應象大論》篇説："夏傷於暑，秋必痎瘧。"《諸病源候論》叙述
山瘴瘧説："此病生於嶺南，帶山瘴之氣……皆由山溪源嶺嶂濕毒氣
故也……原其所歸，大略有四：一、山溪毒氣，二、風温痰飲，三、
加之鬼癘，四、發以熱毒。"關於"瘴氣"的感染，《聖濟總錄》卷
三七有相當具體的説明："七、八月之間，山嵐烟霧蛇虺鬱毒之氣尤
甚。故當是時，瘴疾大作，不論壯老……或衝烟霧，或涉溪澗，但
呼吸斯氣，皆成瘴疾。"[153]《外臺秘要方》卷五引許仁則之説："此
病之候，乃有數種。亦有宿患痰癖，飲食失宜，因節氣初交，亦生
此病。亦有痰澼積聚，久不通散，冷熱相攻，亦生此疾。亦有地居
卑濕，時屬暑熱，内有宿病，外感惡氣，亦生此疾。亦有盛夏蒸熱
飲冷，冷熱間隔，秋夏氣交，亦生此疾。以要言之，終由飲食失常，
寒暑乖宜，上熱下繫。"至於南宋陳言《三因極一病症方論》則主張
瘧病的"外因"有"傷寒"、"傷風"、"傷於暑熱"、"因汗出復浴，
濕舍皮膚及冒雨濕"、"陽虛陰盛，多感陰濕"等；總之，是"外感
風、寒、暑、濕"。其"内因"則是以"蓄怒傷肝"、"喜傷心"、

---

[152] 見應元岳著《熱帶病學》，北京：人民衛生出版社，1954，頁36～37。按，有些記
載説瘴病患者全身發黑，不知是否是黑熱病或同時患有黑熱病。

[153] 更晚的《明醫雜著》也説："春秋時月，人感山嵐瘴霧毒氣，發寒熱，脇膈飽悶，不思飲
食。此毒氣從鼻口入内也。"見明朱崇正附遺於楊士瀛《仁齋直指方論》（臺北：新文豐
出版公司影印明嘉靖庚戌刊本）卷三，頁43。又，按上引《呂氏春秋·盡數》及下文所
述，古代人普遍認爲霧有害於健康。但也有少數道士認爲"霧氣是山澤水火之華精、
金石之盈氣也，久服之則能散形入空，與雲氣合體"，因而有"服霧之道"或"服霧法"。
見梁陶弘景《真誥》（《學津討原》本）卷一三，頁4。

"思傷脾"、"憂傷肺"、"失志傷腎"等；總之，是"臟氣不和，鬱結涎飲所致"。另外，還有"不內外因"，例如"胃瘧"是由於"飲食饥飽所傷胃氣而成"。《太平惠民和劑局方》卷八，寶慶新增方，勝金圓條下說："一切瘧病，發作有時，蓋因外邪客于臟腑，生冷之物內傷脾胃。"[154] 章傑《嶺表十說》之一指出："夫瘴瘧之作，率因飲食過度，氣痞痰結。"又說："回頭瘴，大率得之道途間冒暑氣，與夫飲食居處失度也。"

當然在這些因素之中，一個估計是最古老的病因，就是"瘧鬼"。衛宏《漢舊儀》："顓頊氏有三子，生而亡去爲疫鬼：一居江水，是爲虐（瘧）鬼。"[155] 上引《諸病源候論》也說"鬼屬"是瘧病的病因之一。孫思邈《千金翼方》中更詳細地開列了十二種不同的"瘧鬼"。（《外臺秘要方》卷五《十二時瘧方一十二首》引）《聖濟總錄》也說"本於鬼神"是瘧疾的病因之一，即在人們身體虛弱的情況下，"鬼邪投間而入"也可使人發瘧疾。（卷三四《諸瘧統論》卷三五《鬼瘧》）梅堯臣《聞刁景純侍女瘧已》詩也說："醫師尤飲食，冷滑滯在脾。次聞有鬼物，水火陰以施。"（《梅堯臣集編年校注》卷二三）人鬼之外，葛洪還指出"獼猴之鬼，令人疾瘧"。（《太平御覽》卷七四三引《抱朴子》）

此外，《嶺表錄異》及唐代鄭熊《番禺雜記》都記載了一個令人難以理解的病因，即所謂的"瘴母"："或見物自空而下，始如彈丸，漸如車輪，遂四散，人中之即病。謂之瘴母。"[156] 盛弘之《荊州記》也提到一則十分特殊的致瘧病因："始興含洭（按：當是"洭"之誤字）縣（今廣東英德西北）有翁水，下流有聖鼓，橫在川側，上下船人刺篙有撞之者，皆得瘧疾。"[157]

---

[154] 《三因極一病證方論》（北京：人民衛生出版社，1957 年點校本）頁 78～81。《太平惠民和劑局方》（劉景源點校本，北京：人民衛生出版社，1985）卷八，頁 277。

[155] 《後漢書·禮儀志中》注引。又《論衡·訂鬼》篇："禮曰：顓頊氏有三子，生而亡去爲疫鬼：一居江水，是爲虐鬼……"〔宋〕曾慥《類說》卷三五所錄《事始》："疫鬼條：祀紀曰：顓頊氏有二子，生而亡者，爲疫鬼，一居江水中爲瘧。"

[156] 鄭熊所記瘴母見宋曾慥《類說》（臺北：新興書局影印《筆記小說大觀》第 31 編，冊 1）卷四。

[157] 《太平御覽》卷七四三引。按《水經·洭水注》："翁水……西南流注於洭，謂之翁水口。口已下東崖有聖鼓杖，即陽山之鼓杖也。橫在川側，雖衝波所激，未嘗移動，百鳥翔鳴，莫有萃者。船人上下以篙撞者，輒有瘧疾。"與此稍有不同。

在浩如烟海的中國傳統醫學文獻當中，對瘧疾所以感染發病的病因、病理、臨床症狀以及治療，最早的有系統的論述，見於《素問·瘧論》篇。論云："瘧之始發也，先起於毫毛，伸欠乃作，寒栗鼓頷，腰脊俱痛；寒去則內外皆熱，頭痛如破，渴欲冷飲"，"瘧者之寒，湯火不能溫也；及其熱，冰水不能寒也"。又《素問·刺瘧》篇說："令人先寒，洒淅寒甚，久乃熱，熱去汗出。"[158]

現代醫學將人類所患的四種瘧疾（間日瘧、三日瘧、惡性瘧、卵/蛋形瘧）所共有的典型臨床發作分爲四期。首先，是前驅期，患者有疲乏、不適感。等到瘧原蟲在人體內進行的無性生殖發展出明確的節奏性之後，臨床體徵纔會顯現出接下來的三期。按鄭玄注《儀禮·士相見禮》"君子欠伸"一句說："志倦則欠（打哈欠），體倦則伸（伸懶腰）。"又注《禮記·曲禮上》"君子欠伸"句說："君子有倦意也。"則"欠伸"指精神、身體均感疲倦而言。《內經》所說的"伸欠乃作"就是指在出現疲倦不適的體徵之後，周期性的寒熱發作就開始了。即《太平惠民和劑局方·治雜病》"剋效餅子"條所說："一切瘧病發作有時，先覺伸欠，乃作寒栗。"第二期是發冷期或寒戰期，患者全身發抖，下巴抖動；即所謂的"寒栗鼓頷"。接下來是發熱期，有高熱，頭痛劇烈，口渴，多想喝涼水，即《內經》所說"頭痛如破，渴欲冷飲"。最後是出汗期，就是《刺瘧》篇所說的"熱去汗出"。可見《素問》的作者已經清楚地認識到瘧疾的典型發作的四個階段。

《瘧論》篇也指出瘧疾的發作有其周期性，有"日作"，有"間日而作"，有"間二日或至數日發"等。間日瘧和蛋形瘧是"間日而作"的，也就是上引《說文解字》所說的"痎"；當然，今日醫學告訴我們，發熱期不規則的惡性瘧也可以隔天發作一次。"間二日"發的則是三日瘧。至於"日作"的就比較複雜些，即可能包括下列幾種情形，有每天發作的惡性瘧，無免疫力病人初次感染發作的間日瘧，還有間日瘧、蛋形瘧、三日瘧的雙重、三重感染所造成的每日發作，以及同時感染或混合感染了兩三種瘧原蟲時所產生的"日作"。當然最後一種情形，其寒熱休作的臨床表現就更複雜了。

---

[158] 引文據《黃帝內經素問校注語譯》，刪去"洒淅"二衍字，頁220。

金張從正《儒門事親》卷一《瘧非脾寒及鬼神辯》説"瘧病除嵐瘴一二發必死,其餘五臟六腑瘧皆不死".[159] 或許由於他居住在北方,對"嵐瘴"(當然是其中的惡性瘧)的症狀無法多接觸,知道得不够詳細,未能多加叙述。但南方的醫家或好事者就有比較細致的觀察了。南宋王棐《指迷方瘴瘧論》説瘴:"輕者,寒熱往來,正類痁瘧,謂之'冷瘴';重者蘊熱沉沉,晝夜如卧炭火中,謂之'熱瘴';其尤重者,一病則失音,莫知其所以然,謂之'瘂瘴'。冷瘴必不死,熱瘴久而死,瘂瘴無不死者。"《嶺外代答·風土門·瘴》所載與此略有不同:"南方凡病,皆謂之瘴,其實似中州傷寒……輕者,寒熱往來,正類痁瘧,謂之'冷瘴';重者,純熱無寒;更重者,蘊熱沉沉,無晝無夜,如卧炭火,謂之'熱瘴';最重者,一病則失音,莫知所以然,謂之'瘂瘴'。冷瘴未必死,熱瘴久必死,瘂瘴治得其道,間亦可生。"宋太醫助教許洪《指南總論·論瘴瘧證候》也提到"瘴瘧病""有啞不能言者".[160] 釋繼洪《治瘴續説》也説:"瘂瘴即熱瘴之甚者。"(《嶺南衛生方》卷中)章傑《嶺表十説》之九告訴我們瘂瘴病患的病程一般十分短促,很快即可導致死亡:"瘴類不一,而土人以瘂瘴最爲危急,其狀初得之即失音,不過一二日不救。"據今日醫學的認識來看,惡性瘧凶險型中的腦型或昏迷型以及腦型間日瘧病例的病程中有時會出現語言困難或失語現象,即使是治愈之後,還可能殘留失語的後遺症。瘂瘴當即指出現失音或語言困難症候的上述幾種類型的瘧疾。周去非所説的"重者"和"更重者"或"熱瘴"當都是惡性瘧。惡性瘧一般没有寒戰,只有畏寒感,高熱者多見,即所謂"純熱無寒"、"蘊熱沉沉,無晝無夜,如卧炭火";其中的"更重者"當是惡性瘧中出現持續高熱的病例或凶險型中的超高熱型,持續高熱的發熱期往往可以長達二十至三十六小時以上。[161]

《本草經》中還有"鬼瘧"一名[162],《聖濟總録》卷三五:"論曰:鬼瘧者,外邪之所乘也。人真氣内虛,神守不固,則鬼邪投間

〔159〕 引文據影印文淵閣《四庫全書》本。

〔160〕 見《太平惠民和劑局方》所附《指南總論》卷中,頁448。

〔161〕 以上所述有關瘧疾之各點,可參考鍾惠瀾主編《熱帶醫學》,頁662~663。"衛生部地方病防治局"編《瘧疾防治手册》(北京:人民衛生出版社,1988,第二版),頁17~20。吳征鑒、毛守白等主編《中國醫學百科全書·寄生蟲學與寄生蟲病學》(上海:上海科學技術出版社,1984),頁10~11。

〔162〕 《本草經·草部下品》:"芫華,味苦温有毒。主治……蠱毒、鬼瘧……"

而入。故恍惚喜怒，寒熱更作，若有所持而屢發屢止也。治法宜禳去之，而兼以祛邪安神之劑。"[163] 又，《三因極一病證方論》說："病者寒熱日作，夢寐不祥，多生恐怖，名曰鬼瘧。"又南宋朱佐《類編朱氏集驗醫方》卷二《傷寒門·諸瘧》中"五苓飲子"一方能"治瘧疾發作，譫言妄語，如惑鬼神，或時大叫"的症狀。[164] 按在發熱期中，病情較重的患者可以出現譫妄的現象，特別是在惡性瘧凶險型的腦型或昏迷型以及超高熱型中，常有昏迷、精神錯亂或譫妄等症狀；腦型間日瘧也有少數病例表現出定時性昏迷、尖叫亂語等症狀。許洪在論瘴瘧症候時，也表示患者有時會表現"發熱不寒，渾身似火，頭痛煩渴"、"譫語亂言"的情況。[165] 鬼瘧當即指此而言。義淨《南海寄歸内法傳·先體病源》："八醫者：……四論鬼瘴……鬼瘴謂是邪魅……"鬼瘴無疑即鬼瘧的別稱。

《金匱要略·瘧病》："病瘧以月一日發，當以十五日愈；設不瘥，當月盡解；如其不瘥，當云何？師曰：此結爲癥瘕，名曰'瘧母。'"孫思邈《備急千金要方·傷寒方·溫瘧》："瘧歲歲發，至三歲，或連月發不解者，以脅下有痞也。"《仁齋直指方論》卷一二《痎瘧方論》也說瘧疾"彌年閱歲"之後，"邪氣伏藏脅間，結爲癥癖，謂之'瘧母'。"[166]《三因極一病證方論》卷六："病者經年不差（瘥），差後復發，遠行久立，下至微勞，力皆不任，名曰'勞瘧'。亦有數年不差，不藥不斷，結成癥癖在腹脅，名曰'老瘧'，亦曰'母瘧'。"又，《嶺南衛生方》卷中："癖瘧者，胸脅間有氣癖一塊。"所謂"癥瘕"、"氣癖"、"痞"、"瘧母"，當是指病患有肝、脾腫大的體徵。脾腫在瘧疾發作次數增加時，會逐漸增大，質地變硬；肝腫則發生在脾腫之後；在發作幾次之後，病患會出現貧血現象，長期患者可導致嚴重營養不良和嚴重貧血。"勞瘧"所說的當即嚴重

〔163〕 《千金要方》卷三五有"禳瘧法"、"治瘧符"。《千金翼方》治"十二時瘧"的方法也近乎壓勝巫術；《外臺秘要方》所錄"禳瘧法"中有"書瘧法"、"咒瘧法"。

〔164〕 朱佐書據北京人民衛生出版社1983年校點本，頁33。

〔165〕 譫妄症狀，見鍾惠瀾，前引書，頁663。吳征鑒、毛守白等，前引書，頁11。《瘧疾防治手冊》頁18、20。趙叔惠《惡性瘧的惡型發作》，《中華醫學雜誌》1957年第7號，頁544。翁德立《間日瘧的特殊臨床表現和並發症》，《中華醫學雜誌》1973年第5期，頁301。按《傷寒論·辨太陽脈證並治下》已提到譫妄的情形是可以像看到鬼一樣："婦人傷寒……晝日明瞭，暮則譫語，如見鬼狀者。"（《四部叢刊》初編本）

〔166〕 這一"瘧母"與上述瘧病病因的"瘧母"不同。

營養不良或貧血的情況。《儒門事親》卷一《瘧非脾寒及鬼神辯》："又有痎瘧,連歲不已,此肝經肥氣之積也,多在左脅之下,狀如覆杯,是爲痎瘧,猶瘖也,久而不已,令人瘦也。"[167] 説的也是上述的病情。梅堯臣的兩首詩則給了我們一個具體的例子,《聞刁景純侍女瘧已》:"前時君家飲,不見吹笛姬。君言彼娉婷,病瘧久屢治,隔日作寒熱,經時銷膏脂……今雖病且已,皮骨尚尫羸。"又,《景純以侍兒病期與原甫月圓爲飲》詩也説刁氏的侍女:"渠今纏瘧尚苦羸。"

　　按照今日醫學的瞭解,間日瘧和蛋形瘧可以"復發",而惡性瘧、三日瘧則有"復燃"的問題。古代醫學則不及於此而均視爲再發。如《仁齋直指方論·治證提綱·瘧後調理》説:"瘧之爲痾,大抵連綿。有病瘧以後,或飲食失節,或恚怒傷中,或梳洗感風,又再發者。"另外還有所謂的"回頭瘴"。釋繼洪《衛生補遺回頭瘴説》:"舊傳出嶺有'回頭瘴'者,大概與在廣而發瘴及方入廣而不伏水土者不異。"即在北歸出嶺之後發瘴,因而稱爲"回頭瘴"。"回頭瘴"極可能是在嶺表已經感染了瘧疾,等到出嶺之後,潛伏期剛好結束。於是症狀就開始發作了;或者曾患過瘧疾,已經治愈,出嶺之後,剛巧復發或復燃。

　　上引《金匱要略》説瘧疾十五天或一個月即可自"愈"。確實蛋形瘧症狀較輕,發生次數一般在六次以内,易於自愈。而間日瘧在不加治療的情況下,其周期性的症狀發作,頭一二次較輕,而後加重,隨著患者免疫力的産生,症狀又逐漸減輕。患者約經六到八次或多至十次的反復發作,即可自行緩解,不治而愈。[168] 那麼《金匱要略》的作者在間日瘧的預後上和今日醫學的認識大體上是相當一致的。李覯《聞女子瘧疾偶書二十四韻寄示》詩:"昨日家人來,言汝苦寒熱,想由卑濕地,頗失飲食節,脾官驕不治,氣馬痾如絏,乃致四體煩,故當雙日發。江南多此疾,理不憂顛越……"即基於這一預後的論斷而説的。張從正以及《指迷方瘴瘧論》及《嶺外代答》中"冷瘴"、"熱瘴"、"啞瘴"的預後,從當時的醫藥科學水平來衡量,大體上也是精到可信的。[169]

---

[167]　脾腫大、貧血等症候可參考鍾惠瀾上引書,頁663。《瘧疾防治手册》,頁11～13。
[168]　見鍾惠瀾上引書,頁663;應元岳,前引書,頁7。
[169]　應元岳,前引書,頁13。

瘧疾在地球上的分佈非常廣泛，其範圍大致介在北緯 60 度和南緯 40 度線之間。[170] 端拱元年（988），宋真宗"謂宰相曰：'今歲炎暑尤甚。流俗有言：人生如病瘧，於大寒大暑中過歲，寒暑迭變，不覺漸成衰老'"。[171] 劉禹錫《湖南觀察使故相國袁公挽歌》詩云："丹旐發江皋，人悲雁亦號。湘南罷瘧市……"（《劉夢得文集》卷一〇）稱湖南南部的定期集市爲"瘧市"。宋吳處厚《青箱雜記》卷三交代了"瘧市"的意義："蜀有瘧市而間日一集，如瘧瘧之一發，則其俗又以冷熱發歇爲市喻。"[172] 用瘧疾的冷熱發作來比人生裏的年年歲歲的寒暑更替和集市的熱絡與冷清，又用瘧疾病患的羸弱來比喻老齡的衰弱，可見古代中國人對它並不陌生。歷史所載受瘧疾之苦的人爲數相當可觀。《左傳》昭公十九年"夏，許悼公瘧。五月戊辰，飲太子止之藥卒"。二十年："齊侯疥，遂痁，期而不瘳。"[173] 哀公二年記載晉國趙氏與鄭戰於鐵，將戰之時，晉"繁羽御趙羅，宋勇爲右。羅無勇，麇之。吏詰之，御對曰：'痁作而伏。'"可見瘧疾在春秋時代的中國北方是相當常見的。漢光武帝雲臺二十八將之一的景丹極可能就是因瘧而致命的。《後漢書·景丹傳》記建武二年（公元26）："陝賊蘇況攻破弘農，生獲郡守。丹時病，帝以其舊將，欲令强起領郡事，乃夜召人，謂曰：'賊迫近京師，但得將軍威重，臥以鎮之足矣。'丹不敢辭，乃力疾拜命，將營到郡，十餘日薨。"注引《東觀漢記》説："丹從上至懷，病瘧，見上在前，瘧發寒栗。上笑曰：'聞壯士不病瘧，今漢大將軍反病瘧邪？'使小黃門扶起，賜醫藥。還歸洛陽，病遂加。"魏晉之際皇甫謐《玄晏春秋》自述説："夏四月，予瘧於河南，歸於新安不瘳。"（《太平御覽》卷七四三引）那麼這位長年羸疾的處士也曾受過瘧疾的折磨。《隋書·柳機

---

〔170〕　吳征鎰、毛守白等，前引書，頁9。

〔171〕　《續資治通鑑長編》卷二九太宗端拱元年。又李綱《苦熱行》詩："人生寒暑爲寇仇，何異瘧痾脂髓搜。"亦有此意。

〔172〕　據李裕民點校本，北京：中華書局，1985，頁30。

〔173〕　按《左傳》襄公七年，鄭國"子駟使賊夜殺僖公，而以瘧疾赴于諸侯"。俞樾《群經平議》以爲"瘧疾"古本止作"虐疾"，猶言暴疾。可參考楊伯峻《春秋左傳注》，北京：中華書局，1981，頁953。按余巖《古代疾病名候疏義》卷八《十三經病疏·左傳病疏》，頁348。對此"瘧"亦以爲可疑。北京：人民衛生出版社，1953。余巖又認爲"齊侯疥，遂痁"或是因化膿菌所成之瘡癤引起間歇性寒熱休作的化膿熱，而不必是瘧疾。見同書，頁131～134。

傳》附子《柳述傳》：煬帝"徙述於龍川郡（今廣東惠州）……述在龍川數年，復徙寧越（今欽州北），遇瘴癘而死，時年三十九"。極可能也是因惡性瘧而喪生的。劉智才也因"遘厲虐（瘧）疾，終於雲安郡奉節縣（今四川奉節）之里第"。[174] 杜甫在長安時（約754），有《病後過王倚飲贈歌》一首說："王生怪我顏色惡，答云伏枕艱難遍，瘧癘三秋孰可忍，寒熱百日相交戰。"可見他受了長達百日的瘧疾之苦，病愈後還相當虛弱。後來他西走洮隴，仍然沒有擺脫瘧疾的糾纏："三年猶瘧疾，一鬼不銷亡，隔日搜脂髓，增寒抱雪霜。"（《寄彭州高三十五使君適虢州岑二十七長史參三十韻》原注：時患瘧疾）這次的病當是間日瘧。764 年在四川又作《哭台州鄭司戶蘇少監》詩末四句說："瘧病餐巴水，瘡痍老蜀都。飄零迷哭處，天地日榛蕪。"仍然困於寒熱之苦。杜甫遷居夔州之後，《寄薛三郎中璩》詩有句云："峽中一臥病，瘧癘終冬春。"可見他在十多年間飽嘗了瘧疾之苦。[175] 韓愈《納涼聯句》："炎湖度氛氳，熱石行犖确，瘠飢夏尤甚，瘧渴秋更數。"又有《譴瘧鬼》詩一首，這樣看來，他也曾患過瘧病。[176] 柳宗元《與史官韓愈致段秀實太尉逸事書》說自己"孤囚廢錮，連遭瘴癘羸頓，朝夕就死"。估計他也困於瘧疾之苦。他的親戚裴瑾"謫道州、循州爲佐掾，會赦，量移吉州長史，元和十二年秋七月日病痁泄卒"。（《唐故萬年令裴府君墓碣》）呂溫之弟呂恭爲桂管都防禦副使，離職後"至廣州，病痎瘧加癘，六月二十八日卒"（《柳河東集》卷一〇《呂侍御恭墓誌》）。唐憲宗元和五年（810），元稹貶爲江陵士曹參軍，[177] 白居易有《聞微之江陵臥病以大通中散碧腴垂雲膏寄之因題四韻》詩云："已題一帖紅消散，又封一合碧雲英，憑人寄向江陵去，道路迢迢一月程。未必能治江上瘴，且圖遙慰病中情……"元稹亦有答詩題爲《予病瘴樂天寄通中散碧腴垂雲膏仍題四韻以慰遠懷開拆之間因有酬答》，他又有詩描述自己的病狀說："脹腹看成鼓，羸形漸比柴。"（《痁臥聞幕中諸公徵樂會飲因有戲呈三十韻》）身體是瘦弱了，而且還出現了

---

〔174〕 其碑今在洛陽關林。
〔175〕 杜甫各詩之著作年代、地點均依仇兆鰲《杜詩詳注》。
〔176〕 參考錢仲聯《韓昌黎詩繫年集釋》，頁 264～265，又頁 427 注 59。
〔177〕 《元稹集》卷一一有《泛江玩月十二韻序》："予以元和五年自監察御史貶授江陵士曹掾。"

腹水，但元稹這次瘧病看來還不算嚴重。元和十年（815）春，元稹量移通州司馬，到後，瘧疾再度發作，這次則十分危險了。其《酬樂天東南行詩一百韵·序》云："元和十年三月二十五日予司馬通州，二十九日與樂天於鄂東蒲池村別，各賦一絶。到通州後，予又寄一篇，尋而樂天既予八首。予時病瘧將死……"又自注詩云："元和十年閏六月至通州，染瘴危重。八月聞樂天司馬江州。"他的《聞樂天授江州司馬》詩也説："殘燈無焰影憧憧，此夕聞君謫九江。垂死病中仍悵望，暗風吹雨入寒窗。"他並爲自己安排了後事。[178] 劉禹錫也曾在嶺表染瘴發瘧，其《謝上連州（今廣東連縣）刺史表》説："臣自發柳州，便染瘴瘧，扶策在道，不敢停留。"（《劉夢得文集·外集》卷九）符載在江西旅途中也得過瘧病，其《寄南海王尚書書》説自己"一昨徑理扁舟，遠離潯陽，不畏道路，時伸賀禮。屬船隘熱劇，飲食江水，度廬陵百餘里，防護無術，痁疾動作，藥物荒乏，鄰於委踣。以今月十八日達南康，使醫工診視，了未蠲愈……"[179]

蘇轍在知績溪縣（今安徽績溪）時，也曾苦於瘧疾。他得的是三日瘧："偶成三日寒兼熱。"（《病中郭尉見訪》）他又有《復病》三首，由此推測他這次的瘧病已經痊愈或緩解，但在經過一段時期後，他的瘧病又再次發作了，發病時間則在早晚："肝脾得寒熱，冰炭迫晨暝。"（《答王定國問疾》）他形容説："寒作埋冰雪，熱攻投火湯。"（《復病三首》之二）由《復病》第三首來看，他的病程還相當長："一病五十日，復爾當解官。"[180] 二程的母親可能就是死於惡性瘧。程頤《上谷郡君家傳》："夫人自少多病，好方餌修養之術，甚得其效。從先公官嶺外，偶迎凉露寢，遂中瘴癘。及北歸，道中病革。"[181] 宋嚴用和《濟生方·諸瘧門·諸瘧論治》説："或乘凉過度，露卧濕處……遂成此疾。" 透露了有不少瘧病患者有乘凉露宿的經驗。南方夏秋之間，蚊蚋猖獗，因露宿而爲蚊蟲叮咬，感染瘧疾

---

[178] 白居易《與微之書》："僕初到潯陽時，有熊孺登來，得足下前年病甚時一札，上報疾狀，次叙病心，終論平生交分。且云：危惙之際，不暇及他，唯收數帙文章，封題其上，曰：他日送達白二十二郎，便請以代書。"

[179] 符載《寄南海王尚書書》，見《文苑英華》（北京：中華書局，1966）。

[180] 按《復病三首》云："病作日短至，病消秋氣初。""日短至"通常指冬至，但在冬至時染疾的機會較小。又其三云"一病五十日"，則此處"日短至"不可能是冬至，而是夏至，夏至到立秋（"秋氣初"）約四十五日有餘，因此説"一病五十日"。

[181] 若二程之母發病的時間再遲些，發作於北歸道中，就是所謂的"回頭瘴"了。

並不足爲異。這種致病的途徑在今日的流行病學上還是屢見不鮮的。[182] 二程之母極可能就是這樣致瘧的。秦少游有《譴瘧鬼文》一篇，云"邗溝處士秋得痎瘧之疾"（《淮海集》卷三一），據此推測他可能也患過瘧疾。北宋末范致祥任官南安軍（今江西大庾），病瘧死於當地。1986年河南方城縣古莊店鄉金湯寨村范致祥墓出土的第四號石刻《宋故亡弟南安軍判官范仲和哀挽詞》有云："嗟汝平生最可傷，少年丹桂早芬芳，一門春色生常棣，萬里秋風起雁行。何事遠官留庾嶺，竟罹烟瘴殂蠻荒。"[183] 那麼，他極可能是因惡性瘧而喪命的。兩宋之際王洋《食鱠》詩："老妻生過計，爲我鱠鮮鱗……瘧餘病尚在，欲飫嫌膻腥。"[184] 可見他吃過瘧疾的苦頭。王之道《譴瘧鬼文》："予歲在甲寅（1134）夏五月病見他吃過瘧疾的苦頭。王之道《譴瘧鬼文》："予歲在甲寅（1134）夏五月病瘧，逾十日良已，而兒女輩自是多苦此疾，至丙辰（1136）夏而不能去。其熱焦火，其寒凝冰……自少以至長，由內以及外，一日而臥床者八人……九月予復苦寒熱，危與死鄰……"（《相山集》卷二八）則是王家大小八口都遭受了瘧鬼肆虐。李綱也有過痁瘧的經驗。[185] 趙鼎也曾苦於痁瘧。[186] 洪適的第三子也生過瘧病。[187] 胡宏的"長兄亡于瘴毒"[188]，陸九齡任"全州（廣西全州）州學教授，夏中得寒熱之疾，繼以脾泄，屢止屢作，竟不可療"[189]，都可能是因惡性瘧而導致死

---

[182] 何琦《近年來我國的瘧疾研究》說："在某些地區，如河南及山東等省，當地許多居民在夏季有露宿習慣。當中華按蚊達到足夠數量的時候，也可以引起嚴重的後果。"（《科學通報》1965年5月號，頁403）。《中國醫學百科全書·寄生蟲學與寄生蟲病學》，頁9。《瘧疾防治手冊》，頁97："夏秋露宿戶外，增加了人蚊接觸的機會……這些都可加劇瘧疾的傳播。"

[183] 見《文物》1988年第11期，頁61。南陽地區文物隊等《河南方城金湯寨北宋范致祥墓》一文。

[184] 《東牟集》（影印文淵閣《四庫全書》本）卷一，頁18。

[185] 《梁谿集》卷七四《乞宮祠奏狀》："臣仰迫天威，力疾就道，衝冒暑熱，得痢瘧之疾，久不痊愈。"卷一一五《與呂相公第六書別幅》："道途擾擾，且苦痁疾。"卷一二〇《與張柔直右司書》："區區行次南豐，被旨徑赴長沙，遂此改途。至清江，適瘧痢大作梗，羸劣殆不能支。"尚有其他記載，不必多引。

[186] 宋林季仲《竹軒雜著》（影印文淵閣《四庫全書》本）卷四，頁8，《與趙參政書》："某拜覆少傅相公丈鈞座……未知沿路勞頓，痁疾不至再作否？"

[187] 《盤洲文集》卷七五《第三子墓銘》；又卷七二《祭鄧提舉妻恭人文》稱其妻致死之病因爲"嵐薰霧染"，估計也是因瘧致死。

[188] 《胡宏集》（吳仁華點校本），《被召申省劄子》，北京：中華書局，1987，頁195。

[189] 《陸九淵集》卷二七《全州教授陸先生行狀》，頁316。

亡的。陸游在淳熙八年（1181）秋得了瘧疾，有《病瘧後偶書》一詩，病情也是纏綿不斷，正如其《病中夜興》詩所説那樣："病瘧秋來久未平。"兩年後他又寫了《予秋夜觀月得瘧疾，枕上賦小詩自戲》一首。[190]周密《癸辛雜識續集》卷上"江西術者奇驗"條説："咸淳甲戌（1274）之春，余爲豐儲倉，久以病痁不出。"[191]那麼他也受過寒熱之苦了。

　　當然還有更多在歷史上無名的瘧病患者。古代人已經對疾病在人群中的分佈作過一些值得注意的流行病學的觀察。曹植的眼光是相當銳利的，他看出來在疫癘流行期間，疫死的人們多具有特別的身份或屬於特殊的社會階層："建安二十二年（217）癘氣流行，家家有僵尸之痛，室室有號泣之哀。或闔門而殪，或覆族而喪。或以爲疫者鬼神所作，人罹此者，悉被褐茹藿之子，荊室蓬戶之人耳；若夫殿處鼎食之家，重貂累蓐之門，若是者鮮焉。"（《太平御覽》卷七四二《疾病部·疫癘》引）即大體上在傳染病暴發流行時，感疾喪命的多是些下層社會的窮苦人家。估計即因這些人生活條件較差，日常起居的環境較不衛生，而又因生活勞動的需要不得不暴露在疫區的範圍之内，以致個人及全家傳染而喪失了性命。曹植所提供的信息是很有意義的。就瘧疾的感染而言，從梅堯臣的《聚蚊》詩可以看出，確實富貴人家是比較不易染病的："貴人居大第，蛟綃圍枕席，嗟爾於其中，寧夸觜如戟？"而廣大的農民、貧戶就不同了。三國魏傅巽《蚊賦》："水與草其漸茹，育玆孽而蚊□。嘴味銳於秋毫，刺鋸利於芒錐，無胎卵而化孕生，搏物翼而能飛。肇孟夏以明起，訖季秋而不衰。衆繁熾而無數，動群聲而成雷。肆慘毒於有生，乃飡膚體以療飢，妨農功於南畝，廢女工於杼機。"[192]雖然不知道蚊子叮咬爲人們帶來的可能的病害，只注意到它對農工生產的負面作用，但卻特別指出了男耕女織的這些下層社會的勞動生產者嚴重地受到蚊蟲的侵擾。北宋陸佃《埤雅》卷一一《蚊》説："蚊，民蟲；虻，氓蟲；田牧者病焉。"[193]指出蚊蟲叮咬的受害者主

---

〔190〕　各詩繫年據錢仲聯《劍南詩稿校注》第 3 册，頁 1051、1055、1199。

〔191〕　《津逮秘書》14 集，169 册。

〔192〕　見《藝文類聚》卷九七《蟲豸部·蚊》引。作者名爲"傅選"。《三國志·魏書·傅嘏傳》稱嘏"伯父巽，黄初中爲侍中尚書"。今從《三國志》作"巽"。

〔193〕　引文據《益雅堂叢書》本，卷一一，頁 10。

要是農民。由此可推測，瘧疾患者當亦以農民爲最多。上引羅願
《新安志》説歙縣農民袒身耕作，蚊蟲撲緣，亦不得避。按《宋書·
孝義·郭世道傳》附子《郭原平傳》説其母“墓前有數十畝田，不
屬原平，每至農月，耕者恒裸袒。原平不欲使人慢其墳墓，乃販質
家資，貴買此田。”[194] 看來在南方，這種習俗由來已久。裸身勞作，
更易於爲蚊蟲侵犯，而農民實在也没有空去管蚊子的叮咬。宋洪舜
俞《平齋文集》卷八《憫農》詩云：“麥黃蠶登簇，秧青雨催耕，
農家竭作時，無工搏蚊虻。”[195] 今日流行病學提供給我們的訊息是：
感染發病的瘧疾病患，絕大多數是農民。[196] 看來這現象是由來已
久，自古已然。農夫之外，奴婢僕使等勞動者也一樣有較高的機會
感染疾疫。蘇東坡在惠州《與林天和》尺牘第十五首説：“瘴疫横
流，僵仆者不可勝計，奈何! 奈何! 某亦旬浹之間，喪兩女使。”李
綱《海康與許崧老書》：“自抵嶺海，幸與小子無恙。然從者物故過
半，瘴癘之鄉真可畏也。”又，《與李蕭遠郎中書》：“自寓瘴海，隨
行使令者物故過半。”[197] 章傑《嶺表十説》之七説：“北人之來嶺
南，婢僕多病瘴。蓋勞役之人，飲食乖度，晝多冒暑，夜多寢地；
又凡事不能忌慎，故先受其弊。既與之同休戚，宜加意戒之。”歸咎
於婢僕的生活條件差，又不多加留意。實際上是因爲他們勞作奔走，
接觸致病因素的機會較高的緣故，但“先受其弊”則是確切的報導。

在不同性别人群的疾病分佈上，現代醫學工作者指出瘧疾的發病
率是男多於女，這是由於暴露於致病因子的機會男高於女而產生了這
一結果。[198] 古人對於這點也有相當精到的觀察。釋繼洪《治瘴用藥
七説》之七：“《攝生方》謂南方男子多瘠，而婦女多肥；男子多弱，婦人
多力。此亦陽泄陰盛之驗也。故本土婦人不甚染瘴。”按鄭樵《通志》
卷六九《藝文略》第七《醫方類》第十《廣南攝生方》三卷，釋繼洪所
引當即此書。《嶺外代答》卷三“惰農”條説“深廣”地區“廣人皆半羸
長病，一日力作，明日必病，或至死耳”。卷四《風土門·廣右風氣》也

---

〔194〕 《宋書·孝義·郭世道傳》：“郭世道，會稽永興人也。”
〔195〕 《四部叢刊續編》本，卷八。
〔196〕 《瘧疾防治手册》，頁97。
〔197〕 見《梁谿集》卷一一○，頁114。又卷二四《初發雷陽有感二首》之一：“父子相
　　　 隨幸良厚，僕奴半死涕空潸。”
〔198〕 《中國醫學百科全書·流行病學》，上海：上海科學技術出版社，1984，頁5。

說桂林之南"人生其間,率皆半贏而不耐作苦"。卷一〇《蠻俗門·十妻》:"南方盛熱,不宜男子,特宜婦人。蓋陽與陽俱則相害,陽與陰相求而相養也。余觀深廣之女,何其多且盛也? 男子身形卑小,顏色黯慘;婦人則黑理充肥,少疾多力。"即大致上嶺表地區男性較多疾,而婦女則較少疾。

古代人們已知道瘧疾是可以傳染的。《東觀漢記》:"吏士常大病瘧,轉易至數十人,〔鄧〕訓身爲煮湯藥,咸得平愈。"(《後漢書·鄧禹傳》附子《鄧訓傳》注引)《三因極一病證方論》卷六還記載有"疫瘧"一詞:"病者發寒熱,一歲之間,長幼相若;或染時行,變成寒熱,名曰疫瘧。以歲運推之。"按《說文解字》:"疫,民皆病也。"《論衡·命義》:"溫氣疫癘,千戶滅門。"呂忱《字林》說疫是"病流行也"。[199] "疫瘧"當是包含瘧疾在內的傳染病暴發流行。今日的流行病學告訴我們:一個人群移入一個新的地區,對該地區原存的疾病沒有抵抗力,一旦感染,就可能會發生流行;在瘧區的人由於早年多患過瘧疾,均獲得相當程度的免疫力,而外地人,由於不具備免疫力,進入全瘧區後,不被感染的十分罕見。[200] 古代人常用水土不服來解釋,即所謂"民易水土,必至疾疫"(《三國志·吳書·陸遜傳》),可以說和現代醫學的認識正相暗合。從王棐所述方書說廣南地區:"南人生長其間,與水土之氣相諧。外之人入南者必一病,但有輕重之異。若久而與之俱化則可免矣。"(《嶺南衛生方·指迷方瘴瘧論》)及周去非所說:"北人至其地,莫若少食而頻餐,多衣而屢更,惟酒與色不可嗜也。如是則免乎瘴。然而腑臟日與惡劣水土接,毒氣浸淫,終當有疾,但有淺深耳。久則與之俱化。"(《嶺外代答·風土門·廣右風氣》)都可以看出這意思。

戰爭或大規模的調動民工和逃難所造成的大量人口的流動、遷移或聚集,往往可以引起瘧疾暴發流行或蔓延。這也是今日流行病學中的普遍認識。[201] 張從正指出:"治平之時,常瘧病少;擾攘之時,常瘧病多……蓋擾攘之時,政令煩亂,徭役紛冗,朝戈暮戟,

〔199〕 司馬光《類編》(上海:上海古籍出版社據汲古閣影宋鈔本影印,1984)卷七下引。
〔200〕 徐恩霖等主編《流行病工作手冊》,頁175,北京:人民衛生出版社,1986。中華醫學會《新中國瘧疾調查研究綜述》,《人民保健》1959年第4號,頁306。鍾惠瀾,前引書,頁651。
〔201〕 《中國醫學百科全書·寄生蟲學與寄生蟲病學》,頁9。

略無少暇……余親見泰和六年丙寅（1206）征南師旅大舉，至明年軍回。是歲瘴癘殺人，莫知其數？昏瞀懊憹，十死八九，皆火之化也。次歲瘧病大作，侯王官吏上下皆病，輕者旬月，甚者彌年。"

"故瘧常與酷吏之政並行：或酷政行于先，而瘧氣應于後；故瘧氣行于先，而酷政應于後。昔人有詩云：'大暑去酷吏。'此言雖不爲醫設，亦于醫巫之旨有以暗相符者也。以前人論瘧者未嘗及于此，故予發之。及知聖人立瘧之名，必有所謂云。"（《儒門事親·瘧非脾寒及鬼神辯》）他的看法跟現代的醫學知識可謂若合符節。按《金史·章宗紀》泰和六年"冬十月戊申朔，平章政事僕散揆督諸道兵伐宋"。這次起兵南下，據説是動員了全金國的力量："泰和舉天下全力，驅乣軍以爲前鋒。"（《金史·楊雲翼傳》）可見這次聚集、流動的人口是極可觀的。金軍越過淮水，深入今安徽、湖北境內。次年初僕散揆"以方春地濕，不可久留，且欲休養士馬，遂振旅而還，次下蔡，遇疾……泰和七年二月薨"（《金史·僕散揆傳》）。他死於什麼疾病，史書失載。而由元帥完顏匡統率道出唐、鄧的部隊，因"久圍襄陽，士卒疲疫"（《金史·完顏匡傳》），傳染病在戰地已經蔓延開來。因此回到北方後終於引起了張從正所報導的瘧疫暴發流行。我們可以確定，這是一次明顯的由南方瘧區帶回傳染源而引起的暴發流行。

歷史上在南方因戰爭、戍邊而徵調大量士兵以及從事配合軍事行動所必需的運輸等徭役的民夫，由於出入疫區而產生的嚴重的疾病（包括瘧疾在內）流行是相當多的。現將漢宋之間所發生的較明確的事件的有關記録依時間的先後開列如下：

1. 呂后七年（前181），趙"佗乃自尊號爲南越武帝，發兵攻長沙邊邑，敗數縣而去焉。高后遣將軍隆慮侯竈往擊之。會暑濕，士卒大疫，兵不能逾嶺"。（《史記·南越列傳》）

2. 漢武帝元光五年（前130），"唐蒙已略通夜郎，因通西南夷道，發巴、蜀、廣漢卒，作者數萬人。治道二歲，道不成，士卒多物故。"（《史記·司馬相如傳》）"當是時，巴蜀四郡通西南夷道，戍轉相餉，數歲道不通，士罷餓、離濕死者甚衆。"（《史記·西南夷列傳》）

3. 王莽天鳳元年（公元14），"遣平蠻將軍馮茂發巴、蜀、犍

爲吏士……擊益州，出入三年，疫疾死者什七。"　"吏士離毒氣死者什七。"（《漢書·西南夷傳》、《王莽傳》）

4. 天鳳三年（公元16），"更遣寧始將軍廉丹與庸部牧史熊大發天水、隴西騎士、廣漢、巴、蜀、犍爲吏民十萬人，轉輸者合二十萬人，擊之。始至頗斬首數千，其後軍糧前後不相及，士卒飢疫，三歲餘死者數萬。"（《漢書·西南夷傳》）

5. 漢光武建武十八年（公元42），"遣伏波將軍馬援、樓船將軍段志發長沙、桂陽、零陵、蒼梧兵萬餘人"　"南擊交址，軍至合浦而志病卒"。"交址土多瘴氣"，"在浪泊、西里間，虜未滅之時，下潦上霧，毒氣重蒸，仰視飛鳶跕跕墮水中"。"二十年（公元44）秋，振旅還京師，軍史經瘴疫死者十四五。"（《後漢書·南蠻傳》、《馬援傳》）

6. 建武二十四年（公元48），"武陵蠻寇沅陵……馬援率四將軍"，"將十二郡募士及弛刑四萬餘人征五溪"。次年"暑甚，士卒多疫死，援亦中病"，"卒於師。軍士多温濕疾病，死者太半"。（《後漢書·光武帝紀》、《馬援傳》、《宋均傳》）

7. 漢獻帝建安十三年（208），"曹公入荆州"，"自江陵征〔劉〕備"。周瑜曰：操"驅中國士衆遠涉江湖之間，不習水土，必生疾病"。"公至赤壁"，"時曹公軍衆已有疾病"，"於是大疫，吏士多死者"。"大破曹公軍，公燒其餘船引退，士卒飢疫，死者大半。"（《三國志·周瑜傳》、《魏武帝紀》、《吳主傳》）又，"孫權率衆圍合肥。時大軍征荆州，遇疾疫，唯遣將軍張喜單將千騎，過領汝南兵以解圍，頗復疾疫。"（《蔣濟傳》）

8. 建安十四年（209），曹操令曰：自"頃已來，軍數征行，或遇疫氣，吏士死亡不歸"。（《魏武帝紀》）

9. 建安二十年（215），甘寧"從攻合肥，會疫疾，軍旅皆已引出"。（《三國志·甘寧傳》）

10. 建安二十二年（217），司馬朗"與夏侯惇、臧霸等征吳，到居巢，軍士大疫，朗躬巡視，致醫藥，遇疾卒，時年四十七"。（《三國志·司馬朗傳》）

11. 吳大帝黃龍二年（230），"遣將軍衛温、諸葛直將甲士萬人浮海求夷州……得夷州數千人還。"　"權欲遣偏師取夷州及朱崖，皆以諮〔陸〕遜，遜上疏曰：'……民易水土，必致疾疫'……權遂征夷州，得不補失。""初，權將圍珠崖及夷州，皆先問〔全〕琮，琮曰：'……殊方異域，隔絕障海，水土氣毒，自古有之，兵入民出，必生疾病，轉相污染，往者懼不能反……'權不聽，軍行經歲，士眾疾疫死者十有八九。"（《三國志·吳主傳》、《陸遜傳》、《全琮傳》）

12. 吳大帝赤烏五年（242），"秋七月遣將軍聶友、校尉陸凱以兵三萬討珠崖、儋耳。是歲大疫。"（《吳主傳》，又參上條《陸遜傳》及《全琮傳》）

13. 魏少帝芳嘉平五年（253），"吳大傅諸葛恪""大發州郡二十萬眾""圍合肥新城"，"攻守連月，城不拔，士卒疲勞，因暑飲水，泄下流腫，病者大半，死傷塗地。"（《三國志·三少帝紀》、《諸葛恪傳》）

14. 晉武帝太康元年（280），交州牧陶璜上言："臣所統之卒本七千餘人，南土暑濕，多有毒氣，加累年征討，死亡減耗，其見在者二千四百二十人。"（《晉書·陶璜傳》）

15. 隋文帝開皇九年（589），"甯氏，世爲南平渠帥，陳末以其帥猛力爲寧越（今廣西欽州北）太守。陳亡，自以爲與陳叔寶同日而生，當代爲天子，乃不入朝。隋兵阻瘴，不能進。"（《唐書·南蠻傳下》）

16. 開皇平陳之後，厙狄士文任貝州（今河北清河一帶）刺史，"發摘奸吏，尺布斗粟之贓，無所寬貸。得千人奏之，悉配防嶺南。親戚相送，哭聲遍於州境。至嶺南，遇瘴癘死者十八九"。（《北齊書·厙狄干傳》附子《厙狄士文傳》）

17. 開皇十七年（597），"桂州人李光仕舉兵作亂，令〔周〕法尚與上柱國王世積討之。法尚馳往桂州發嶺南兵，世積出岳州徵嶺北軍，俱會于尹州。光仕來逆戰，擊走之。世積所部多遇瘴，不能進，頓於衡州，法尚獨討之。"（《隋書·周法尚傳》）

18. 隋煬帝大業四年（608），"遣武賁郎陳稜、朝請大夫張鎮州率兵自義安（廣東潮州）浮海""擊流求，得虜數萬。士卒深入，蒙犯瘴癘，餒疾而死者十八九。"（《隋書·東夷·流求國傳》、《食貨志》）

19. 唐玄宗天寶十二年（753），"劍南節度使楊國忠執國政，仍奏徵天下兵，俾留後侍御史李宓將十餘萬，轉餉者在外，涉海瘴死者相屬於路。"（《舊唐書·南蠻·南詔蠻》）

20. "廣德（763～764）、建中（780～783）間，吐蕃再飲馬岷江，常以南詔爲前鋒……蜀兵折刃吞鏃，不能斃一戎。戎兵日深，疫死日衆，自度不能留，輒引去。"（《唐書·突厥傳上》）

21. 憲宗元和十五年（820），"山谷諸黃，世自聚爲豪……或叛或從。容、桂二管利其虜掠，請合兵討之……遂斂兵江西、岳、鄂、湖南、嶺南，會容、桂之吏以討之，被霧露毒相枕藉死，百無一還。" "邕、容兩管因此凋弊，殺傷疾患，十室九空……所發諸道南討兵馬，例皆不諳山川，不伏水土，遠鄉羈旅，疾疫殺傷。臣自南來，見說江西所發共四百人，曾未一年，其所存者，數不滿百；岳、鄂所發都三百人，其所存者，四分纔一；續添續死，每發倍難。"（韓愈《唐正議大夫尚書左丞孔公墓誌銘》、《黃家賊事宜狀》、《唐書·孔巢父傳》附從子《孔戣傳》）

22. "南蠻自大中十二年（858）以來，火邕州，掠交阯，調華人往屯"，"安南久屯，兩河銳士死瘴毒者十七，懿宗咸通六年（865）宰相楊收議罷北軍"。（《唐書·南蠻傳中》、《楊收傳》）

23. 盧攜說僖宗："咸通（860～873）以來，蠻始叛命，再入安南、邕管，一破黔州，四盜西川，遂圍盧耽，召兵東方，戍海門，天下騷動，十有五年……中藏空虛，士死瘴癘。"（《唐書·南蠻傳中》）

24. 僖宗乾符六年（879），黃巢在嶺南，"會賊中大疫，衆死什四，遂引北還"。（《唐書·逆臣下·黃巢傳》）

25. 僖宗廣明元年（880），淮南高"駢令大將張璘渡江討賊，屢捷"。"巢數卻，乃保饒州（今江西鄱陽），衆多疫。" "春末，賊在信州（今江西上饒）疫癘，其徒多喪。"（《舊唐書·僖宗紀》、《唐書·逆臣下·黃巢傳》）

26. 昭宗大順元年（890），陳敬瑄"將士皆爲〔王〕建俘，城中謀降者，〔田〕令孜支解之以怖衆。會大疫，死人相藉"。（《唐書·叛臣下·陳敬瑄傳》）

27. 昭宗景福元年（892），"楊行密屢敗孫儒兵……儒食盡，士卒大疫"，"儒病疽"。"六月行密聞儒疾瘧"，"病甚，股弁不能興"，"戊寅，縱兵擊之……儒軍大敗"。(《資治通鑑》卷二五九，《唐紀》七十五，昭宗景福元年、《唐書·孫儒傳》)

28. 宋太宗太平興國六年(981)，"交州行營破賊于白藤江口……會炎瘴"，"士卒死者十二三"。"轉運使許仲宣驛聞，詔班師。"(《宋史·太宗紀一》、《許仲宣傳》)

29. 仁宗慶曆四年（1044），"帝謂輔臣曰：'湖廣擊蠻吏士，方夏瘴熱，而罹疾者衆，宜遣醫往爲胗視。'"(《宋史·兵志十》)

30. 仁宗"皇祐三年（1051）五月二十六日內降劄子，臣寮上言：臣昨南方州軍連年疾疫瘴癘，其尤甚處，一州有死十餘萬人"。(林億等進《外臺秘要方》表)

31. 英宗治平二年（1065），"詔：頃以東兵戍嶺南，冒犯瘴癘，得還者十無五六。自今歲滿，以江、淮教閱忠節、威果代之。"(《宋史·兵志十》)

32. 神宗熙寧九年（1076），"交阯寇廣南，陷邕、欽、廉"，"郭逵敗交阯於富良江，獲其偽太子洪真"。"凡征安南兵十萬、夫二十萬，冒暑涉瘴，死亡過半，存者皆病瘁。"其中"運糧死者八萬，戰士瘴死十一萬，餘得二萬八千人生還，尚多病者"。(《宋史·郭逵傳》、范祖禹《范太史集·檢校司空左武衛上將軍郭公墓誌銘》、程頤《河南程氏遺書·洛陽議論·正叔論安南事》)

33. 神宗熙寧十年（1077），沈披"任閩中，嘗擁兵捕山寇，過漳浦，軍人皆感瘴。用此〔方〕治之，應時患愈"。[202]

34. "郭逵南征，建所得廣源峒爲順州"，陶弼"留知順州。州去邕二千里，多毒草瘴霧，戍卒死者十七八，弼亦疾甚"，"終於官"。(《宋史·陶弼傳》、《外國·交阯傳》)

35. 神宗元豐三至五年(1080～1082)，"瀘州（今四川瀘州）夷乞弟侵擾，詔邊將討之。""乞弟平，班師。""軍士屯瀘州歲餘，罹瘴疫物故者六七千人。"(《宋史·神宗紀》、司馬光《涑水紀聞》)黃庭堅《朝奉郎致仕王君墓誌銘》："討乞弟師還，以瘴癘不能隨師者萬人，且棄死夷地矣。君請以運糧虛舟載之，分責使臣將護醫粥，以卒之存亡爲殿最，

---

〔202〕 見沈括《蘇沈良方》（影印文淵閣《四庫全書》本）卷三《治瘴》。

所全活者十七八。"(《豫章黃先生文集》卷二二)

36. 孝宗淳熙七年（1180），"黎州（今四川漢源北）五部落蠻"之變，"調綿、潼（今四川綿陽、三台）之軍二千八百人，急於星火，夜行百三四十里。蠻人已退，而官軍冒暑遠涉，疲勞病瘴……敗死者四百餘人，瘴疫死者不在其數"。(《建炎以來朝野雜記》卷一九《庚子五部落之變》)

37. 理宗寶祐六年（1258），李曾伯《可齋續藁後·奏邊報及乞兵》："得邕倅趙立十四日書，其辭頗急迫。本司今年調兵萬人在邕，苦於瘴癘，立以爲要用之兵僅千餘人。"[203]

38. 理宗開慶元年（1259），"江淮諸路官兵入嶺……炎方烟瘴，易至染疾，斃者相枕藉。桂林雖號清淑，今亦有氣候矣。如邕、欽、宜，則毒霧熏蒸，有全軍而損其半者。"（《可齋續藁後·回奏庚遞宣諭》）"敵人去冬及邕境，瘴死者固多……今聞敵之斃於瘴者固自不少；然我師去冬以瘴而故，祇邕管一處，亦三千餘人。自古南方用兵，上霧下潦，蓋所共苦。"（《回奏庚遞宣諭》）

39. 度宗咸淳七年（1271），劉敏中《平宋録·撫勞戰士》："襄陽之役，以數十萬衆頓於堅城下，經有四年，暑天炎瘴，攻守暴露，不戰而疫死者，無歲無之。"[204]

40. 端宗景炎二年（1277），《湖海新聞夷堅續志·符讖門·兵讖·永新兵禍》："永新（今江西永新）稱兵，安福（今江西安福）有胡秀才季立……中夜親見有緋衣神坐於城樓上，指揮鬼卒等去永新救援善良，毋使刀兵，瘰痢泛及。未幾，劉泗洲槃統軍經過，去征永新，闔邑罹禍，兵後所存民戶，百不及一，瘰痢又復盛行，死者無數，慘矣哉！"[205]

當然戍邊在非戰爭時期，即平時也是不斷的、長期進行的軍事活動，受調派往南方邊疆的戍卒大量地染疾致死的情況，因而也是長年不斷的。《唐書·張柬之傳》："出爲合、蜀二州刺史。故事，歲以兵五百戍姚州（今雲南北部），地險瘴，到屯輒死。柬之論其弊，曰：……宜罷姚州……"他這建議意在藉著罷州而撤除這支戍邊的

〔203〕 引文據影印文淵閣《四庫全書》本，卷七，頁64。

〔204〕 同上，卷下，頁4。

〔205〕 引文據金心點校本，北京：中華書局，1986，頁61。

部隊，以免除子弟兵年年疫死不歸的悲劇，但他的提議沒有被武則天所採納。於是這長久以來剝奪子弟兵性命的慣例也就延續了下去。

另外，南方在唐宋時期還發生過城市或軍隊駐扎營區因嚴重的瘴疫流行，而不得不搬遷移徙到另一個新地點的事件。《元和郡縣圖志》卷二九《江南道五》記載說漳州"初置於今漳浦縣西八十里，開元四年（716）改移就李澳川，即今漳浦縣東二百步舊城是。……乾元二年（759）緣李澳川有瘴，遂權移於龍溪縣置，即今州理是也。"在漳州西邊的汀州則係唐玄宗"開元二十四年（736）開福、撫二州山洞置"，"州初置在雜羅（今福建龍岩），以其地瘴，居民多死。大曆十四年（779）移理長汀（今福建長汀）白石村，去舊州理三百里。福州觀察使承昭所奏移也"。（《太平寰宇記》卷一二〇《江南東道十四·汀州》）

在西南方則有雅州。王象之《輿地紀勝》卷一四七《成都府路·雅州·景物下》雅安山條云："州治舊在其上，以有瘴，皇祐、景德間徙治山下。"按皇祐（1049～1053）爲仁宗年號，景德（1004～1007）爲真宗年號，二者相隔四十餘年；且皇祐在後，景德在前。此處當有誤，疑"祐"或是"朝"字之誤。

在嶺外，則有欽州遷進了新建的州城，《續資治通鑑長編》卷一〇〇仁宗天聖元年（1023）四月："欽州深在山谷間，土煩鬱，大多死瘴毒。推官建安徐的獻策於轉運使，請徙瀕水。轉運使以聞，且留的再任辦役。辛酉詔從其請。的短衣持挺，與役夫均食。築城郭，立候樓，爲戰守備。畫地居軍民，治府舍、倉庫、溝渠、廛肆。皆徐所爲。"到天聖三年（1025）五月己丑又"徙廣南宜州懷遠軍（今廣西三江南）於江口寨，以舊城多瘴癘，而江口可控扼安化蠻人出入也"。（同上，卷一三〇）雖然徙邑的目的在於取得軍事形勢上的優越位置，但疾病衛生因素也是極重要的考慮。次年五月"癸未詔徙南儀州（今廣西岑溪南）於岑雄驛，以舊州地險，中多瘴霧之毒，吏民歲死者衆故也"。（同上，卷一四〇）

按《宋史·仁宗本紀三》記載慶曆六年（1046），"春正月戊申，徙廣南戍兵善地，以避瘴毒"。"善地"即沒有或瘴毒稀少的處所。蘇軾在黃州《答畢仲舉》尺牘亦云："羅山素號善地，不應有瘴癘。"這是遷移駐軍戍所，以避瘴害。陳仁璧給了我們一個時代更早的具體事例，《興化軍（今福建莆田）廳壁記》："皇宋太平興國八年（983）秋七月，詔移軍於茲而建之……舊軍之地，山崗晝暝，溪流夏寒，屯彼師徒，時多瘴癘。旋聞上詔移之莆邑。"[206]

城市或軍營正是人口集中、往來或流動頻繁的聚落，較易於引起疾疫的暴發流行，導致人口的大量死亡。

瘧疾流行的時間和地域的分佈，無疑地和媒介蚊蟲的種類、地形、地熱、溫度、濕度等因素有極密切的關係。瘧疾的傳播媒介是按蚊（Anopheles），近年的調查和研究顯示，在我國境內存在的近六十種按蚊中，具有流行病學意義的媒介蚊種只有中華按蚊（An. sinensis）、雷氏按蚊嗜人亞種（An. lesteri anthropophagus）、微小按蚊（An. minimus）、大劣按蚊（An. dirus），舊稱巴拉巴蚊（An. balabacensis）、日月潭按蚊 An. candidiensis）、溪流按蚊（An. fluvia-tilis）等幾種，其中又以前四者尤其重要。中華按蚊除新疆、青藏高原外，遍佈全國各地，也最常見，主要孳生在水稻田及其灌溉系統的水域中，湖沼、池塘、窪地積潦也是其適宜的孳生場所。陸游《熏蚊效宛陵先生體》詩："澤國故多蚊。"正是湖沼地區真實情況的寫照。其數量在五、六月急速增加，到七、八月時達到最高峰。雷氏按蚊嗜人亞種主要分佈在北緯 33 度以南，西起四川，東到沿海的廣大地區。最常見孳生於有水草或植物的水坑、溝渠、稻田、池塘中，在八、九月間數量最多。微小按蚊分佈在北緯 33 度，特別是北緯 25 度以南的山地丘陵地區，孳生在流速緩慢、水質清涼的溪流岸邊雜草中，由於對孳生場所的要求較嚴，因此就限制了它的分佈，只見於山區而不見於平原地區。大劣按蚊分佈在桂南、海南島、滇南、藏東南等地，多孳生在遮陰良好的山澗岩石溪床凹陷所形成的窪地淺水中，雨後的積潦中也有。雨季後的九、十月是大劣按蚊數量的高峰期。日月潭按蚊的分佈地域大致與微小按蚊相近，多生在雜草叢生的荒田積水中，其次在多草（或稻）可遮陰的稻田、灌溉溝、溪溝和小片積水中。蚊口數量的多少與稻作季節和降雨季節的分佈有密切關係，在熱帶水稻可以兩作的地區，一年中甚至可以出現兩次數量的高峰。適宜瘧疾傳播的平均相對濕度在 60% 以上，當

---

[206] 見明弘治癸亥（1503）周瑛等著，清同治十年（1871）刊《重刊興化府志》卷二六《禮記·藝文志·紀載類·城府》，頁14。

相對濕度降到52%以下時，蚊蟲就停止了吸血活動。[207]

　　而我國的瘧區則可以分爲四個不同的地帶。（一）自然無瘧區，包括東南隅除外的青藏高原、東北的山區、乾旱的黃土高原以及伊犁河、喀什噶爾河流域的水稻區除外的西北邊疆荒漠高原地區。在這地區以外，則是其他三個瘧區。（二）北緯33度（大致上即秦嶺、淮河一線）以北地區，是一非穩定性的低瘧區，通常只有間日瘧，傳瘧媒蚊最主要的是中華按蚊，發病高峰多在八至九月。（三）北緯25度到33度之間的地帶，是非穩定性的中低度瘧區，間日、三日、惡生瘧都有，而以間日瘧爲主，山區較平原地區嚴重，傳播期可長達六到八個月，發瘧高峰期也在八至九月。（四）北緯25度（大致上即五嶺一線）以南的地帶，平原地區是非穩定的中、低瘧區，山區則是穩定的高瘧區和全瘧區。四種瘧疾都有，幾乎全年都可傳播瘧疾，八到十月是發病高峰期，地屬熱帶的海南島則在五至六月。[208]

　　根據上述的訊息，我們就可以比較明確有效地掌握古人對瘧疾流行的時間和地域分佈的認識。我們可以確定，古代人已經清楚地瞭解到瘧疾的傳染或蔓延具有季節性的昇高現象。《左傳》定公四年（前506）春三月，晉荀寅說：「水潦方降，疾瘧方起。」春季間已有瘧疾爲害，而秋季纔是發病的高峰期。《周禮‧天官‧疾醫》：「掌養萬民之疾病。四時皆有癘疾：春時有痟首疾，夏時有癢疥疾，秋時有瘧寒疾，冬時有嗽上氣疾。」《禮記‧月令》說在「孟秋之月」「行夏令……則民多瘧疾。」《素問‧金匱真言論》也說：「秋善病風瘧。」都表示瘧疾最爲流行的季節是在秋天。《桂海虞衡志‧雜志》說：「邕州（今廣西南寧）兩江，水土尤惡，一歲無時無瘴，春曰青草瘴，夏曰黃梅瘴，六、七月曰新禾瘴，八、九月曰黃茅瘴。土人以黃茅瘴爲尤毒。」與今日的調查瘧疾傳播期幾乎全年都是，而八到十月是發病高峰期正相符合。上引王安石《送李宣叔倅漳州（福建漳州，正在北緯25度線南）》詩說「瘴癘春冬作」，正說明了當地瘧疾傳播期長，即使在冬季也可以發病。宋陳復齋有詩說福建惠安（今福建惠安，北緯25度線稍北）「藍水秋來八九月，芒花山瘴一齊

---

〔207〕　《瘧疾防治手冊》，頁96。
〔208〕　《中國醫學百科全書‧寄生蟲學與寄生蟲病學》，頁9。《瘧疾防治手冊》，頁102～104。

發"[209] 以及往來嶺南者常稱"黃茅瘴"，也都表明了秋季是發病最多的時期。

楊億説："嶺南諸州多瘴毒，歲閏尤甚。"（《宋朝事實類苑》卷六一《風俗雜誌》引《楊文公談苑》）洪适在嶺南所撰《禱東廟文》："説者謂閏歲多瘴。"又，《秋饗諸廟文》也説："説者謂：逢閏必瘴。"則當時人們認爲在嶺表地區的瘧疾流行還存在著較明顯的周期性的大流行或暴發。如以古代曆法的置閏方式即十九年七閏來看，則平均約每兩年八個半月就有一次嚴重的瘧疾流行出現。但這種看法是否精確可靠，目前還沒有辦法判斷。

在流行地域方面，上引《漢舊儀》説"顓頊氏有三子,生而亡去爲疫鬼,一居江水,是爲虐(瘧)鬼"。這則神話交代了瘧疾的病因,也透露了遠古時代的江南或南方就是遠甚於北土的瘧疾流行地區。上引孫萬壽"江南瘴癘地"句及李覯《聞女子瘧疾偶書二十四韵寄示》"江南多此疾"句,也都可以跟這一神話互相發明。而上引《後漢書·楊終傳》則表示淮水流域已是"障毒"爲患的地帶。上述古人認爲是致瘧之因的瘴氣或嵐霧的分佈主要在南方,這點無疑也迂迴間接地告訴了我們,古代人已明白地觀察到:南方,相對於北土來説,是個瘧疾盛行的地區。新石器時代的考古發掘工作揭露了長江流域及其南方地區遠古以來的農作物就是水稻。[210]《周禮·夏官·職方氏》:"東南曰揚州其穀宜稻","正南曰荆州……其穀宜稻"。（《逸周書》卷八《職方》篇與此相同)《淮南子·地形》:"江水肥仁而宜稻","南方……其地宜稻"。《史記·貨殖列傳》記"江"、"淮以南"的"楚、越之地"的居民多是"飯稻羹魚"的。《漢書·地理志下》説"巴、蜀、廣漢"也是"民食稻魚"的地區。上述中華按蚊等傳瘧媒蚊等與稻作有關,從這點也可以

---

[209] 寧波天一閣藏明嘉靖刊《安溪縣志》卷一《輿地類·風俗·氣候》頁16引。上海：上海古籍出版社影印本，1982年重印。

[210] 新石器時代中期長江中游的大溪文化,杭州灣地區的河姆渡文化,太湖流域的馬家浜文化以及新石器時代晚期長江中游的屈家嶺文化、青龍泉三期文化,修水山背遺址,太湖流域的良渚文化,東南沿海地區的曇石山文化、石峽文化,雲南賓川白羊村遺址等均發現人工種植的稻的遺存。見《新中國的考古發現和研究》,頁125～169。最近在湖南澧縣彭頭山新石器時代早期遺址,發現了距今8200年～7800年之間的稻穀、稻殼遺存,雖尚待鑒定是否人工栽培的稻,但當時已有稻作農業是極可能的。見湖南省文物考古研究所《湖南澧縣彭頭山新石器時代早期遺址發掘簡報》、《湖南澧縣彭頭山遺址孢粉分析與古環境探討》二文,均刊於《文物》1990年第8期。

瞭解江、淮以南的南方被古代北方人視爲瘧疾流行的地區，並不足爲異。

長江流域的一些山區，如上引《後漢書》所説長沙零道舂陵鄉有"山林毒氣"之害，又《梁書》卷二一《殷鈞傳》："出爲……臨川（今江西東部）內史……郡舊多山瘴，更暑必動，自鈞在任，郡境無復瘧疾。"這些當多是微小按蚊在傳播瘧疾，多少也意謂山區的瘧疾流行程度較平原地區的要高些。方勺《泊宅編》卷中："虔州龍南（江南龍南）、安遠（江西安遠）二縣有瘴。"曾敏行則指出這裏的瘴害極嚴重："贛之龍南、安遠嵐瘴甚於嶺外。"（《獨醒雜誌》卷一〇）在西南富順監（四川富順）、瀘州（四川瀘州）、淯井監（四川珙縣）也是以"地多瘴疫"著稱的。（《續資治通鑑長編》卷八二，大中祥符七年九月甲辰條；卷八四，大中祥符八年四月己巳條）可以看出越靠南邊瘧疾流行越嚴重。

許洪《指南總論·論瘴瘧證候》説："此一證，二廣及漳州界上多有之，餘處無。"又《聖濟總錄》説："瘴氣獨盛於廣南。"這兩家的説法大致上跟近年北緯25度以南瘧區的劃分相符。在這個以惡性瘧爲主的高度流行區中，微小按蚊是主要的傳瘧媒介，其孳長生息的環境只限於山地及其附近，上述的"山瘴瘧"、"山毒"、"山溪毒氣"、"山林瘴霧"等引起的瘧疾，實際上就是山溪間微小按蚊叮咬的結果。

然而在嶺嶠以南，瘴瘧流行的程度因地點的不同，還有高低之分。例如《舊唐書·地理志》容州北流縣（廣西北流）條："縣南三十里有兩石相對，其間闊三十步，俗號'鬼門關'……其南尤多瘴癘，去者罕得生還。諺曰：'鬼門關，十人九不還。'"[211] 則認爲北流之南的地區，疾疫流行較爲嚴重。自然，古代文獻所提供給我們的流行情報，有時是相當不可靠的。例如白居易曾有詩説江西有瘴，在離開江西時更有"共嗟炎瘴地，盡室得生還"之感歎，給人的印象是：江州是個危險的瘴疫流行地區。但他在江州時給元稹的信裏卻説："江州風候稍涼，地少瘴癘，乃至蛇虺蚊蚋，雖有甚稀。"[212] 又使人產生江州是個不錯的地方的感覺，前後自相矛盾若此。白居易《和陽城驛》説"道州炎瘴地，身不得

---

[211] 按《太平寰宇記》卷一六七《嶺南道十一·容州》北流縣條下云："其南尤多瘴癘，去者罕得生。諺云：'鬼門關，十人去，九不還'……""十人"下多一"去"字。

[212] 元和十三年（818）四月十日《與微之書》，見《白居易集》卷四五。

生歸”，而《太平寰宇記》卷一一六卻說道州“大抵炎熱，元無瘴氣”。二者也大相抵牾。對嶺表的記錄也一樣。如杜甫《寄楊五桂州譚》詩：“五嶺皆炎熱，宜人獨桂林。”其後白居易又有《送嚴大夫赴桂州》詩說：“桂林無瘴氣。”自此以還，後人幾乎都說桂林無瘴。如張栻說：“靜江氣象開廓，風氣疏通，覺得無瘴癘。寒暄之候，殊不異湘中。”范成大《桂海虞衡志·雜誌·瘴》：“二廣惟桂林無之。自是而南，皆瘴鄉矣。”然而《宋史·兵志十》記神宗熙寧年間，“桂林以瘴癘，間徙軍於全、永（廣西全州、湖南零陵）”。上引李曾伯奏稿也說桂林“今亦有氣候矣”。又，宋人胡珵《道護錄》：“人言：‘春、循、梅、新，與死爲鄰；高、竇、雷、化，說著也怕。’（分別在今廣東陽春、龍川西、梅州、新興、茂名東北、信宜南、海康、化州）八州惡地，〔劉〕安世歷遍七州。”[213]《劉安世言行錄》記安世於“二廣間甲令所載稱遠惡州軍者，無所不至”。（《三朝名臣言行錄》卷一二《諫議劉公》引）按《慶元條法事類》卷七五《刑獄門·編配流役》中“名例敕”說：“諸稱遠惡州者，謂南恩（廣東陽江）、新、循、梅、高、雷、化、賓（廣西賓陽）、容（廣西容縣）、瓊（海南瓊山）州，昌化（海南儋縣西北）、萬安（海南萬寧）、吉陽（海南崖縣西北）軍。”[214]共十三個州、軍。而周去非卻說：“嶺外毒瘴，不必深廣之地。如海南之瓊管，海北之廉（廣西合浦）、雷、化，雖曰深廣，而瘴乃稍輕。昭州（廣西平樂）與湖南、靜江（桂林）接境，士夫指以爲大法場，言殺人之多也。若深廣之地，如橫（廣西橫縣）、邕（廣西南寧）、欽（廣西欽州）、貴（廣西貴縣），其瘴殆與昭等。獨不知小法場之名在何州……廣東以新州爲大法場，英州（廣東英德）爲小法場。”（《嶺外代答·風土上門·瘴地》）則對雷、化二州及海南各州、軍的看法與向來通行的意見又不相同；值得注意的是英州也沒有列在上引法典所刊載的“遠惡州軍”名單當中。另外，趙汝适《諸蕃志》卷下也說：“昌化……地無烟瘴、水潦之患。”[215]

　　按《續資治通鑑長編》卷一二〇，仁宗景祐四年（1037）六月“壬午廣南東、西路轉運使言：所部梅、春、循、新、邕、欽、融（廣西融水）、桂、昭、容、白（廣西博白）、瓊、崖等州皆烟瘴之地”。與上述各瘴害嚴重

〔213〕　《三朝名臣言行錄》（《四部叢刊》初編本）卷一二《諫議劉公》引。
〔214〕　據臺北新文豐出版公司影印静嘉堂文庫抄本，1976。
〔215〕　引文據馮承鈞撰《諸蕃志校注》，長沙：商務印書館，1940，頁147。

州、軍相提並論的還多出了融、桂、白三州。李綱《乞差撥諸項人兵奏狀》則稱"梅、循、惠、廣、端、康、封、梧、昭、賀等州,皆烟瘴深處"。(《梁谿集》卷六五)又揭出了惠、廣、端、康、封、梧等州。而南宋末番禺人李昴英卻説:"廣〔州〕山寬海巨,嵐霧散泄,故無瘴。"[216]

在這些"遠惡州軍"當中,春州這"大法場"是沒有什麼人懷疑的。李符説:"朱崖雖遠在海中,而水土頗善。春州稍近,瘴氣甚毒,至者必死。"(《續資治通鑑長編》卷二四太平興國八年四月壬子條)又,《宋史・刑法志三》:"廣南轉運司言:春州,瘴癘之地,配隷至者,十死八九,願停配罪人。"而英州雖稱"小法場",殆與春州實不相上下:"廣東路瘴癘惟英德府爲最甚,謂之'人間生地獄'。諸司公事欲速成者多送之。自非死罪,至即誣伏,亟就刑責以出。"(《宋史・刑法志二》)欽州也十分著名:"欽州深在山谷間,土煩鬱,人多死瘴毒。"(《續資治通鑑長編》卷一〇〇仁宗天聖元年四月,《宋史・徐的傳》)我們推測,大致上這是由於外來無免疫力的人到了這些地區,和帶蟲免疫的當地人雜處,因而引起嚴重的暴發流行而導致大量外來人死亡的結果。這樣,也給人們留下了這些地方是瘴癘高度流行地區的印象。

上文提葛洪《肘後方》裏有"度瘴散"一方,他認爲這藥方具有"辟山瘴惡氣"的效用,並指點了觀察瘴氣的要點。又説這藥"辟毒、諸惡氣,冒霧行尤宜服之"。不論這藥方是否真實有效,它説明了當時已經有意識地下功夫來配製藥劑,進行瘴疾的預防工作。白居易在江州《東南行一百韵寄通州元九侍御、澧州李十一舍人、果州崔二十二使君、開州韋大員外、庾三十二補闕、杜十四拾遺、李二十助教員外、竇七校書》詩有句云:"防瘴和殘藥,迎寒補舊襦。"又,《十二年(817)冬江西温暖喜元八寄金石凌到因題此詩》:"今冬臘候不嚴凝,暖霧温風氣上騰。山脚崦中纔有雪,江流慢處亦無冰。欲將何藥防春瘴?祇有元家金石凌。"則元氏有防瘴癘藥名"金石凌"。按元稹有《遣病十首》,第一首云:"服藥備江瘴,四年方一瘴。豈是藥無功?伊予久留滯。滯留人固薄,瘴久藥難制。"則在江陵時元稹曾服藥防瘴,所服或即"金石凌"。其配方是什麼,已難考出。但結果在第四年時元稹還是得了瘴癘,而且還不算輕。至於檳榔、酒等防瘴的作用,容後再叙。

---

[216] 見《文溪集》卷二《壽安院記》,頁11。道光二十年(1840)刊《粤十三家集》本。

在治瘧方面,《素問》有《刺瘧》一篇,提出了對各種不同症狀的瘧病的各種不同的刺法、取穴;並指明病患如果是"脈緩大虛"的,就"宜用藥",而"不宜用針"。更揭示了針刺治療必須掌握準確的時機。"凡治瘧,先發如食頃,乃可以治,過之則失時也。"今日醫學科學工作者的實驗已經證明針刺治瘧確實有效,同時《内經》首先揭舉的這一刺療時機更是不可違背的真實經驗。而《内經》所指出的合谷穴,孫思邈《千金要方》"灸瘧法"所舉出的大椎穴,以及宋王執中《針灸資生經》所說的:"大椎治瘧瘧久不愈","陶道治痎瘧,寒熱灑淅","合谷""治寒熱痎瘧"、"治身寒熱瘧病","大椎""治温瘧、痎瘧"[217] 等穴都是今日臨床證明有效的治瘧穴位。[218]

在服用藥物治療方面,自漢至宋已發展出針對各種不同症候的幾百種不同的藥方,使用的藥物種類的數量十分可觀。《本草經》已表示有些藥如蒐華"主治……温瘧"。但最值得注意的是常(恒)山、蜀漆(或蜀漆葉)及青蒿三味藥。《本草經》:"恒山,味苦寒。主治傷寒寒熱,熱發温瘧。""蜀漆,味辛平,有毒。主治瘧及逆道寒熱,腹中癥堅痞結。"《吳普本草》:"蜀漆葉,一名恒山。"《名醫別錄》:"恒山……生益州山谷及漢中","蜀漆……生江林山及蜀、漢中,恒山苗也"。按常山,別名黃常山、雞骨常山,爲虎耳草科、黃常山屬植物黃常山(Dichroa febrifuga Lour)的根,其苗或嫩枝葉稱蜀漆。[219] 自 1940 年代以來,化學、藥理、臨床醫學科學工作者已經證實常山所含的甲、乙、丙三種常山鹼的抗瘧療效,甲種與奎寧

[217] 見《針灸資生經》(影印文淵閣《四庫全書》本)卷三《瘧》,頁 63~64。

[218] 見羅榮翹《瘧疾的針灸治療法》,《北京中醫》第 3 卷 11 期,頁 27~28,1954 年 11 月。呂世琦《祖國醫學對瘧疾的認識和治療》,見《浙江中醫雜誌》1957 年 7 月號,頁 27。孫心楚、彭學川《針刺治療瘧疾 22 例臨床觀察》;又,王翹楚《針灸治療瘧疾的療效與辨證論治》。均見《浙江中醫雜誌》1958 年 8 月號,頁 5~6,7~8。

[219] 見樓之岑《常山的生藥鑒定》,《中華醫學雜誌》1954 年第 11 號,頁 869~870。高德明《涌吐藥(上)》,第(3)"常山",《浙江中醫雜誌》1957 年 9 月號,頁 43。中國醫學科學院藥物學研究所等《中藥志》第 2 冊,北京:人民衛生出版社,1982,二版,頁 515。又,《全國中草藥彙編》(上),北京:人民衛生出版社,1983,頁 744。王浴生主編《中藥藥理與應用》,北京:人民衛生出版社,1983,頁 1024。但曹元宇所輯注的《本草經》,頁 194 "恒山"條注 1 卻稱常山的學名爲 Orixa japonica, Thunb. 按這是芸香科植物"和常山"或"日本常山",又稱"臭常山"的拉丁學名。可參考高德明,上引文,頁 43 及上引《中藥志》第 2 冊,頁 515、518~519。樓之岑,前引文。姜周行《幾種中藥研究的近況》,《中華醫史雜誌》1954 年第 1 號,頁 31。

相等，乙、丙二種是奎寧的 40 至 150 倍。[220]《金匱要略》所載治瘧的 3 個藥方中就有 1 個"蜀漆散方"，方以所用的蜀漆爲名;《肘後方》中 32 個治瘧藥方中,使用常山的就有 14 個;《千金要方》的 40 個療瘧方中,使用常山、蜀漆,或兩者兼用的有 19 個,用常山或蜀漆命名的藥方有 5 個;《外臺秘要方》所列治瘧 94 藥方中,用常山或蜀漆,或兼用兩者的共有 61 個,以常山或蜀漆爲名的則有 37 個;《聖濟總錄》所收 262 個療瘧藥方內,含有常山或蜀漆或兩者的,共有 134 個,藥方名用常山或蜀漆的有 42 個。足見漢宋間已常用這味有效的藥來進行治瘧了。陶弘景注《本草經》說蜀漆:"云是常山苗,而所出又異者,江林山即益州江陽山名,故是同處爾。"(《經史證類大觀本草》卷一〇引)他不但注意到常山的產地,而且還特別揭示出其形狀和效用:"出宜都(湖北宜都)、建平(四川巫山),細實黃者呼爲雞骨常山,用最勝。"(同上)宋寇宗奭《本草衍義》也說:"常山,蜀漆根也 …… 如雞骨者佳。"[221]釋繼洪所列"截瘧散"也說常山要用"雞骨樣者良"。(《嶺南衛生方》卷中)唐代甄權《古今錄驗方》"療一切瘧大有驗朱砂丸方"特別指明要用"蜀常山",都強調了產地的重要性。夏侯拯"桃人常山丸方"也說"其常山須蜀者始堪使用"。(《外臺秘要方》卷五)

北宋蘇頌《本草圖經》說蜀漆、常山:"此二味爲治瘧之最要。"(《經史證類大觀本草》卷一〇引)李璆也極力強調常山治瘧的功效。釋繼洪《治瘧續說》:"常山乃瘴瘧要藥。李待制(璆)云:'欲去根本,非常山不可。'此說最當 …… 如上二方(截瘧散)並有神效,其功正在常山。"

在傳統醫學的療瘧藥物中，常山之外，另一經現代科學實驗、臨床研究證明有效的是青蒿。青蒿是菊科植物黃花蒿（Artemisia annnua L.），目前最早的記載見於 1973 年長沙馬王堆三號漢墓出土的帛書《五十二病方》中,用"青蒿大把二"來治牝痔,並說:"青蒿者,荆名曰萩。"[222]《本草經》:"草蒿 …… 一名青蒿。" 沒有

〔220〕 姜達衢《常山的化學》;金蔭昌《常山的藥理研究》。分別見《中華醫學雜誌》1954 年第 11 號,頁 871～872、873。高德明,前引文,頁 43。唐汝愚等《常山鹼乙與檳榔鹼的抗瘧試驗》,《上海中醫藥雜誌》1958 年 2 月號,頁 37～39。上引《中藥志》第 2 册,頁 517。王浴生,上引書,頁 1025。《四川中藥志》(成都:四川人民出版社,1980),第一卷,頁 261。又,薛愚主編《中國藥學史料》(北京:人民衛生出版社,1984)頁 430～431。
〔221〕 引文據顏正華等點校本,卷一一,北京:人民衛生出版社,1990 年,頁 70。
〔222〕 馬王堆漢墓帛書整組小組《五十二病方》,北京:文物出版社,1979,頁 88。又,《馬王堆漢墓帛書》〔肆〕(北京:文物出版社,1985),頁 55。

説它主治瘧疾，其後陶弘景以迄唐、宋各本草都未記載用青蒿療瘧。
倒是葛洪的一個藥方只用青蒿一味藥來治瘧。（《肘後方》卷三《治
寒熱諸瘧方》）其後《聖濟總錄》有八個治療藥方用了青蒿，另兩
個用了青蒿子；前者中有七個也同時用了常山，而不用常山的那個
藥方各爲"青蒿湯方"。青蒿的療瘧效用到南宋纔進一步受到人們的
注意。汪南容《治冷熱瘴瘧脈證方論·熱瘴治法》說熱瘴"祇用挑
草子之法"，即用針刺治療，然後"乃以青蒿水與服，應手而愈"。
（《嶺南衛生方》卷上）他指出："南方挑草子之法不可廢也。"又建
議"士大夫不幸而染熱瘴，亦祇得求南人針法以刺之"。周去非《嶺
外代答·風土門·瘴》也記錄了同樣的針刺和服青蒿水的治瘴瘧法，
但他還提到"青蒿散"這藥方："昔靜江府唐侍御家，仙者授以青蒿
散。至今南方瘴疾，服之有奇驗。"[223]

　　總之，到宋代爲止，古代中國人確實已經發展出了有效的物理
抗瘧療法，即針刺及藥物療法，發現了抗瘧生藥的有效品種。[224]

（二）日本血吸蟲病及恙蟲病

　　血吸蟲病和恙蟲病也是南土流行或較爲流行的疾病。血吸蟲病
在世界上也是爲害甚劇的寄生蟲病。目前在中國境內只存在日本血
吸蟲，即 Schistosoma Japanica Katsurada，因而把日本血吸蟲病簡稱
爲血吸蟲病。當患有血吸蟲病的人，家畜如牛、豬等以及野生動物
如鼠類等的含有血吸蟲卵的糞便排放或施用至湖澤、江河、溝渠、
水田中後，蟲卵遇水很快就孵化出毛蚴，游動於水中，並迅速找到
其獨特的中間宿主，即湖北釘螺（Oncomelania hupensis），鑽入螺體
內發育成爲尾蚴。尾蚴從螺體逸出後，浮游於水面，再鑽入其最終
宿主體內。這樣，就導致了其最終宿主的血吸蟲感染或血吸蟲病。
二十世紀初，古病理學家在古埃及第二十王朝時代（前 1250～前
1000）的兩具木乃伊的腎臟內發現了已經鈣化了的埃及血吸蟲卵，

---

[223]　近年利用青蒿療瘧，甚有成效。見李蔚普《青蒿的抗瘧療效》，《北京中醫》第 3 卷
　　　　第 9 期，1954 年 9 月號，頁 17～18。范太濤《青蒿素栓治療惡性瘧疾的臨床觀察》，
　　　　《新中醫》1988 年第 1 期，頁 35。青蒿研究組《抗瘧新藥青蒿素的研究》；又，中
　　　　藥研究所藥理研究室《青蒿的藥理研究》，均見《中國中醫研究院三十年論文選》，
　　　　北京：中醫古籍出版社，1986，頁 366～369、370～381。
[224]　見陸淵雷、何雲鶴《中醫治瘧的經驗》（《中醫雜誌》1955 年第 1 號），其摘要刊於
　　　　《中華醫學雜誌》1955 年第 3 號，頁 288～289。

人們纔得以知悉，十九世紀中葉發現的肆虐埃及多年的埃及血吸蟲病的歷史可以上溯到三千多年前。[225] 無獨有偶，在中國境内於 1905年確診出了第一個血吸蟲病例。在五十年代末，有人據此宣稱在中國境内血吸蟲病已有約六十年的流行歷史。[226] 但在此之前，醫學史工作者早已提出了血吸蟲病自三千多年前已經在中國流行的説法。[227] 到 1972 年和 1975 年先後在長沙馬王堆一號漢墓及江陵鳳凰山 168 號漢墓出土的兩具古尸内都檢出了日本血吸蟲卵，證實了在長江中游兩湖地區血吸蟲病至少已有二千多年的流行歷史。[228]

由於日本血吸蟲對其中間宿主的特異性要求極爲嚴格，只有湖北釘螺一種，而湖北釘螺不能在寒冷、乾燥的環境中生存、繁殖，只存活在北緯 33 度以南的地區，在這條地理分佈界線之北，是沒有血吸蟲病的，因此，血吸蟲病只流行於淮河以南的南方也不是偶然的。[229] 到五十年代末，在醫學工作者的努力下，發現北自淮河南岸的江蘇寶應縣，南到兩廣，西起川、滇，東到浙、臺的三百幾十個縣市都有血吸蟲病的流行或有血吸蟲病病例的報導。估計有近一千萬人的病患，而受到此病威脅的人口可高達一億人左右。[230] 醫學史

〔225〕 Marc Armand Ruffer, Studies in Paleopathology of Egypt. pp. 18 ~ 19. Chicago：University of Chicago Press, 1921.

〔226〕 見《五年來我國衛生事業大發展》，《上海中醫藥雜誌》1958 年 2 月號，頁 1 轉載1958 年元旦《人民日報》。

〔227〕 見范行準《中國預防醫學思想史》，北京：人民衛生出版社，1955，頁 3 ~ 4、19 ~ 21。

〔228〕 1972 年湖南長沙馬王堆一號漢墓出土古尸的肝臟、直腸及乙狀結腸組織中均發現了成堆的日本血吸蟲卵，每堆蟲卵數目從幾個到幾十個不等，最多的可達一百多個。見湖南醫學院主編《長沙馬王堆一號漢墓古尸研究》，北京：文物出版社，1980，頁 202 ~213、288 ~ 289。1975 年在湖北江陵縣鳳凰山 168 號西漢初期墓出土古尸的肝臟、迴腸末端、乙狀結腸和直腸壁内也發現了成堆的日本血吸蟲沉著，並形成蟲卵結節，導致死者生前出現日本血吸蟲性肝硬變。見武忠弼主編《江陵鳳凰山 168 號漢墓西漢古尸研究》，北京：文物出版社，1982，頁 20 ~ 21、162 ~ 189、216。

〔229〕 按湖北釘螺"孳生地區 1 月份平均氣温都在 0℃以上，全年降雨量都在 750 毫米以上"。(《血吸蟲病防治手册》，上海：上海科學技術出版社，1982，二版，頁 11) 1月份平均氣温 0℃的等温線正在北緯 33 度左右，我國的"日本血吸蟲病有嚴格的地理分佈界線，在北緯 33 度以北没有此病，因爲日本血吸蟲病的中間宿主釘螺不能在乾燥寒冷的環境裏生存繁殖。没有釘螺的地區或已消滅了釘螺的地區，就不可能有血吸蟲病流行"。(《中國醫學百科全書·流行病學》，頁 4)

〔230〕 錢信忠《總結群衆性的學術經驗爲迅速消滅五大寄生蟲病而奮斗》，《人民保健》1959 年第 1 號，頁 3。《當代中國的衛生事業》(上)，北京：中國社會科學出版社，1986，頁 227。按 1910 年代日本人曾在臺灣濁水溪流域從事調查，但只在牛、羊、狗等動物的糞便中找到血吸蟲卵，而没有發現血吸蟲病患者。見 Kaoru Morishita, Yoshitaka Komiya and Hisakichi Matsubayashi (ed.) Progress of Medical Parasitology in Japan, Vol.1 p. 197.

工作者在此之前已經瞭解到血吸蟲病在中國境內的廣泛流行，設想這樣一個廣泛流行的疾病在傳統文獻中不可能一點蹤影都沒有，他們在龐大的古代醫學資料中極力搜尋，企圖找出能夠確定是關於日本血吸蟲病的記載。大致上在學者之間有下列幾種看法。

　　范行準先生據傳統醫學中"蟲毒"、"水腫"部門的下血痢、吐血、腹水等記載，認爲有一些血吸蟲病被劃入了古典醫學的蟲毒和水腫門中去了。他雖然注意到"蟲"有許多不同的意義，也把其中的生殖系統疾病、迷信或巫術等部分和血吸蟲病區分開來，但他在沒有較充分的其他資料的支持下，把代表血吸蟲病的蟲跟殷墟甲骨文中的蟲字和《山海經》中的蟲聯繫了起來，主張在紀元前十五六世紀時已經發現了這一疾病，並且這種疾病盛行在古中國的西北地區，隨著南方的被征服，北土的人群南侵而向南傳播，到了晉代、南朝時，血吸蟲病在長江流域已相當猖獗，唐宋以降，更蔓延到了福建、嶺南、雲貴地區；而在血吸蟲病南移的同時，北方的地理變動卻使得它在當地失去了立足之地。[231] 日本學者宮下三郎也指出南宋楊士瀛《仁齋直指方論·蟲毒·蟲毒方論》："其候：面目青黃，力乏身痛，唇口乾焦，煩躁而悶，胸脅妨滿，肚脹皮堅，腹中輶輶，切痛如蟲嚙，又如蟲行，唾吐鮮血，小便淋瀝，大便膿血雜下……"中有許多類似日本血吸蟲病的症候。[232] 范行準先生這說法影響相當可觀，有不少的追隨者。例如姜春華先生大抵沿用其說，但在感染的途徑上作了補充，據《肘後方》、《千金要方》所載沙虱、水毒病的因涉水或入水洗浴而得病，以及感染後的皮膚症狀與受血吸蟲尾蚴侵入後所出現的皮炎相近似，而認爲這兩者其實就是血吸蟲病。[233] 其後李益三先生從感染途徑、流行地區、疾病症狀等方面進行了分析，宣稱《肘後方》等醫籍所記載的射工毒、溪（水）毒病就是今日的血吸蟲病。[234] 蔡景峰先生也表示《肘後方》所記載的中

〔231〕　范行準《有關日本血吸蟲病的中醫文獻的初步探討》，《中華醫學雜誌》1954 年第11 號，頁 862。又范氏，前引書，頁 3～4、19～21。

〔232〕　見宮下三郎，前引文，頁 131。

〔233〕　見所作《祖國醫學對血吸蟲病的認識及其防治方法》一文，《大衆醫學》1956 年 10 月號，頁 447～448。

〔234〕　見所著《祖國醫學對於血吸蟲病的認識及其治療藥物的探討》，《浙江中醫雜誌》1958 年 7 月號，頁 13～15。

溪毒或水毒、射工等病實際上就是血吸蟲病。贊同這種意見的學者也很多。[235]

爲了討論的方便起見，現把有關沙虱、水毒、射工等病的有關文獻摘錄如下。

關於射工，據上文引《漢書》等記載，它有蜮、短狐、短弧、水弩、狐蜮、鬼蜮等名，下列資料顯示，它還有射影、射蜮、水狐等別名。

《詩·小雅·何人斯》：“爲鬼爲蜮，則不可得。”毛傳：“蜮，短狐也。”陸德明《經典釋文》卷六《毛詩音義中》：“蜮……狀如鱉，三足，一名‘射工’，俗呼之‘水弩’，在水中，含沙射人。一云射人影。”孔穎達《正義》：“《洪範五行傳》云：‘蜮始鱉，三足，生於南越。南越婦人多淫，故其地多蜮。淫女或亂之氣所生也。’陸機《疏》云：‘一名“射影”，江、淮水皆有之。人在岸上，影見水中，投人影則殺之，故曰“射影”。南人將入水，先以瓦石投水中，令水濁，然後入。或曰：含沙射人皮肌，其瘡如疥是也。’”

《山海經·大荒南經》：“大荒之中……有蜮山者，有蜮民之國，桑姓，食黍，射蜮是食。有人方扞弓射黃蛇，名曰蜮人。”

東漢服虔《春秋左氏傳解》：“短狐，南方盛暑所生，其狀如鱉。古無今有，含沙射人，入皮肉中，其瘡如疥，遍身中，漫漫蜮蜮，故曰災。禮曰惑君則有。”（《周禮·秋官》序官《蟈氏》賈公彥疏引）

《搜神記》：“漢光武中平中，有物處於江水，其名曰蜮，一曰短狐。能含沙射人。所中者，則身體筋急，頭痛，發熱，劇者至死。江人以術方抑之，則得沙石於肉中。《詩》所謂‘爲鬼爲蜮，則不可測（按，當作“得”）’也。今俗謂之溪毒。先儒以爲男女同川而浴，淫女爲主，亂氣所生也。”

《玄中記》：“水狐者，視其形，蟲也，見其氣，乃鬼也。長三四寸，其色黑，廣寸許。背上有甲，厚三分許。其口有物向前如角狀。見人則氣射人，去二三步即射人。中十人，六七人死。”（《太平御

〔235〕 其所撰《肘後備急方的科學成就》（《新醫學雜誌》1979年1月）一文未見，其中有關血吸蟲病的討論，轉引自薛愚主編《中國藥學史料》頁187附注。持同一意見的相當多，如上引《長沙馬王堆一號漢墓古尸研究》（頁288），《江陵鳳凰山168號漢墓西漢古尸研究》（頁172～173），《當代中國的衛生事業》上冊（頁226）等。前二者也將“沙虱”列爲血吸蟲病。

覽》卷九五〇）

又唐人撰《郡國志》云："建州（今福建建甌）夢水有涉虱，又云獨蟲，一名蜮，似龜，射人。所中之處生瘡。"（《太平寰宇記》卷一一〇《江南東道十三·建州·建安縣》）

《抱朴子·登涉》："或問曰：'江南山谷之間，多諸毒惡，辟之有道乎？'抱朴子答曰：'中州高原，土氣清和，上國名山，了無此輩。今吳楚之野，暑濕鬱蒸，雖衡霍正岳，猶多毒螫也。又有短狐，一名蜮，一名射工，一名射影，其實水蟲也。狀如鳴蜩，狀似三合杯，有翼能飛，無目而利耳，口中有橫物角弩，如聞人聲，緣口中物如角弩，以氣爲矢，則因水而射人，中人身者卻發瘡，中影者亦病，而不即發瘡。不曉治之者煞人。其病似大傷寒，不十日皆死。又有沙虱，水陸皆有，其新雨後及晨暮前跋涉必著人，唯烈日草燥時差稀耳。其大如毛髮之端，初著人，便入其皮裏，其所在如芒刺之狀，小犯大痛，可以針挑取之，正赤如丹，著爪上行動也。若不挑之，蟲鑽至骨，便周行走入身，其與射工相似，皆煞人。"

《肘後方·治卒中射工水弩毒方》："江南有射工毒蟲……常在山間水中，人行及水浴，此蟲口中橫骨角弩唧以射人形、影則病。其診法：初得或如傷寒，或似中惡，或口不能語，或惡寒熱，四肢拘急，且可暮劇，困者三日齒間血出，不療即死。"巢元方《諸病源候總論·蠱毒病諸候·射工候》："初始證候，先寒熱，惡冷，欠㰦筋急，頭痛目疼，狀如傷寒，亦如中尸，便不能語，朝旦小蘇，晡夕輒劇，寒熱悶亂是也。始得之，四日可治，急者七日皆死；後者二七日，遠不過三七日皆死。其毒中人，初未有瘡，但惡風疹瘰寒熱，或如針刺。及其瘡成，初如豆粒黑子，或如火燒，或如蠼螋尿瘡，皆肉內有空，如大針孔也。其射人中頭面尤急，腰以上去人心近者多死；中人腰以下者小寬，不治亦死。雖不死，皆百日內乃可保瘥。又云瘡有數種，其一種中人瘡正黑如黶子狀，或周遍悉赤，衣被犯之，如有芒刺痛；其一種作瘡，久即穿陷，或鎮寒熱；其一種如火炙人肉，燆起作瘡，此最疾，數日殺人；其一種突起如石癰狀。俱能殺人，但有遲速耳。大都此病多令人寒熱，欠伸，張口，閉眼。此蟲冬月蟄在土內……"

《肘後方·治卒中沙虱毒方》："山間水多有沙虱，甚細，略不可見。人入水浴及以水澡浴，此蟲在水中著人身，及陰天雨行草中亦著人，便鑽入皮裏。其診法：初得之，皮上正赤，如小豆、黍米粒，以手摩赤上，痛如刺。三日之後，令百節強、疼痛，寒熱，赤上發瘡。此蟲漸入，至骨則殺人。自有山澗浴畢，當以布拭身數遍，以故帛拭之一度乃傅粉之也。"　"今東間水無不有此……比見嶺南人初有此者，即以茅葉茗茗刮去……已深者針挑取蟲子，正如疥蟲，著爪上映光方見行動郭義恭《廣也。"　又："雜用前中溪毒、射工法急救，七日中宜差，不爾則仍變成溪毒。"

郭義恭《廣志》："沙虱，色赤，大不過蟣，在水中，入人皮中殺人。"（《太平御覽》卷九五〇）

《肘後方·治卒中溪毒方》："水毒中人，一名中溪，一名中灑，一名水病。似射工而無物。其診法：初得之，惡寒，頭微痛，目注（《諸病源候總論》作"匡"，《外臺秘要方》引作"眶"，當據改）疼，心中煩懊，四肢振淅，骨節皆強，筋急，但欲睡。旦醒暮劇，手逆冷。三日則復生蟲食下瘡，不痛不癢……覺得急，當深視下部，若有瘡正赤如截肉者，為陽毒，最急；若瘡如蠡魚齒者，為陰毒，猶小緩。要皆殺人，不過二十日。欲知是中水毒，當作數升湯，以小蒜五寸（按：當是"升"之誤字），㕮咀，投湯中，莫令大熱，熱即無力。掠去浣滓，適寒溫以浴身，若身體發赤斑文者是也（"是也"二字據《諸病源候總論》，又《外臺秘要方》卷四〇引《肘後方》補）。"《諸病源候總論》卷二五《水毒候》："自三吳已東及南諸山郡、山縣有溪源處，有水毒病。春秋輒得，一名中水，一名中溪，一名中灑，一名水中病，亦名溪溫。令（按：當是"今"之誤）人中溪，以其病與射工診候相似，通呼溪病。其實有異，有瘡是射工，無瘡是溪溫……又云：若有發瘡處，但如黑點，繞邊赤，狀似雞眼，在高處難治，下處易治。無復餘異診。但同覺寒熱、頭痛，腰背急強，手脚冷，欠欹，欲眠，朝瘥暮劇，便判是溪病，不假蒜湯及視下部瘡也。此證者，至困時亦不皆洞利，及齒間出血。惟熱勢猛者，則心腹煩亂，不食而狂語……十餘日至二十餘日則死。"

《廣記》云："水弩之蟲，常自四月一日上弩，至八月卸之。見人影則射。"[236]

據昆蟲學者的考證，蜮實際上就是半翅目田鱉科的昆蟲田鱉

---

[236] 〔宋〕葉廷珪《海錄碎事》卷二二下《雜蟲門·水蟲卸弩》引。

（Belostoma deyrollii Vuill.）。[237]　這種昆種栖息在池沼等水中，靠捕食小魚、小蟲爲生，夜間則出水。當然田鱉是不會含沙（或氣）射人（或人影）而給人們帶來什麼疾病的。

主張上述沙虱、水毒、射工病是血吸蟲病的一項重要根據是感染的途徑，如“入水”、“入水浴”、“以水澡浴”以及“水毒”、“中溪”、“水中病”、“溪溫”、“涉虱”等名稱都表明了入水或涉水的活動使人染病，這與血吸蟲病患者因與疫水接觸，水中的血吸蟲尾蚴鑽進皮膚而得病是一致的。但上引資料，又有“射影”，“人在岸上，影見水中”，又“沙虱水陸皆有”，“陰天及雨行草中亦著人”等記載，則沙虱、射工病病人没有下水或未與疫水接觸，卻也能染病。這又怎麼解釋呢？其實我們認爲要説明這點也並不困難。當代醫學工作者的報告説，媒介血吸蟲病的湖北釘螺是一種水陸兩栖的螺類，它們既能浸處在水中，也可以爬行到岸上，附著於稻莖上以及岸邊雜草的葉上，或攀附栖息於水邊淺灘的蘆葦之上。[238]　在釘螺體中尾蚴大量逸出，水中尾蚴密度極高的情況下，即使在潮濕的洲灘上或沾有露水的河湖岸草地上行走，或采集蘆葉、捆扎、運送濕草，也可以感染血吸蟲病。[239]

其次發病的症狀，如“初得之，皮上正赤，如小豆、黍米粒”，“含沙射人，入皮肉中，其瘡如疥，遍身中，漫漫蛾蛾”，又唐孟詵《孟氏必效方》説：“初著有赤點如米。”按《史記·司馬相如傳》所載《上林賦》：“布濩閎澤，延曼太原。”又所載相如言封禪事遺劄：“非唯濡之，泛尃濩之。”“濩”有流散、流佈之意。那麼，服虔之意當是説短狐所射之瘡，就像疥一樣，流佈遍身。疥正是粟米粒般的丘疹，引起劇烈的瘙癢，可以蔓延於身體大部分的皮膚病。[240]　而在血吸蟲尾蚴侵入皮膚之後所引起的皮炎，正是紅點密佈，成爲丘疹，大小如綠豆，使患者感到奇癢的

---

〔237〕　胡經甫《圖書集成昆蟲名考》，燕京大學《文學年報》第6期，1940年11月，頁328。

〔238〕　Asa C. Chandler, Introduction to Human Parasitology, 4th ed. , p. 233. New York：John Willey and Sons, 1930.　又見小宮義孝《關於血吸蟲病防治工作的意見書》，《中華醫學雜誌》1957年第4號，頁297，徐國清等《血吸蟲病在四川之分佈及其流行因素》，《中華醫學雜誌》1957年第7號，頁533。

〔239〕　血吸蟲病研究委員會《湖沼地區防治血吸蟲病的經驗》，《人民保健》1960年第2號，頁89。《血吸蟲病防治手册》，頁19。

〔240〕　見《中醫大辭典·外科骨傷五官科分册》，北京：人民衛生出版社，1987，頁166。

症狀。[241] 而"身體發赤斑文"則類似尾蚴在人體內引起的過敏性體徵,即蕁麻疹或風疹塊。[242]

再則是惡寒、發熱、頭痛等症候,也與急性血吸蟲病的症候相同;加上上述各資料所説的流行地區,在江淮水、南方、南越、嶺南及在今江蘇、浙江、福建的山區郡縣,也正是在當代血吸蟲病流行區域的範圍之内。因此據而主張沙虱、射工、水毒等病就是今日的急性血吸蟲病,並不是完全没有根據的生搬硬套。

然而,再進一步地分析上列的相關資料,我們就會發現,問題並没有這麼簡單。當代的醫學病例報告表示恙蟲病(或沙虱熱)的早期臨床體徵一樣可以出現全身皮膚上散佈有大小不等的紅色丘疹或斑疹,而且一樣發癢。同時也有明確的發冷、寒戰、發高熱、頭痛劇烈等症狀,而當代的流行病學資料顯示,浙江、福建、臺灣、廣東、廣西、海南、四川、貴州、雲南等南方地區是恙蟲病的主要分佈地區。[243]

這樣,只憑上述的討論,我們把沙虱、射工、水毒病判斷爲今日的恙蟲病,也不能説是毫無道理。當然,我們還得就感染途徑作出交代來。

按恙蟲病或沙虱熱又名叢林斑疹傷寒,是由恙蟲立克次體所引起的急性發熱性斑疹傷寒狀傳染病。它是自然疫源性疾病,我國的主要傳染源是田鼠、溝鼠、黄胸鼠、家鼠、食蟲鼠等鼠類;傳染媒介則是以恙蟎(或稱沙蟎),以地里恙蟎和紅恙蟎爲主,多爲紅色。恙蟎主要孳生在陰暗、潮濕的叢林邊緣、溪溝、江河沿岸的灌木雜草叢生、鼠類出没的場所。當人經過這些潮濕的水邊灌叢草地時,恙蟎的幼蟲因人呼氣中二氧化碳的刺激作用而感覺出有宿主正在接近,於是爬到人身上短期寄生,叮咬吸取人體的組織液及淋巴液,幾天後離開宿主而去。[244] 上列文獻提及"水陸皆有"、"人在岸上,

[241] 江蘇省無錫血吸蟲病防治所等《急性血吸蟲病的臨床觀察(96例)》,《中華醫學雜誌》1956年第5號,頁463~464。《血吸蟲病防治手冊》,頁85。鍾惠瀾,前引書,頁896。
[242] 徐紀法《紹興蘭亭區血吸蟲病防治工作隊報告》,《中華醫學雜誌》37卷10期,1951年10月,頁872。劉約翰等《急性血吸蟲病》,《中華醫學雜誌》1956年第4號,頁336。江蘇無錫血吸蟲病防治所等,前引文,頁464。《血吸蟲病防治手冊》,頁86。
[243] 《中國醫學百科全書·傳染病學》,頁72。鍾惠瀾,前引書,頁380、1252。
[244] 佐佐學《恙蟲病及恙蟲之研究》,《中華醫學雜誌》1956年第11號,頁1047。鍾惠瀾,前引書,頁380。

影見水中"，"入水浴"或"以水澡浴"，或涉水，其實我們不應只注意是否入水或在水中，而重要的是在或經過水畔、水邊，即入水或在溪流岸邊取水都得經過濕度較高的岸邊地帶，這樣就提供給恙蟎侵襲的機會而導致疾病。

然則根據同樣的一批資料，我們可以把沙虱、射工、水毒病看成是現代醫學所說的恙蟲病。而急性血吸蟲病和恙蟲病是絕不容相混的兩種不同的疾病。那麼，這問題該如何解決呢？1955 年，朱師晦先生從上引《抱朴子》、《肘後方》的沙虱病的資料中進行了感染途徑、恙蟎的鑒別、"百節強痛、寒熱、赤上發瘡"等臨床症狀、流行地區的檢討，主張"沙虱"病就是今日的恙蟲病。[245] 朱氏已指出"赤上發瘡"即恙蟲叮咬處發生潰瘍。雖然他沒有、而他所徵引的《肘後方》有關沙虱的這段文字也不容許他使用"焦痂"這一恙蟲病診斷學上的關鍵語詞，但他的論斷當是不容置疑的。次年康白先生對古代恙蟲病這一課題作了更細緻的討論，就提出了"焦痂"這一診斷恙蟲病所依據的最重要的臨床症狀，雖然他引用的也是《肘後方》的同一段記載。[246] 不過，無論如何"沙虱"病就是今天的恙蟲病，也就成了大多數學者都普遍接受的看法。

按康氏的論文已提到李時珍把溪毒、射工、沙虱毒三者通稱爲"沙病"。但這沒有引發他的注意，他沒有將三者一並探討，只單獨地將沙虱挑出來進行了鑽研。我們將三者合起來檢討就可以發現這三者大致上是同一種病。據上引葛洪、巢元方的記載，射工病和水毒病有極相近的臨床症狀，都有"寒熱"，"目疼"（或"目眶疼"），"四肢拘急"、"筋急"或"骨節皆強"、"筋急"、"要背急強"，"且可暮劇"等。其實這些都是恙蟲病的常見臨床症候。目疼或眼眶疼是由於眼球結膜充血造成的；周身疼痛，四肢酸痛，抽搐即"四肢拘急"、"骨節皆強"、"筋急"等症候；恙蟲病患者體溫可高達 39攝氏度~40 攝氏度以上，而下午比上午要高，也就是所謂的"且可暮劇"；另外患者有疲倦思睡或嗜睡、煩躁不安、惡心、不想進食、譫妄等體徵，即水毒病的"但欲睡"、"欲眠"、"心腹煩亂"、"心中

〔245〕 朱師晦《我國古代嶺南的恙蟲病》，《中華醫史雜誌》1955 年第 4 號，頁 251~253。

〔246〕 康白《論我國古代在沙虱熱方面的成就》，《中華醫學雜誌》1956 年第 11 號，頁 1027~1031。

煩燠"、"不食"、"狂語" 及射工病的 "欠伸"、"閉眼"、"悶亂"
等病狀；病患的氣促、心力衰竭、失語或言語不利等臨床表現，即
射工病的 "或似中惡"、"口不能語" 等症狀。[247]

另外,孫思邈提到兩個藥方:"五香散,治江南毒氣惡核射工中人
暴腫生瘡方"和"野葛膏,治射工惡核卒中惡毒方"。按北周姚僧垣
《集驗方》:"惡核病者,肉中忽有核,小者如豆粒,皮中慘痛,左右走,身
中壯熱瘭惡寒是也。此病卒然如(另本作'而')起,有毒入腹殺人。南
方多有此患。"按在絲蟲病的急性期内也常出現淋巴結炎症腫大的臨
床症候,發作時疼痛,並有壓痛感,即"肉中忽有核"、"皮中慘痛";淋
巴結節是可以移動的,因此説它會"左右走"。但絲蟲病一般預後尚
可。從"有毒入腹殺人"可以判斷"惡核病"不是絲蟲病,而當是恙蟲
病。[248] 即"射工惡核"實際上就是恙蟲病的重要病症之一的淋巴結腫
大。"南方多有此患"説明了常見流行的地域在南土。按姚僧垣父菩
提,"留心醫藥",僧垣"年二十四,即傳家業",爲梁武帝所重,"後領太
醫正"。其後西魏取荆州,僧垣因隨於謹北入長安。(《周書・藝術・
姚僧垣傳》)因此他説"南方多有此患"當是有親身聞見經驗爲據的。這
是射工病即恙蟲病的又一明證。

但更要緊的則是所發的瘡了,巢元方所錄醫書説射工的一種瘡是
"正黑如厴子狀,或周遍悉赤"。按《備急千金要方》卷七六《治三種射
工毒方》作"正黑如黛子,皮周邊悉赤",而《外臺秘要方》卷四〇引《備
急》作:"正如黑子而皮繞四邊突赤。"《千金方》"黛"當是"厴"之壞字
而致誤。而巢元方在《水毒候》裏也提到"發瘡處,但如黑點,繞邊赤,
狀似雞眼"。無疑地,這兩種病的瘡正是恙蟲病的"焦痂"。恙蟎叮咬
處最初並不引人注意,到潛伏期末,叮咬處出現小紅丘疹,而後形成水
泡,中央部位壞死、出血,並結成黑色痂皮,也就是所謂的"焦痂",焦痂

[247] 關於由恙蟲立克次體 (Rickettsia tsutsugamushi) 所引起的恙蟲病 〔在英語世界裏的
名稱有 scrub typhus (叢林斑疹傷寒或草莽斑疹傷寒)、Japanese river fever (日本江河
熱)、flood fever (洪水熱) 等名〕,其臨床症狀見吳英俊等《海南島的恙蟲病 (沙
虱熱) 二例報告》,《中華醫學雜誌》1956 年第 11 號,頁 1044 ~ 1045。符任才等
《祖國華南的恙蟲病 (65 例臨床分析報告)》,《中級醫刊》1957 年第 12 號,頁 4 ~
7。《中國醫學百科全書・傳染病學》,頁 72 ~ 73。鍾惠瀾,前引書,頁 381 ~ 383。
[248] 按急性血吸蟲病的臨床表現也可以有淋巴結腫大的體徵,但十分罕見;而恙蟲病淋巴
結腫大的發生率可高達病例的三分之一。因此"惡核病"當也不是急性血吸蟲病。鍾
惠瀾,前引書,頁 381、897。

邊緣稍稍隆起，周圍繞有紅暈，界線十分清楚，即所謂的“皮繞四邊突（隆起）赤”。痂皮脱落之後，中央凹陷形成潰瘍。焦痂可見於36.9%～98%的恙蟲病人，是診斷本病最具價值的體徵。[249] 上文説朱、康兩氏引用的葛洪所述沙虱病的資料“赤上發瘡”並沒有述及“黑點”、“黑子”或“正黑如黶子狀”，因此不當據此四字就説是焦痂。但“赤上發瘡”無疑當指沒有焦痂的潰瘍。又，《肘後方》説治沙虱要用治中溪毒、射工的方法來急救，同時説不這樣做，沙虱病會變成“溪毒”病。這也可以説明沙虱病就是射工、溪毒病，也就是恙蟲病。當然很重要的一點是恙蟎的發現，郭義恭和葛洪都指出了它是紅色的，形體極小，“大不過蟣”，或“大如毛髮之端”。要放在指甲上，“映光方見行動”。由於恙蟎在人身上寄生幾天，因此要捉住它，並不是不可能的。

此外，恙蟲病的來勢急，預後不佳，病死率相當高。上引《玄中記》説射工病死者是十之六七；葛洪説射工病“不十日皆死”，而沙虱若不挑出，“與射工相似，皆煞人”。這也有助於我們把射工病等視爲恙蟲病。

根據上面的討論，我們認爲，古代醫學文獻裏的射工、水毒病，儘管沒有像沙虱病那樣提出了疾病的傳播者，或提出的是不可靠的傳播者——射工蟲，但把它們看成跟沙虱病一樣，都是今日的恙蟲病是比較可靠的。當然我們也不排除有一些急性血吸蟲病被劃分到水毒、射工病中去的可能性。

由於文獻不足，我們很難確認歷史上某些人的疾病就是血吸蟲病。曾有學者主張對漢末三分天下局勢的形成具有關鍵性意義的赤壁之戰中，曹操一軍的失敗，很重要的因素就是急性血吸蟲病在曹軍中的流行。[250] 但戰役的時間正處冬季，並非急性血吸蟲病的發病時間，因此這一説法尚難成立。[251]

古人南行，不只擔憂瘴癘，對射工、沙虱也不得不加意提防。

---

[249] 《中國醫學百科全書·傳染病學》，頁73。

[250] 李友松《曹操兵敗赤壁與血吸蟲病關係之探討》，《中華醫史雜誌》1981年第11卷第2期，頁37～38。

[251] 《中華醫史雜誌》1982年第12卷第3期有三篇論文或劄記對李友松的説法提出了討論和批判，分别是初德維《曹操赤壁兵敗與血吸蟲病無關》（頁116）；季始榮《對〈曹操兵敗赤壁與血吸蟲病關係之探討〉一文的商榷》（頁124～125）；田樹仁《也談曹操兵敗赤壁與血吸蟲病之關係》（頁126～128）。

上引楚辭《大招》就是較早的一個例證。雖然這是對死者而發，但實際上是現實世界生活的反映。長沙馬王堆三號漢墓出土的木簡《雜療方》就記錄了好幾則在“荊南”地區旅行預防蟣射侵襲或祝咀蟣的法術。[252] 《抱朴子·登涉》篇也是應在東南山區的旅行者想要預防這些疾病感染之求而作的。宋之問《早發大庾嶺》詩就以嶺表“含沙緣澗聚”爲憂。[253] 白居易《送客南遷》詩特別警告這位朋友說：“水蟲能射影。”又，《送人貶信州（江西上饒）判官》詩也要他小心“溪畔毒砂藏水弩”。元積懷疑他病亡的小女兒是在南方遭“沙虱毒潛嬰”的。（《哭女樊四十韵》）在四川通州時他又擔心“滿身沙虱無防處”（《酬樂天得微之詩知通州事因成四首》）。熙寧年間張方平指出，殺害華北戰士的南方病害之一就是水弩、沙虱之類的疾病：“秦、渭馬軍、弓箭手，本備羌戎，皆是捍邊銳兵勁騎，有到京師，猶爲不服水土，輒生疾病。而乃驅之瘴霧沮洳之中……水多沙毒，草無藥秸。”（《樂全集·論討嶺南利害九事》）而在宋仁宗天聖二年（1024）披露了在湖南發生過大批戰士因感染“水弩”病死亡的事故：“湖南轉運使言：澧州（湖南澧縣）水南寨地多水弩射人，戍兵歲死者衆，請徙於臺宜林。從之，仍改寨名曰‘臺宜’。”（《續資治通鑑長編》卷一〇二）按恙蟲病的流行特點，雖然多屬散在性，呈點狀分佈，少有暴發流行，但當易感人群大批進入疫區時，也可能産生暴發流行。[254] 澧州水南寨戍兵大量病死或許就是這種情況。當然，由於缺乏戍兵病症的記錄，我們也不排除這次的“水弩”病是急性血吸蟲病的可能性，因爲考古學的證據顯示，荊湖一帶自西漢以來，就有血吸蟲病的流行。而當代的調查也揭露了荊湖一帶，包括洞庭湖在內的大小湖泊周圍和長江及其支流沿岸居民的感染率非常高，媒介的釘螺數量也十分可觀。[255]

（三）絲蟲病

在中國境內寄生於人體的絲蟲只有斑氏絲蟲（Wuchereria bancrofti）和馬來絲蟲（Brugia malayi）兩種，分別引起斑氏絲蟲病和馬

〔252〕 見《馬王堆漢墓帛書（肆）》，頁127～129。
〔253〕 宋之問《宋之問集》（《四部叢刊》續編本）卷上，頁14～15。
〔254〕 見徐恩霑，前引書，頁203。
〔255〕 《當代中國的衛生事業》上冊，頁228。

來絲蟲病。前者的主要傳播媒介是致倦庫蚊（C. pipiens fatigans Wiedemann）和淡色庫蚊（C. pipiens pallens Coquillett）；其當代的分佈主要是在山東、河南、蘇、皖、鄂、湘、浙、贛、閩、粵、川、桂、貴、臺、滬等地區。馬來絲蟲病則主要由雷氏按蚊嗜人亞種及中華按蚊傳播；據近年的調查，主要流行在湖北、浙江、安徽、江西、福建、廣東、四川、廣西、湖南、貴州、上海、江蘇、河南等地區。馬來絲蟲多寄生在四肢的淺部淋巴系統，特別多出現在下肢，所引發的病症是四肢淋巴系統的炎症，產生淋巴結腫大和象皮腫，象皮腫多出現在下肢小腿、足背，見於上肢及生殖器者都很少。斑氏絲蟲的成蟲雖也寄生在淺部淋巴系統中，但大多數均寄生於深部淋巴系統，主要在下肢、精索及腰骶部，除了可使患者淋巴結、淋巴管發炎，產生淋巴結腫大、下肢（上肢較少見）淋巴液腫以至於象皮腫外，還可產生泌尿生殖系統的病變，如陰囊象皮腫、鞘膜積液與乳糜尿等。[256]

　　清光緒年間吳庚生爲重刊本趙學敏所輯《串雅》一書作了補注，說："水腫脚氣一症，即俗稱大脚風、沙木腿是也，水鄉農人多患之。一腫不消，與尋常脚氣發過即消者迥別……病初起必跨間結核而痛，憎寒壯熱，漸而下行至足，即腫脹，木硬，終身不便，誠可憫也。"[257] 學者以爲這是傳統醫學文獻中描述絲蟲病最詳細的記錄。[258] 確實這則箋記揭示了常見的發病地區——"水鄉"，正是傳病媒蚊常見的地區；患者的行業——農作，正是暴露於蚊蟲叮咬機會最多的行業；"跨間結核而痛"，即絲蟲病引起的最常見的腹股溝淋巴結發炎腫大、疼痛；"憎寒壯熱"則是絲蟲寄生引起的淋巴系統急性炎症的表現，即突然寒戰，發熱；"漸而下行至足"是指絲蟲病的離心性淋巴管炎，即沿大腿內側淋巴管有一紅線自上而下蔓延；"即腫脹"、"一腫不消"則係由於淋巴管炎長期反復發作，腿部腫

〔256〕　見中華醫學會《新中國絲蟲病調查研究的綜述》，《人民保健》1959 年第 1 號，頁 28～31。史宗俊等編寫《絲蟲病防治手册》，福州：福建科技出版社，1984，頁 149～152、154～156、36～47。鍾惠瀾，前引書，頁 823～824、827～830、843～844。

〔257〕　吳平格補注，趙學敏《串雅內編》卷四《單方·外治門·水腫脚氣》，頁 17，北京：中國書店據上海掃葉山房 1914 年石印本影印，1987。

〔258〕　李仁衆《血絲蟲病在祖國醫學中的記載》，《浙江中醫雜誌》1958 年 5 月號，頁 41。按"血絲蟲病"是舊稱，現已不用，只用"絲蟲病"一名。

脹的消退日漸緩慢，而腿圍亦因而逐漸增粗。淋巴系統因阻塞導致淋巴液長期滯留在皮下組織內，刺激了皮下結締組織增生，使已粗腫的部位日益堅實，出現麻木感，形成了"象皮腫"，即所謂的"木硬"。《詩·小雅·巧言》："彼何人斯，居河之麋（湄）。無拳無勇，職爲亂階。既微且尰，爾勇伊何？"毛傳："骭瘍爲微，腫足爲尰。"鄭玄箋："此人居下濕之地，故生微腫之疾。"孔穎達疏："孫炎曰：'皆水濕之疾也。'郭璞曰：'骭，腳脛也；瘍，瘡也。'然則膝脛之下有瘡腫，是涉水之所爲。故箋亦云：'此人居下濕之地，故生微腫之疾。''居河之麋'，是居下濕也。"看來這也是一個"水鄉"居民的小腿腫病。元稹《酬翰林白學士代書一百韵》："窪坳饒尰矮。"觀察到湖北的低窪地區多病尰的患者。《諸病源候總論·四肢諸病候·足尰候》："尰病者，自膝以下至踝及趾俱腫直是也……亦言江東諸山縣人多病尰，云彼土有草名其草，人行誤踐觸之，則令病尰。"指出發病較多的地區在江東諸山縣，這是很值得注意的。當代的調查正顯示，馬來絲蟲病主要流行於南方山區、丘陵及長江流域的平原地帶。[259] 按《一切經音義》卷六五《佛阿毗曇論》卷下，玄應云："《爾雅》腫足爲尰。今巴蜀極多此疾。手臂有者，亦呼爲尰也。"[260] 則這種病也常見於四川，不但有下肢腫的情形，也有上肢腫的體徵。巢元方對四肢特別是下肢的離心性淋巴管炎有更清楚的描述："膈病者……其狀赤脈起如編繩，急痛，壯熱。其發於腳者，患從鼠鼷起，至踝，赤如編繩，故謂膈病也；發於臂者，喜腋下起至手也。可即治，取消其潰，洗勝則筋攣也。其著腳若置不治，不消復不潰，其熱歇，氣不散，變作尰腫，緩濇相搏，腫膈已成膿也。"（《諸病源候總論·癰疽病諸候·膈病候》）

在泌尿生殖系統的體徵方面，余雲岫先生已指出，古代醫學記載裏的"癩疝"當包含有陰囊象皮腫在其中。[261] 長沙馬王堆三號漢墓出土的帛書《陰腸十一脈灸經》甲本及《五十病方》分別記載了"隤（癩）山（疝）"和"膏瘻（癃）"、"膏弱（溺）"、"種（腫）囊"、"積（癩）"、"積

〔259〕 史宗俊等，前引書，頁158。《中國醫學百科全書·寄生蟲學與寄生蟲病學》，頁86。
〔260〕 《大正新修大藏經》第2128號，頁740，下欄，"尰血"條。
〔261〕 余巖《古代疾病名候疏義·釋名病疏》，頁225～227。

(癲)尤";出土竹簡《天下至道談》也提到"䐴（腫）䐴"。[262] 膏癃及膏
溺當即乳糜尿,其餘均與陰囊腫大有關。而在《五十二病方》中,腫囊、
及癲等方緊接在膏溺方之後;又提到癲者行動需要人"抱"、"挾提",並
稱之爲"癲尤",按《説文解字》十篇下又"尤,尳也,曲脛人也"。從尤
部的字多表示"行不正",走路姿勢因病而不便利之義,則"癲尤"意謂
因癲腫而行走不便。學者據此認爲這些病當包含有絲蟲病引起的睾
丸腫大症狀在内。[263]

《靈樞·刺節真邪》:"岐伯曰……'飲食不節,喜怒不時,津
液內溢,乃下留於睾,水道不能,日大不休,俯仰不便,趨翔不能。
此病滎然有水,不上不下,鈹石所取,形不可匿,常（裳）不得蔽,
故命曰去爪。'……"睾丸日漸腫大,排尿困難,俯仰不便,非但不
能行走,連衣服都已不能遮掩了。學者指出這是傳統醫學對睾丸鞘
膜積液的認識與治療的最早記載。[264]

丹波康賴《醫心方》卷一〇《治水腫方》引陳延之《小品方》
説:"四肢腫如皮囊盛水,晃晃如老蠶色,陰卵堅腫如斗。"從"堅
腫"來看,當是包括象皮腫在内的病症。[265]

1973 年長沙馬王堆三號漢墓出土的甲本《陰陽十一脈灸經》
云:"厥陰脈……是動則〔病:丈〕夫隤（癲）〔山（疝）,婦人則
少腹䐴（腫）,要（腰）痛〕,不可以卬（仰）。"[266]《靈樞·經脈》
的記載與此大致相同:"肝足厥陰之脈……是動則病,腰痛不可以俯
仰,丈夫癲疝,婦人少腹腫。"金張從正對此頗有發揮,所撰《儒門
事親》卷二《疝本肝經宜通勿塞狀》説:"癲疝,其狀陰囊腫縋,如
升如斗,不癢不痛者是也。得之地氣卑濕所生,故江淮之間,湫塘
之處,多感此疾……"又:"珍寇鎮一夫病痔瘻……水道不行,陰道
不興,陰囊腫墜,大於升斗。"透露了江、淮地區的湖沼低濕地帶多
見這種病症。這無疑地是絲蟲病引起的症狀。宮下三郎認爲陳言

〔262〕 《馬王堆漢墓帛書（肆）》,頁 48～52、164。
〔263〕 馬繼興、李學勤《我國現已發現的最早醫方——帛書五十二病方》,附於《五十二病方》
之後,見《五十二病方》,頁 184。
〔264〕 余自漢《我國最早對睾丸鞘膜積液的認識和療法》,《中華醫史雜誌》1988 年第 18
卷 3 期,頁 189。
〔265〕 引文據日本東京,日本古典全集刊行會 1935 年刊本。
〔266〕 《五十二病方》,頁 17。

《三因極一病證方論》："陰癩偏大，上攻臍腹疠痛，膚囊腫脹，或生瘡瘍，時出黃水，腰腿沉重，足脛腫滿，行步艱辛。"也是絲蟲病的體徵。他並推測"黃水"是乳糜尿。[267] 但我們看來，"黃水"當是鞘膜積液。鞘膜積液一般呈"草黃色"或"琥珀色"，[268] 與"黃水"正相合，而乳糜尿呈乳白色，説成"黃水"是不妥當的。

《五十二病方》所載膏癃和膏溺當是目前所發現的中國傳統醫學文獻中有關乳糜尿的最早的記錄。1972 年甘肅武威旱灘坡漢墓出土的漢代醫簡中有"治諸癃"方，其中也有"膏癃（癃）出膏"一證。[269]《説文解字》四篇下："膏，肥也。"又："肪，肥也。"膏即脂肪。晉范汪所撰醫方中有"療五淋方"，據姚僧垣《集驗方》説："五淋者，石淋、氣淋、膏淋、勞淋、熱淋也……膏淋之爲病，尿似膏白出，少腹膀胱裏急。"(《外臺秘要方》卷二七《諸淋方·五淋方》）巢元方《諸病源候總論》卷一四《膏淋候》："膏淋者，淋而有肥，狀似膏，故謂之膏淋。亦曰'內淋'。此腎虛，不能制於肥液，故與小便俱出也。"按斑氏絲蟲病引起的乳糜尿呈乳白色，尿液靜止時，上層浮起膠狀凝塊的脂肪，中層爲乳白色的液體，下層爲沉澱物。由於乳糜尿中脂肪及蛋白質的含量很高，常凝結成塊狀，造成尿道阻塞，排尿困難，引起尿液潴留，排尿疼痛，即所謂"少腹膀胱裏急"。據此，膏溺、膏淋當是絲蟲病所導致的乳糜尿無疑。[270]

綜上所述，瘧疾、血吸蟲病、恙蟲病、絲蟲病等疾病大體自古以來即較流行於江、淮以南的南方。

五、南方環境、疾病對南行北人的影響

由上所述，自遠古以來，北方的居民對南土疾病較爲流行已有相當的認識。在他們的印象裏，南方的水土是不利於健康的，南方有許多不見或罕見於北地的致命性的疾病。總之，南土是危險的"炎瘴地"、"瘴癘地"。

---

[267] 宮下三郎，前引文，頁 130～131。
[268] 史宗俊等，前引書，頁 41。又，世界衛生組織編，劉翠珍等譯《淋巴絲蟲病》，北京：人民衛生出版社，1986，頁 23。
[269] 甘肅博物館等《武威漢代醫簡》，"摹本、釋文、注釋"部分，北京：文物出版社，1975，頁 2。
[270] 史宗俊等，前引書，頁 41～44。

南方的居民因而壽命不長，上引《史記》、《漢書》説今長江中下游一帶"丈夫早夭"。唐張謂《長沙風土碑序》："郡臨江湖，大抵卑濕，修短疵癘，未違天常，而云家有重腆之人，鄉無班白之老。談者之過也。"（《方輿勝覽》卷二三）姑不論張謂所駁斥之説是否失實，可以肯定的是，人們特別是北人對湖南懷有一歷史久遠的刻板印象，即當地多下濕之疾，人多不壽。嶠南居民早夭更是人們所熟悉的事。《隋書·地理志下》："自嶺已南二十餘郡，大率土地下濕，皆多瘴癘，人尤夭折。"沈佺期《入鬼門關》詩云："昔傳瘴江路，今到鬼門關。土地無人老，流移幾客還。"（《全唐詩》卷九七）白居易《送客春游嶺南二十韵》也説："土民稀白首。"劉禹錫在嶺表時也有《南中書來》詩答嶺北友人之問："君書問風俗，此地接炎洲，淫祀多青鬼，居人少白頭。"（《劉夢得文集·外集》卷八）

因此在北人看來，南土的許多地區都是致命的鬼域。上文述兩廣的"大法場"、"小法場"或"人間生地獄"、"鬼門關"等名稱或"春、循、梅、新，與死爲鄰"之類的諺語，十足地反映了這一點。即使在嶺嶠之北，也不乏這類地方。黃山谷謫居黔南，路經峽州時，有《竹枝詞》二首，其一云："撐崖拄谷蝮蛇愁，入箐攀天猿掉頭。鬼門關外莫言遠，五十三驛是皇州。"宋人任淵等注云："鬼門關在峽州路。"[271] 山谷又説："予既作《竹枝詞》，夜宿歌羅驛，夢李白相見於山間，曰：'予往謫夜郎，於此聞杜鵑，作《竹枝詞》三叠。世傳之不子細，憶集中無有。'請三誦，乃得之。"其三云："命輕人鮓甕頭船，日瘦鬼門關外天。北人墮哭南人笑，青壁無梯聞杜鵑。"（《豫章黃先生文集》卷五）

這樣，北人通常是不樂南行的。例如宋真宗景德四年六月："三班院以幽州歸明三班奉職張希正爲賓州（今廣西賓陽）監押，上曰：'南北風土異宜，此行必非所樂，可改任荆湖北路州軍'。"（《續資治通鑑長編》卷六五）白居易在四川忠州時，有《桐花》詩："況吾北人性，不耐南方熱。"可見即使在長江流域，北人也不見得感到適應；張耒也有《齊安（今湖北黃岡）行》報導自己的親身體驗："最愁三伏熱如甑，北客十人八九病，百年死生向中州，千金莫作齊安游。"（《張右史文集》卷六）嶺外則更難感到安適："水土疾疫之

---

〔271〕 宋人任淵、史容等注《黃山谷詩集注》（臺北：世界書局，1960），頁16。

爲屬，豈華人之所能安也哉?"（《斜川集》卷五《論海南黎事書》）
嶠南州縣甚至成了忌諱，韓愈《順宗實錄》卷五説韋執誼"自卑嘗
諱不言嶺南州縣名。爲郎時嘗與同舍郎詣職方觀圖，每至嶺南圖，
執誼皆命去之，閉目不視。至拜相還，所坐堂北壁有圖，不就省，
七八日試就觀之，乃崖州圖也。以爲不祥，甚惡之，憚不能出口。
至貶，果得崖州焉"。[272]

　　因此北人也多不樂官宦於南土，特別是嶺外地區。梅堯臣《送臨
江軍監軍李太傅》："三江卑濕地，北客臣游稀。"《晉書·良吏·吳隱
之傳》："廣州包山帶海，珍異所出，一篋之寶，可資數世。然多瘴疫，人
情憚焉。唯貧寠不能自立者求補長史（當作"吏"）。"元稹自注《和樂
天送客游嶺南二十韵》云："南方去京華絶遠，冠冕不到。"據北宋楊億
的估計，由中央選派赴嶺南任官的人，"生還者十無二三"。（《宋朝事
實類苑·風俗雜誌·仕宦嶺南》）兩宋之際朱弁《曲洧舊聞》也説："嶠
南山水極佳，而多奇産。説似中州，人則顰蹙，莫有領其語者。以其有
瘴霧，世傳十往無一二返也。"[273] 南宋周必大提供了十二世紀後半葉
的一個具體地點，即封州（廣東封開）的情形是："地苦瘴癘，三歲郡官
死四十餘人。"（《文忠集》卷三五《提轄文思院葉君楠墓誌銘》）這些數
字所代表的精確意義不容易把握到，但對當時將赴南土任官的人來
説，無疑是具有極高的嚇阻力的。

　　在任命爲南國卑濕、瘴疫地區的地方官、監察官、特使時，辭不之
官或設法迴避的情況也不時出現在歷史文獻中。如《宋書·良吏·阮
長之傳》："遷臨川内史，以南土卑濕，母年老，非所宜，辭不就。"《梁
書·王亮傳》："出爲衡陽太守，以南土卑濕，辭不之官。"《舊唐書·良
吏·宋慶禮傳》："充嶺南採訪使。時崖、振等五州首領更相侵掠，荒俗
不安，承前使人，懼其炎瘴，莫有到者。"《唐書·宋慶禮傳》則説"使者
至，輒苦瘴癘，莫敢往"。又，《柳公綽傳》："出爲湖南觀察使，以地卑
濕，不可迎養，求分司東都。"又，按《舊唐書·職官志二》："其嶺南、黔
中，三年一置選補使，號爲'南選'。"《唐書·選舉志下》："高宗上元二
年（675）以嶺南五管、黔中都督府得即任土人。而官或非其才，乃遣郎
官、御史爲選補使，謂之'南選'"。《唐會要》卷七五"南選"一目，文宗

〔272〕　《韓昌黎文集校注》，頁422。
〔273〕　引文據《叢書集成初編》本，卷四，頁30。

開成五年(840)，"十一月嶺南節度使盧鈞奏:當道伏以海嶠擇吏與江淮不同。若非諳熟土風，即難搜求民瘼。且嶺中往日之弊是南選，今日之弊是北選。臣當管二十五州，唯韶、廣兩州官寮每年吏部選授，道途遙遠，瘴癘交侵。選人若家事任持，身名真實，孰不自負，無由肯來。"則長久以來中央選派到炎瘴之鄉的官員不願接受任命的難題始終沒有獲得有效的解決。宋太宗太平興國二年(977)二月也有"所擬賓州錄事參軍孟蠻避遠宦不之任，詣匭自陳"而受到嚴厲處置的事件(《續資治通鑑長編》卷一八)。《續資治通鑑長編》卷八七，真宗大中祥符九年(1016)七月"己酉殿直、新欽州咄步寨主王素配刺荆南。是寨久闕官……三班以素充選，仍令馳驛赴任。素以地多瘴毒，不欲行，託疾，在道二百餘日，至襄州，又稱病甚，求免。故黜之。"宋仁宗甚至不得不採取行動來對付這些規避者:"詔審官院:京朝官當入西川、廣南、福建路差遣，而用荐舉規避者，委本院執奏之。"(《續資治通鑑長編》卷一九一)北宋劉敞《送楊鬱林(今廣西玉林)序》:"鬱林，名郡也;太守，尊官也。其任不輕矣。然而當拜者輒以炎瘴霧露為解。天子以謂:此皆全軀保妻子之臣，無憂國之風。皆置不用，而詔丞相擇刺史之賢者，使舉奇偉倜儻之士以充其選。于是大人部荆州，詔書先至，則以楊侯聞。天子可焉。"[274] 嶺南的一個郡守沒有人願意就任，還要皇帝特別下詔甄選"奇偉倜儻之士"來充任。由上述這些記載可以看出，採用制度化的方式來解決嶺表官吏的選授問題是絕對有必要的。

　　唐代南選制度施行的范圍只限於嶺表、黔中等瘴癘地，而拔擢的對象則係當地的"土人首領"(《唐會要》卷七五"南選"上元三年條)，據此可以推測這一制度所以採行的背景，除了少數民族或地方勢力等政治社會因素外，無疑也有風土氣候、疾病醫藥衛生條件的考慮在內。從宋代的一些措置，我們也看到了這一因素所起的作用。宋太祖開寶五年(972)閏二月:"初平嶺南，命太子中允周仁俊知瓊州，以儋、崖、振、萬安四州屬焉。上謂宰相曰:'遐荒炎瘴，不必別命正官，且令仁俊擇偽官，因其俗治之。'"(《續資治通鑑長編》卷一三)宋太宗淳化四年(993)十二月"詔:舊制選人年六十不任川、峽、廣南官。或有非本土人而願者，聽之。"(《續

〔274〕　見《公是集》(影印文淵閣《四庫全書》本)卷三五，頁6。

資治通鑑長編》卷三四）天禧四年（1020）："六月甲申右諫議大夫
李應機言：'嶺南惠州河源、韶州翁源、循州興寧（今廣東河源、曲
江南、興寧）錫場、梅州（今廣東梅州）管界縣分，屬嵐瘴多處。
其令佐及梅州知州、監押，望並用廣南人充。所冀習其風土。'從
之。"（《續資治通鑑長編》卷九五）包拯《請廣南添差職官一》：
"臣先曾上言廣南東、西兩路諸州，原無職官處，各令置一員，關掌
郡事。尋蒙降指揮下銓司，至今未聞有人注擬。雖該赦恩放選，又
例注家便及次遠，以嶺外遐僻，憚其地遠。兼訪聞兩路闕員甚多，
其十數年無正官處，並差土人充攝官。"[275] 足見這一問題解決十分
不易。有時採取特殊的優待也是必要的：神宗熙寧七年（1074）四月：
"梓夔路察訪司言：'瀘州江安、合江縣（今四川江安、合江）深在瘴地，
夷漢事多。乞自今知縣並依戎、瀘州通判例酬獎。如無第二任知縣
人，候到任三年，與減磨勘三年。'從之。"（《續資治通鑑長編》卷二五
二）《楊文公談苑》："嶺南諸州多瘴毒，歲閏尤甚。近年多選京朝官知
州，及吏部選授三班使臣，生還者十無二三……舊日小郡及州縣官，率
用土人攝官莅之，習其水土。後言事者以爲輕遠任，朝廷重違其言，稍
益俸入，加以賜賚。貪冒之徒，多亦願往，雖喪軀不悔也。"（《宋朝事實
類苑》卷六一引）又，《宋史·地理志》："廣南東、西路……大率……山
林翳密，多瘴毒。凡命官吏，優其秩奉，春、梅諸州，炎癘頗甚，許土人
領任。"《泊宅編》卷中："虔州龍南、安遠二縣有瘴。朝廷爲立賞添俸
甚優，而邑官常缺不補。他官以職事至者，率不敢留，甚則至界上移文
索案牘行遣而已。"

封國或封邑在南方的貴族也希望自己家人或封地能夠遷往北方。
《後漢書·宗室四王三侯列傳》：城陽恭王祉"光武族兄春陵侯敞之子
也。敞曾祖父節侯買，以長沙定王子封零道縣之春陵鄉……〔孫〕仁以
春陵以埶下濕，山林毒氣，上書求減邑內徙。元帝初元四年（前45）徙
封南陽之白水鄉，猶以春陵爲國名，遂與從弟鉅鹿都尉回及宗族往家
焉。"又《馬援傳》附子《馬防傳》："防及〔馬〕寥子遵皆坐徙封丹陽，防
以江南下濕，上書乞歸本郡，和帝聽之。"

另一方面，歷代也因而把南土當成貶斥放逐或流徙尤其是北人的

---

[275] 引文據《包拯集》（北京：中華書局，1963），頁39。

地方。西漢長沙定王發"以其母微無寵,故王卑濕貧國"(《史記·五宗世家》)。反之,由南而北徙則是嘉奬。《漢書·淮南王傳》:"吳楚已破,衡山王朝,上以爲貞信乃勞苦之,曰:'南方卑濕。'徙王於濟北以褒之。"有時貶逐到瘴鄉,實際上是處死刑的另一種方式,如梅堯臣《書竄》詩所説的:"立貶嶺外春,速欲爲異物。"

然而在許多情況下,北人又不得不南徙。貶斥放逐或流徙即是其中的一種。逃難避地常常導致成批的大量人口南遷。每當在北方的中央政權崩潰、發生戰爭、劫掠或塞外異族入侵中原的時節,逃難的南下人口就一波又一波地往南遷移。兩漢末葉,兩晉之際,南北朝時期,晚唐五季,兩宋之間,無不如此。這是讀史者所熟知的事。南遷人口不只是遷移到發展較先進、距離較接近北方的長江流域,也深入到瘴疫流行的嶺嶠之南去安家落户。例如"士燮,安威彥,蒼梧廣信人也。其先本魯國汶陽人,至王莽之亂,避地交州。"(《三國志·吳書·士燮傳》)《新五代史·南漢世家》:"是時天下已亂,中朝士人以嶺外最遠,可以避地,多游焉。"南方因發生戰爭或民變時,也常把大量的北地戰士、民夫引向南土;戍邊、徭役也迫使大量的北土居民不得不南行;沉重的賦役負擔也可以導致大批農民逃亡到南方去,例如東晉時,長江下游的農民逃亡嶺外的就爲數不少。《晉書·庾亮傳》附《庾翼傳》:"時東土多賦役,百姓乃從海道入廣州,刺史鄧嶽大開鼓鑄,諸夷因此知造兵器。翼表陳:東境國家所資,侵擾不已,逃逸漸多,夷人常伺隙,若知造鑄之利,將不可禁。"《宋史·周湛傳》則提到掠賣人口到嶠南的事:"〔湛〕知虔州、提點廣南東路刑獄。初江、湖民略良人鬻嶺外爲奴婢。湛至,設方略搜捕,又聽其自陳,得男女二千六百人,給飲食還其家。"另外當然還有因貶謫、任官、游覽、經商而南行的人口了。[276]

大量人口的遷移,常因移入者對某些疾病的免疫力缺乏而導致病疫的流行,造成移民人口的大量死亡。東漢王符《潛夫論·實邊》篇説:"民之於徙,甚於伏法,伏法不過家一人死爾;諸亡失財貨,奪土遠移,不習風俗,不便水土,類多滅門,少能還者。"[277] 雖然

---

[276] 白居易有《送客春游嶺南》詩,有句云:"須防杯蛇蠱,莫愛囊中珍。北與南殊俗,身將貨孰親? 嘗聞君子誡:憂道不憂貧。"所送之客看來是一企圖到嶺外做買賣的人。王棐指出有不少商人到嶺表去做生意:"商於此者,以貨出而有厚息。"(《嶺南衛生方》卷上《指迷方瘴瘧論》)

[277] 引文據《潛夫論箋校正》(彭鐸校正,北京:中華書局,1985)卷二四,頁281～282。

他企圖處理的是東漢西北邊區的問題，但他所說的卻是不局限於西北邊疆的普遍情況。對移徙於南土來說，這種情形尤其顯著。北人不但是不樂南行，還是怕南行。上引《論衡·言毒》篇即說：「温氣天下有，路畏入南海。」李覯《送流人》詩也說：「人情自古怕遷移，更去南方路險巇」。有些路段對南行者而言是有致命的危險性的：「廣、英路自吉河趣板步二百里，當盛夏時瘴起，行旅死者十八九。」（《宋史·凌策傳》）《續資治通鑑長編》卷一一一，仁宗明道元年（1032）二月「丙午詔：入廣南官者毋得過兩任。初監察御史蔣堂言：『五嶺炎瘴之地，人所憚行。而比部員外郎江澤三仕皆願官廣南，若非貪黷，何以至此？』故條約之。」提出這種彈劾的理由，竟得到皇帝及大臣的同意，並據以制定法令，足以說明當時人們普遍認爲南行至嶺表留處是極其可怕的事。

南行等於前往就死，就像鼂錯所說的那樣：「楊粵之地，少陰多陽，秦之戍卒不能其水土，戍者死於邊，輸者僨於道。秦民見行，如往棄市……秦之發卒也，有萬死之害。」（《漢書·鼂錯傳》）《三國志·魏書·郭嘉傳》裴注引《傅子》曰：「太祖……又與〔荀〕彧書：『……又人多畏病，南方有疫，常言：「吾往南方，則不生還。」然與共論計，云當先定荊，此爲不但見計之忠厚，必欲立功，分棄命定。事人心乃爾，何得使人忘之？』」因此不得已，南行者多做了思想的準備，預先和祖先、親人告別。《後漢書·馬援傳》：「出征交阯，土多瘴氣，援與妻子生訣。」又《公孫瓚傳》記公孫瓚曾爲郡吏，後太守坐事，「當徙日南，瓚具豚酒於北芒上，祭辭先人，酹觴祝曰：『昔爲人子，今爲人臣。當詣日南，日南多瘴氣，恐或不還，便當長辭墳塋。』慷慨悲泣，再拜而去。」蘇軾啓程往海南島之前也作了最壞的打算：「某垂老投荒，無復生還之望，昨與長子邁訣，已處置後事矣。」（《與王敏仲》尺牘，第十六首）

出發前或南行之初，也設法張羅醫藥，有時親友也會贈送或指點應備的藥物。上文已提及白居易在江州接獲元八所贈防瘴的藥物。如宋不著撰人《翰苑新書·前集》卷五三《太守下》：「向敏中知廣州，兼掌市舶，前後郡守多涉外議。敏中始至荊南，即市所須藥物以往。在任無所須。」又如蘇東坡答章援書：「海康風土不甚惡，寒熱皆適中。舶到時四方物多有。若昆仲先於閩客川廣舟中準備家常要用藥百千去，自治之餘，亦可及鄰里鄉黨。」（趙彥衛《雲麓漫

鈔》卷九）李綱說自己出入嶺表而能保全性命，就是因爲他攜帶了
葛洪的《肘後方》前去："深入循梅瘴癘鄉，烟雲浮動日蒼凉。逾年
踏遍嶠南去，賴有仙翁肘後方。"（《梁谿集》卷二六）

來到南土，則提心吊膽，唯恐舉手投足之間即有所差錯。白居易
《送客南遷》詩有句："客似驚弦雁。"韓愈任陽山縣令時《縣齋讀書》
詩："南方本多毒，北客恒懼侵。"都描寫了北人處在南土的心理狀態。
南方卑濕，他們穿上特製的鞋子來作防範。《嶺表錄異》："桄木，其輕
如通草。夏月著之，隔卑濕地氣如杉木。今廣州諸郡牧守初到任，檐
下皆有油畫桄履。"（《太平御覽》卷二二二《時序部七·夏中》引）嚼檳榔
也是禦濕的手段："南海地氣暑濕，人多患胸中痞滯，故常啖檳榔，日數
十口。"（《宋朝事實類苑》卷六〇引《倦游雜錄》）

南土多毒草，元稹提醒友人要特別注意，"毒草莫親芟"。（《送
崔侍御之嶺南二十韻》）當代的調查工作顯示，微小按蚊及大劣按蚊
均常栖息在草叢或雜草叢、灌木叢間[278]。十分可能是人們因割草、
除草而易於被叮咬感染瘧疾，卻誤以爲是受了草毒之害。

對於水，則更須謹慎處置。飲水必須特別小心。陳藏器《本草
拾遺》說："陰地流泉，二月、八月行途之間勿飲之。令人夏發瘴
瘧。"（《經史證類大觀本草》卷五引）即瘴瘧所以感染發病可以由
飲水而起。這一看法並非陳藏器個人所獨有的見解。周去非也說：
"嘗謂瘴重之州，率水土毒爾，非天時也。昭州有恭城（今廣西恭
城），江水並城而出，其色黯慘，江石皆黑；橫、邕、欽、貴皆無石
井，唯欽江水有一泉，乃土泉，非石泉也。而地產毒藥，其類不一，
安得無水毒乎？"（《嶺外代答·風土門·瘴地》）《夢溪筆談》卷二
四："漳州界有一水，號烏腳溪，涉者足皆如墨，數十里間水皆不可
飲，飲皆病瘴。行人皆載水自隨。"[279] 又上引《補筆談》也說嶺南
"溪澗中水皆有毒"，當地人路行多剖取大竹中水飲用，王彥祖連烹
飪都用這種"竹水"。方勺也說："虔州龍南、安遠二縣有瘴……大
抵此地惟水最毒。嘗以銅盆貯水，須臾銅色微黑。予每以大錫瓶挈

---

〔278〕《瘧疾防治手冊》，頁85、87。

〔279〕又，葉適《周鎮伯墓誌銘》："授漳浦主簿……龍岩瘴毒深厚，號'烏腳溪'者，
左足未投，右脛已辭黑。"見劉公純等點校《葉適集》，北京：中華書局，1961，頁
473。

佳泉以自隨。捐二夫之力，足了數日之食。"（《泊宅編》卷中）章
傑《嶺表十説》爲預防飲水致疾，特別提倡喝開水："若經烹煎，則
非生水。"

過河也得十分留意，必須把握適當的時機。有瘴氣的水面應當避
開。《水經·若水注》："又東北至犍爲朱提縣西，爲瀘江水。有瀘津，
東去縣八十里，水廣六七百步，深十數丈，多瘴氣，鮮有行者。"（《合校
水經注》卷三六）估計就是行人都儘量避開渡過這處水面的結果。行
旅渡河應選擇在津渡水面或岸邊不發瘴氣或少發瘴氣的季節。《若水
注》説："禁水……水傍瘴氣特惡，氣中有物，不見其形。其作有聲，中
木則折，中人則害，名曰'鬼彈'。惟十一月、十二月差可渡。正月至十
月徑之，無不害人。"又説："禁水又北注瀘津水，又東徑不韋縣北而東
北流。兩岸皆高山數百丈，瀘峰最爲傑秀……水之左右，馬步之徑裁
通，而時有瘴氣，三、四月徑之必死；非此時猶令人悶吐，五月以後行者
差得無害。故諸葛亮表言：'五月渡瀘。'"指點了瘴害嚴重的危險季
節。一般而言，掌握發瘴的時辰是很重要的。元稹《表夏十首》之三：
"江瘴炎夏早，蒸騰信難度。"水面在炎夏蒸起瘴霧時，不宜過渡，因此
他要友人注意渡水的時刻，應趕在江面霧氣未起之前："瘴江乘早度。"
（《送崔侍御之嶺南二十韻》）如要涉水而過，除了上述《雜療方》的那
些法術或投石入水等防備射蜮的手段之外，葛洪也爲南游者提供了預
防射工、沙虱之害的藥物："八物麝香丸、及度世丸、及護命丸、及玉壺
丸、犀角丸、及七星丸"和其他的方法。（《抱朴子·登涉》）對長期停
留在水畔、常下水或涉水的人，他則建議："居射工之地，當養鵝，鵝見
此物能食之，故鵝辟此物也。"（《齊民要術·養鵝鴨》引《葛洪方》）

梁蕭子顯《南齊書·州郡志上》云："越州……土有瘴氣殺人。
漢世交州刺史每暑月輒避高處。今交土調和，越瘴獨甚。"在瘴疾發
作最爲頻繁的時節遷移處所以免感疾，是從空間上避開疾疫較流行
的地區；到了宋代則制定出法令，允許由外地赴嶺表就職的官吏在
上任的時間上來避開疾疫最嚴重的季節。按《續資治通鑑長編》卷
一七，太祖開寶九年（976）三月"上將西幸……遣〔錢〕俶歸國，
上謂俶曰：'南北風土異宜，漸及炎暑，卿可早發。'"已注意到京城
與浙江的風土有異，及早返回，可以避開炎夏，減少染病的機會。
這一體恤的顧慮在真宗在位時終於普遍地沾及仕宦廣南的外地人身

上。《宋史·地理志六》："廣南東、西路……大率……山林翳密，多瘴毒。凡命官吏，優其秩奉。春、梅諸州，炎瘴頗甚，許土人領任。景德中，令秋冬赴治；使職巡行，皆令避盛夏瘴霧之患。"《宋史·真宗紀二》：景德四年（1007），"詔嶺南官除赴以時，以避炎瘴"。又，《續資治通鑑長編》卷六五真宗景德四年夏四月癸酉條："詔嶺南官並於春、夏除授，聽秋、冬赴治，以避炎瘴。"

干欄式的居室是南土自新石器時代以來即流行的建築形式。[280]人們認爲這種設計形式有防避瘴疫的功效。《太平寰宇記》卷一六一《嶺南道·賀州》"風俗"條："又俗多構木爲巢，以避瘴氣。"又卷一六九《雷州》"風俗"條："地濱大海，人雜夷獠，多居欄，以避時疫。"南遷北人有時也採用這一少數民族的傳統居室形式，以防瘴害。如《獨醒雜誌》卷二："寇萊公謫居道州，初至，不諳風土，欲得樓居，以禦嵐瘴之氣，而力不能舉。一日與客言之，客曰：'此易事。'乃以語郡人，於是爭爲出力營建，不日落成。"

在日常的飲食、生活起居方面，來到南方瘴癘地的外人也必須密切注意。北宋虞策"處瘴鄉有詩云：'避色如避難，冷暖隨時換。少飲卯前酒，莫吃申後飯。'"方勺評論説："予謂果能如此，何所往而不可？豈獨禦瘴癘而已哉！"（《泊宅編》卷中）確實這首詩成了後世特別是嶺南地區人們在日常飲食生活起居上常見的座右銘。[281]這當然是脱胎自傳統醫學的濃縮的養生、衛生知識。簡練的語言使它易於記憶，便於傳誦，它能夠廣泛地流傳當不是偶然的。[282]《後漢書·馬援傳》："初，援在交阯常餌薏苡實，用能輕身省慾，以勝瘴氣。"已表明漢人已有在瘴鄉生活需要節欲的看法。北宋劉安世的事蹟也是一個著名的例子。宋馬永卿編《元城語錄》："先生與僕言行己出處，且曰：紹聖初，某謫嶺表，既到嶺上，北望中原，慨然自念，奉父母遺體而投炎荒，恐不生還。忽憶老先生（按：即劉安

---

[280] 在浙江餘姚河姆渡文化遺址發現的干欄式房屋遺跡是目前我國所發現的最早的干欄式建築遺存。見浙江省文物管理委員會《河姆渡遺址第一期發掘報告》，《考古學報》1978年第1期，頁39～48、93。

[281] 章傑《嶺表十説》之二已改此詩句爲"莫飲卯時酒，莫食申後飯"，並説是"嶺南諺"。（《嶺南衛生方》卷中）

[282] 明人鄺露所撰《赤雅》一書抄錄了虞策這首詩，稱之爲"瘴中要訣"，足以説明其便於記憶、傳誦。

世對其師司馬光的尊稱）語云：'北人在烟瘴之地，唯絕嗜欲，可以不死。'是曰遂絕。"[283] 以通醫理著稱的蘇軾在惠州時《與錢濟明》第四首尺牘也說："瘴鄉風土，不問可知。少年或可久居，老者殊畏之。唯絕嗜欲、節飲食，可以不死。此言已書之紳矣。餘則信命而已。"王棐《指迷方瘴瘧論》說自己在嶠南防瘴"但用修養之法"，其中須遵循的一項就是"重節色欲，以固真氣"。汪南容《治冷熱瘴瘧脈證方論·瘴病後將息法》也指示："瘴病纏住⋯⋯可記初發幾日，依前日數，十分畏謹。大率瘴不發後⋯⋯一兩月後戒房室事，能戒百日尤好。"（《嶺南衛生方》卷上）釋繼洪《治瘴續說》也要人"避風寒，戒房事"。

　　上文已表明嶺外多霧，多大霧、濃霧。前引《呂氏春秋·盡數》篇說"大霧""動精則生害"，是"養生"者必須防範的。王充也指出："今人行，觸繁霧、蝛氣，無從（縱）、橫、負（背）、鄉（向），皆中傷焉。"（《論衡·難歲》）葛洪所提出的"養生之方"也要人"大風大霧，皆不欲冒之"。（《抱朴子·極言》）上引《聖濟總錄》也說人"衝烟霧"，"呼吸斯氣，皆成瘴疾"。因此陸路行旅也應盡力避免觸冒、呼吸霧氣。《水經·延江水注》："至巴郡涪陵縣注更始水⋯⋯其水注引瀆口石門，空岫陰深，邃間暗密，傾崖上合，恒有落勢。行旅避瘴，時有經之，無不危心於其下。"報導了當時瘴地行旅避瘴的實際情形。

　　按《名醫別錄》："酒，味苦，甘辛，大熱，有毒⋯⋯殺百邪惡毒氣。"《經史證類大觀本草》卷二五引陶弘景《本草經集注》："皆三人晨行觸霧，一人健，一人病，一人死。健者飲酒，病者食粥，死者空腹。此酒勢辟惡，勝於作食。"[284] 這是醫藥專著第一次提出來酒可以抵禦霧氣的

---

〔283〕 引文據〔明〕王崇慶《元城語錄解》（影印文淵閣《四庫全書》本）卷上，頁10。按周密《癸辛雜識前集》有"寡欲"一章，云："劉元城南遷日，嘗求教於涑水翁曰：聞南地多瘴，設有疾以貽親憂，奈何？翁以絕欲少疾之語告之。元城時盛年，乃毅然持戒惟謹。趙清獻、張乘崖至撫劍自誓，甚以父母影像設之帳中者⋯⋯"實際上劉安世南遷之日，司馬光已去世多年，根本沒有行前求教之事。而〔清〕褚人穫《堅瓠秘集》卷三《忍欲》一條不察其非，仍沿其誤。

〔284〕 《藝文類聚》（汪紹楹校本，北京：中華書局，1965）卷二《天部下·霧》引《博物志》曰："王肅（《太平御覽》十五作'爾'）、張衡、馬均昔俱冒霧行，一人無恙，一人病，一人死。問其故，無恙者云：我飲酒，病者飽食，死者空腹。"雖不一定可靠，但當是陶氏所本。

毒害。這一意見得到後世的普遍信任。前引蘇轍詩云"山深瘴重多寒勢，老大須將酒自扶"，就是一個認爲酒可以禦瘴的例子。又，蘇過《冬夜懷諸兄弟》詩："下床但藥餌，遣瘴煩樽俎。何須鳶墮時，方念平生語。"(《斜川集》)也是一例。《宋史·食貨下·酒》："惟夔、達、開、施、瀘、黔、涪、黎、威州、梁山、雲安軍，及河東之麟府州，荆湖之辰州，福建之福、泉、汀、漳州、興化軍，廣南東、西路不禁。"這些不施行榷酤或不禁止私釀的地區，除了河東之外，川、閩、廣、湖西都是著名的炎瘴之鄉。梅堯臣以爲朝廷不在嶺表施行榷酤，是一種安撫遠民的政策："萬室通釀酤，撫遠無禁律。"(《書竁》)所以如此是由於當時流行的看法認爲在嶺南等瘴癘之地，酒是不可或缺的禦瘴藥物，因而不宜在這些地區榷酒。北宋梅摰在昭州時曾賦"我愛昭州好"詩十首，中有"千家不禁燒"一句。王象之《輿地紀勝》卷一七〇説："此亦唐人燒春之意。國朝以南方瘴霧，特弛其禁，家自市魯酒。務多而賤售，人以其廉而引滿，不知反以得疾。"南宋真德秀《西山先生真文忠公文集》卷九《潭州奏役稅酒狀》也指出："……竊聞惟酒之有榷，本朝家藉以佐經費，其來尚矣。然後行於江浙(按：當是"浙"之誤字)諸路，而不可行於廣南、福建者，蓋瘴鄉炎嶠，疾癘易乘，非酒不可以禦嵐霧。而民貪俗獷，其勢不能使之必酤於官，故特弛其禁，以從民俗之所便。若重湖以南，雖未閩、廣之比，然其密鄰桂、莞，旁接連、賀，風土氣候，往往相似。故全、永、郴、道等州，或聽民自釀而輸稅於官，或於夏秋二賦併輸酒息。未有專行禁榷如江浙諸路者也。獨潭州在城，或稅或榷，前後屢變"[285]元世祖至元十五年(1278)"以川、蜀地多嵐瘴，弛酒禁"(《元史·世祖紀七》)，仍舊承襲了這種見解和政策。

　　南方卑濕，古人也認爲酒可以禦濕或在這樣的環境中用來養生。如上引《史記·袁盎傳》記盎爲吳相，其侄袁種對他説："南方卑濕，君能，日飲。"又，梅堯臣《送邵户曹隨侍之長沙》詩云："……風土雖卑濕，醇醪可養生。"

　　然而劉安世則主張瘴地養生必須戒酒："先生曰：天下之事不可以一概論。且以飲酒一事言之。《本草》言三人早行，内一人獨生者，以飲酒故也。且冬月早行，冒寒必疾，故藉酒酷烈之氣以敵之。某初到

---

[285]　見《西山先生真文忠公文集》(《四部叢刊》初編本)卷九。

南方,有一高僧教余,言:'南方地熱,而酒性亦大熱。《本草》所謂大海
雖凍而酒不冰。今嶺南烟瘴之地,而加以酒,必發大疾。故疾之狀,使
人遍身通黃,此熱之極也。'故余過嶺即斷酒。雖遍歷水土惡弱,他人
必死之地,某獨無恙。今北歸已十年矣。未嘗一日患瘴者,此其效也。
故某多與人言此事,欲盡知之。若此輩或有言酒可以避瘴者,但見初
到炎鄉,藉此以禦瘴氣,似乎有驗;不知積久,積熱於五臟之間,不可救
也。若北人能絕酒、色兩事,雖在炎方,何害?"(《元城語錄解》卷上)
王棐《指迷方瘴瘧論》也說:"外人之至此者,飲食有節,皆不病。若因
酒食之賤而狼餐,必不免於病矣。"釋繼洪《指要方續論》謂:"更有病
方作時,便飲大蒜酒數升,謂可避瘴。殊不知惟感冷氣帶及夏月閉汗,
或可飲之。若正受熱瘴,加以酒發,百脈熱,蒜發虛陽,是乃以火益火
耳。"(《嶺南衛生方》卷上)都不贊成以酒禦瘴,章傑《嶺表十說》之二
講得更詳細:"《本草》載三人冒霧晨行,飲酒者獨不病。故北人度嶺,
必相勉以飲酒。且遷客羈士往往釃酎以自適。而嶺外弛榷酤之禁,異
時酒價尤廉。販夫役卒亦得肆意杯酌,咸謂可以辟瘴。殊不知乃瘴病
之源也。何以言之? 南土暑濕,嗜酒則多中暑毒;兼瘴瘧之作,率因上
膈痰飲;而酒尤能聚痰飲。嶺外諺曰:'莫飲卯時酒,莫食申後飯。'此
誠攝生之要也。然忌夕食者,人所易曉;戒卯時酒,則多以爲疑。蓋嶠
南氣候不常,雖盛夏陰雨必寒;雖窮冬日出則燠。一日之間寒燠或屢
變。要之,晝多燠,夜多寒。飲酒過度,固非所宜,而卯酒尤甚。方其
朝寒而飲,遇暴熱則必爲病也。"

　　檳榔也是人們相信可以禦瘴的一味藥。按在醫書中檳榔用爲藥
始見於《名醫別錄》,但述其"除痰癖",而未直接言其禦瘴之功效。其
後各家論其效用,亦復如此。到北宋時纔有人明白聲稱檳榔可以除
瘴,《清異錄》卷二《藥·藥譜》:"洗瘴丹:賓(檳)郎(榔)。"[286] 蘇頌
《本草圖經》:"嶺南人啖之,以當果實。其俗云:南方地溫,不食此,無
以祛瘴癘。"(《經史證類大觀本草》卷一三引)南宋羅大經《鶴林玉露》
卷一"檳榔"條也說:"嶺南人以檳榔代茶,且謂可以禦瘴。"[287]

---

〔286〕 引文據臺北新興書局影印《筆記小說大觀》(4 編冊 3),卷二,頁 10。關於《清異錄》作
　　　者的問題,可參考余嘉錫《四庫提要辨證》卷一八,中華書局香港分局,1974。

〔287〕 近年的實驗表明檳榔鹼不具抗瘧的功效。見唐汝愚等《常山鹼乙與檳榔鹼的抗瘧試
　　　驗》,《上海中醫藥雜誌》1958 年 2 月號, 頁 37～39。

　　而章傑對此亦持相反的意見："嶺表之俗,多食檳榔,多者日至十數。夫瘴癘之作,率因飲食過度,氣痞痰結。而檳榔最能下氣、消食去痰。故人狃於近利,而暗於遠患也……嶠南地熱,食檳榔,故臟氣疏泄,一旦病瘴,當下則虛羸而本不能堪。所以土人多體瘠色黃,豈盡氣候所致?蓋亦檳榔爲患。殆弗思耳。"(《嶺表十論》之一)周去非也不認爲吃檳榔對瘴病有益:"自福建下四川與廣東、西路皆食檳榔者。客至,不設茶,唯以檳榔爲禮……詢之於人,何爲酷嗜如此?答曰:'辟瘴,下氣,消食。'食久,傾刻不可無之。無則口舌無味,氣乃穢濁……實無益於瘴。彼病瘴紛然,非不食檳榔也。"(《嶺外代答》卷六《食用門·食檳榔》)

　　此外,陳藏器《本草拾遺》説:"茗、苦搽,寒,破熱氣,除瘴氣……"(《經史證類大觀本草》卷一三引)因此也有人用茶來防禦瘴害的。例如李綱《飲修仁茶》詩:"北苑龍團久不嘗,修仁茗飲亦甘芳。誇研鬥白工夫拙,辟瘴消煩氣味長……"(《梁谿集》卷二三)

　　曾在廣西多處任官的王棐指出,在瘴鄉生病"不可全咎於風土,皆不攝不節,有以自致之"。從他自述在廣西的養生方法,我們就可以瞭解大致上在飲食起居方面該怎麼做:"間自入廣來,但用修養之法。晨興盥漱後,先服平胃散,間或投以不換金正氣散。洗面後啜少粥,巳時早食,申時晚食,夜間服消食等藥。時一聚會,少飲不妨,不宜大醉及頻數耳。但天氣不常,一日之間寒暖數變,卻須脱著似時,稍稍失節,亦無深害。所甚急者,宜加意焉。省食生、冷,則脾胃自壯;省餐油膩,則胸膈自快。無大忿怒,以傷天和。重節色欲,以固真氣。如此將攝,決可保其無恙也。"

　　導引行氣是戰國以來養生者所常採行的方術。身處瘴地而以此養生者不乏其人。蘇軾説:"揚州有武官侍其者,偶忘其名。官于二廣惡地十餘年,終不染瘴。面紅盛,腰足輕快,年八十九乃死。初不服藥,唯用一法:每日五更起坐,兩掌相鄉,熱摩涌泉穴無數,以汗出爲度。"[288]蘇軾也透過章援向其父,即貶居雷州的章惇,建議應行氣養生:"丞相知養內外丹久矣,所以未成者,正坐大用故也。今兹閒放,正宜成此。然可自內養丹,切不可服物也。"(《雲麓漫鈔》卷九)

---

〔288〕　見《蘇軾文集》卷七三《侍其公氣術》,頁2334。

　　身入瘴鄉，難保不會染疾發病，因此留意醫方也常是南行者的當務之急。既可以藉以保全自身及家人，又可救人濟物。南朝宋顏延之說："……余祖世已來，務敦藥方。本有《范汪方》一部，斟酌詳用，多獲其效。內護家門，傍及親族。其有虛心告請者，不限貴賤，皆摩踵救之，凡所救活數百千人。自余投縷宅嶺（《宋書·顏延之傳》："出爲始安太守"），猶不忘此，日夜玩味，常覺欣欣。今亦撰方三卷，并《效驗方》五卷，又補葛氏《肘後方》三卷，蓋欲承嗣善業，令諸子侄不敢失墜，可以輔身濟物者也。"（《重修政和經史證類備用本草》卷一《序例》上）

　　唐王燾曾"以婚姻之故，貶守房陵（湖北房縣），量移大寧（山西大寧）郡，提攜江上，冒犯蒸暑，自南徂北，既僻且陋，染瘴嬰痾，十有六七，死生契闊，不可問天。賴有經方，僅得存者。神功妙用，固難稱述，遂發憤刊削，庶幾一隅"。（《外臺秘要方序》）在今湖北一帶的瘴疫經驗促使他發憤編纂了這部著名的醫方。

　　《舊唐書·陸贄傳》："貶贄爲忠州（四川忠縣）別駕……贄在忠州十年……家居瘴鄉，人多癘疫。乃抄撮方書，爲《陸氏集驗方》五十卷行於代。"這也是一個著名的例子。按《唐書·藝文志三》有"韓景晦《古今集驗方》十卷"，自注："元和刑部郎中，貶道州刺史"。不知這部醫書的纂集是否也有貶處道州這一"炎瘴地"的背景。此外，《外臺秘要方》所輯錄治"山瘴瘧方"中有下列幾首："療瘴瘧常山丸方"自注云："桂廣州家傳，已用有效。""麻黃散方此許仁則五方。元比部云在嶺南服得力大驗。""《近效》療瘴瘧、孟補闕嶺南將來極效常山丸方"；在療"間日瘧方"中又有"桂廣州法醇醨湯方"。這些都爲我們留下了曾居嶺外的官吏留心醫藥活動的痕跡。

　　然而特別值得注意的是從唐代開始，出現了針對嶺表地區風土、疾病或南遷北人特殊需要而編撰、搜集的地方病醫方專著。《唐書·藝文志三》所收錄的有：《嶺南急要方》二卷，李暄《嶺南腳氣論》一卷、又《方》一卷，李繼皋《南行方》三卷，鄭景岫《南中四時攝生論》一卷等數種。按唐人常稱嶺南爲"南中"，《宋史·藝文志六》錄此正作"鄭景岫《廣南四時攝生論》一卷"，二者無疑是同一書。又兩《唐書》、《宋史·藝文志》、《通志·藝文略》所不載，而蘇頌《本草圖經》及金楊用道《附廣肘後方》均引有"楊炎《南行方》"一書。[289] 按《舊唐書·楊炎傳》，楊炎曾貶爲"道州司馬"，後又貶爲"崖州司馬同正"，而"去崖州百里賜死"。則此醫方若是楊炎所輯，當在謫居道州之時，或自道州返回之後所撰。

鄭樵《通志》卷六九《藝文略》第七《醫方類》第十始專有"嶺南方"一目，除《唐志》所收各書之外，又有《治嶺南衆疾經效方》一卷。《宋史·藝文志》則又較《唐志》多出"李璆、張致遠《瘴論》二卷"及"董常《南來保生回車論》一卷"兩種。

王棐在廣南時"嘗觀《嶺南衛生方》乃李待制、張給事所集"（《指迷方瘴瘧論》），則當時已有人將李、張二《瘴瘧論》合刊而名爲"嶺南衛生方"了。今日的《嶺南衛生方》無疑是經過釋繼洪的撰集而成書的，他彙集了王棐、汪南容、章傑及自己所撰的各篇，附於李、張二論之後。釋繼洪所寫各篇，據其自注，多在宋末，因此這書大體上也在當時編成。

據李璆說："紹興庚戌（按，當作"戌"）年蒼梧瘴癘大作。王及之郎中、張鼎郎中、葛象承議三家病瘴，悉至滅門。次年余居於彼，復見北客與土人感瘴，不幸者不可勝數……其年余染瘴疾特甚，繼而全家卧疾。"[290] 至於張致遠，他也曾知廣州。（《宋史·張致遠傳》）王棐據其自述，曾到過嶺南多處："就辟入南……至桂林"，又，"始至蒼梧，繼宰柳城，後攝宜陽，今守南容"（《指迷方瘴瘧論》）。按《宋會要輯稿》卷一六四《刑法》一之三六記紹興四年"四月二十四日前廣南東路轉運判官章傑言……"[291] 撰《嶺表十說》者或許即是其人。汪南容與王棐不知是否爲同一人，尚待考。[292] 釋

---

〔289〕 見《重修政和經史證類備用本草》卷一二，楮實條引。又，葛洪《肘後備急方》卷五，頁 155 引。

〔290〕 見所著《瘴瘧論》（《嶺南衛生方》卷上）。按宋高宗建炎四年(1130)爲庚戌，次年改元紹興，因此紹興無庚戌年。下一庚戌年爲光宗紹熙元年(1190)。《宋史·李璆傳》，璆爲政和(1111～1117)進士,《建炎以來繫年要錄》卷一六二云紹興二十一年(1151)五月"戊申徽猷閣直學士、四川安撫制置使兼知成都府李璆卒"。則李璆絕不可能活到光宗紹熙時。李璆所記蒼梧大疫及其居蒼梧之年尚待進一步之考訂。

〔291〕 引文據北京中華書局據北平圖書館影印本重印，1957。

〔292〕 見中國古籍出版社所出《嶺南衛生方》之《前言》。按《嶺南衛生方》中稱各篇著者均使用其官職，《指迷方瘴瘧論》著者王棐自述云："今守南容。"而釋繼洪《治瘴續說》云"況汪南容有言：瘴病後調攝又倍於外方之難"與王棐之說"病後將攝，則比之外方尤難"，幾乎完全相同。《前言》疑二者實係同一人是極有可能的。

繼洪自記其所撰諸篇的所在地點有柳州、五羊、封川（廣東封開）、熙平郡（廣東連縣），按南宋無熙平郡，而隋代有，繼洪所用當係古名。這樣看來，這醫方的撰輯，都和撰寫者親歷嶺表，自身、家人曾遭瘴癘或親身接觸過許多北來的人和當地人感染瘴疾的經驗有分不開的關係。

宋代頗有些仕宦瘴鄉的外地士大夫在努力改變當地信巫不信醫的風俗的同時，也爲醫藥在當地的傳播作出了貢獻。如上述劉彝在知虔州時"集醫作《正俗方》，專論傷寒之疾，盡籍管下巫師，得三千七百餘人，勒之，各授方一本，以醫爲業"（《獨醒雜誌》卷三）。效果如何？按《宋史·劉彝傳》說是"俗遂變"。我們估計這種改造在短期內是不會出現很高的成功率的，但其在傳佈有病當用醫藥治療的觀念上當是功不唐捐的。

在嶺南則范旻與陳堯叟的事蹟最爲人知。《宋史·范質傳》附子《范旻傳》："遷知邕州，兼水陸轉運使。俗好淫祀，輕醫藥，重鬼神，旻下令禁之。且割己奉市藥以給病者，愈計千人。復以方書刻石，置廳壁，民感化之。"《宋史·陳堯佐傳附兄陳堯叟傳》："遷廣南西路轉運使。嶺南風俗，病者禱神，不服藥。堯叟有《集驗方》，刻石桂州驛。"則不但供當地居民採用，也針對南行的過路北人的需要提供了服務。但陳堯叟傳佈醫藥於嶠南的努力並不僅止於此。他上言真宗說："'嶺表炎蒸，又多瘴癘，請官給紙墨，寫攝生藥方，散付諸州。'從之。"（《續資治通鑑長編》）

在這方面邵曄也有不少的貢獻。《獨醒雜誌》卷三："廣南風土不佳，人多死於瘴癘。其俗又好巫尚鬼，疾病不進藥餌，惟與巫祝從事，至死而後已。方書、藥材未始見也。景德中，邵曄出爲西帥，兼領漕事，始請於朝，願賜《聖惠方》與藥材之費，以幸一路。真宗皆從其請，歲給五百緡。今每歲夏至前，漕臣製藥以賜一路之官吏，蓋自曄始。"按《宋史·邵曄傳》，當時曄任"交阯安撫國信使駐嶺表"，而非帥廣右。又《真宗紀》言"賜廣南《聖惠方》，歲給錢五萬市藥療病者"。則賜醫方及藥錢又不限於廣西一路。這事在景德三年（1006）七月。按《續資治通鑑長編》卷一一八，真宗景德三年二月已經"詔：廣南地多瘴霧之毒。凡軍事有疾者，給官錢市藥瘳治之"。則邵曄也不是官給藥錢治疾者的創意人，但他的建議或請求使這一臨時性的救濟有了常規性的長年經費。另一方面，在此之前，皇帝已將《太平聖惠方》一書賜給過淮南地區的地方官。[293]而自這次邵曄要求賜書之後，《聖惠方》及"嶺南方"或"南行方"等醫書也漸流佈於各瘴癘之地，則邵曄在這事上曾起過提醒、促進的作用。《續資治通鑑長編》卷八四真宗大中祥符八年（1015）夏四月"己巳賜戎、瀘、富順監《聖惠方》各一部，其地多瘴疫也"。又，卷九二真宗天禧二年（1018）八月"丁未，內出鄭景岫《四時攝生論》、陳堯叟所集方一卷示輔臣，上作序，命刊板模印付閣門，賜授任廣南臣僚，仍命分給諸道州軍"。又，卷二三七，神宗熙寧五年（1072）八月"辛丑詔：文臣京朝官至幕職、州縣官，武臣諸司使副以下，至三班使臣，期辭日並罷賜誡勵敕，並《七條》、《攝生論》，其賜《儒行篇》亦罷之。內《攝生論》並藥方，惟廣南州軍各賜一本，與《聖惠方》同頒之"。

《聖濟總錄》卷三七《瘴氣》有"治瘴木香檳榔丸方"，說："昔人嘗刻石于大庾嶺，蒙效者不可勝數。"[294]又，廣西臨桂劉仙崖摩崖："按《廣南攝生論》載養氣湯方……皇祐（1049～1053）、至和（1054～1055）間，劉君錫以事竄嶺南，至桂州遇劉仲遠先生，口授此方。仲遠是時已百餘歲。君錫服此湯，間關嶺表數年，竟無嵐瘴之患。後還襄陽，壽至九旬。嘗云：'聞之仲遠曰："凌晨盥櫛訖，未得議飲食，且先服此湯，可保一日無事。旦旦如此，即終身無疾（？）病矣。"'宣和四年（1122）上巳日朝請郎提舉廣南西路常平等事晉江呂渭記。"[295]兩者也都是爲嶺北人南行而備的南行方。

上述這些多是仕官南土的士大夫的有關活動的記錄。在歷史上，南行北人中，當以戰士、戍卒、轉輸民工等爲最多數，然而有關他

[293] 王禹偁《小畜集》卷二一有《謝賜聖惠方表》一文，中云："陛下之述作，功參化源……豈區區小郡，磽磽下臣能歌頌聖德歟！當州地居僻左，路遠京師，授敕數年，引頸以日……獲此大賚，謹當抽俸金以市藥，給官本以救人。資枑祚於無疆，流聖惠於不朽。盡納淮甸，歸於華胥……"則本文當作於任職淮畔地方長官時。按《小畜集序》云出守滁州，在太宗至道二年（996），其年十二月又"移知廣陵"，均在淮南，而揚州大邦，不得云"地居僻左"。又《序》文作於真宗咸平三年（1000），則賜《太平聖惠方》當在守滁州之時，而次年冬，王禹偁徙守蘄州，卒於道。（《宋史》卷二九三《王禹偁傳》不及見景德賜書之事。

[294] 據沈括說，刻石於大庾嶺的是"李校理虔裕"，見《蘇沈良方》卷三，頁6～7。但稱"十五味"，"五"當爲"七"之誤。

[295] 摩崖拓本見耿鑑庭《醫藥金石過眼錄》，《中華醫史雜誌》1955年第4號，頁286～287。

們的活動的細節，卻罕見報導。他們與南遷的士大夫不同的是，士大夫多因個別的授官任職或貶謫而與家人、婢僕同行，到達後也自擇居室獨住；而士卒、民工則不僅人數眾多，同時還成批地集體南下，抵達後，又集中居住、勞動，而生活條件、衛生環境都遠不能與一般士大夫相比。由於缺乏或沒有免疫力，因此在進入疫區之後，常易引起疾病的暴發流行，造成大量的人員發病、死亡。其情況，已見上文。關於神宗熙寧九年（1076）的安南戰役，《續資治通鑑長編》有不少詳細的記錄。對戰士們的健康、疾病等問題，神宗屢有詔書過問、指揮防治，現摘錄如下：

> 詔：安南諸軍過嶺，有疾病寄留者，令所寄州軍專選官管勾醫治，提點刑獄往來提舉。如能用心醫治，痊損數多，候師還日比較分數，當議優獎。

> 詔：安南行營軍士如疾病，將官且親撫視，嚴責醫療，逐將月具平安及疾病死亡人數以聞。

> 又批：聞安南兵過嶺多疾病，其令宣撫司曉告勿食生、冷，嚴立酒禁。

> 詔：安南行營兵士以不習水土，多病瘴癘致死，至宜令隨所在州縣，即時依編敕及移牒住營州縣，依廣勇例給孝贈。

> 上批：安南行至邕州四將下諸軍，九月上旬死病近四五千人。此乃將、副全不約束，恣令飲食北人所忌之物，以致生疾，可火急嚴誡勵，仍切責醫用藥治之。

> 詔太醫局合治瘴藥三十種，差使臣齎付安南行營總管司。上批：已差入內供奉官梁從政齎文字往邕州宣撫司，聞將士被疾者極眾，可下醫官院，選習知治瘴者五七人，令從政率領之，乘驛速往。如治療多愈，當不次優賞。

> 詔：安南行營將士疾病者眾，遣同知禮院王存禱南岳，遣中使齎香，建祈福道場一月。

> 又詔：安南諸軍及應募人病死者，常賜外，加賜絹二匹，當得糧食亦併給其家。

> 次年，六月“丁酉手詔：今歲嶺外大熱，病瘴者多。方屯兵未解，官吏將校在彼者眾，深慮難於醫藥，枉致死傷。醫官

院選差醫學三人,賜絹五十匹,遣赴桂州,委趙卨分擘差使。
候一年差替,經略司具所愈人數,保明聞奏"。

　　七月丙子"詔:河東、永興、秦鳳等三路就糧諸軍及漢蕃
弓箭手、蕃兵,常經召募赴安南行營,染有瘴癘者,御藥院以
安南軍前治瘴藥方下逐路經略司修合,隨病證給賜"。
可以看出最高統治者對南下的戰士們不能算不關切,不加照顧、救
治。然而如上所述,這次戰役所動員的軍士、民工三十萬人,"死亡
過半,存者皆病瘁"。李師中所説:"嶺南自古不利戍兵。"(《續資
治通鑑長編》仁宗嘉祐三年九月丙子條) 當是確有根據的經驗之談,
但不只是戍卒如此,戰士、民工也一樣。

六、結　語

　　自司馬遷《貨殖列傳》以來,在歷史文獻中,對廣大南方的許
多地域的描述,一直不斷地重複著"地廣人稀"、"無積聚而多貧"、
"無千金之家"之類的字句。所以如此,我們認爲主要並不是由於後
人對前代記録的因襲,而是有事實依據的。

　　秦嶺、淮河一線以南的南土,特別是五嶺以南的地區,由於氣
候炎熱、多雨潮濕,爲眾多的疾疫病原或傳病媒介生物提供了適宜
的孳長、繁殖、活動的環境。而居住在其中的南土人民的生活方式、
風俗習慣、宗教信仰及醫藥衛生條件等因素,正爲各種疾病對人們
的侵害製造了大量的機會。這導致南方相對地比北土流行著較多的
疾病;或同一種疾病,在南土流行的程度常比北方要嚴重得多。而
在生產勞動或日常生活中,廣大的農民最常暴露在各種致病因素的
威脅之下,因此文獻記録中所説的南方"丈夫早夭",男子"半羸長
病"、"不耐作苦"等,並不是偶然的,這也是長久以來南方相對地
比較貧窮落後的重要原因。由北方南遷的農民,自然可以增補南方
農業的生產勞動力,有助於南方的墾殖發展。但是他們也必須面對
南方那不可完全避免的染病致疾甚至死亡的危險。明末徐霞客在雲
南西部所採訪到的一則消息,對於瞭解南土長期而緩慢的進展是頗
有幫助的:"永昌之水,出洞而南流,其中開塢……是塢南北二坳,
北都魯,南哈思,相距四五十里,甚狹而深;瀕江兩岸俱田,惟僰
彝、儸儸居之,漢人反不敢居,謂一入其地,即'發擺',寒戰頭痛

也（按：當即瘧疾或打擺子），故雖有膏腴而讓之彝人焉。"（《徐霞客游記》卷一〇上《滇游日記十二》）

北方人由於較缺乏或不具免疫力，下行南國就難免感染發病，甚至死亡。這不但造成北地居民不願意並恐懼南行的心理，也給歷代政權在統治南方的工作中帶來了許多問題，導致困擾、不便、損失、挫敗和大量的生命犧牲。例如由於北人不樂南遷或仕宦於南土，導致南方的炎瘴地區大量職位長期無人擔任，雖然優厚其待遇，也常無法補足；另一方面因而願往任官南方的人素質常較差或多不能廉潔；或不得不任用"習其水土"或有免疫力的"土人"來任官，形成特別的"南選"制。這樣就難免影響到行政的效率和吏治政風。

生活衛生及醫藥條件的嚴重不足以及瘴疾的流行，不但使南遷的戰士、戍卒、民夫大量地疾疫、死亡，使得戰鬥力大爲減弱，軍事行動受到極大的限制，對外不能有效地、徹底地對付入侵生事的外族或國家，對內也常無力解決叛變的少數民族或暴動、劫掠的民衆。如《宋史·兵志十》：宣和七年（1125）三月"詔：廣南東、西路地遠山險，盜賊間有竊發。内郡戍兵往彼屯守，多緣瘴癘疾病，不任捕盜；又不諳知山川道里、林壑曲折，故盜不能禁"。又，李綱《申督府密院相度措置虔州盜賊狀》説："虔之諸縣多是瘴烟之地"，而"盜賊"所處的"巢穴深遠，山多瘴癘，官兵憚於窮討"（《梁谿集》卷一七〇）。西漢元帝時棄珠崖的重要考慮也是當地"霧露氣濕，多毒草、蟲蛇、水土之害，人未見虜，戰士自死"（《漢書·賈捐之傳》）。這樣，使得統治者在處理南土的外來入侵或境内的民變、少數民族叛變等問題上常傾向於採取以夷制夷、招安等策略。例如東漢順帝時交阯、九真二郡兵士反叛，"召公卿百官及四府掾，問其方略，皆議遣大將，發荆、揚、兗、豫四萬人赴之"。當時李固駁斥衆議，他所提出的重要理由之一是："南州水土溫暑，加有瘴氣，致死亡者十必四五。"他並建議"還募蠻夷，使自相攻"。在唐宋時代也有許多人建議，就像在瘴區選用習其水土的土人來出任當地地方官那樣，徵調與瘴鄉風土氣候類似的鄰近地區的人民，或當地的土人，或少數民族來充當戍卒。例如《唐書·楊收傳》："南蠻自大中以來，火邕州，掠交阯。調華人往屯，涉氛瘴死者十七，戰無功，蠻勢益張。收議豫瘴募士三萬，置鎮南軍以拒蠻。"宋包拯《論蠻賊事二》也不贊同朝廷"差撥禁軍"赴嶺南討蠻，他説："緣北人乍到，不諳風土，多染瘴疫之

疾。竊見唐時,或嶺南叛擾,並自江西起兵進討。況虔、吉等州疆境相
接,民俗頗同,若選差使臣往彼抽發兵士,或召募就近應副,事體至
便。"[296]上引張方平《論討嶺南利害九事》也説應將"秦渭馬軍、弓箭
手"自嶺外撤回,而"使荆湖多募壯丁,搜補諸土軍,其將士服習土風,
諳識山川地利,其騎亦止用南馬"。而英宗治平三年(1066)確實曾
"詔:頃以東兵戍嶺南,冒犯瘴癘,得還者十無五六。自今歲滿,以江、
淮教閲、忠節、威果代之"(《宋史·兵志十》)。上述李師中説自古嶺
南不利戍兵,他因而建議"置土丁"。蘇過《論海南黎事書》指出當時
有"朱崖屯師千人",他也主張"戍卒可省,民兵可用。何則? 編户之
家……耐其風土瘴癘"。(《斜川集》卷五)張田知桂州時確曾以"京師
禁兵來戍,不習風土,往往病於瘴癘。田以兵法訓峒丁而奏罷戍"(《宋
史》卷三三三《張田傳》)。《宋史·兵志五》:"熙寧中,王安石言:
'……今中國募禁軍往戍南方,多死,害於仁政。'……於是蘇緘請訓練
二廣峒丁。……〔元豐六年〕提點廣西路刑獄彭次雲言:'邕苦瘴癘,請
量留兵更戍,餘用峒丁,以季月番上,給禁軍錢糧。'詔許彦先度之。彦
先等言:'若盡以代正兵,恐妨農。請計戍兵三之一代以峒丁,季輪二
千赴邕州肄習武事。'從之。大觀二年(1108)詔:'熙寧團集左、右江
峒丁十餘萬衆,自廣以西賴以防守。'"宣和七年詔:"可令每巡檢下招
置土人健勇輕捷者參戍兵之半,互相關防,易於擒捕(嶺南盜賊)。令
樞密院行之"(同上)。這樣就使邊防以及兵役制度也發生了變化。

　　在國家財政制度上也受到南土瘴疾的影響,即上述南土邊區不
行酒榷的制度。

　　總之,南土的上述政治、軍事、財政制度或措施的歧異以及南
方居民與北人相較之下大相徑庭的若干生活習俗,都反映了南方自
然環境、醫藥衛生條件對南方發展的深刻影響。在南方緩慢的發展
過程中,人爲的努力也能使衛生環境得到局部的改進。如《續資治
通鑑長編》仁宗嘉祐七年 (1062) 秋七月甲寅條所載:"先是,嶺
南多曠土,茅菅茂盛,蓄藏瘴毒,〔廣西轉運使、度支員外郎李〕師
中募民墾田,縣置籍,期永無税,以種及三十頃爲田正,復科役。
於是地稍開闢,瘴毒滅息。"按在農業墾殖生産活動中,填平水坑、

――――――――――

〔296〕《包拯集》,頁 127。

窪地，或平整田地以利灌溉和排水，可以減少灌溉餘水或雨水潴積而形成的淺水窪地，這樣就減少了媒瘧按蚊的孳生地。砍伐林木、灌叢、清除茅菅雜草，可以使大劣按蚊賴以生存的環境受到破壞。這樣就可能在某種程度上降低了瘴瘧的傳播。[297] 然而在另一方面，農田水利灌溉的建設，水田面積的擴大，卻又能增加蚊蟲孳長的空間，擴大瘧區的範圍。因此，在古代的科學技術水平之下，衛生條件的改進總是相當緩慢的。

※ 本文原載《中央研究院歷史語言研究所集刊》第 63 本第 1 分。
※ 蕭璠，臺灣大學歷史研究所碩士，中央研究院歷史語言研究所退休研究員。

---

[297] 《瘧疾防治手册》，頁 134。

宋代幾種社會福利制度

——居養院、安濟坊、漏澤園

金中樞

前　言

本文現以"宋代幾種社會福利制度"爲題,實即論及居養院、安濟坊、漏澤園三制度,此在當時總稱之爲"恤窮",或"恩惠",或"振恤"(賑邮)。嘗憶年前某教授講述南宋之社會福利措施,頗似現在西歐國家所實行之社會福利政策,西方部分學者深以爲奇。殊不知我國政府與社會,對于社會福利之講求,自古而然。常平倉及義倉之設置,即其實例。就本制度而言之,實亦上承古訓古法,至趙宋蔡京當國,始推廣爲居養院、安濟坊、漏澤園,固亦先南宋而有之矣。究其性質,居養院有如現代之安老院、孤兒院(保良局)及殘廢院,安濟坊有如現代之公立醫院,漏澤園有如現代之公共墳場。茲就所搜史料,匯爲三章,一曰創置過程,以闡明其淵源及其設施;二曰實施方法,以闡明其福利及其弊病;三曰發展情形,以闡明其起伏情勢及其沿革變遷。最後作結論,並舉實例證明,以示其體制及其存在之價值,以及後起儒家所以訾短之由,並指出其訾短之非是。

一、創置過程

就此點言,一爲闡明其過去歷史,二爲了解其當時設施,故首以淵源追述,次之以設施大概。

（一）淵源追述

居養院、安濟坊、漏澤園之設置,就其思想淵源言,據徽宗當時詔令,實本孟子所謂"使民養生喪死無憾"之旨[1] 及至南宋高宗宣諭,

---

[1]　詔見《宋大詔令集》卷一八六,崇寧四年五月二十九日,所謂"天下承平日久,民既庶矣,而養生送死尚未能無憾,朕甚憫焉!"孟子語見《孟子·梁惠王篇》。

亦本孟子所謂文王發政施仁,必先鰥、寡、孤、獨四者之意。[2] 故權發遣秀州郭璘稱斯制云:"可謂愛民如子,視民如傷矣。"[3] 一言以蔽之,大抵不外乎推行儒家所謂"王道之始"的意旨。[4]

然就制度本身言,則不若是其簡易。徽宗自云:"述追先志,作新法度。"[5] 史志則以蔡京推廣熙、豐新法。[6] 夷考其詳,由來漸矣。茲爲便於論述,特按其性質相近,而不顧其篇幅懸殊,分爲如下兩節:

1. 居養與安濟之淵源

夫人而知之矣,管子有"九惠之政"。其《入國篇》明云:"凡國都有掌孤,孤幼不能自生者屬之,其鄉黨知識故人養一孤者,一子無徵;養二孤者,二子無徵;養三孤者,盡家無徵;掌孤數行問之,此之謂恤孤。凡國都皆有掌養疾,聾盲暗啞跛躄偏枯握遞不耐自生者,官衣食之,此之謂養疾。""是恤孤養疾,本屬古制。"[7]《南齊書》卷二一云:"文惠太子與竟陵王子良俱好釋氏,立六疾館以養窮民。""梁武帝普通二年(521),詔"置孤獨園,以恤老幼"[8] 後魏世宗永平三年(510),詔"太常立館,使京畿內外疾病之徒,咸令居處,嚴敕醫署分師救療"[9]《唐會要》卷四九武宗會昌五年條:"國朝立悲田養病,置使專知。開元二十二年(734),斷京城乞兒,悉令病坊收管。今緣僧尼還俗,無人主持,恐殘疾無以取給,西京量給寺田賑濟,諸州府七頃至十頃,各于本管選者壽一人勾當,以充粥料。"[10] "是恤孤養

〔2〕 宣諭見《宋會要·食貨》六〇之九,高宗紹興十四年十二月十二日。孟子語亦見《孟子·梁惠王篇》。

〔3〕 見《宋會要·食貨》六〇之一〇,紹興十九年十一月二十八日。所謂"視民如傷",本《左傳》哀元年大臣逢滑之説。所謂"愛民如子",則損益於賈誼《新書·春秋篇》及《漢書》八十九《召信臣傳》。

〔4〕《孟子·梁惠王篇》。《宋大詔令集》卷一八六,徽宗政和二年五月二十五日御筆:"鰥、寡、孤、獨有院以居養,病者有坊以安濟,死者有園以葬,王道之本也。"《宋會要·食貨》六〇之九,高宗紹興十三年九月十五日,上曰:"諸處有癃老廢疾之人,可依臨安府例,令官司養濟,此窮民之無告者,王政之所先也。"

〔5〕 同上《大詔令集》崇寧五年六月十一日,監司分按居養、安濟、漏澤詔。

〔6〕 即《宋史》卷一七八《食貨志》,詳閱其《振恤篇》崇寧條可知。

〔7〕《陔餘叢考》卷二七,養濟院、育嬰堂、義塚地。

〔8〕 按《梁書》卷三《武帝紀》是年詔:"凡民有單老孤稚不能自存主者,郡縣咸加收養,贍給衣食,每歲周足以終其身。又於京師置孤獨園,孤幼有歸,華髮不匱,若終年命,厚加料理。"《南史》卷七《梁本紀》刪損其説,作"詔置孤獨園,以恤孤幼"。《陔餘叢考》損益二書,余略取其詞,唯其作三年,誤。

〔9〕 此本《北史》卷四《魏本紀》。《魏書》卷八《世宗紀》同條並云:"下民之嬰鰥疾苦,心常愍之,此而不恤,豈爲民父母之意也"。

〔10〕 並見《唐會要》同卷開元五年條及《舊唐書》卷一八上,會昌五年十一月甲辰敕。《事物紀原》卷七,貧子院亦略載及。

疾,六朝及唐已著爲令甲。"(同注〔7〕)。而宋又本於唐。《宋會要·食貨》
六〇云:"居養院始于唐之悲田、福田院。"《事物紀原》本《唐會要》亦云:
"悲田院養病,從長安以來(702～),置使專知;宋朝又因之,以僧院名福田,
今亦曰悲田也。"〔11〕考宋置福田院,蓋自宋初以來即然。史稱:"京師舊置
東西福田院,以廩老疾孤窮丐者,其後給錢粟者纔二十四人。英宗命增置
南北福田院,并東西各管官舍,日廩三百人,歲出内藏錢五百萬給其費,後
易以泗州施利錢,增爲八百萬。"(同注〔6〕)。至神宗熙寧二年(1069)益加
擴大,詔"四福田院于見今額定人數外收養,特與依額内人例支給,無令失
所,所有合用錢,于左藏庫見管福田院錢内支撥"〔12〕是福田院,一如古
制,一方矜恤鰥、寡、孤、獨,他方則療養病人,固不徒開居養院之先河,抑亦
爲安濟坊之濫觴矣。

　　居養、安濟之本於福田院之説,特指京師所在地而言。至若地方,
亦各有爲居養院、安濟坊所借鑒者。就安濟坊言,首爲仁宗嘉祐二年
(1057)以後,歲賜諸州、軍、監藥錢。《長編》卷一八六云:

　　　　仁宗嘉祐二年,八月,庚戌,韓琦言:"朝廷頒方書諸道,
　　以救民疾,而貧下之家力或不能及,請自今諸道節鎮及并、
　　益、慶、渭四州歲賜錢二十萬,餘州、軍、監十萬,委長吏選官
　　合藥,以時給散。"從之。

《十朝綱要》同此,作庚戌日,所謂"自今歲賜諸道節鎮州錢有差,委長
吏選官合藥,以救民疾"。(卷六)則《宋史·本紀》作己酉(卷一二),
早此一日,誤矣。尤當言明者,即諸州賜錢有多寡之分。"蓋當時府、
州、軍、監,特州有節鎮、防、團、刺史之別。"〔13〕此所謂餘州,即指防禦、
團練、刺史州。彼不若節鎮之大,一如軍、監;故於給散錢藥,僅及節鎮
州之半。要其救貧民之疾,一也。與此後地方安濟貧病不能自存之
人,同一意焉。

　　就居養院言,則爲同時所置之天下廣惠倉。《長編》同卷云:

　　　　嘉祐二年,八月,丁卯,置天下廣惠倉。初,樞密使韓琦,
　　請罷鬻諸路絶户田,募人承佃,以夏秋所輸之課,給在城老幼

〔11〕　同上《紀原》。
〔12〕　《宋會要·食貨》六〇之三。
〔13〕　拙著《北宋選人七階試釋》,見《新亞書院學術年刊》第 9 期,頁 87;《宋史研究集》第 9
　　　輯,頁 271。

貧乏不能自存者。既建倉，乃詔逐路提點刑獄司專領之，歲終具所支納上三司，十萬戶以上留一萬石，七萬戶八千石，五萬戶六千石，三萬戶四千石，二萬戶三千石，一萬戶二千石，不滿萬戶一千石，有餘則許糶之。

此説本《韓魏公家傳》。[14] 通考所謂"振貧始于嘉祐中"[15]，此也。是知置天下廣惠倉，即由諸路提點刑獄專領徵收各該管所承佃戶絶田課，按諸州、軍、監戶口多寡，自十戶存一石至十戶存二石之比例，積穀建倉，以賑濟各所在地老幼貧乏不能自存之人，並兼修東漢胎養令[16]。此於社會救濟或福利之講求，不爲不周至。然"自詔下以後，戶絶田復賣如故"（同上）。朝廷爲根絶其弊，于是詔"三司以天下廣惠倉隷司農寺，逐州選募職曹官各一人專監，每歲十月別差官檢視老弱疾病不能自給之人，籍定姓名，自次月一日給米一升，幼者半升，每三日一給，至明年二月止，有餘，即量諸縣大小而均給之"。此嘉祐四年（1059）二月乙亥事（《長編》卷一八九），乃朝廷針對地方之進一步措施。而神宗熙寧九年（1076），從知太原府韓絳言，詔"河東地寒，九月内許抄劄不能自存之人，自十月一日起支米豆，至次年二月終住給，如額定米豆有剩，即盡數支至三月終"。[17] 即以嘉祐四年詔爲其張本，均爲"直接實給制"。而與此後居養院，若相合焉。

至元祐初（1087），著作郎兼侍講范祖禹更"乞不限人數，收養貧民"。"上納用焉。"[18] 而其時蘇軾知杭州所建安樂坊，尤爲諸州安濟坊之先導。《長編》卷四三五云：

> （哲宗）元祐四年（1089），十一月，甲午，蘇軾又作饘粥藥餌，遣吏挾醫，分方治病，活者甚衆。軾曰："杭水陸之會，因疫病死，比他處常多。"軾乃裒集羨緡，得二千，復發私橐，得金五十兩，以作病坊，稍蓄錢糧以待之，名曰安樂。崇寧初，改賜名曰安濟云。（頁20）

〔14〕 見《韓魏公集》（《叢書集成》本）卷一四，頁206。

〔15〕 《通考》（《國學基本叢書》）卷二六，頁254。

〔16〕 詳見《長編》卷一八八，提點刑獄韓宗彥上書，頁15～16。

〔17〕 詔取《長編》卷二七九，是年十二月十三日乙未（頁15）條。《會要》則作"元豐元年十二月二十五日知太原府韓絳"云云，但又注云："一作九年。"（《食貨》六〇之三）《通考》（卷二六，考二五四）、《宋史》（卷一七八，頁21）亦均作熙寧九年，唯《通考》作魏絳，誤。又《長編》卷二八〇熙寧十年二月丁酉詔，可參考。

〔18〕 《歷代名臣奏議》卷二四五，頁4～5；並見《長編》卷四〇八，頁1。

考其意,雖與安濟坊養民之貧病者微有不同,然就坊改坊,要不相遠。《陔餘叢考》亦以蘇軾所作病坊,開宋世此制之先。(同注〔7〕)可爲明證。

其他諸州,雖無安濟坊之建制,然亦有相同性質之措施。《長編》卷五○三云:

> 元符元年(1098),十月,壬午(八日),詳定一司敕令所言:鰥、寡、孤、獨、貧乏不得自存者,知州、通判、縣令、佐驗實,官爲居養之,疾病者仍給醫藥。監司所至、檢察閱視:應居養者,以戶絕屋居,無戶絕、以官屋居之,及以戶絕財產給其費,不限月分,依乞丐法給米豆,闕若不足者以常平息錢充,已居養而能自存者罷。從之。〔19〕

此其意,固承自嘉祐以來之舊。然已啓居養之名。而成居養之實矣。又謂"疾病者仍給醫藥",則安濟之意亦存焉。觀其所謂"已居養而能自存者罷",則其制更非起自今日。若以"不限月份,依乞丐法給米豆"一條考之,據哲宗元祐二年(1087)詔:"畿縣貧乏不能自存及老幼疾病乞丐之人,應給米豆,勿拘以令";三年(1088),又詔:"以常平錢穀給在京乞丐人,至季春止";並"政目"云:"詔府界三日一散貧院錢米,人一升、十文,七歲以下減半,候三月五日住。"〔20〕蓋至是,歷有年所矣。

至安濟坊之實際設置,則有待於徽宗時(1102)。而其事之導成,實起於"吳居厚創將理院"(《東都事略》卷九七本傳)。《會要·食貨》六○之三云:

> 徽宗崇寧元年八月二十日,詔置安濟坊。先是權知開府吳居厚奏乞諸路置將理院……所建將理院,宜以病人輕重而異室處之,以防漸染。……于是有旨仍依賜名。

考《十朝綱要》與《宋史·本紀》同作辛未置安濟坊,〔21〕是月癸丑朔(陳表),辛未十九日,則早此一日矣。將理院之取名,蓋本《説苑·貴德篇》所謂"聖人之於天下百姓也,將之養之"(卷五)之意,將養而理治之也,與安濟之義同。安濟坊之設,《續宋編年通

---

〔19〕 頁7,並見《會要·食貨》六○之三同條。

〔20〕 《長編》(世界書局本)分見四○七,頁12;及四○八,頁8並注。《會要》見《食貨》六○之三。

〔21〕 前者見《長編拾補》卷二○,頁8引;後者見卷二六,鈔本頁19。

鑑》與《九朝備要》謂爲"以處民之有疾病而無告者"。[21]宋史亦謂爲"養民之貧病者"（卷一九）。觀諸此説："宜以病人輕重而異室處之，以防漸染。"似偏重將理肺勞等傳染病。然肺勞等多起於貧病交加，其義亦近，故"有旨仍依賜名"。

居養院之實際設置，據《九朝備要》與《續宋編年通鑑》所云，亦起於同年八月置安濟坊之同時（同注[21]）。《東都事略》則云："八月辛未，開封府置居養院。"（卷一〇）《宋史·本紀》又云："九月戊子，京師置居養院。"（卷一九）考《宋大詔令集》崇寧四年十月六日恤窮詔："居養之法，施四海而未及京師，逮失自近及遠之意。今雖有福田院，所養之數未廣，祁寒盛暑，窮而無告及疾病者，或失其所。……可令開封府依外州法居養鰥、寡、孤、獨，及置安濟坊，以稱朕意。"（卷一八六）知《事略》、《宋史》之説，均誤。若續編年《通鑑》與《備要》所云居養院，與夫上述置安濟坊，均係外州法也。所謂外州法，據《宋會要·食貨》六〇之三云：

> 崇寧元年九月六日詔："鰥、寡、孤、獨應居養者，以戶絕財產給其費，不限月，依乞丐法給米豆；如不足，即支常平息錢。遺棄小兒，仍應存乳養。"

九月癸未朔，六日即戊子，此《宋史》之所由誤也。《備要》且以其繫之八月條，所謂"尋詔以戶絕財產給其費"云云。（見卷二六）其居養之事實既如此，其名稱不待言也。究其發展歷程，則京西北路開其先。《宋會要·食貨》六〇云：

> 崇寧五年十月九日，淮東提舉司言："安濟坊、漏澤園，並已蒙朝廷賜名，其居養鰥、寡、孤、獨等，亦乞特賜名稱，以昭惠澤。""詔依京西北路以居養爲名，諸路准此。"[22]

此亦見居養院之設置，先外州而後京師。

2. 漏澤園之淵源

其漏澤園之設置，亦自有淵源。《禮記·月令》"掩骼埋胔"之説，歷代引爲明訓。東漢桓帝建和三年（149）詔："今京師死者相枕，其違周文掩胔之義。……若無親屬，可於官地葬之，表識姓名，爲設祠祭。"（《後漢書》七）後魏世宗正始三年（506）詔："掩骼埋胔，古之令典。今

---

[22] 並見同卷頁1及頁5。"京西北路"，頁1作"京西湖北"依頁5更正。

或有孤老餒疾致死,暴露溝壑者,洛陽部尉依法棺埋。"(《魏書》卷八)而"義葬流民",隋唐尤著爲惠政。[23] 考尋宋世,亦代有明文。《會要·食貨》五七云:太宗淳化元年(990)詔,(歲飢)死者官爲藏瘞,以錢五百千分給之。"(頁1)《韓魏公集》云:"天禧(1017～1021)初嘗於京門外四禪院買地,以瘞無主骸骨,官給錢六百,幼者半之。"(卷一四)《宋史·仁宗紀》:"嘉祐七年(1062),詔開封府市地於四郊,給錢瘞民之不能葬者。"(卷一二)又《宋史·禮志》云:"韓琦鎮并州,以官錢市田數頃,給民安葬。"(卷一二五)後世更引爲美談。是義塚之法,古代已然,亦非自蔡京始也。特京踵元豐之法,而擴爲流澤園耳。《宋會要·食貨》六〇之三云:

> 崇寧三年(1104)二月三日,中書言:"……元豐中,
> 神宗……常詔府界以官地收葬枯骨,今欲推廣先志,擇高
> 曠不毛之地,置漏澤園。……"從之。

編年《備要》更明謂中書言:"今欲推廣先志故也。"(卷二七)考其時蔡京當國。[24] 此謂中書言,蓋即秉承京意。所當釋明者,是月乙巳朔,(《二十史朔閏表》)三日係丁未。《宋史》本《東都事略》,所言同。[25] 唯《十朝綱要》作四日戊申。(卷一六)疑三日中書上言,四日下詔耳。元豐事,同書及長編記載甚詳[26],尤足參證。則此謂"推廣先志",誠京爲之也。故《宋史·食貨志》云:"至是,蔡京推廣爲園。"(卷一一七)則《卻掃編》云:"漏澤園之法,起於元豐年間。"(卷下)不盡然矣。

綜上以觀,知居養院、安濟坊、漏澤園之設,雖謂推廣新法,然亦淵源古訓古制。

(二) 設施大概

居養、安濟等法之設置與淵源既明,進請言其設施。此可得而言者,有下列三點:

---

〔23〕 詳見《北堂書鈔》卷三九,政術部施惠篇,是書爲隋秘書郎、唐弘文館學士虞世南所撰,可見其微意矣。

〔24〕 《宋史》卷一七八《食貨志》語。其事可參閱同書卷二一二宰輔表,係1102～1105年。

〔25〕 《宋史》見卷一九《本紀》,《東都事略》見卷一〇《本紀》。

〔26〕 《會要》見《食貨》六〇之三,元豐二年三月二日,《長編》見卷二九七,同月辛未條。

1. 關于員工方面

此點諸書語焉不詳，據《宋會要·食貨》六〇分析，就諸路安濟坊之前身將理院言，"兵馬司差撥剩員三人節級，兵馬司官提轄管勾，監司巡按點檢"。自徽宗賜名將理院爲安濟坊，即隸提舉常平司管勾，縣則令、佐提轄。其後居養院、安濟坊，"召有行業僧管勾外，有見管簿歷，令廂典抄轉收支。雜責以出納之事"。至崇寧四年（1105）終，"差軍典一名，比附諸司書手文字軍典；縣差手分一名，兼管抄轉收支"。大觀元年（1107）八月，真定府言："居養院、安濟坊兩處，所管出納官物，并日逐抄轉簿歷，及供報文字，委是繁多，若共差軍典一名，顯見兩處勾當不前。"於是"各差軍典一名，諸路依此"。政和四年（1114）二月，以"官吏相蒙，無以檢察"，乃規定"今後州縣居養、安濟人，遇有親戚識認處，委不干礙官一員驗實"。宣和二年（1120），略詔居養、安濟之法，如專顧乳母及女使之類，皆資給過厚，可參考元豐舊法，裁立中制。居養、安濟軍典，依舊共置一名，此北宋於此制所置兼管人員之大概情形。

如參考南宋養濟院，則較此居養、安濟具體而詳。寧宗嘉泰元年（1201）三月，和州言："本州……起造到養濟院一所……輪差僧行各一名，主掌點檢粥食；分差兵士充火頭，造飯、煮粥，洒掃、雜使、把門、使喚。輪差醫人診候病人，用藥調治。……臥病……不能行履，許抬捭入院。……專差巡轄兼監，知縣檢點，通判提督。"（頁2）此亦見上述所謂養濟院爲居養、安濟者不虛也。

然則居養，安濟之兼管人員，蓋京師及諸路之府、州、軍、監有提督，有檢點，有兼監，有管勾或勾當，有點檢粥食，有廂典或軍典；縣則有提轄，有手分；及州縣非常設之不干礙官等。其操作人員，有醫人，有乳母及女使，有抬捭，有火頭及諸雜役等。《通考》（卷二六）、《史志》（卷一七八）所謂"差官卒、充使令，置火頭、具飲饌"，本此。其漏澤園，則命僧主之，仵作行下，縣置籍，監司巡歷檢察。[27]

2. 關於設備方面

此點就居養院言。據《宋史·食貨志》云："凡鰥、寡、孤、

---

[27] 觀《會要·食貨》六〇，崇寧三年二月三日四日、五年八月二十一日、紹興元年十二月十四日、十四年十二月十三日、十五年六月二十三日諸條，及《宋史》卷一七八"振恤"《夢粱錄》卷一八"恩霑軍民"可知。

獨、癃老、疾廢、貧乏不能自存、應居養者，以户絶屋居之，無則居以官屋。"（卷一七八）考《長編》卷五〇三及《會要·食貨》六〇，此係哲宗元符元年（1098）事，在居養院建立以前。然《會要》同篇有云："鎮江府、建康府……至乾道三年（1167）五月終，仍請逐空閑官屋，應副居住，或間數不足，將將見賃屋人日納房錢減半。"[28] 可見利用户絶屋或官屋，乃至賃屋，均爲供備居養院之住所措施。其爲此而專門興建者，首見於安濟坊之前身——其一爲蘇軾知杭州所建之病坊，二爲吳居厚乞諸路所置之將理院。病坊之大小，雖不得而知，但據《會要》云"蘇軾知杭州日，城中有病坊一所，名安樂"[29] 及前引《長編》所謂"分方治病，活者甚衆"云云，顯見其不在小。至於將理院，史有明文，所謂"宜作廚舍，以爲湯藥飲食，（吏人公）人宿舍，及病人分輕重異室逐處，可修居屋一十間"。[30] 其中規模，不難概見。況徵諸往後所興建者，實有過於此焉。《宋會要·食貨》六〇之一云：

> 寧宗嘉泰元年（1201）三月十一日，和州言："……本州去年二月於城西路逐買到民田，修築墻圍五十三丈九尺，創建居養院。……今年已行收買材植物料，起造到養濟院一所，計瓦屋二十五間。……"

和州隸淮西路，雖係上州，然屬縣及户口最少，視下州不如，[31] 其建造居養院、養濟院猶如此，等而上之者，理無遜色。

又，"廣東提刑陳曄，撙節財用，起宅子六十間，專養士夫孤遺。……願就宅居止者，每家給屋一間，七口以上二間。"[32] 其設備尤善。（同上）

此外，如養士夫孤遺，"又買官民田，及置房廊，拘收錢米，創倉、庫各一所"（同注[32]）。及和州養濟院，"置造應干合用床薦、什物、器用之屬"，抬揅"之具，"藥餌"之用，"津遣"之需，[33] 所在皆是。其他

---

[28] 《食貨》六〇之一五，乾道二年八月十五日條。
[29] 《食貨》六〇之四，崇寧二年五月二十六日兩浙轉運司言。
[30] 《會要·食貨》六〇之三，崇寧元年八月二十日條。
[31] 詳見《宋史》卷八八《地理志》頁 10～12。
[32] 《會要·食貨》六〇之一，慶元五年十二月十二日條。
[33] 《會要·食貨》六〇之一至二，嘉泰元年三月十一日和州言；支遣與設備，可參考同篇"養士夫孤遺"條。

設院、坊處，量亦如之。《史志》所謂“具飲饍，給以衲衣絮被，州縣奉行過當，或具帷帳，雇乳母、女使，靡費無藝”（卷一七八），即其明證。

其漏澤園之設，擇高曠不毛之地，[34] 或空閑田段，或其他院地和山地，[35] 爲藩墙限隔。[36] “無故若放牧，悉不得入。”[37] 人給地八尺或九尺（同上），以爲墓地；方甎二口（同上），以爲記識；及“棺木、絮、紙、酒、仵作行下工食錢”，[38] 以資歛葬。並“置屋以爲祭奠之所，聽親屬享祭追薦”。[39] 宣和二年（1120）詔：“漏澤園，除葬埋依見行條法外，若齋醮等事悉罷。”[40] 然南渡以後，“春冬醮祭”（同注〔38〕）猶存。

居養院、安濟坊、漏澤園之設備，大抵如上云。

3. 關於經費方面

此就居養、安濟之來源言，據《會要·食貨》六〇同篇記載，自崇寧伊始（1102），即明令規定：“以户絕財產給其費，如不足，即支常平息錢。”（見前引）其食米及小兒教育費，亦取諸常平。《宋史》卷一七八《振恤篇》略云：“崇寧初，蔡京當國，置居養院、安濟坊，給常平米厚至數倍。孤貧小兒入小學聽讀，其衣襴於常平頭子錢內給造。”其歲給錢米多寡，史未及詳，如以紹興十三年臨安府收養乞丐爲例，據《建炎以來繫年要錄》云：“今年……提舉常平司已撥到米二萬七千餘石，……浙西諸州米起坊場七分寬剩錢十二萬緡。”原注並云：“存此以見歲給貧人錢米數。”[41] 準此類推，可以概見。倘常平米見管不多，則“于省倉下界糴場封樁米內借撥”。[42] 如再不敷，即“于見管義倉米內通融應付”。[43] 所以如斯，一則緣州縣自軍興以來，常平田地多已出賣；二則義倉穀於法唯充災傷賑給，不得他用。此《會要》同卷言之頗詳，可

---

〔34〕《會要·食貨》六〇之四，崇寧三年二月三日條。
〔35〕詳見《會要·食貨》六〇之一六。
〔36〕《會要·食貨》六〇之九，紹興十四年十二月十三日條。
〔37〕同注〔35〕，四日條。
〔38〕《會要·食貨》六〇之九至一〇，紹興十五年六月二十三日條。
〔39〕《會要·食貨》六〇之四，崇寧三年二月四日條。又《夢粱錄》卷一八“恩霈軍民”：“漏澤園……置屋以爲春秋祭奠，聽其親屬享祀。”
〔40〕《會要·食貨》六〇之七，是年六月十九日詔，並見《宋史》卷一七八“振恤”。
〔41〕卷一八六，中華書局本，頁3120，是年九月丁酉條。
〔42〕《會要·食貨》六〇之一二至一三，孝宗隆興二年十二月十二日條。
〔43〕同上，頁12，紹興三十一年九月七日條。

資參考。

至漏澤園之經費來源，據同書同卷稱，亦取諸常平。所謂"埋瘞無主死人，即于常平司錢內量行支給"。（同注〔38〕）。"措置修蓋漏澤園地段及召募僧人，每月支破常平錢米。"〔44〕《夢梁錄》卷一八言宋朝"恩霈軍民"事，於此有具體説明。其説略云："宋朝行都于杭，仁和、錢塘兩縣，置漏澤園一十二所，官府委德行僧二員主管，月給各支常平錢五貫，米一石。"〔45〕

漏澤園之主管待遇既如此，居養、安濟之操作人員，晝夜辛勤，當有過之無不及。崇寧四年（1105）末，興元府言"軍典一名，除身份月糧外，與比附諸司書手文字軍典，每月添支米醬菜錢一貫文，并於常平錢米支給"，〔46〕是其證也。

若就經費之報銷説，據興元府同條言："居養院及安濟坊有見管簿歷，抄轉收支。"（同上）大觀元年（1107）八月，真定府言："居養院、安濟坊兩處，所有出納官物，并日逐抄轉簿歷，及供報文字。"〔47〕此可見當時有類似現代之會計制度，依法報銷。居養院、安濟坊如此，漏澤園自亦當如此。孝宗淳熙三年（1176）秋，詔"平江府守臣陳峴，取會開趙所創義塚元費用錢物，申朝廷給還"。〔48〕而漏澤園固爲朝廷所創置，何獨不然？

二、實施方法

觀上述創置過程，大抵可闡明本制度之淵源與設施矣。如欲進一層瞭解其福利或救濟與弊病，可自其實施方法中窺見之。關於此點，略作以下六節説明。

（一）居養、安濟之對象條件

如上引《會要》同篇所載崇寧元年（1102）規定："鰥、寡、孤、獨應居養者，依乞丐法給米豆，遺棄小兒，仍應存乳養。"本此而引申考之，蓋有以下諸對象：（一）此謂"鰥、寡、孤、獨應居養者"，蓋即此前哲宗元符元年（1098）規定"鰥、寡、孤、獨之不能自存者，官爲養之"之意。徵諸高宗

〔44〕《會要·食貨》六〇之一〇，紹興十五年十一月六日。
〔45〕並見《會要·食貨》六〇之九，紹興十四年十二月十三日臨安府言。
〔46〕《會要·食貨》六〇之四，崇寧四年十二月十九日條。
〔47〕同上六〇之五，是月之二十七日條。
〔48〕同上六〇之一六，是年九月三日詔。

南渡於建炎元年(1127)所賜"鰥、寡、孤、獨不能自存之人,除開封府依法
居養外,令留守司檢察如法居養"。[49] 是其爲居養一對象,明矣。然前
此元祐二年(1087)已然規定:"幾縣貧乏不能自存及老幼疾病乞丐之
人,應給米豆。"就"貧乏不能自存"之人言,徵諸紹興三十年(1160)浙
西常平提舉楊倓"乞將臨安府錢塘、仁和兩處,每歲養濟貧乏不能自存
之人";及孝宗隆興二年(1164)詔:"臨安府內外百姓不能自存之人,
支錢米養濟。"[50] 則(二)其爲養濟一對象,亦明矣。就"老幼疾病"之
人言,徵諸崇寧四年(1105)詔:"……雖非鰥、寡、孤、獨,而癃老疾廢,
委是貧乏,實不能自存,許與養。"及紹興十三年(1143)規定:"臨安府
并諸路州縣,遵依見行條令,將城內外老疾貧乏不能自存之人養濟,病
人給藥醫治。"[51] 是(三)老幼疾病不能自存之人,亦爲養濟一對象矣。
又紹興元年(1131)規定:"無依倚流移病患之人,發入養濟院。"[52] 及
與上述十三年同時規定:"臨安府錢塘、仁和縣,踏逐近城寺院充安濟
坊,遇有無依病人,令本坊量支錢米養濟。"是(四)無依病人,亦爲養濟
一對象矣。就"乞丐"之人言,徵諸此謂"依乞丐法給米豆"之說;及大
觀元年(1107)以後諸詔:乞丐人,並收入居養院依法居養;臨安府依紹
興府指揮,置院賑養乞丐之人;[53] 以及上述紹興十三年規定,亦包括
乞丐之人。則(五)其爲居養一對象,亦明矣。若乃"軍人揀汰離軍之
後,殘篤廢疾,不能自存,在外乞丐之人,仰本軍隨營措置收養"。[54]
至於此謂(六)遺棄小兒,應存乳養,其爲養濟一對象,更明矣。

又《會要·食貨》五九恤災云:

> 大觀二年 (1108) 八月十九日,工部言:"邢州鉅鹿縣
> 水,本縣官私房等,盡被淊浸。"詔:見在人戶,如法賑
> 濟,如有孤遺及小兒,並送側近居養院收養。"(頁8)

此說並見同書《食貨》六〇《恩惠篇》(頁5),可見史家重視其事。
至謂孤遺及小兒送側近居養院收養,當依上述"鰥、寡、孤、獨應
居養者"及"遺棄小兒"之例也。則其他天災,如火災、旱災等,

---

[49] 《會要·食貨》六〇之七至八,是年六月十三日賜。
[50] 同上六〇之一二,各該年九月二十三日、閏十一月十六日條。
[51] 同上六〇之四,其年十二月二十八日詔,及頁9其年十月十四日條。
[52] 同上六〇之八,是年十二月十四日條。
[53] 同上六〇之五,是年閏十月詔,及頁8紹興四年十月二十八日條。
[54] 同上六〇之一,紹熙五年九月十四日明堂赦。

自可援例矣。災或逮夫傷，又需安濟。是（七）災民之孤遺，亦爲養濟對象之一。

又同篇六〇之七云：

> 政和八年（1118）七月十二日，詔諸州縣鎮寨及鄉村道路，遇寒月過往軍民，有寒凍僵仆之人，……即時扶舁，送近便居養院，量給錢米救濟，不願入院者，津遣出界。

考南渡以後，如和州養濟院規定："過往人臥病，在道路店肆，不能行履，許抬舁入院，官給錢米藥餌，候安可日，再給錢米津遣還鄉。"（同注〔33〕）與此云若合符節。是（八）過境被飢寒或臥病之軍民，亦爲養濟之對象矣。

又同篇六〇之一二云：

> 孝宗隆興二年（1164）閏十一月十六日，詔："……訪聞尚有士人，或因赴調困居旅邸，或因轉徙流離道路，裹糧罄竭，饘粥不給，情實可憫，令臨宗府專委官于城內外……更切覈實，量度支給攝官錢米，以體賙恤。"

按"攝官之俸，月不過錢十貫，米二石。"〔55〕其賙恤如斯，比之正官雖不若，較之養濟則過優，此趙宋優禮士大夫之傳統也。然既云賙恤，是（九）流離士人，亦爲養濟之對象矣。

不特流離士人如此，即士人之孤遺亦復如此，尤其以去京極遠之嶺表爲然。《會要·食貨》六〇之一略云：

> 寧宗慶元五年（1199）十二月十二日，廣東提刑陳曄言："竊見所部十四郡，多是水土惡弱，官死於瘴癘者，時時有之，孥累貧乏不能還鄉，曄撙節財用，起宅子六十間，專養士夫孤遺。……"

是（一〇）士人之孤遺，又爲養濟一對象矣。

他如"西北流寓合收養之人"〔56〕"病人無緦麻以上親同居者"〔57〕及"無所依歸之人"〔58〕以及貧乏歸正不能自存之人，〔59〕皆養濟之對象也。

又如居養鰥、寡、孤、獨之人，其老者並年五十或六十以上，許行收

〔55〕《會要·職官》六二之四七，紹興三十年四月二十三日條。
〔56〕《會要·食貨》六〇之一二，紹興三十年九月二十三日條。
〔57〕同上六〇之一三，乾道元年正月一日南郊赦。
〔58〕同上六〇之一四，同年二月二十六日條。
〔59〕同上六〇之一五，乾道元年十二月二日詔及二年八月十五詔。

養（詳後），亦對象之條件也。

（二）居養、安濟之檢察方法

居養、安濟之檢察方法，其積極性，固在上述對象之收容；而其消極性，則在防止舞弊，或揭發舞弊。故有事前檢察，亦有事後檢察。

就事前檢察言，據《會要·食貨》六〇云："舊敕，每歲冬月巡視京城凍餒者……晝地分賑。"[60]至今，既設院、坊，當如舊云。同篇之六曰：

> 政和元年（1111）九月二十二日詔："……今天氣稍寒，令開封府自今便巡覷收養寒凍倒臥並無衣赤露乞丐人。"

此謂"巡覷"，猶"巡視"也。類此詔書，不一而足。然同篇前此又載其事略云：

> 崇寧四年（1105）十二月二十八日詔："自京師至外路，皆行居養法，及置安濟坊，雖非鰥、寡、孤、獨，而癃老疾廢，貧乏不能自存當職官審察詣實，許與養。"（頁4）

自今而往，至政和，凡六載。其始也既如此審察，其往也而何不然？實不合情理。反之，在"審察"以前，必經上述所謂"巡覷"過程。即實地巡覷，爲事前檢察之第一步。

若以今日之社會工作視之，其第二步應辦理登記。同篇六〇之八云：

> 紹興元年（1131）十二月十四日，通判紹興府朱璞言："……今乞委都監抄劄五廂界應管無依倚流移病患之人，發入養濟院。……"詔："……依所乞。"

類此詔書，亦不一而足。所謂"抄劄"，即今日之登記也。

不惟登記，且須結罪保明。同篇六〇之六云：

> 政和四年（1114）二月二日，臣察言："……官吏相蒙，無以檢察，欲令今後州縣居養、安濟人，遇有親戚認識處，委不干礙官一員驗實，若詐冒及保明不實，與同罪。……"從之。

此有似當時所謂"具甘結"，[61]今日之"具切結"也。其法依往後事實觀察，蓋有二途：（甲）"在郡邑者，責之社甲首副；在村落者，責之保正副長。"[62]（乙）"每一十人爲一甲，遞相委保。"（同注[56]）。是結罪

---

[60] 頁3，元符元年九月二日詔。

[61] 《通俗編》卷六"政治甘結條"引《續通鑑》。考陳《鑑》無其說，王、畢二《續鑑》亦無"具甘結"三字，（分見卷四〇及卷一五四，慶元二年八月條）待考。

[62] 《會要》六〇之一一，紹興二十七年九月二十九日條。

保明,爲事前檢察之第三步。

厥後爲防範冒濫,更有嚴於此者。浙西常平提舉楊俠言:

> 乞將臨安府錢塘、仁和兩處,每歲養濟貧乏不能自存之
> 人,令逐縣知縣、兵官抄劄,開具姓名,結罪申知,差官驗實,
> 各用紙封臂,用印給牌,置歷。(同注〔56〕)。

此高宗紹興三十年(1160)秋間事也。時兩浙轉運司亦言:"合收養之人,欲依楊俠申明立賞,出榜約束。"(同上)是事前之檢察,除上述(1)實地巡覘、(2)辦理登記及(3)結罪保明外,其(4)方差官驗實。上述所謂"審察詣實",即此之謂也。驗實而後,誠如此云:"各用紙封臂,用印給牌,置歷。"

至所謂"申明立賞,出榜約束",即指事後檢察而言。所謂"當官支給,如有冒濫不實,立賞錢一百貫文,許人陳告,將犯人斷罪,其元抄劄官吏,並行黜責。"(同注〔56〕)考其法,權户部侍郎林覺等嘗先言之矣,其時早此三年,即紹興二十七年(1157)冬,並規定"每名賞錢十千至三百千止"。[63] 法禁益煩,奸偽滋熾。故其賞愈高,其弊益大。所謂"狡獪者舉家皆預支請,而貧窶者反見棄遺"。[64] 前此紹興二年(1132)及後此嘉泰三年(1203)南郊赦文,均有類似之説。其説曰:"往往將强壯有行業住家之人,計囑所屬,冒濫支給;其委實老疾、孤幼、貧乏、乞丐之人,不霑實惠。"[65] 前後相距七十餘年,而行文一致,其然其不然,思過半矣! 所以如此,蓋自新舊黨爭以來,政治漸趨衰敗,黷貨之風,日甚一日,況兹福利機關,尤易染指。誠如高宗自諭大臣云:"聞官司不留意,多爲胥吏冒請。"[66] 然則事前事後之檢察,豈非徒然?

(三)居養、安濟之支給方法

此分三方面言之:一爲生活支給。就此點言,當崇寧(1102~1106)創置之初,如前所云,鰥、寡、孤、獨應居養者,依乞丐法給米豆,

---

〔63〕《建炎以來繫年要録》卷一七八,頁2939;《會要·食貨》六〇之一一,是年冬十月二十一日癸丑條。

〔64〕同上,《要録》及《會要》同頁,同年九月二十九日條。

〔65〕《會要·食貨》六〇之一七,各該年十一月二十七日與十一日條。

〔66〕同註〔63〕,《要録》及《會要》同頁,紹興二十七年十月十八日條。蓋亦如賑濟之弊云:"强梁者得之,善弱者不得也;附近者得之,遠僻者不得也;胥吏里正之所厚者得之,鰥、寡、孤、獨、疾病、無告者未必得也。"(宋董煟《救荒活民書》卷二《義倉》)

遺棄小兒,雇人乳養。第觀後人所修史志,則謂其時蔡京當國,支給異常,致令貧者樂而富者擾矣。究竟如何?此觀下章論其發展情形可知。若就當時知荆南府席震等言,生活支給,實有一定條件。所謂"居養人,年八十以上,依條許支新邑白米及柴錢,九十以上,每日更增給醬菜錢二十文,夏絹支布衣,冬月衲衣絮被;百歲每日添給肉食錢,並見增給醬菜,通爲錢三十文省,冬月給綿絹衣被,夏、單絹紗袴裝着"。[67] 儒家所謂"七十者,衣帛食肉"(《孟子·梁惠王篇》),豈其本歟?夫長者如斯,等而下之者,縱有不同,或不遠矣,但絕不如史志所云然。

厥後,蓋因反對派臣僚,言其太過,累詔"依元符令施行",又詔"依舊法施行"。[68] 雖不旋踵,而復新法。第其支給,日益維艱。不徒優待難期,即一般設備,如衲衣絮被之類,亦不易獲得。(參閱下節)

至宣和二年(1120),卒罷新法。其詔略云:"居養、安濟,資給過厚,可參考元豐舊法,裁立中制,應居養人,日就秔米或粟米一升,錢十文省,十一月至正月,加柴炭錢五文省,小兒並減半;安濟坊錢米依居養法,醫藥如舊制。"[69] 宣和七年(1125),雖復爲之修復,[70] 然大抵相同。及至南宋(1127~),所謂"如法居養"(同注[49]),亦不過"大人日支米一升,錢一十文足,小兒減半"。[71] 又或規定:"歸正不能自存之人,大人每日支米一升,小兒五合,内有實殘廢患病不能經營之人,每日更各添支鹽菜錢二十文。"[72] 其間"三日一給"者有之,[73] 五日一給者亦有之。(同注[56])

又因水患,求乞人多,乃假寺院,煮粥給散養濟。[74] 甚至飢貧之人,則令其"每日人支米一升,各令自造粥飯,給歷五日一次支請"。[75] 此言其生活支給之大概,其因革之由,可參閱下章。

---

〔67〕 《會要·食貨》六〇之五,大觀二年四月五日兩條。
〔68〕 同上之五至六,大觀三年十二月十六日及四年八月二十五日兩條。
〔69〕 同上六〇之七,是年六月十九日詔,《宋史》卷一七八《食貨志》作"……應居養之日,給稅米或粟米一升……"云云,似誤。
〔70〕 同上《會要》同頁,是年四月十一條。
〔71〕 同上六〇之一二,孝宗隆興元年十月十四日詔。此前紹興三十一年九月七日,知漢州王葆言:"每人日支米或豆一升,七歲以下減半。"
〔72〕 同上六〇之一五,乾道元年十二月二日詔及二年八月十五日詔。
〔73〕 同上六〇之一一,紹興二十九年九月二十一日條。
〔74〕 同上六〇之一三,乾道元年正月二十二日條。
〔75〕 同上六〇之一五,兩浙路轉運判官姜詵言。

二爲限時支給。就此點言,一如前述,熙寧舊法(1076):“諸老疾,自十一月一日州給米豆,至次年三月終。河東地寒,自十月一日起支,至次年二月終止;如有餘,即至三月終。”[76] 至此,實行養濟,則復元符(1098)法:“不限月份。”[77] 第觀政和五年(1115)二月十七日詔:“居養院……此月二十日住罷,可更展限十日。”[78] 是又恢復熙寧舊法矣。其於何時恢復,史無明文。考前此大觀四年(1110)八月二十五日詔“依舊法施行”云云(同注[68]),或其時矣。南渡以後,敕文累頒。紹興十三年(1143)南郊敕:“老疾貧乏不能自存及乞丐之人,依法……自十一月一日起支米豆養濟,至次年三月終。”十九年(1149)、二十二年(1152)、二十五年(1155)、二十八年(1158)南郊敕,三十一年(1161)明堂敕,同此制。[79] 至孝宗隆興元年(1163)又詔:“養濟以十一月一日爲始,至次年二月終住支,天氣尚寒,又展半月,遂爲常例。”[80] 是其制,依傍熙寧舊法,甚明。

然其間亦恒有超限者,如:

一、紹興二年(1132)三月二十六日,中書、門下省言:“臨安府賑養乞丐人,三月一日已行放散,各無歸所。”詔:“更賑養一月,候及麥熟取旨,罷。”閏四月三日,臨安府言:“被旨乞丐人,更賑養一月,合至四月二十九日滿。”詔:“更展一月。”(《會要·食貨》六〇之八)

二、乾道元年(1165)四月二十二日,詔:“臨安府城內外,見今養濟飢民,已降指揮,展至四月終。……其間……委實疾病殘廢、癃老羸弱、鰥寡孤獨、不能自存、見在病坊之人,更展限半月,給散粥藥養濟。”既而兩浙路轉運判官姜詵言:“……今新米成熟,街市米價減落……糴米之人,易於求趁,不至飢餓,乞降指揮,七月終住罷支散。”從之。(同上六〇之一四~五)

是其例。故當時尚書省亦言:“養濟乞丐,自來係遇冬寒收養,至春暖放散,即無立定放散月日。”[81] 其言雖不盡然, 亦足證朝廷寬恤

[76] 詞取《會要》六〇之三韓絳言,請參閱註[17]。
[77] 同上崇寧元年九月六日詔及元符元年十月八日詔。
[78] 同上六〇之六。
[79] 同上六〇之九。
[80] 同上六〇之一二,是年十月十四日詔。
[81] 同上六〇之八,紹興四年二月十九日條。

之意。此謂待麥熟米新，始行放散，亦其意焉。

三爲限數支給。此觀創置之初，即詔"監司檢校每季具已較正數"，[82] 可想見矣。《會要·食貨》六〇之四有云：

> 崇寧五年（1106）八月十一日，詔："諸漏澤園、安濟坊，州縣輒限人數，責保正長以無病及已杖人充者，杖一百，仍先施行。"

此首漏澤園，與已往先居養、安濟之程序不合，且其係一塋地，何能以已杖人（疑爲已犯法之人）充？蓋爲居養院之誤。不然，其"已杖人"之"杖"字，當爲"葬"字之誤。因其輒限人數，所以以已葬人充漏澤園之數。此與本節無關，姑置不論。要其以無病人充安濟坊之數，或係事實。是則安濟坊或居養院之限數，顯成保正長居間舞弊之機會。保正長者，地方之耆保、里正、戶長也。[83] 則其時雖實施限數支給，但此項福利或救濟工作已深入地方矣。

抑其時亦有"權不限數"之規定。《會要》同篇之六云：

> 政和四年（1114）四月十八日，新知潁昌府崔直躬言："朝廷以居養、安濟惠濟鰥、寡、孤、獨，欲令冬月遇寒雪異常，許權不限數、支訖、聞奏。"從之。

反經合道曰"權"，亦不失爲一善策。觀《會要》同篇所載此後知福州趙靖言："鰥、寡、孤、獨居養、安濟之法，自崇寧以來（1102～1116），每歲全活者無慮憶萬，乞詔有司歲終總諸路全活之數，宣付史館。"[84] 其言雖不免浮誇，然詔從其請，亦當有幾許事實。況南渡以後，養濟饑民，刊列同篇，累以萬千計乎？[85]

尤當注意者，即當時有等養濟院坊，則無此三種限制。（見結論實例）

（四）安濟坊之醫療及其弊病

安濟坊之醫療，據《會要·食貨》六〇崇寧四年（1105）詔："安濟坊醫者，人給手歷，以書所治瘼瘵失，歲終考會人數，以爲殿

---

〔82〕 同上六〇之五，大觀元年三月十八日詔，引述崇寧三年十一月二十六日赦文。
〔83〕 參閱《食貨》六九之三七至道元年六月條。
〔84〕 即《會要·食貨》六〇之六，政和六年正月五日條。
〔85〕 同上六〇之一四，乾道元年（1165）二月二十六日監察御史程叔達言："……今饑民聚於城外，而就粥者不下數萬人……"既而兩浙路轉運判官姜詵言："……今尚有五千二百七十四人，見行養濟。"（頁15）是其例。

最。"[86] 返觀上述將理院，乃該坊之前身也，所謂"宜以病人輕重而異室處之，以防漸染，又作廚金，以爲湯藥飲食"。知當時安濟坊，有近似現代公立醫院，置各科專門醫生，至少有内外科，分別爲病人治病，以手歷記其所治愈與否，爲其醫術良窳之考成。

南渡以還，多合居養、安濟而爲一，名之曰養濟院，由政府差遣醫官與童行，分別醫療病人。同篇之八略云：

> 紹興元年（1131）十二月十四日，通判紹興府朱璞言："今乞委都監抄劄五廂界應管無依倚流移病患之人，發入養濟院，仍差本府醫官二名看治，童行二名煎煮湯藥，照管粥食。"詔"依所乞"。

考同篇之九紹興十三年（1143）十月十四日臣寮略言："臨安府錢塘、仁和縣安濟坊，遇有無依倚病人，量支錢米養濟，輪差醫人一名，專切看治，所用湯藥，太醫熟藥局關或。諸路州縣遵依見行條令，將城内外老疾貧乏不能自存及乞丐之人養濟，每有病人，給藥醫治。"乾道元年（1165）南郊赦亦云："在法，病人無緦麻以上親同居者，廂耆報所屬官爲醫治。"（頁13）其說雖各有不同，要其意與此說相近，矧亦一脈相承；可見此種措施，雖不若崇寧理想，第其制具存。若依陸游《渭南文集》所書，則又保持崇寧之風氣。其卷二五書安濟法後云：

> 當安濟坊法行時，州縣醫工之良者，憚於入坊。越州有庸醫曰林彪，其技不售，乃冒法代它醫造安濟。今日傅容平當來，則林彪也。明日丁資當來，又林彪也。又明日僧寧當來，亦林彪也。其治疾亦時效，遂以起家；然里巷卒不肯用。比安濟法罷，林彪已爲温飽家矣，年八十餘乃終。開禧乙丑（1205）四月七日務觀書。

務觀爲當時學人，必親眼所見，特爲書後，以示來茲，不能不信。抑其說與今日公立醫院之醫生掛牌，仿彿相若。雖謂有冒法之徒，以庸代良，溯本追原，士民自亦不能辭其咎。然既奏時效，亦"庸中佼佼"者也。

此外，又另設其他機關，以爲窮民醫病。《夢粱錄》卷一八"恩

---

〔86〕　頁4，是年十二月二十八日詔。

需軍民"條云：

> 宋朝行都於杭……民有疾病，州府置施藥局于戒子橋
> 西，委官監督，依方修製丸散㕮咀。來者疹視，詳其病源，
> 給藥醫治。朝家撥錢一十萬貫下局，令帥府多方措置，行
> 以賞罰，課督醫員，月以其數上其州家，備申朝省。或民
> 以病狀投局，則畀之藥，必奏更生之效。

此書係宋吳自牧所著，一如陸氏當代人，雖爲史地雜記之屬，"要其
措詞質實，均可稽考舊聞"。（《四庫提要》卷七〇）其時又下詔：
"臨安府見行賑濟饑民，令醫官局于見賑濟去處，每處各差醫官二員
醫治，其合用藥于和劑局取撥。"[87] 和濟局與此謂施藥局名雖不同，
實質則一，尤足證明其補常制之措施，不一而足。

　若詢其弊，要有二焉：一爲醫生作弊，即上述所謂"以庸代
良"；一爲保正長作弊，即上節所謂以無病人充限數。

（五）漏澤園之瘞埋及其弊病

　漏澤園之瘞埋法，極爲簡單，一爲瘞埋對象，一爲瘞埋過程。
就瘞埋對象言，當置漏澤園之初，即決定："凡寺觀寄留槥櫝無主
者，若暴露遺骸，悉瘞其中。""軍民貧乏親屬、願葬漏澤園者，聽
指。"[88] 既設之後，大抵以居養、安濟之對象爲對象，既居養、安
濟人之老死、病死或夭折者，概送入漏澤園埋葬之。[89] "及日後無
主死亡軍民，亦聽埋瘞。"[90]

　就瘞埋方法言，首爲歛葬：如上所云，應葬者，給"棺木、絮、紙、酒、
仵作行下工食錢"，甚至陳齋醮等。而所瘞埋，並深三尺。可見其與通
常喪葬，相距匪遠。其次立碑記，據《會要·食貨》六〇所載紹興十五
年（1145）潭州言："崇寧間，推行漏澤園埋瘞無主死人……破磚鐫記死
人姓名、鄉貫，以千字文爲號。"（頁9~10）考之同篇崇寧三年（1104）
中書省言："以元寄所在及（年）、月、日、姓名，若其子孫、父母、兄弟，今
葬字號、年、月、日，悉鐫訖甎上。"（頁4）前者指當時無主死人，後者指
寄留寺觀遺骸，姑不論其所誌之詳簡，蓋一如今日立碑記，別字號，實

---

[87] 《會要·食貨》六〇之一四，乾道元年二月二十九日詔。
[88] 同上六〇之四，崇寧三年二月三日及四日條，《夢粱錄》卷一八亦云：仁和、錢塘"兩縣
置漏澤園十二所，寺庵寄留槥櫝無主者，或暴露遺骸，俱瘞其中"。（"恩需軍民"）
[89] 同上六〇之八，紹興元年十二月十四日條，是其例。散見同篇者，所在多有。
[90] 同上六〇之一六，淳熙元年八月九日詔。

無疑義。又次置籍："諸以漏澤園葬瘞,縣及園各置圖籍,令廳置櫃封鎖,令替移、以圖籍交授,監司巡歷、取圖籍點檢。"(同上)此較之當今政府設官置籍,以管理公共墳場,或有過之無不及。"已葬,而子孫親屬識認,今乞改葬者,官爲開葬,驗籍給付。"(同上)尤爲今日所不易辦到。

若詢其弊,要亦有二焉。一爲奉行滅裂,埋瘞不深,遂致暴露。二爲園地被豪右或豪猾占佃。《會要·食貨》六〇云:

> 紹興二十二年,(1152)十一月十八日,南郊赦:已降指揮,州縣舊有漏澤園去處,復行措置,收瘞暴露骸骨,緣其間地段,多是爲人占佃,縣道徇情,不行措置,仰監司州郡、常切點檢。"(頁10~11)

考前此臨安府言:"被旨措漏澤舊園,葬無歸者,本府欲下錢塘、仁和縣,拘收官私見占佃元舊漏澤園四至丈尺"(同注〔36〕),與此說相符。然一曰爲人占佃,一曰官私占佃,則其人或爲官或爲私矣。而此謂"縣道徇情,不行措置",可見所占佃人,不論其爲官爲私,抑或假公濟私,要其非豪右,即豪猾也。

(六) 工作人員之酬獎

酬獎一名酬賞,係循資之一法,與磨勘極有關聯。首就居養院之工作人員言,據《會要·食貨》六〇之六云:

> 政和六年(1116)十月十八日,開封府尹王革言:"本府令,每歲冬月,吏部差小使臣,于都城裏外,救寒凍倒臥,并拘收無衣赤露乞丐人,送居養院收養。取會到吏部所差使臣係合當短使人,即無酬獎;惟已經短使再差或借差,及三月以上減一年半、兩月以上減一年、一月以上減半年磨勘。……欲今後應救濟,無遺闕,除省、部依短使酬賞外,管勾四月以上,特減二年磨勘,不及四月者,以管勾過月日、比附省部短使,減年酬賞。"從之[91]

磨勘,猶考績也。《揮麈後錄》有云:"唐制,郊祀行慶,止進勳階,五代肆赦,例遷官秩,本朝因之,孫何、耿望言其非制,定三年磨勘進秩之法。"[92] 欲及其詳,則分見《會要·職官》一一《磨勘

---

〔91〕《會要·食貨》六〇之四~五,崇寧五年八月二十一日條。
〔92〕卷二,《學津》本,頁35,磨勘進秩自孫何、耿望建言始。

篇》及《選舉》二五《銓選篇》。《銓選篇》又載原奏云：“契勘都
下諸廂地分闊遠，具所差使臣，於三冬寒月，晝夜往來，救濟事務
繁重。”（頁15）考其工作之主要期限，實在每年十一月至二月之間
（見上述）。此其所以如斯減年酬獎也。

就安濟坊之工作人員言，據紹興元年（1131）詔從通判紹興府
朱璞之說，所謂“將病患人拘籍，累及一千人以上，至來年三月一
日，死不及二分，給度牒一道；及五百人以上，死不及二分，支錢
五十貫；（及）二百人以上，死不及二分，支錢二十貫；若滿一千
人，死不及一分，特與推恩”。（同注〔52〕）案元豐七年（1084）
從門下省言：“度僧牒，已著令每道爲錢百三十千，夔路三百千，以
次減爲一百九十千。[93]至紹興十三年（1143），一度牒所得不過一
二百千。”[94]紹熙五年（1194），“每道價錢八百貫文”。[95]此在紹
興初，比其值當爲百貫，以次減爲支錢五十貫、二十貫，其“特與
推恩”，既係賞之尤者，必厚於此云。

就漏澤園之工作人員言，如前所述，舊日瘞埋，“命僧主之，葬及三
千人以上，度僧一人，三年與紫衣，有紫衣與師號。”至此，既設爲園，其
主持人依舊，但支薪給，猶領賞賜。所謂“瘞及二百人，官府保明申朝
家，給賜紫衣、師號賞之”。[96]如未設園之時期或地區，蓋“計數給賜
度牒”，[97]“每瘞及二百人，給度牒一道”。[98]“如僧道願主管，准此。
願請紫衣或師號者，計價比折度牒支給。”[99]

三、發展情形

實施方法既已明矣，敢請言其發展情形：自崇寧元年至宣和二
年（1102～1120），計十九載，分以下六個時期，其間三起三伏，要
以蔡京當國與否爲轉移。最後於宣和七年（1125）修復，猶得力於
京。及至南宋，其變革仍多。玆一一分論如次：

---

〔93〕《會要·職官》一三之二二，是年二月七日條。
〔94〕《會要·道釋》一之三四，是年六月八日條。
〔95〕《會要·食貨》五八之一九，是年八月二十三日詔。
〔96〕同注〔45〕，并請參閱其正文。
〔97〕《會要》六〇之八，建炎四年十月三日詔。
〔98〕同上紹興元年十二月十四日條。但同書《道釋》一之一三二建炎元年五月一日同日
　　赦：“埋瘞每及一百人……給度牒一道。”
〔99〕《道釋》一之一三二（建炎）二年十一月二十二日赦。

（一）初創時期

此時發展情形，據《通考》、《宋史》所言，不惟良善，且有過分之處。《通考》於此略而不備，見卷二六《國用篇》，不具引。茲錄《宋史》卷一七八《食貨志》云："崇寧初（1102～1105），蔡京當國，置居養院、安濟坊，給常平米厚至數倍，差官卒、充使令，置火頭、具飲饍，給以衲衣絮被，州縣奉行過當，或具帷帳，雇乳母、女使，糜費無藝，不免率斂，貧者樂而富者擾矣。三年，又置漏澤園。……置籍瘞人，並深三尺，毋令暴露，監司巡歷檢察。"（振恤）按二書爲後人所修，偏於涑水史學，反對新法，不無溢惡之譏。觀諸上述支給方法，亦有其一定條件。若徵之當時詔令，尤不如二書所云然。一則曰："已詔天下置（居養院）、安濟坊，漏澤園，訪聞州縣，但爲文具，未盡如法。"再則曰："吏不奉法，但爲文具，以應詔令，並緣爲姦。"三則曰："歲終考以爲殿最，仍立賞罰條格，或佗司奉行不謹，致德澤不能下究。"第一說係崇寧三年（1104）十一月二十六日南郊赦文，見《會要·食貨》六〇之五。第二說係崇寧四年（1105）五月二十九日詔，見《宋大詔令集》卷一八六。第三說係同年（1105）十二月二十八日詔，亦見《會要·食貨》六〇之四。前後不過兩年，而三下詔，尤其以後兩詔，相距只半年餘，顯見發展情形，不如理想。故第一赦又云："仰監司因巡按檢舉委曲，及施行逐漸事理，次第聞奏。"第二詔又云："其今（令）提舉常平司與監司、守令，悉力奉行，毋或違戾。其有失□，仰劾罪以聞。若侵擾、乞取、減刻，或故爲隱漏，或因而科抑，罪輕者，以違制論。"第三詔又云："外路委提舉常平司，京畿委提點刑獄司，常切檢察；外路仍兼許佗司分巡，皆得受訴，都城內仍許御史臺糾劾。"所以如斯雷厲風行，當緣蔡京當國所致。然孟子有云："徒善不足以爲政，徒法不能以自行。"（《離婁篇》）"以若所爲，求若所欲"，不免上下相蒙，可謂二者兼而有之，恐理想多於事實矣。

（二）挫折時期

所謂挫折時期，即崇寧五年（1106）二月以後，蔡京以守司空領中太乙宮使階段。如上所云，崇寧以來，由於蔡京當國，於居養、安濟等法過分執行；至是，適值星變，其反對派遂乘機奪取其相權，而阻撓其發展。《宋大詔令集》卷一八六略云：

　　崇寧五年六月十一日，詔：“朕述追先志，作新法度。昨緣星變，恐懼修省，不敢自以爲是。乃詔有司審量可否，詳度利害，改其未便者，以承天休。訪聞小人，乘間觀望如居養鰥寡孤獨，漏澤園、安濟坊之類，成憲具在，輒廢不行。……天之窮民，朕所矜恤，頗聞失所，其何以上當天心乎？仰監司按舉如法，必罰無赦。監司失於按舉，令御史臺彈奏。”

此謂“述追先志，作新法度”，蓋指“繼述緝熙美意良法”[100] 而言。所謂“星變”，即指同年正月五日戊戌之夕，彗星出西方，由奎貫胃、昴、畢，至同月二十五日戊午没，其間凡二十日。[101] 此今文經學家，以爲人之行爲有不當，“天生災異以譴告之”之意。[102] 所以恐懼修省，不敢自以爲是，而改其未便者，以承天之美命也。“由是旬日之間，凡京之所爲者一切罷之，毁朝堂元祐黨籍碑、大晟府明堂諸置局，議科舉、茶、鹽、錢鈔等法。”[103] 《宋史·鄭居中傳》云：“蔡京以星文變，免，趙挺之相，與劉逵謀，盡改京所爲政。”（卷三五一）《十朝綱要》卷一六云：“自星變作，上憂甚，委政於挺之及逵，凡崇寧所行事盡罷之，事皆不出於上”（頁17），咸其意焉。或謂趙挺之亦新黨領導分子[104] “逵與趙挺之同心”，[105] 何如違背新法？曰：是不然。蓋挺之可謂新黨之右派，與舊黨跡近。京可謂新黨之左派，視舊黨如寇讎。況夫“紹聖以後之新黨，專以報復爲能事，徒拾熙寧、元豐之唾，以自撐其門面，不獨爲舊黨之仇讎，亦新黨之蟊賊矣”。[106] 此謂“訪聞小人，乘間觀望”；猶之乎《泊宅編》“時事小變，士大夫觀望”（卷上）之謂。非右派之同流，即左派之異己也。然則議罷終不及於居養、安濟諸造，而止於“輒廢不行”，其故果何在哉？試言其要，蓋有三因：（一）“星既没，上意

---

〔100〕 《鐵圍山叢談》卷三鮑廷博案語。（知不足齋本，頁12）
〔101〕 《通鑑長編·紀事本末》卷一二四，廣雅書局本，頁12。
〔102〕 漢儒董仲舒云：“凡災異之本，盡生於國家之失。國家之失，乃始萌芽，而天出炎害以譴告之。譴告之而不知變，乃見怪異以驚駭之。驚駭之尚不知畏，其殃咎乃至。”（《春秋繁露》卷八，頁24）
〔103〕 《長編·紀事本末》卷一三一，頁11，原注。
〔104〕 詳見拙著《北宋科舉制度研究（下）》第三章，頁166。
〔105〕 《宋史》卷三五一劉逵本傳。
〔106〕 金毓黻編著《宋遼金史》第一冊，第五章，四。

稍怠。"（見下引）事過境遷，不復詳究矣。（二）居養、安濟諸造，
"乃厚下裕民"（同上），一如此謂"窮民失所"問題，不得不爲。
（三）"時京雖罷相，退賜第，然政令大綱皆與聞。"[107] 即是以觀，
亦明此詔之所由出矣。故此時雖受阻撓，尚能勉強發展。

不特此也，且賡續擴大地區，所謂"居養院、安濟坊、漏澤園，
以惠天下窮民，……城寨、鎮市户及千以上有知監者，許依諸縣條
例增置……以稱朕意。"[108]

顧"州縣怠於奉行，失於檢察"（同上），所在難免。故曰：此
一時期，爲挫折時期。

（三）改進時期

所謂改進時期，即大觀元年（1107）正月以後，蔡京依前司空
爲尚書右僕射兼門下侍郎階段。京之所以能致此，固有其潛勢力在
焉。要其發展居養、安濟等法，實其一要因也。《九朝編年備要》卷
二七云：

> 星既没，上意稍怠，亦悔更張之暴，外未有知者；學
> 士鄭居中，往來貴妃父鄭紳家，多聞禁中事，故先知之。
> 因乘間言今所建立皆學校禮樂之事，以文致太平；居養、
> 安濟等法，乃厚下裕民，何所逆天而致譴怒之？挺之所更
> 張不當。上（乃）大以爲然。居中退語禮部侍郎劉正夫，
> 未幾，正夫請對如居中言。上遂外挺之（與）逐，而復向
> 京。（頁23）

此説《十朝綱要》及諸家《通鑑》均有記載，[109] 可見係當時實情。
清鮑廷博案云："蔡京罷相，逐主國柄，言者論逐，謂其乘間抵巇，
盡取崇寧以來、繼述緝熙、美意良法而盡廢之，遂罷知亳州。"（同
注〔100〕）《九朝備要》亦云："上意復向蔡京，故挺之罷。"[110] 考
逐罷知亳州，在崇寧五年（1106）十二月二日己未（《綱要》一
六）。上溯至同年二月十三日丙子蔡京罷相（《綱要》一五），幾十

〔107〕《九朝備要》卷二七，崇寧五年冬十月戊午朔條注。
〔108〕《會要·食貨》六〇之五，崇寧五年九月二日詔。
〔109〕《綱要》見卷一六，崇寧五年十二月己未條；續宋編年《通鑑》見《長編拾補》卷
　　　二六，頁10引；《通鑑續編》卷一一，同月劉逐罷注；王宗沫《續通鑑》卷二二，
　　　明隆慶間刻本，頁6~7；畢沅《續通鑑》卷八九。
〔110〕卷二七，頁13，大觀元年三月條注。

一閱月。下展至明年大觀二年（1108）正月七日甲午復相，（《綱要》一七）又一月有餘。是外挺之與遂，而復向京，經醞釀以至行動，歷時一歲另兩月，其暗鬪當不免自私，其明争則新法也。而居養、安濟等法，尤新法緒餘，而待解決之實際問題。上述謂其乃京復相一要因者，即此意也。

所以京於復相之後，其主要政策之一，即爲改進居養、安濟等法。此就現有材料觀察，可分兩方面言之，一爲養濟等程度之改善，二爲服務人員之加强。

就第一點言，如前所述，"居養鰥、寡、孤、獨之人，其老者並年五十以上，許行收養"，打破傳統所謂七十或六十曰老之慣例。是繼上述擴大地區，而進入擴張對象之發展。

其擴張對象之另一實例，則爲收養赤露乞丐人，與受災之孤遺及小兒（見前述）。此外並實施依照年齡增加生活之支給，深具傳統"敬老"之精神（見前述），尤屬難能可貴。

就第二點言，一如前述："凡居養院、安濟坊"，自"共差軍典一名"，改爲"各差軍典一名"，以增進工作之效率，即其一例。

（四）弛廢時期

所謂弛廢時期，即大觀三年（1109）六月以後，蔡京罷爲中太乙宮使階段。考《宋史》卷四七二《蔡京傳》：太學生陳朝老追疏京惡十四事，其一曰"變法度"。既疏其變法度，當與居養、安濟等法有關。《會要·食貨》六〇之五云：

> 大觀三年，（1109）四月二日手詔：居養、安濟、漏澤
> 爲仁政先，欲鰥、寡、孤、獨養生送死，各不失所而已。
> 聞諸縣奉行太過，甚者至于設供張，備酒饌，不無苛擾。
> 其立法禁止，無令過、有姑息。

按京罷相在六月四日丁丑，[111] 距之四月二日尚有兩月餘，非有特殊壓力，不至如此。《十朝綱要》卷一七略云："大觀三年六月，御史中丞石公弼，侍御史劉安上，殿中侍御史毛注、張克公，交論蔡京專國擅權，罪惡甚衆，詔罷爲中太一宮使。"其説並見《宋史》卷三

---

[111] 《通鑑長編·紀事本末》卷一三六。《十朝綱要》卷一七所言，同。《宋史》卷二〇《本紀》所言，亦同。則卷二一二宰輔表作八日辛巳，以其與何執中加特進繫之一日，誤。

四八各本傳。《公弼傳》且謂其"劾蔡京罪惡，章數十上，京始罷"。故《京傳》云："大觀三年，臺諫交論其惡，遂致仕。"又《續宋編年通鑑》云："大觀三年六月，蔡京罷。京專國日久，公弼等交論其姦，上亦厭京，遂罷爲太一宮使。"又云："初上爲端王時，太史局有郭天信者，言王當有天下，及得位，言驗得寵，每奏天文必指陳以撼京，密白：'日中有黑子'，上爲之恐，乃疑京，故罷。"[112] 故注傳謂"注又言：臣累論蔡京罪積惡大，天人交譴"。是京所受壓力，自天以至於人，自皇上以至臺諫，自新黨右派以至舊黨，皆是矣。況臺諫"累論"，"交論"，以至"章數十上"，顯見其用意之深，揮力之猛，來勢之凶，費時之久，京不得已，而出此詔，先自折中居養、安濟等法，無使過與不及，圖緩其氣，消其燄，分其勢，折其力，而自穩其政局，以謀對策，再事反擊。觀夫此謂"州縣奉行太過，設供張，備酒饌，不無苛擾"諸措詞，較之上述"吏不奉法"，"輒廢不行"云云，誠不啻霄壤，益見其爲迎合當時情勢之説耳。

雖然，而京卒罷相，居養、安濟等法，寖趨廢弛。同篇之五云：

> 大觀三年（1109）十二月十六日，三省言："戶部奏：'居養、安濟，日來官司奉法太過，致州縣受弊，可申明禁止，務在適中。'看詳，自降元符法，節次官司起請增添，若依舊遵用，慮諸路奉法不一，欲依元符令、并崇寧五年秋頒條施行。"詔："改昨頒條注文內'疾廢'作'廢篤疾'，并依所奏。"

考京罷相後，何執中秉政。《通鑑續編》云："執中一意謹事蔡京，遂代爲首相。太學生陳朝老詣闕上書曰：'陛下知蔡京之姦，解其相印，天下之人，鼓舞有若更生，及相執中，中外黯然失望。執中雖不敢肆爲非法，若蔡京之蠹國害民。然碌碌常質，初無過人。天下敗壞至此，如人一身臟腑受沴已深，豈庸庸之醫所能起乎？執中夤緣攀附，致位二府，亦以大幸。遽俾之經體贊元，是猶以蚊負山，多見其不勝任也。'疏奏，不報。"[113] 執中與京之關係既如此，其才具又止如此，其爲相出自京之推薦無疑。而朝廷亦竟如其言而任之，

---

〔112〕《長編拾補》卷二八，頁15注引。

〔113〕卷一一，大觀三年六月"何執中爲左僕射"注。

可見京之影響力之大。故毛注再彈京云：“執政大臣，多出其門，謀謨日聞，牽制不改。”[114] 蓋即因此，居養、安濟等法，暫能維持如此情形。顧此謂“務在適中”，亦係一偏之詞。元符令前已言之，其主要“依乞丐法給米豆”而已；五年秋頒條雖不可考，但係上述挫折時期之措施，其不“適中”明甚。即以詔“改昨頒條注文內‘疾廢’作‘廢篤疾’”詞判之，原定法意雖不清楚，然可肯定：後者不如前者之寬容，有失傳統所謂“……廢疾皆有所養”之本旨。

迨相張商英，情勢則大變。同篇之六云：

> 大觀四年(1110)八月二十五日，詔：“鰥、寡、孤、獨，古之窮民，生者養之，病者藥之，死者葬之，惠亦厚矣。比來有司觀望，殊失本指，至或置蚊帳，給肉食，祭醮，加贈典，日用既廣，糜費無藝，少且壯者，游惰無圖，廩食自若，官弗之察，弊孰甚焉！應州縣以前所置居養院、安濟坊、漏澤園許存留外，仰並遵守元符令，餘更不施行；開封府創置坊、院悉罷，見在人併歸四福田院，依舊法施行。遇歲歉大寒，州縣申監司，在京申開封府，並聞奏聽旨。內遺棄小兒，委實須乳者，所在保明，聽依崇寧元年法雇乳。”

由是觀之，此前居養、安濟等法之推行，誠有過之無不及。若然，實當時社會福利或救濟工作之進步現象。然細味上述相反之言論，則頗懷疑。且其一則曰“有司觀望”，再則曰“官弗之察”，顯係指責蔡京一輩。蓋商英雖係新黨，(同注〔104〕)一如趙挺之乃其右派，於蔡京一派甚憎之。渠此前知杭州，過闕入對：“上曰：‘京多引用親黨。’商英曰：‘京舊居兩浙，既貴浙人之高貲巧宦者，苟且結托，今皆為其心腹耳目。’上又曰：‘近來風俗甚不美。’商英曰：‘此正今日之大患也。’上曰：‘已逐三十餘輩矣！’商英曰：‘黨餘尚多。’”[115]派別不同，看法自異。故其入對時，亦嘗論及新法：“神宗修建法度，務以去害興利而已。今試一一舉行，則盡紹聖之美矣。法若有敝，不可不變，但不失其意足矣。”[116]今其入相，掌握實權，遂一反蔡京之措施，於居養、安濟等法，州縣恢復元符令，京師恢復元豐前福田院制，所存僅崇寧對遺棄小兒

〔114〕《九朝備要》卷二七，大觀三年十月“蔡京致仕”條注，頁19。

〔115〕同上，大觀四年二月“蔡京入對”條注，頁20。

〔116〕《長編·紀事本末》卷一三一，大觀四年二月辛未，頁6～7。

雇乳法,餘均廢棄不施行,是後年餘皆如此。故曰:此一時期爲弛廢時期,或曰半破壞時期。

(五) 重建時期

所謂重建時期,即政和二年 (1112) 五月以後,蔡京復輔政階段。《宋史·張商英》本傳云:"商英貶崇信軍節度副使,衡州安置,京遂復用。"(卷三五一) 考商英貶於政和元年 (1111) 冬,其時何執政仍秉政,[117] 故不待京復用,居養、安濟等法,頓然稍復舊觀。同篇之六云:

> 政和元年 (1111) 十一月十九日,尚書省言:"居養院、安濟坊、漏澤園,比來提舉常平司官,全不復省察民之無告,坐視不教,甚失朝廷惠養之意。"詔:"自今居養、安濟、漏澤園事,轉運、提刑鹽香司並許按舉,在京委御史臺彈奏。"

觀尚書省此言,知居養、安濟等法,於上述弛廢時期,所受挫折之情形,縱非坐視無告於不救,迴諸上述其措施,蓋離情不遠矣。反之,觀其詔書,明令按舉與彈奏,與上述改進時期如出一轍,是重建此制之先驅也。

迨蔡京復輔政,以御筆揭示之,尤嚴於此。《宋大詔令集》卷一八六云:

> 政和二年 (1112) 五月二十五日御筆:鰥、寡、孤、獨有院以居養,疾病者有坊以安濟,死者有園以葬,王道之本也。詔令具在,而吏不奉法,觀望廢弛,至或徹屋鬻器,播棄孤老,甚失惠養元元之意,其令轉運、提刑司條具廢弛事狀,及違法官吏以聞,自今敢有廢法,以違制加二等論,即不得接便,過爲騷擾,仍並依大觀三年四月以前指揮施行。(恤窮)

考京於同月十三日己巳起復,至是僅旬餘,即出以御筆。陳桱《續鑑》云:"京患言者議己,乃作御筆密進,而丐帝親書以降,謂之御筆手詔,違者以違制坐之。"[118] 然此謂"自今敢有廢法,以違制加二等論",可見

---

〔117〕 詳見《宋史》卷二一二宰輔表,《十朝綱要》一七政和元年十月辛亥條《長編拾補》卷三〇之一三,同條及其注。

〔118〕 卷一一,政和二年五月詔注。

其於一再挫敗之餘，重建居養、安濟等法，不惟迫不及待，且動員最高當局，加等議處，以示其決心。此謂養、濟、漏澤等法，乃王道之本；一如前述，乃孟子所謂"養生喪死無憾，王道之始"之遺意也。按徽宗與京固亦崇尚道家，[119]而於此時又提出儒家，或如時論"知崇尚儒術，庶亦一變而至道"乎?[120] 要其所以如此，當即針對廢弛及違法官吏。蓋此等官吏，"至或徹屋鬻器，播棄孤老"，亦實違背儒家"恤孤"、"養老"之旨。故不得不查辦其已然，以徵戒其未然耳。其尤要者，則爲"仍並依大觀三年（1109）四月以前指揮施行"，即廢除上述弛廢時期之不當措施，而迴諸改進以前之情況耳。

雖云如此，實施尚有困難。《會要》六〇之六略云：

> 政和四年（1114）二月一日，兩浙轉運司言："鎮江府在城并丹徒縣居養院、安濟坊，並不置造布絮衲被，給散孤老屛弱之人，未副惠養之意，兼用布絮被支費不多，即非濫支錢物。欲應寒月，許置給散。"詔："依所乞，許置，諸路依此。"

準此以觀，布絮衲被既不置，蓋僅供食住或少數衣著而已，顯然不若往常。所以如此，蓋防擁舊法醫療，覽時乘隙也。此謂"兼用布絮被支費不多，即非遇有濫支錢物"，乃其明證。唯其時"孤貧小兒可教者，令入小學聽讀；遺棄小兒雇人乳養，仍聽宮觀、寺院養爲童行"，[121] 堪稱發揚崇寧創置之初衷。其成效如何，則不得而知。徵諸當時御筆所謂"法令具在，歲久浸怠"，當不如理想云。御筆又云："比覽四方奏文，無一吏稱述居養、漏澤、安濟者。"可見推行人員之本身即不滿意此法，其何以行之哉？更無言於理想矣！於是御筆云："士失所守，罪不可貸，仰諸路監司廉訪使者，分行所部，按吏之不虔者，重真以法，胥吏配流千里，若失按、容庇。其罪依此。"[122] 法令益嚴，羣情愈熾，京終乞致仕，而此制遂亦遭破壞云。

---

〔119〕 詳見拙著《論北宋末年之崇尚道教》。（《新亞學報》）第7卷第2期及第8卷第1期，《宋史研究集》第7、8兩輯，

〔120〕 《會要·刑法》二之五一，大觀四年正月二十二日條。

〔121〕 詞取《宋史》卷一七八，頁22；並見《會要·食貨》六〇之七，政和七年七月四日、八月十六日條。

〔122〕 以上所謂御筆，悉本《宋大詔令集》卷一八六，恤窮宣和元年五月九日條，並可參閱《會要·食貨》六〇之七同日詔。

（六）破壞時期

所謂破壞時期，即宣和二年(1120)六月以後，蔡京致仕階段。《長編·紀事本末》卷一三一戊寅御筆云：“太師魯國公蔡京，近年以來，章數十上，陳乞致仕，自夏祭禮畢，引疾告老，又復十數親筆，批諭議復再四，遣官宣押，堅臥不起，其詞激切，確然不拔，可依所乞，守本官致仕。”然朱弁《曲洧舊聞》卷七則云：“宣和王黼當軸，京勢少衰，黼之徒恐不爲己利，百方欲去之，然京終不肯去，於是始遣童貫、並令禁蔡攸同往取表。京以事出不意，莫知所爲，自陳曰：‘某衰老，宜去，而不忍遽乞身，以上恩未報也。’”（《學津》本，頁11）此説周煇《清波雜志》亦載之。[123] 陳《鑑》並云：“京子攸權勢既與父相軋，浮薄者復間焉，由是父子各立門户，遂成讐敵。攸別居賜第，一日，詣京，京正與客語，使避之。攸甫入，遽起，握父手爲診視狀，曰：‘大人脈勢舒緩，體中得無有不適乎？’京曰：‘無之。’攸曰：‘禁中方有公事。’即辭去。客竊窺見以問京，京曰：‘君固不解此邪，此兒欲以吾疾而罷我耳！’閲數日，果以太師魯國公致仕。”[124] 此諸説或不盡可信，然足證京之致仕，固不尋常，非若御筆所云爾。其事雖不免争權奪利，要與新法有關。其顯而易見者，即爲遽罷居養、安濟等法。《會要·食貨》六〇之七云：

> 宣和二年（1120）六月十九日，詔：“居養、安濟、漏澤之法，本以施惠困窮，有司不明先帝之法，奉行失當，如給衣被器用，專雇乳母及女使之類，皆資給過厚，常平所入，殆不能支，天下窮民，飽食暖衣，猶有餘時，而使軍旅之士，廩食不繼，或至逋逃四方，非所以爲政之道，可參考元豐惠養乞丐舊法，裁立中制。……餘三處應資給，若齋醮等事悉罷。”

如上所云，京之致仕在同月戊寅，是月庚午朔，戊寅乃九日，至此將一旬，可見其事之脗合。反之，倘京不致仕，其法當不致罷。且此謂致罷之理由，亦須商榷。如謂“有司奉行失當，資給過厚”云云，顯與上説不符。又謂“天下窮民，飽食暖衣，而使軍旅之士廩食不繼”，正猶時諺“不養健兒，卻養乞丐”[125] 之説。但時諺又云：

〔123〕　見卷二，《四部叢刊》本，頁8。
〔124〕　卷一二，宣和二年六月蔡京致仕條注。
〔125〕　同註〔7〕，按其謂取自《通鑑》，今考諸《鑑》均無此説，待考。

"不管活人，只管死戶"（同上）。此固責當時發展漏澤園之過分而言。然則既養乞兒，何云"不管活人"？其自相矛盾如此。矧"不管活人"一語，又與此謂"天下窮民，飽食暖衣"之説大相逕庭。竊疑詔書、諺語，或爲反對派之有意構成。其目的，則在廢除此制。而美其名曰："參考元豐惠養乞丐舊法，裁立中制。"此中制詳見上述"生活支給"欄，比諸前此創置淵源所謂元豐法，所厚無多。

不旋踵，又陸續下詔：（一）在京乞丐人，大觀元年閏十月依居養法指揮，更不施行。（二）吏人公人等員額，及請給酬賞，並不施行。（三）大觀元年三月敕："居養鰥寡孤獨之人，其老者並年五十以上，許行收養。"近詔："依元豐、政和令：諸男女年六十爲老。"[126] 由第一條言，雖有福田院可資起居，然亦若第三條改五十爲六十爲老，皆縮小養濟之範疇，而剝奪養濟人之福利。由第二條而言，等於廢除養濟工作人員。此在在推翻初創及改進時期之規定，故曰破壞時期。《清波雜志》卷二又云："京當軸時，建居養、安濟、漏澤；宣和初，復詔裁立中制；未幾，遂廢。"故又曰廢罷時期。

（七）修復時期

所謂修復時期，即宣和六年（1124）十二月以後，蔡京落致仕及南宋階段。《長編・紀事本末》載當時手詔略云："比年以來，任非其人。肆命近弼，置司講議。太師致仕蔡京，其言行尚有賴焉！可兼領講議司，聽就私第裁處，以稱朕貴老貪賢之美。"[127] 此詔發自當月甲辰朔，將及兩旬，二十日癸亥，"太師魯國公致仕蔡京落致仕，領三省事，五日一赴朝請，至都堂治事。"[128] 故朱勝非云："蔡京崇寧元年拜相，四年罷；大觀元年復入，三年又罷；政和二年復入，宣和初又罷，六年王黼致仕罷相，白時中、李邦彥並拜太、少宰。未幾，京東盜起，京黨闃然，以爲宰相望輕，乃詔京復總三省，許私第治事，三、五日一造朝。"（同注〔127〕）京之所以能致此，固賴其個人言行及其黨羽之支撐，蔚爲當時物望。要其一向提倡新法，具有淵源。故其於"治事"不久，即復居養院。《會要・食貨》六○之七云：

---

〔126〕《會要・食貨》六○之七宣和二年七月三日、十四日及十月十七日諸詔。
〔127〕 卷一三一，頁20。
〔128〕 同上，頁21。

宣和七年（1125）四月十一日，尚書省言：“冬寒，倒
　　臥人，更不收養，乞丐人倒臥街衢輦轂之下，十目所視，
　　人所嗟惻。……主居養以救其困，所費至微，而惠澤至深，
　　合行修復。”從之。

《十朝綱要》作壬子日（卷一八），同。所堪注意者，居養固著重於
嚴冬，今於夏初復之，非其時間有誤，即當時無暇顧及，然卒復於
京將致政之前，益見其殷殷恤窮之意。

　　南渡以後，據《宋史·食貨志》所云，頗爲理想。所謂“若丐
者育之於居養院，其病也療之於安濟坊，其死也葬之於漏澤園，歲
以爲常”。（一七八《振恤》）然考之會要（《食貨》六〇），則不若
是所云然。大抵高宗建炎時（1127～1130）應居養者，除依法居養
外，其死亡則委諸寺僧行收瘞。紹興初（1131～），又改設養濟院，
一方居養，一方安濟，是安濟坊若復之矣。其死亡則由官方瘞埋，
是漏澤園雖云未復，其義具矣。迄乎紹興中（1144～1146）始正式
復置漏澤園。《會要·食貨》六〇之九云：

　　紹興十四年（1144）十二月三日，尚書戶部員外郎邊
　　知白言：“……養濟……歲所存活，不可數計，獨死者……
　　散瘞道側，實爲可憫。……從來漏澤園地，多爲豪猾請佃。
　　欲乞首自臨安府及諸郡、凡漏澤及口，悉使收還，以葬死
　　而無歸者，……實中興之要務也。”上曰：“……可令臨安
　　府先次措置，申尚書省行下，諸路州軍一體施行。”

此《繫年要錄》卷一五二作己卯日，同，其文頗有出入，所謂“詔臨安府
及諸郡復置漏澤園，以戶部員外郎吳縣邊知白轉對有請也。”考《會要》
同篇同月十三日條，知臨安府確已遵旨如二書所云，並謂上曰：“可令
諸路州軍，倣臨安府已行事理，一體措置施行，仍令常平司檢察。”抑考
同篇十五年（1145）六月二十三日及十一月六日兩條，所載譚州及京西
常平司與戶部所言，亦實本崇寧間推行漏澤園條格，逐步推行於諸路
州縣中，惟未新立科條而已。然而《要錄》卷一五五於十六年（1146）
十一月辛未條又云：“執政進呈郊祀肆赦，上曰：居養、安濟、漏澤，先帝
之仁政，居養、安濟已行之矣，惟漏澤未行，宜令條具增入。”《會要》於
其言雖略有不同，但内容一致（見《食貨》六〇）。是二書均認定居養、
安濟早已復置，且實施之矣；於漏澤園所言既殊，且前後不符。推其

意,《會要》蓋以漏澤園先依舊措置於京師,而漸及於地方;《要錄》求簡,始言復置,繼曰增條。即其事之推行,雖始於紹興十四年,其新行立法,則有待於十六年。《十朝綱要》不之察,以其裂而爲二,而謂"紹興十四年十二月己卯,詔臨安府置漏澤園;十六年十一月辛未,詔諸路置漏澤園"。(卷二四)再就居養、安濟爲例,《要錄》嘗於紹興十五年(1145)十一月丁未條,以從"户部員外郎邊知白面對,論錢塘、仁和二縣養濟院,苟簡滅裂,乞申嚴行下"。(卷一五四)而《十朝綱要》則亦逕云:"建養濟院。"(卷二四)此可見《綱要》之説,簡而欠當。《續宋編年通鑑》只知其一,不知其二,而亂之曰:"紹興十六年十一月癸酉(七日),詔復先朝居養院、安濟坊、漏澤園等制。"[129]

究其發展程度,誠如同月十日南郊赦所云:"尚有未就緒去處"(《會要·食貨》六〇)。其時給事中段擒則言:

> 國朝愛育元元者,垂意甚備。以居養名院,而窮者有所歸。以安濟名坊,而病者有所療。以漏澤名園,而死者有所葬。行之累年,存殁受賜。望申飭有司,講明居養、安濟、漏澤之政,酌中措置,令可久行,務使實惠,均被遠邇。(《會要·食貨》)六〇之一〇)

此不無溢美之辭。但比況上述,可知修復以來之大概,彼謂"酌中措置",又大率可代表此後情形。

至前引陸務觀開禧元年(1205)書"比安濟法罷",厥後史未及詳,則不可得而明矣。

四、結 論

綜觀上述,大體已明。兹再舉一二實例,以示其體制。

(一)(寧宗)慶元五年(1199)十二月十二日,廣東提刑陳曄言:"……曄撙節財用,起宅子六十間,專養士夫孤遺。又買官民田,及置房廊,拘收錢米,創倉庫一所。凡入宅居止者,計口日給錢,仍以其餘。遇有二廣事故官員,扶護出嶺,量支路費。欲名其宅曰安仁,倉庫曰惠濟。尚慮向後不能相承,卻致流落之家,復至失所,乞行下本司,得以

---

[129] 此係宋劉時舉撰,見卷六,《叢書集成》本,頁72,《學津討原》本,頁1。其卷一三又云:"寧宗嘉泰三年(1203)十一月庚寅,復置福田居養院。"豈就舊制福田院而言之歟? 待考。

遵守。從之。"曄條具事宜:

一、遇二廣官員事故家屬,不能出嶺,願就宅居止者,每家給屋一間,七口以上、二間止。

一、買到田,每歲秋成,委官收納,拘收到房錢、椿備支遣。

一、計口給錢米,十五歲以上,每口日支米一升,鹽、菜錢一十文;十五歲以(下),支米一升,一家不過七口。

一、二廣官員事故,孤遺扶護出嶺,支給路費,自二十貫至五十貫止。

一、過往事故官員,不願出嶺,舊有叢園,就內葬。

一、在宅之人亡殁,支錢三貫,嫁女五貫,娶婦三貫。

一、官置錢米曆子,付各家收掌,不許預借。

一、置砧基簿,一面本司激賞庫?一面本州軍資庫收掌。

一、依文思院式,置斛斗各二十隻,分給逐莊收管。

一、錢米竊慮官司移易,比類借兌常平錢米法施行。

(二)嘉泰元年(1201)三月十一日,和州言:"以本路提舉韓挺申請置居養院,收養孤老殘疾不出外乞食之人,起造屋宇、支給錢米,揀選僧行、看管軫恤。本州去年二月,於城西路、逐買到民田,修築墻圍五十三丈九尺,創建居養院,根括到鰥、寡、孤、獨無依倚人六十九口,每人日支米一升,至歲終共支米一百七十二石八斗五升。今來已行收買材植物料,起造到養濟院一所,計瓦屋二十五間,置造應干合用床薦、什物、器用之屬,約可存養一百餘人,計支用錢三千二百餘貫,米二十石。……乞行下提舉常平司,及本州照會,常切遵守。如遇歉歲闕乏,許於本州別項米內借撥,候豐年拘收撥還。輪差僧行各一名,主掌點檢粥食,分差兵士充火頭、造飯、煮粥、洒掃、雜使、把門、使喚。輪差醫人、診候病人,用藥調治。有過往人、臥病在道路、店肆,不能行履,許擡舁入院,官給錢米藥餌,候安可日,再給錢米,津遣還鄉。以養濟一百人為率,一歲約用米四百七十餘石,錢六百貫文。根括到含山縣桐城、度安、湘城、太浦四圩課子米,令項置籍拘催,委自歷陽知縣,令大軍倉交受,置歷收附,專一撥充養濟院支用。如有剩餘,即充給散貧民,或散施貧病藥餌之用。專差巡轄兼監,知縣檢點,通判提督。從之。"(《會要·食貨》六○之一~二)

其體制既如是,其養濟又如是,審南宋之偏安,可謂相當健全。由前一例視之，二廣事故官員及其家屬，歿存均不能自理，能賴以繼續維持；及後一例視之，專門收養鰥、寡、孤、獨無依倚及老疾之人，誠可謂生有養，病有醫，死有送矣。再就其時間言，南宋自始至終，爲時一百五十二年，此當其七十餘年代，適值中期，若非承前，則能啓後。就其空間言，廣東位國之東南，和州位國之西北，剖觀地理形勢，當可聲通全區。南宋如此，北宋創置之初，當有過之無不及。

他如上引陸務觀所謂之安濟坊，吳自牧記仁和、錢塘兩縣設置漏澤園十二所，皆其實例也。

又吳氏所著《夢粱録》，謂南宋恩需軍民，嘗設慈幼局於行都，特舉以爲旁例，以供參證。其卷一八録其事云：

> 宋朝行都於杭，……州府置施藥局于戒子橋西。……
> 局側有局名"慈幼"，官給錢典雇乳婦養在局中。如陋巷貧窮之家，或男女幼而失母，或無力撫養，拋棄於街坊，官收歸局養之，月給錢米絹布，使其飽煖，養育成人，聽其自便生理，官無所拘。若民間之人願收養者聽，官仍月給錢一貫、米三斗，以三年住支。（頁172）

《宋史》卷四二一《常楙傳》："楙知廣德軍，置慈幼局。"按傳又謂其於淳祐七年（1247）舉進士，則廣德軍置局，當在淳祐七年以後，較此所謂"行都於杭"時，或晚矣。然置局非止於行都，亦明矣。"此又後世幼嬰堂之始。"（同注〔7〕）如今孤兒院、保良局類。比之當時居養院，其事雖專，其義一也。

是則居養、安濟、漏澤之法，對於當時社會之貢獻，其價值之高，實無法估計。

然而反對者，則不作如是觀。當時趨勢，已於前述。厥後情形，觀《通考》、《史志》分別於《國用》、《食貨》言振恤，與夫諸家續《鑑》所云，可見焉。顧炎武寧人云："漏澤園之設，起於蔡京，不可以其人而廢其法。"[130] 固持平之論也。而趙翼則反其說，於所著《陔餘叢考》卷二七"養濟院、育嬰堂、義塚地"專篇，援引史證，以訐京之非是，而評顧氏云："寧人亦未加深考，而謂善政之始于京，不免爲京所欺也。"此無他，如非上承涑水史學，揚反對荆公新

---

〔130〕《日知録》卷一五《火葬》。

法之餘風，即爲厭惡其人，而生“因噎廢食”之憤。

至對居養、安濟之批評，如東萊呂氏曰：“大抵荒政統而論之，先王有預備之政，上也；使李悝之政修，次也；所在蓄積有可均處，使之流通，移民移粟，又次也；咸無焉，設糜粥最下也。”[131] 此用現代語言之，乃儒家言社會救濟政策之大要，而後儒視京之所爲，正如設糜粥之類，失所以爲政之道。顧此説唐人亦嘗言之，唐宋璟反對悲田養病，而謂：“昔子路於衛，出私財爲粥，以飼貧者，孔子非之，乃覆其饋。人臣私惠，猶且不可。國家小慈，殊乖善政。”[132] 考孔子所以非其私惠者，一如孔子云：“爾以民爲餓，何不告於君、發倉廩以給食之？而以爾私饋之，是汝不明君之惠，見汝之德義也。”[133] 至於國家小慈，何乖善政之有？

刿觀上述，尤知居養、安濟、漏澤之法，既非私惠、小慈可比，亦非設糜粥之類。依據古義，實仁政之開端，如前章闡孟子所述，文王發政施仁，必先鰥、寡、孤、獨四者。京縱不仁，既取其義，以成其法，雖云“述追先志”，而適以成其開新，合乎現代之社會福利或救濟制度矣。

※ 本文原載《宋史研究集》第 18 輯。
※ 金中樞 ，香港新亞書院研究所碩士，臺灣成功大學歷史學系兼任教授。

---

[131] 《歷代制度詳説》卷八“荒政”詳説，《續金華叢書》本，頁8。
[132] 《唐會要》卷四九，世界書局臺初版，頁 863，開元五年奏。
[133] 《説苑》卷二《臣術》，《四部叢刊》本，頁 18～19。

宋代的養老與慈幼

王德毅

一、前　　言

我國歷代政府的施政方針，每以仁愛爲出發點，對於民生問題，莫不孜孜講求。如養老育幼之措施，就是值得注意和稱道的一個問題。《漢書·文帝紀》載帝初即位即下養老之令，詔稱："老者非帛不煖，非肉不飽，有司請令縣道，年八十以上賜米人月一石，肉二十斤，酒五斗，其九十以上又賜帛，人二疋，絮三斤。"是一項極富意義的措施。古者天子幸太學，行養老之禮，可以說偏重於敬老一方面，文帝的此一詔令，纔是名符其實的養老，實開後世養老之制的先河。章帝永元二年下胎養令，《後漢書·章帝紀》載是項詔書說："人有產子者復勿算三歲，令諸懷姙者賜胎養穀人三斛，復其夫勿算一歲。"又爲後世慈幼政策創一典範。文景明章所以爲兩漢的治世，由此看來，絕非倖致。其後梁武帝於普通二年詔："凡民有單老孤稚不能自存，郡縣咸加修養，贍給衣食"（《梁書·武帝紀》）。其養老育幼之舉措，亦值得稱美。

宋代政府本由文人組成，其政治措施，深受儒家思想影響，所謂"老吾老以及人之老，幼吾幼以及人之幼"，又所謂"民有飢若己飢之，民有溺若己溺之"。在宋代三百多年的政治史中，確曾發揮了無比的功效。孔子曾以"老者安之，朋友信之，少者懷之"爲他的願望，又曾以"老有所終，壯有所用，幼有所長，鰥寡孤獨廢疾者皆有所養"爲大同理想世界的實現，宋代發政施仁之目，固不暇枚舉而總其要，則是無一不朝向這一方面努力。所以《宋史·食貨志》說："宋之爲治，一本仁厚，凡振貧恤患之意，視前代尤爲切至。"其關於養老慈幼之政，自兩漢以下再沒有比宋代規模之更宏遠，計劃之更周密，設施之更詳盡的了。

二、養老之政

宋代義務養老之政，視前代爲優厚爲實際，極值得後人稱道和效法。據《吳都文粹續集》卷八盧瑢《重建居養安濟院記》說：
"三代明君賢牧相與立治，大抵以優老爲先，漢興詔賜束帛牛酒，耄
年月給粟，歲加絮，恩意詳矣！然於鰥寡煢獨未聞奠其居而粒之終
身者也。國初民壽逾七十咸獲優詔，蓋仁發之政，列聖相授，迄於
四方，慕義存恤，由是居養安濟院興焉！"其仁心仁澤，更遠過前
朝，於此尤見之。

宋代收養難民饑民及老幼廢疾者，是創設一個專門機構經營之。
先是唐代長安設有悲田院，宋因其舊制，亦於京師創置城東西兩福
田院，嘉祐八年十二月又增置城南北二福田院，共爲四院。徽宗崇
寧五年淮東提舉司言："安濟坊、漏澤園並已蒙朝廷賜名，其居養鰥
寡孤獨等，亦乞特賜名稱。"詔即以居養爲名。於是福田院改名爲居
養院，諸路皆依此施行。劉宰《真州居養院記》說："居養院以處老
疾無告者，其來遠矣"（《漫堂文集》卷二〇）。正是其主要的功能。
南渡後居養院設置的極爲普遍，不僅限於州縣治所在地，而村野亦
間或有之。如程珌《洺水集》卷七《吉水縣創建居養院記》所說：
"廬陵八邑，其七皆有居養院，吉水獨無之。"於是吉水丞黃閎請於
縣令及常平使者在城南擇官屋十楹，歲撥常平米五十斛，建安樂院
一所，可以說廬陵八縣都建有居養院了。又如《朱文公集》卷九二
郭公份墓誌銘，稱份"雅有當世之志，而於吏事尤不苟"。其知常德
府時，鑒於"義倉歲賑矜寡孤獨甚厚，然其惠偏於市井，而不逮山
谷，請即鄉落寺觀分置居養院，以活遠民之無告者"。好的地方長吏
能夠推廣政府的德政，使真正困苦無告的百姓稍被實惠。其普遍的
程度可想見了。有的居養院規模甚宏偉，經管亦得法，如在蘇州重
建的居養安濟院者是。其規劃"爲屋六十有五，爲楹三百有十，爲
室三十，長廊還礎，對闔列序，集癃老之無子妻，婦人無夫親者分
處之，幼失怙恃，皆得全焉。籍官民疇千六百六十畝，募民以耕，
歲得米七百石有奇，旁著三廩、浚二井，苞舍蔬闌食用寓具舉無一
遺，又立僧坊，主其供病給醫藥，死給槽櫝，入叢塚以葬。民胥歡
仰，道路歌祝，公賢明篤厚有志天下，士至於減苗斛之耗，蠲賦賞
之負，嚴屠牛，禁網捕葺漏澤之費，增土以葬骨，其所施類如此"
（《吳都文粹續集》卷八）。

居養院的功能既是專門收養鰥寡孤獨老弱廢疾者，使不至於捐

瘠於溝壑之中，則政府在所制定的居養法中，必先對“老”有所規定。依元豐舊法爲男女六十以上爲老，合乎居養的條件，但大觀元年指揮，則降爲五十以上。《宋會要稿·食貨》六八恩惠條説：“詔居養鰥寡孤獨之人，其老者並年五十以上許行收養，諸路依此。”到宣和二年，則又嚴格規定參考元豐惠養乞丐舊法辦理。不過八十歲以上的老人畢竟少之又少，極爲難得，所以對之有格外的恩惠。前引書恩惠條又載：“大觀二年四月五日知荆南府席震等言：枝江縣居養人咸通一百一歲，已下縣依條就賜絹米酒訖。契勘居養人年八十以上依條許支新色白米及柴錢，九十以上每日更增給醬菜錢二十文，夏月支布衣，冬月衲衣絮被。況如咸通年踰百歲，若只循前項八九十之例，竊慮未稱朝廷惠民之政。欲將居養人咸通每日添給肉食錢並見增給醬菜錢，通爲錢三十文省，冬月給綿絹衣被，夏單絹衫袴裝著。仍乞諸路有百歲以上之人亦依此施行。從之。”對於老人的安養，可以説已極盡情理了。不過仍有地方官當奉行政府德政時常生偏差，如政和四年二月一日兩浙轉運司奏言：“鎮江府在城並丹徒縣居養安濟坊並不置造布絮衲被給散孤老孱弱之人，未副惠養之意。”於是詔“寒月許置布絮被給散蓋卧”。二月，臣僚又奏：“訪聞諸路民之實老而正當居養，實病而真欲安濟者，往往以親戚識認爲名，虚立案牘，隨時遣逐，使法當收卹者復被其害，官吏相蒙，無以檢查。欲令今後州縣居養安濟人遇有親戚識認處，委不干碍官一員驗實，若詐冒及保明不實與同罪。……從之。”（《宋會要稿·食貨》六八“恩惠”）這些偏差的造成，大都由之胥吏，[1] 他們操予奪之權，地方長官習焉而不察，惠養老人之政便有名而無實了。

上所述居養的老人，是指的年老又孤苦無依者，有家有産業的老人自然不在居養之列，但政府設意勸獎孝親敬老的倫理道德，如果家有八十歲以上的老人，爲人子孫者可享受一項特殊的恩典，真堪稱無上的榮耀。《宋會要稿·食貨》六六身丁錢條載：

---

〔1〕 胥吏之上下其手，弊端甚多。如紹興二十六年十一月五日户部侍郎王俣言：“臨安府每歲收養飢凍貧乏老弱殘疾不能自存乞丐之人，凡用錢米近十餘萬，不爲不多矣！……倘官吏失於措畫，則宜收而棄，以壯爲弱，或減剋支散，或虚立人數，其弊多端，不可不察。”又二十七年九月二十九日提舉兩浙西路常平茶鹽公事朱倬言：“比見郡縣之間，自冬徂春，所給乞丐錢米，例皆付之胥吏，遂使狡獪者數口之家皆預支請，而貧窶無以自存者反見遺棄。……”足可説明。

　　　　淳熙二年十二月十七日慶壽赦：應人戶有祖父母，父
　　母年八十以上，與免戶下一名身丁錢物。
又《長編》卷一九〇載嘉祐四年十月十二日赦文，云：
　　　　男子百歲以上者特推恩命，民父母年八十以上復其一丁。
在某一家庭中奉養着八十歲、百歲以上的老人，一定是孝友積善之家，
所以特推恩命，在當時丁稅奇重的情形下，能夠恩免，也足夠歡欣鼓舞
的了。（參考拙著《宋代身丁錢之研究》）至於授官百歲老人，南宋寧
宗時曾舉行之，當時諸路州郡訪得奏聞，即詔予授官致仕，制云："爾等
皆我四朝遺老，涵泳仁化……遂介眉壽，郡國以名來上，朕何愛以官，
不以爲爾寵乎？"（《尊白堂集》卷五）甚見政府敬老之意。

三、慈幼事業

　　在慈幼方面，宋中央和地方政府所作的努力比養老多得多，大概
對老人敬的成分重於養的成分，他們旦暮入地，人數又不多，政府無須
乎多所貫注，但國家有一些老人在安適的環境中奉養着，確可象徵國
家聖明的政治。至於嬰兒幼童，是國家未來的棟梁，在全民中幾居三
分之一，亟須扶育，使其成立，故宋代對慈幼之政講求得最周密。

　　居養院或養濟院雖爲養老的機構，但同時也擔負育幼的任務。崇
寧元年九月六日指揮：

　　　　鰥寡孤獨應居養者，以戶絕財產給其費，不限月，依乞丐法
　　給米豆，如不足，即支常平息錢。遺棄小兒仍雇人乳養。[2]
這是對嬰兒的育養。七歲以上的幼童，被收養在居養院時，每日支
取大人一半的居養費用。[3] 贍養的時間亦相當長，如無親人認領，
長立到十五歲方許聽從自便，[4] 可謂仁至義盡。如果幼兒天資聰
敏，居養院還會把他送到附近小學接受教育。《宋會要稿·食貨》恩

---

〔2〕　見《宋會要稿·食貨》六八，恩惠條。又同條載大觀四年八月二十五日詔："……内遺
　　　棄小兒委實須乳者，所在保明，聽依崇寧元年法雇乳。"
〔3〕　關於給幼童的養育，見於前引書同條所載宣和二年六月十九日指揮："應居養人日
　　　給秔米或粟米一升，錢十文省，十一月至正月加柴炭錢五文省，小兒並減半。"
〔4〕　《宋會要稿·食貨》五九，恤災條：大觀二年八月十九日工部言："邢州奏，鉅鹿下
　　　埽大河水注鉅鹿縣，本縣官私房屋等盡被淹浸。"詔："今來被水漂溺身死人戶並官
　　　爲埋葬，……其見在人戶即依放稅七分法賑濟施行，如有孤遺及小兒並送側近居養
　　　院收養，候有人認識及長立十五歲聽從便。"足見無人認領的遺棄小兒，則將受到
　　　國家十多年的撫養。

惠條載政和七年七月四日成都府路提舉常平司的奏請：

> 准敕：成都府路提舉常平司所請，居養院孤貧小兒內
> 有可教導之人，欲乞入小學聽讀，本司遵奉施行外，所有
> 逐人衣服襴鞾欲乞入於本司常平頭子錢內支給置造，仍乞
> 與免入齋之用。詔依，餘路依此。

不僅養之以成人，還要教之以成器，宋代發政施仁，於此亦可窺見
一斑了。

除居養外，則又有嬰兒局、慈幼局、慈幼莊、舉子倉、舉子田、
舉子錢庫等的設置，而常平倉、義倉、社倉、廣惠倉、思濟倉等，
亦皆爲慈幼做後盾。茲就宋代所實行的保育嬰幼辦法，分述如後：

甲、胎養法

早在嘉祐二年八月詔置天下廣惠倉之初，京東提舉韓宗彥以仁
宗未有繼嗣，上書請仿漢章帝故事修胎養令，凡下戶有懷姙而不能
自存者，頒賜之粟。[5] 寧宗慶元元年五月二十二日殿中侍御史楊大
灝請復置廣惠倉，修胎養令，賜胎養穀，詔諸路提舉司相度施行。
（《兩朝綱目備要》卷四，《永樂大典》卷七五一三廣惠倉條引出
《長編》，案實爲《宋會要》之誤。）與胎養有同樣意義的，是蠲免
孕婦丈夫的雜色差役，俾使之安心照顧家庭，事在高宗紹興十一年
三月六日知邵武軍王洋奏請：「鄉村之人，無問貧富，凡孕婦五月，
即經保申縣，專委縣丞注籍，其夫免雜色差役一年，候生子日，無
問男女，第三等已下給義倉米一斛。縣丞月給食錢十千，專掌附
籍。」（《繫年要錄》卷一三九）宋代雜色差役名目特多，擔負又奇
重無比，一旦皆得蠲免，實爲欣幸，對於小生命的降臨，自然要以
萬分歡心的心情去迎接了。何況既生之後，尚得義倉米一斛，於家
庭生活不無幫助，這是獎勵生聚的最好辦法。

乙、官贖鬻子

當凶年發生後，饑民流移，販賣人口爲極普遍的現象。蓋在連
日飢餓之下，爲人父母者，不忍見子女被餓而死，將其賣給富裕的

---

〔5〕 見《九朝編年備要》卷一五。又《宋史》卷三一五《韓宗彥傳》說：「仁宗春秋
高，未有嗣，宗彥上書曰：漢章帝詔諸懷姙者賜胎養穀人三斗，復其夫勿算一歲，
著爲令。臣考尋世次，帝八子，長則和帝，而質安以下諸帝皆其系胄，其修胎養之
令。且曰：人君務蕃毓其民，則天亦昌衍其子孫矣！」

家庭，或爲義子女，或爲奴婢，總可以得活，雖凶年人口價廉，[6]質兒賣女所得不多，亦可以賴以延數日之命，幸而皆不死於凶年，亦未嘗不爲權變之計。然當其骨肉生離之際，其悲慘之狀，亦非人世所能堪。饑荒過後，雖有贖回子女之心，苦無其力，政府有鑒及此，乃及時代爲贖回，使其重享骨肉歡然聚處之樂。太宗淳化二年七月己亥（二日）詔：

> 陝西緣邊諸州饑民鬻男女入近界部落者官贖之。（《宋史·太宗紀》）

真宗大中祥符三年六月丙辰（初九日）：

> 先是陝西饑民有鬻子者，口不滿千錢。詔官爲購贖還其家。（《長編》卷七三）

慶曆八年二月己卯（十一日）詔：

> 賜瀛、莫、恩、冀州緡錢二萬，贖還饑民鬻子。（《宋史·仁宗紀》）

國家所費不多，而能全饑民骨肉之情，這纔真是"仁政之所當先"者。

丙、勸諭上戶收養義子

凶年流民四散逐食，往往自顧不暇，對於幼兒自難盡其養護之責，遂相率棄置於道途。政府一方面收養之，一方面准許沒有子息的民戶領養爲子息，給予獎勵。[7]《宋會要稿·食貨》六八恤災條載乾道七年二月十四日冊立皇太子赦文，説："災傷州軍竊慮或有遺棄小兒，有人收養者，官爲置籍抄上，日給常平米二升。"收養的年齡最早法定爲三歲以上，乾道元年權變的辦法改爲十歲以下。同條又載："元年三月三日尚書司勳員外郎浙東檢察賑濟唐閎言，民間頗有遺棄小兒，足食之家願得收養，正緣于法：遺棄小兒止許收養三歲以下，緣此，三歲以上者人皆不敢，乞朝廷指揮權于今年許令自十歲以下聽人家收養，將來不許認識。從之。"足見棄兒頗多，故不得不創立此一權變辦法以濟其窮。到嘉定二年始明令規定七歲以下

---

〔6〕《歷代名臣奏議》卷二四六載胡銓乾道中所上《論荒政疏》中説："竊聞乙酉之歲（乾道元年）北關門外民戶流移疾疫五萬餘人……是時四方客旅斗米博一婦女，半斗易一小兒。"足見凶年身價之低廉。

〔7〕災荒流行之年，政府甚獎勵上戶及士大夫家收養棄兒。《宋會要稿·食貨》五八恤災條載淳熙二年閏九月十七日詔："如上戶士大夫家能收養五十口具名以聞，乞行旌賞。"

者許人收養爲義子。《兩朝綱目備要》卷一二載是年七月乙未（初四日）詔：「凶荒州縣七歲以下聽異姓收養，著爲令。」正是折中而得的辦法。不過有的地方官在他的治境內，遇有凶年，也可立單行法，使棄兒各得其所。葉夢得守許昌時即曾立法「凡因災傷棄遺小兒，父母不得復取」，就是一例。葉氏《避暑錄話》載其事原委：

> 余在許昌，歲適大小災傷，京西尤甚，流殍自鄧唐入吾境，不可勝計。余發買常平所儲，奏乞越常制販之，幾十餘萬人稍能全活。惟遺棄小兒無由皆得之。一日詢左右曰：人之無子者何不收以自蓄乎？曰，人固所願，但患既長或來歲穯父母來識認爾！余爲約法則：凡因災傷棄遺小兒，父母不得復取。乃知爲此法者亦仁人也。夫彼既棄而不育，則父母之恩已絕，若人不收之，其誰與活乎？遂作空券數千，具載本法，即給內外廂界保伍，凡得兒者使自言所從來，明書於券付之，略爲籍記，使以時上其數，給多者賞，且常平分餘粟，貧者量授以爲資。事定，按籍給券，凡三千八百人，皆奪之溝壑，置之襁褓。此雖細事不足道，然每以告臨民者，恐緩急不知有此法，或不能出此術也。

如荒年收養得一二棄兒，辛苦養大成人，又爲其生父母認領去，實大傷感情，反不若不收養之爲愈，所以夢得代爲出官方書券，即成爲法定的子嗣，生父母以後不得前來認領，因而挽救了不少垂死的小生命。真乃是仁人之用心。

在福建路，因屬丘陵地帶，地窄民貧，不舉子的風氣特盛。[8] 所以南宋初年創立福建路養子法以救其弊。《繫年要錄》卷一二〇載此敕令：「紹興八年六月庚申（初六日）敕令所請：福建路人户以子孫或同居緦麻以上親與人，雖異姓及不因饑貧並聽收養，即從其姓，不在取認之限，著爲本路令。其江浙湖廣州縣有不舉子風俗處，令憲臣體究申明，依此立法。」平時已如此，凶年更可想而知了。所以

---

[8] 趙汝愚於淳熙中帥福建，上《申請舉子倉事宜疏》，説：「本路上四州軍風俗多不舉子，大爲一方之害者其弊有三：一者違逆天倫，夭絕人命，傷朝廷仁壽之化，奸天地陰陽之和。二者建邵之間，男多女少，姦淫劫略之事無日無之。……三者建邵等州既不舉子，貴家富室難得奴婢，卻以高價買於他州，緣此奸詐之徒誘略泉福等州無知男女，前去貨賣，遂至父子生離，夫婦中絶。」（《歷代名臣奏議》卷一一七）四州多是山田，居民普遍貧困，生子既無力養活，遂殺子，久之形成此一頹敗風氣。

宋代將立法曉諭民戶收養子息作爲荒政之一助，其道理即在此。《中興兩朝聖政》卷五九載淳熙八年十一月甲戌（初二日）臣僚奏："在法：諸因饑貧以同居緦麻以上親與人，若遺棄而爲人收養者，仍從其姓，各不在取認之限，聽養子之家申官附籍，依親子孫法。今之災荒亦非一處，向去寒冷，棄子或多，若令災荒州縣坐上件法鏤板曉諭，使人通知之，則人無復識認之慮，而皆獲收養矣！舉行荒政，此其一助。"孝宗即詔行下，當饑饉流行，對饑民的救濟，棄兒的收養，政府力所不逮時，這項措施實已刻不容緩了。

丁、政府對產婦的濟助

民間生子不舉，雖由於風俗使然，但多半由於貧困，[9]既生子女無力養贍；又因宋代丁錢特重，尤助長此種溺子的惡風。[10] 凡此者，政府都不應漠然視之。在法律方面曾嚴殺子之禁，準律："故殺子孫徒二年。""殺子之家，父母鄰保與收生之人，皆徒刑編置。"[11]但仍不能作有效的阻止，乃濟之以救濟措施。紹興二十三年六月壬戌（初四日）國子監丞吳武陵奏乞："申嚴荊湖福建士民不舉子之禁。令保伍更相覺察，月上姙產之數於官，兼申給錢之令，則全活嬰孺將不可勝計。"顯然是雙管齊下。高宗即詔："監司丁寧州縣悉意奉行，其有顯績去處，保明申奏推賞。"（《要錄》卷一六四）對於產婦的濟

---

〔9〕 前註已提到不舉子雖爲一種風俗，但實由貧困造成。又《東坡前集》卷三○《與朱鄂州書》中稱："王天麟言：岳鄂間田野小人例只養二男一女，過此輒殺之。尤諱養女，以故民間少女多鰥夫。初生輒以冷水浸殺，其父母亦不忍，率常閉目背面，以手按之水牢中，咿嚶良久乃死。……天麟每聞其側近有此，輒馳救之，量與衣服飲食，全活者非一。既旬日，有無子息人欲乞其子者，輒亦不肯，以此知其父子愛天性故在。"因爲貧苦，力難養育較多子女，故生後即殺，鄉野愚夫愚婦久已司空見慣了。

〔10〕 范成大知處州代還，上言"處州丁錢太重，遂有不舉子之風"。（《宋會要稿·食貨》六六）先是紹興七年十二月庚申禮部尚書劉大中奏："今浙東之民有不舉子者，臣嘗承乏外郡，每見百姓訴丁賦紬絹最爲疾苦，蓋爲其子成丁則出紬絹，終其身不可免，愚民寧殺子不欲輸紬絹。"（《兩朝聖政》卷二二）即高宗也認爲"此錢不惟下戶難出，民間所以不舉子蓋亦因是。朝廷法禁非不嚴，終不能絶其本，乃在于此"。（《宋會要稿·食貨》六三蠲放，紹興十三年七月十七日）足以說明丁稅的繁重正助長了不舉子的風俗。（其詳情參考拙撰《宋代身丁之研究》一文）

〔11〕 此兩項律令前者見《東坡前集》卷三○《與朱鄂州書》中引，後者見《歷代名臣奏議》卷一○八范成大任禮部員外郎時所上論舉子錢米疏中引。地方官爲禁此風，也以嚴諭告示，如張栻知靜江府時曾告令："一訪聞愚民無知，生子多不舉，在於刑禁至重，前後官司舉行戒諭，非不丁寧，往往風俗未能悛改。人各有生，莫親於父母兒女之愛，何忍至此！男女雖多，他日豈不能相助。營緝生計，寧有反患，以利滅親，悖逆天道，如有不悛，許人告捉給賞，依條施行。"（《南軒文集》卷一五）即其一例。

助，早在宣和二年布衣呂堂奏請"生子之家量給義倉米"，未蒙施
行。（《要錄》卷一三九王洋奏引）至紹興七年十二月庚申（初三
日）禮部尚書劉大中奏："浙東之民有不舉子者……誠由賦役煩重人
不聊生所致也。望令州縣五家爲保，保内有姙娠及五月者，次第申
縣，附其籍。守令滿替，以生齒增減爲殿最之首，增減甚者，取旨
別行賞罰。其殺子罪罰並依見行條法。"大中在奏中並請"鄉村五
等、坊郭七等以下貧乏之家，生男女而不能養贍者，每人支免役寬
剩錢四千"。詔令户部措置，至八年五月庚子（十六日）始詔行之。
（《要錄》卷一一七及九）十五年五月戊午（十三日）詔改予義倉米
一斛。《宋會要稿·食貨》六二義倉條載其事甚詳：

> 五月十三日大理寺丞周棨言：頃因臣僚建言，諸道有生
> 子不舉者，屢勤詔旨，申言勸誘，纖悉備至，應貧乏之家生男女
> 不能養贍者，每人支錢四千，於常平或免役寬剩錢内支
> 給。……竊聞之：州縣免役寬剩錢所收微細，生民至多，豈能
> 賙給，陛下誠欲實德及民，莫若量發義倉之粟以賑之。所在
> 義倉隨苗輸納，不許出糶，陳陳相因？至有紅腐而莫敢移用
> 者，歲率一路發千斛以活千人，以諸路計之，一歲所全活者不
> 知幾何人也。此令一行，民被實惠。仰荷君父之恩，俯篤天
> 性之愛，將見餘風曠然丕變，人樂有子矣！詔令户部措置申
> 尚書省。户部言：乞下諸路常平司，依今來臣僚奏請事理行
> 下。所部州縣遇有下等貧乏人户生産男女，即時於見管常平
> 義倉米内每人改支米一碩，内鄉村去縣稍遠處。委本縣措
> 置，將義倉米準備支散，務要實惠貧弱，無令合干人作弊阻節
> 剋減入己。若稍有減裂違戾去處，按治依法施行。[12]

這一對産婦的救助措施，是一方面將錢四千變爲米一碩，比較實惠，當

---

[12] 又見《要錄》卷一五三，但較簡略。事實上請給義倉米早在紹興十一年三月知邵武軍
王洋已提出，奏稱："近蒙恩詔，貧乏之家生男女而不能養贍者，人於免役寬剩錢内支
四千，可謂仁德至厚矣！然免役寬剩州縣所收甚微，勢不可久。乞鄉村之人，無問貧
富，凡孕滿五月，即經保申縣，專委縣丞注籍，……候生子日，無問男女，第三等以下給
義倉米一斛，……蓋義倉米本不出糶，今州郡尚有紅腐去處，二郡歲發萬斛，可活萬
人，通數路計之，不知所活其幾何也。……又義倉之米若有不繼，逐年隨苗添升斗，積
以活民，民自樂從，再三審度，實可經久。"高宗覽奏説："愚民無知，迫於貧困，不能育，
故生子而殺之，官給錢物，使之有以育，則不忍殺矣！"乃詔户部措置。（《要錄》卷一三
九）但並未見施行的指示，至此周棨再有所請，乃詔施行。

春夏之交青黃不接或年穀不登時，往往斗米千餘錢。[13] 故貧苦產婦
領錢實不如領米的爲惠之博。二方面是兼顧僻遠鄉村，在宋代救荒史
中，城郭之民沾盡地利之便，村落難得利益均沾，政府能特別顧及，實
爲可貴。但這項政令頒佈後，各路州縣並未能貫徹始終，如紹興二十
二年四月己巳（初五日）司農寺主簿盛師文面對時所指出的："近於臨
安市井窮民，未聞有得斗米千錢者，況於鄉村與夫窮僻鎮聚？"中央政
府所在地的臨安尚且如此，其他州縣可想而知了。此種事態的造成，
半由地方政府經費困難，往往將義倉米寬剩錢移作他用，半由胥吏舞
弊，假公濟私。如是支移折變，儼然爲地方政府的週轉金了。[14] 所以
政府再嚴申前令，並給各路監司以監督察糾權。當申嚴禁令之初，地
方官尚能兢兢業業，至時間一久，便鬆弛下來，故中央不得不再申三
申。乾道五年四月十四日，詔"應福建路有貧乏之家生子者，許經所屬
具陳，委自長官驗實，每生一子，給常平米一碩，錢一貫，助其養育。餘
路州軍依此施行"。（《宋會要稿·食貨》五九"賑恤"）次年范成大更
奏請再撥寬剩錢以濟常平米之不足。他說："蓋州縣以常平積欠救過
不暇，決不敢以此非時發倉，支賜既不行，罪名亦不復問。臣伏覩去冬
聖旨，將諸路常平義倉漏底折欠十七萬八千餘石盡行除放，若以此數
救不舉之子，當活十七萬八千餘人。……昔蘇軾知密州，盤量寬剩得
數百石，專儲以養棄兒，是時初無常平給賜之令，使軾在今日，則推廣
上恩當如何哉！臣愚欲望聖慈申飭諸路提舉司並州縣長吏有似此風

〔13〕 凶年或青黃不接季節米價騰躍，乃爲常見現象。《古今圖書集成·食貨典》卷九八載《王
觀論賑濟劄子》說："本路（江西）連年旱歉，去歲尤甚，臣到任之初，米一升價錢至一百三
十四文，近來雨澤沾足，旱禾已熟，米價頓減，新米一升止四十五文。"則災時的米價恰爲
收穫時的三倍，如給錢的時期或地區不同，則受惠的程度自有相當的懸殊了。
〔14〕 義倉的被破壞由來已非一日，紹興五年十月九日殿中侍御史王縉奏："近年以來常平
罷，而義倉之法亦名存實亡，官司借兌支遣，例皆不即撥還，其有支移折變去處，更不
收納。……"又十八年閏八月廿八高宗宣諭宰執說："義倉之設其來尚矣，所以備凶荒
水旱，救民於艱食之際，誠仁政之所先也。訪聞此年以來，州縣奉行不虔，或侵支盜
用，而監司失於檢察，或賑濟無術，而僻遠窮困之民不得均被其惠，非所以稱朕矜恤元
元之意。"（《宋會要稿·食貨》六二義倉條）足見藏結之所在了。程洵在淳熙中代人
向宰輔進劄子說："今天下義倉之積，所在以千萬計，有司畏法謹令，往往坐視其陳腐，
不敢輕發以予民。且此本百姓寄留之物也，而閟藏靳惜不以爲百姓之用，則所謂什一
之輸是橫斂也。上無補於縣官，下無補於百姓，而徒橫斂，以爲貪吏支移折變之資，豈
不甚可惜哉！竊以爲可以其中歲收三之一以行給米舉子之政，此亦上裨吾君吾相仁
政之一也。"（《尊德性齋小集》卷二）以義倉米瞻給貧而不能舉子者，本屬輕而易舉之
事，但以義倉米被地方官吏用作支移折變，即使中央屢申嚴命，各州縣奉行時仍不免
打了折扣。

俗去處,依累降指揮勘會貧乏如數支賜。又須申嚴法禁,舉之並行,並窮山僻縣常平義倉所管數少,不了支給,定成空文,乞令運司倣蘇軾遺意措置寬剩量撥助之。"(《歷代名臣奏議》卷一〇八)孝宗允從與否,史無明文。想此等愛民的措施,帝是樂意採納的。寧宗開禧元年三月辛未(十四日)又詔:"申嚴舉子棄殺之禁,仍令諸路主管常平官月給錢米收養之。"(《兩朝綱目備要》卷八)此中奉行的程度是不難推想了。但從另一方面看,朝廷的關心民生,豈非於歷次詔書中皆可窺見嗎?

不過宋代愛民的郡守縣令仍舊不少。如王十朋於乾道七年守湖州時,每民家生一子即給米十石,供三歲贍養之需。趙汝愚於淳熙九年任福建安撫使時,曾令鄉社各推舉素著行義之人爲鄉官,每貧困之家婦女有懷孕五月者,經鄉保申報鄉官,鄉官躬親或派人按驗,屬實者著其籍,到滿十月,即給米一石錢一千。[15] 而趙崇度知桂陽軍所立的資助產婦辦法,更爲詳盡。《大典》卷七五一三舉子倉項引桂陽志說:"軍委司法,縣委丞簿充提督官;軍請寄居一員,每鄉請誠愨慈良寄居或士子一員充收支官;軍令本學保明士兩員,每都請謹審不欺士人兩員充附籍官。婦人有孕五月,供報附籍官,至生子日赴收支官請米七斗,周歲再支三斗。兵籍半之。軍據提督官月申,半年類聚申提舉司。"其法極嚴密,可以杜流弊而絕奸心。舉此事例,可見他們都能推廣朝廷給米舉子的德政,在自己的職權內作適切的措施。而尤以當時民智未開,啟迪教化更爲地方官無可旁貸的責任。本來父母之於子女,愛心出於天性,[16]地方官因勢而利導之。便可改革這項生子溺殺的陋俗。茲舉王得臣《麈史》卷上惠政條所載俞仲寬(偉)的故事,以助說明:

> 閩人生子多者至第四子則率皆不舉,爲其貲產不足以贍也。若女,則不待三。往往臨蓐以器貯水,纔產即溺之,謂之洗兒,建劍尤甚。四明俞偉仲寬宰劍之順昌,作戒殺子文,召諸父老爲人所信服者坐列廡下,以俸置醪醴酌而有侑之,出其文,使歸諭勸其鄉人,無得殺子,歲月間,活者以千計,故生子多以俞爲小字。……予嘗至其邑,聞仲寬因被差他郡還

---

〔15〕 見程洄《尊德性齋小集》卷二代參堂劄子一中內帖。又《餘干縣志》卷一八《忠定趙公墓誌銘》載汝愚帥閩日,對"凡貧不能舉其子者,以書其孕之月而籍之,及期,官給之米"。

〔16〕 參見註〔9〕所引蘇軾《與朱鄂州書》。

邑,有小兒數百迎於郊,雖古循吏蓋未之有也。

如果沒有常存仁心的德澤,這種感人的場面,是不會有的。

戊、政府對棄嬰的養育

荒歲或隆冬棄嬰者甚衆,民間無子息者不可能盡數收養,則有待於政府的撫育,如乾道七年湖南江東西旱甚,孝宗詔:"本路旱傷,民多艱食,有棄擲童幼於道路者,深爲惻然,可令逐州守臣措置,於穩便處收養,無使凍餒,候至來歲食新以歸其父母,自十月爲始。"當時洪遵爲江東安撫使,曾條奏他措置的情形:

> 一、收養童幼,專委知縣及巡尉。蓋知縣之職,於民尤親,巡尉日以警捕爲事,道路村野之間,無所不歷,或有棄擲童幼,皆耳目之所聞見,庶幾收養無遺。

> 一、童幼中有自能飲食者,責付寺觀收養,官給錢米,住持知事旬具養過人數及有無病患申官,遇有疾患,官給之藥,遇有死亡,官給材木埋瘞。

> 一、小兒尚在乳哺者,在城委都監,城外委巡尉,體探弓手及軍伍有乳之家,責令收養,官給錢米,都監巡尉旬具養過人數及有無疾病申所屬,病者從官給藥,死者官給材木埋瘞。

實爲詳盡切實的辦法。其時知饒州王秬上賑濟條畫,孝宗覽後說:"飢歲民多遺棄小兒,已付諸路收養,如錢物不足,可具奏於內藏支降。"(《中興聖政》卷五〇)淳熙初江西運判芮輝更奏:"鄉村僻遠去處遺棄小兒,令州縣告諭保明根刷,具名申官支給錢米撫養,如一鄉一都之內保正能收養遺兒,庶幾人霑實惠,愁歎不萌,可以易災沴而爲休祥。"孝宗允從。(《宋會要稿‧食貨》)六八"賑貸"二)這些舉措,都可看出政府對收養遺棄幼童的積極。且政府每遇災傷,常下詔叮嚀。如寧宗慶元元年正月十九日詔:"兩浙淮南江東荒歉諸州收養遺棄小兒。"(《兩朝綱目備要》卷四)《宋會要稿‧食貨》五八載有此詔全文,說:"兩浙兩淮江東路提舉司下所部荒歉去處,逐州逐縣各選委清強官一員,遇有遺棄小兒,支給常平錢米措置存養,內有未能食者雇人乳哺,其乳母每月量給錢米養贍,如願許收養爲子者,並許爲親子條法施行,務要實惠,毋致滅裂。如有違戾,仰監司覺察按劾以聞。"如地方官吏能盡心竭力於收養棄嬰工作,更蒙受政府的優獎。《宋會要稿‧食貨》六八"賑貸"二載其例:"嘉定四年七月廿七日詔撫州寄居迪功郎新袁州萬

載縣主簿段子雍以歲旱收養遺棄童幼二百二口,後至食新並責遷父母
親屬,可特轉從政郎。"從迪功郎轉從政郎是一項超遷,足見政府推賞
的優異。而地方官中亦不乏仁愛之士,常在經費極端困難的情形下,
撙節用度,舉其收養遺棄幼童的善政。如蘇軾守密州時,"遇飢年,民
多棄子,因盤量勸誘米,得出剩數百石,別儲之,專以收養棄兒,月給六
斗,比期年,養者與兒皆有父母之愛,遂不失所。所活亦數十人。"(《東
坡前集》卷三〇《與朱鄂州書》)劉彝在知處州時,"會江西飢歉,民多
棄子於道上,彝揭榜通衢,召人收養,日給廣惠倉米二升,每月一次抱
至官中看視。又推行於縣鎮,細民利二升之給,皆爲字養,一境生子無
夭閼者"。(《救荒活民書》卷三)王宥知蘄州,"歲凶人散,委嬰孩而去
者相屬於道,宥令吏收取,計石給穀,俾營婦均養之。每旬閱視,所活
者甚衆"。(《籌濟編》卷一八)是皆彰明較著者。下而至宋季,雖當國
家處於危亡之秋,而慈幼之政仍所在推行。如度宗咸淳元年馬光祖任
江東安撫使兼知建康府時,所擬收養棄嬰條規,更值得稱道。其法:

> 一、本府城內外諸廂貧民遺棄小兒或願收養者,取具四
> 鄰保明狀申提督官廳,差人審實,出給曆頭,先支報養錢四
> 貫,米五斗,月支二貫,米三斗,至七歲住支。

> 一、遺棄之時,恐未便有人收養,遂先雇乳嬭四名,每名
> 月支六貫,米三斗。

> 一、行下諸廂及兩縣尉司,嚴督地分巡邏諸處,如有拋棄
> 小兒,仰即時申解提督廳,每收一人,與支犒酒一瓶,如鹵莽
> 失收,覺察到官,廂官閣俸,地分等人等第究斷。

> 一、收到小兒,恐無衣着,本府逐時支撥絹布,並支無用
> 衣服發下改造,責令嬭子付小兒裝着。(《建康志》卷二三)

顧慮之周詳,支付之豐厚,獎懲之嚴明,規模之宏遠,皆可爲法。
其時名臣黃震,在他提舉江南西路常平任內所推行的慈幼政策,更
能收雙管齊下的功效。《宋史》卷四三八《震傳》說:

> 初,常平有慈幼局,爲貧而棄子者設,久而名存實亡。
> 震謂收哺於既棄之後,不若先其未棄保全之。乃損益舊法,
> 凡當免(娩)而貧者,許里胥請於官贍之,棄者許人收養,
> 官出粟給所收家。成活者衆。

一方面資助產婦,一方面收養棄嬰,其成效自倍,在晚宋中央政治

日非的時候，而地方吏治仍有可稱，在在可以反應宋代政治制度的
優美點。甚而劉庭老，一位退居林泉的隱者，在他財力所及之情形
下，仍熱心收養棄嬰事業。《誠齋集》卷一三二載其事：

> 歲大侵，細民棄嬰兒於野數百，爲粥以食之，至粟成
> 以歸其父母。

這種默默行善、不計名利的慈愛精神，無疑是受儒家教育的影響。
這不過是一個例子而已！準此以推其餘，不難想像宋代社會所以安
定繁榮了。

己、舉子倉和舉子田

前面述及常平倉日久弊生，積欠累累，當其自顧不暇之際，實
難隨時發倉支給生男育女而不能養贍之家米斛，所以地方官與鄉之
賢達爲解除貧戶養育子女重擔，爲救風俗正人心，乃相與謀創舉子
倉以濟其窮。福建路的舉子倉是乾淳間先由朱熹向中央請求，當時
未蒙降指揮施行。繼而趙汝愚任福建安撫使，乃推廣其意，奏而行
之。《永樂大典》卷七五一三舉子倉條引延平志説："生子不舉，貧
不獲已也，福建貧乏之家生子者，賜以常平錢一千，米一石，此乾
道五年指揮也。繼而朱文公申請於朝，趙帥忠定公（汝愚）推廣其
意，括絶没之田產，召佃輸租，仍撥糶本，置舉子倉，主之鄉官，
給貸收息以司出納。縣掌之丞，郡轄之倅，而隸之帥倉兩臺。"[17]
《餘干縣志》卷一八載《忠定趙公墓誌銘》亦説："閩俗生子往往不
舉，公創舉子倉，凡貧不能舉其子者，以書其孕之月而籍之，及期，

---

[17] 舉子倉創始的年代，愚以爲應在淳熙九年至十二年間，時趙汝愚以集英殿修撰帥福
建兼知福州。《歷代名臣奏議》卷一一七載汝愚奏疏，前題稱"孝宗時集英殿修撰
帥福建趙汝愚申請舉子倉事"，可以窺知。但《大典》卷七五一三及七八九二皆引
《臨汀志》説："長汀縣舉子倉舊有五所，係紹興五年準朝旨以建、劍、汀、邵四州
細民生子多不舉，於逐州縣鄉村置舉子倉，遇民戶生產，人給米一石。"此處紹興
五年爲紹熙五年之誤，不僅《宋史》及《建炎以來繫年要錄》皆不載紹興五年此項
詔旨，且給常平米以贍貧乏不能舉子之家之令，至紹興八年始頒行，以是知興爲熙
字之誤，一字之差卻相去六十年。〔明〕楊景仁《籌濟編》卷一八及黃仲昭《八閩
通志》卷六一皆載理宗淳祐中汝愚帥閩置舉子倉，據《餘干縣志》卷一八載《趙忠
定公墓誌銘》，知汝愚卒於寧宗慶元二年正月，自不可能到理宗時方帥閩，故淳祐
爲淳熙之誤，實顯而易見。一字之差又相去六十多年，高邁先生的《宋代的救濟事
業》（《文化建設》月刊2卷12期）、日本漢學者今堀誠二先生的《宋代における嬰
兒保護事業について》（《廣島大學文學部紀要》第8號）皆未深考，竟據明人的著
作而言朱熹於紹興中請立舉子倉，趙汝愚於淳祐七年帥閩推廣其意而行之，殊誤，
故特表而出之。

官給之米，而使舉其子。所全活甚衆。"緣福建多是山田，義倉米收入不多，貧乏之家難獲接濟。乾道九年史浩安撫福建時，曾奏乞於諸縣各設立官莊，收積租課，以補不足，雖未蒙詔依，但建陽縣卻設立，積米至三百六十九石，汝愚到任後因加推廣，由帥司及常平司共同措置，免得州縣作弊。稍後生子日多，官莊米有限，又不足接濟，乃奏請設舉子倉。他奏稱："臣等照得淳熙三年六月二十四日準行在尚書戶部符，準都省批下吏部尚書韓元吉劄子：自乾道五年以福建路有不舉子之風，貧乏之家皆賜以常平錢一千、米一斛，又因守臣之請，除其所納隨身丁錢。臣比爲郡閩中，詢之父老，數年之間，小民利於官給錢米，不敢溺子，全活甚衆。然猶恐積日累月，州縣怠於驗實，又謂常平所破錢米已多，吝於支與，爲不可繼者。今常平錢物雖有定額，獨所謂戶絕田產州縣不常有，而止許出賣，福建八州，內四州溺子爲甚，民貧土薄，所絕田產，至爲微細，間有寺觀絕業，取八州所得積而用之，亦可助上項支遣也。……今來常平司見盡數究實根括上件田產，欲乞聖慈特降睿旨，許令於民戶寺觀絕產田並與住賣，召人承佃，將所收租利與安撫司所置官莊及常平義倉錢米，通融以充一路食子之費。庶幾實惠及民，風俗一變。"（《歷代名臣奏議》卷一一七）此項措施特點，是將即要收没入官的民戶寺觀已絕田產權予住賣，租與佃農，以其收益歸入舉子倉，政府所費無幾，而貧民卻獲得莫大的恩賜。奉旨允行。當紹熙元年汝愚第二度安撫福建時，曾與朱熹信討論舉子請米支給及杜絕弊病的辦法，[18] 足見已推行良久了。及至寧宗慶元元年十一月廿四日，又詔住賣官田，以其租課助舉子。《宋會要稿·食貨》六一官田雜録條説："宰執進呈福建路提舉宋之瑞乞將建、劍、汀、邵四州没官田產免行出鬻，官收其課，以給助民間舉子之費。戶部看詳欲從

---

〔18〕《朱文公文集》卷廿八《答趙帥論舉子倉事》，説："元立約束逐月三次支米，使生子之家不過一旬便得接濟，極爲利便。但支米官獨員自支，或不得人，則徇私作過無所不有，至有將私家所收輕禾汎穀重行估折者；亦有將所支官米準還本家私債者，似此之弊，不一而足。……不得已改爲三月一支之法，雖期稍遠，然卻得會諸都附籍鄉官同在一處，不容大段作弊，鄉人雖是得米稍遲，卻無邀阻乞覓之患。……今欲一月一支，誠爲中制，然若不關集諸附籍官，則獨支之弊復如前日，若欲盡行關集，則一月一來，其稍遠者不無厭倦，支米官又利其不來，決不便行申舉，周循視傚，必致無肯來者，而獨支之弊又如故矣！"故熹建議附籍鄉官每月量支米若干斗以充茶湯飲食童僕往來之費。產子之家次月初十日請米二石，不得折支價錢，以杜其弊。

所請。余端禮、鄭喬奏曰：福建地狹人稠，無人贍養，故生子多不舉，官司中間有置舉子倉處，專儲米斛以給生子之貧者，今宋之瑞欲廣增其惠。上曰：人情初生子便不舉，亦出於貧不得已，若官中有以贍給之，其子稍長，父母之愛心日生，必無棄之之患。……詔從之。"舉子倉有了固定的收入，始可以維持下去。

事實上，爲經久計，舉子倉是和社倉相結合的，社倉乃在地方父老協議下而創辦的一項備荒措施，官府不相聞問，舉子倉爲其附屬，其創辦的動機及其功能，《永樂大典》卷七五一三舉子倉項下所引《建安志》社倉條言之最切：

> 舉子倉亦倉也，然非官司所掌，其原出於鄉先生及鄉大夫，念饑民之亟求一飽，以輕犯刑辟，於是與其里人相勉以義，協心出力，買田積穀，遇青黃不接，則計口量借之以賙其急，秋冬之交，則斂而償其初之所貸，是曰社倉。既而念貧民之迫於寒窶，以弗能字厥子，於是相與議其賑給之方，全其天倫之愛，始則行於一都，次則推於一鄉，人既便利，遂請有司廣其惠於一路，常平帥司皆樂主之，諸縣遂皆有倉。始立倉之約，曰社倉一所，鄉官一名主其出納，以九月拘收，五月給散，歲歲如之。若舉子倉，則有附籍鄉官專主名數，立首僧專司出納，四等以下之家遇受孕者，自五月至七月來書于籍，至免乳日，人給米一石三斗，其所支以帥司義莊及倉司佃戶租課充給，非屬鄉官所掌，則間於州縣，而以常平錢米給之。

足見舉子倉的起源，是先由民間發揮守望相助精神，繼社倉之後，在鄉之賢達倡導下而舉辦，其功能爲專司救助貧困之家生男女而無力養贍者。立倉之初，訂有規約，並刻諸石，以爲百年之計，然不久弊端即生，如《延平志》所説："鄉官非人，與吏爲奸，冒佃隱輸，虛支詭貸，色色有之，民實有不沾實惠者矣！"（《大典》卷七五一三）早在紹熙元年福建路各州縣正熱衷立舉子倉之時，朱熹與趙汝愚書即提出佃戶送納租課和諸都人戶回納息米兩缺點，應早日覺察而杜絶之。書中説："今佃戶多是豪猾，士人仕宦子弟力能把持公私，往往拖延不納，至有及年夏秋而無敢催督之者。請米人戶間有形勢之家詭名冒請，一家至有百十名。鄉官明知其然，而牽於人情，不能峻拒；亦有慕其權勢而因以爲納交求媚之計者，亦有畏其把持嘲誚而姑爲避禍苟免之計者。及至冬月回納之時，又皆公然拖欠，鄉官無如之何，縣官亦復畏憚，不肯留意催促，遂有隔經年歲終不送納者。麻沙常平社倉曾被一新登第人詭名借去一百餘石，次年適值大赦，遂計會倉司人吏直行蠲放。緣此，鄉俗視傚，全無忌憚，視此官米便同己物，歲久月深，其弊愈甚。"（《朱文公文集》卷二八）而且舉子倉與社倉相關聯，當社倉流弊叢生的時候，與社倉唇齒相依的舉子倉自然無法存在。誠如嘉定七年三月九日臣僚所言：

> 福建地狹人稠，歲一不登，民便艱食，貧家得子，多棄不舉。法令有不能禁。曩時宿儒議，初由鄉里創立社倉，借糶米諸司，爲米鉅萬，夏貸而冬斂之，雖中產亦得接濟。其利甚博。以社倉之息米二分與不濟僧寺之租米，歲入舉子倉，以濟貧乏生子之人，使有所仰給，遂不忍棄，此良法也。行於建劍上四州軍。比年以來，社倉之米不貸於貧民下戶，而土人倉官乃得專之，以爲謀利豐殖之具，所貸者非其親戚即其家佃火，與附近形勢豪民之家，冬則不盡輸，其可得而斂者，又爲倉官私有，凡不濟院之產，皆形勢戶請佃，倉官不敢誰何，租米既不肯輸，息米又無可撥，生子之人不蒙霑需，訟訴紛然，是以舉子雖有倉，刻石雖有碑，而美意盡失之矣！（《宋會要稿·食貨》六二"義倉"）

總以民人知識淺薄，公德心欠缺，自治能力脆弱，而自私自利的念頭又强烈，雖創始時有崇高的理想和社會意義，卻不能約束和感召專好作奸犯科的豪右或形勢之家，彼既不肯輸租課，又不回納息米，終使舉子倉難以爲繼。

至於舉子田，多以戶絕田或冒占田撥充，或勸誘富人捐獻。嘉定五年趙崇度知桂陽軍，鑒於民俗多不舉子，乃參用其父汝愚成規，爲之措畫："富者勸以義，貧者給以食，請於提舉司，在城每歲支撥常平米二百石，兩邑各撥百石，其鄉都並於戶絕冒占等田撥充舉子田，鄉各置倉。"以田的收入納於倉，專充舉子支遣。朱熹似不贊成舉子田，他在紹熙元年與黃仁卿書說："買田舉子之說甚善，此間周居晦、劉晦伯皆有此議。但愚意以爲如此則只做得一事，不如斂散，既可舉子，兼可救荒。又將來田租亦爲豪民坐欠，催督費力，此建陽已見之弊，須更子細商量。"（《朱文公文集》卷二八）熹以社倉之法，斂散以時，兼負舉子救荒雙重任務，是放之四海而皆準的辦法。殊未料南宋後期社倉之法亦百弊叢生了。此外，福建的官莊是安撫使史浩賣掉荒廢寺院田產及度牒購置的，湖南常德府的思濟莊是提舉劉藜於寶祐二年捐合得公用錢及撙節他種浮費購置的，（《大典》卷七五一四思濟倉項）皆爲舉子而設。

庚、嬰兒局·慈幼局和慈幼莊

宋代的嬰兒局、慈幼局、及幼局、慈幼莊等，乃專門收養棄兒的機構，多設於寧宗以後。嬰兒局，創於寧宗時，嘉定十二年前後袁甫通判湖州時已有之，戊辰修史傅甫傳説："考常平弊源，以增積貯，核隱產，增附嬰兒局。"湖州的嬰兒局最先倡於州學教授，故隸於學官，但米斛取自於常平司。其收養棄嬰方法，袁甫的《湖州嬰兒局增田記》言之甚悉。據云："有棄兒于道者，人得之，詰其所從來，真棄兒也，迺書於籍，使乳母乳之，月給之粟，擇媼五人爲衆母長，衆乳母各哺其兒，又一人焉以待不時而來者。來者衆,則益募乳收之,今八十人矣！有田餘四百畝,視入爲出,初無乏事。……慮年飢而棄者多，又請諸郡，得米二百石，歲以新易陳，謹勿移用，積儲稍豐矣！兒或病且夭，不以時聞，乳者誘於利，取他人子代者有之，無以爲驗，殆如戲耳！于是嚴鄰保之法，不告而易他兒，知而庇焉者，或寘諸罰。齒及七齡，粟勿復給。舊規纔給三四歲，今復其初。有疾病者，醫一人謹視焉，今增其二，如是，而夭者亦希矣！"（《蒙齋集》卷一二）其辦法的縝密，儼然有現代育幼院的規模。又《大典》卷一九七八一嬰兒局條引《桐汭志》説："嬰兒局，收養遺棄小兒法也。紹定三年，通判趙善璙以歉歲貧民有子弗育，棄之道旁，呱呱而泣，終日不食，至飢而死者有之，乃捐己俸五百緡及措置到五百緡，共一千緡，創局置田，募民收養。倉使袁甫亦給常平錢五百緡，添置田產，仍月支常平米五石以助。"甫及善璙所創之嬰兒局，都是以局田的收入，支付收養棄兒的一切費用，如善加經營，實爲地方久遠之利。

慈幼局之設，是在淳祐七年（1247）十二月，據《淳祐臨安志》卷七慈幼局條載："淳熙七年十二月有旨，令臨安府置慈幼局，支給錢米，收養遺棄小兒，仍雇請貧婦乳養，安撫端明趙與篹奉行惟謹，于府治側建屋，而凡存養之具纖悉畢備，其有民間願抱養爲子女者，官月給錢米，至三歲住支。”儼然是一所公立的孤兒院。據規定領養者政府每月津貼錢一貫、米三斗，如果現在不領養，而將來願意領養者，“從官請，仍給錢米如式”。《咸淳臨安志》卷八八）九年正月癸亥（二十日）：“詔給官田五百畝，命臨安府創慈幼局，收養道路遺棄初生嬰兒。”（《宋史·理宗紀》三）寶祐四年（1257）十一月，令“天下諸州建慈幼局”（《開慶四明續志》卷七廣惠院條），次年又詔：“朕軫念軍民，無異一體，嘗令天下諸州置慈幼局必使道路無啼饑之童。”（《續文獻通考》卷三二）在屢詔叮嚀下，設置的當極普遍。然據《永樂大典》卷一九七八一所載纔八九處，寶慶府的慈幼局創設於淳祐十一年，無爲軍及蘇州的皆創於寶祐三年，臨汀的創於寶祐中[19]，建康及江陰的皆創於咸淳元年。其他如撫州的創於知州事黃震，廣德軍的創於常楙，雖不詳其確切年代，大概亦在寶祐、咸淳之間。至其功能，則是一方面資助貧困產婦，一方面收養棄嬰，其規模與策劃各有特色。如寶慶府由通判桂諤多方經理，得錢七千八百餘緡，田二百餘畝，“錢以舉直而息廉其取，田以募耕而租薄其征。民既兼利，合息與租，以法須諸貧而乳育不能自給者。”無爲軍的爲陸塈所創，規定：“凡軍民生子，人支錢五十貫，米三斗，酒三升，醋三升，炭十斤，黑神散二貼。設綠櫃於市曹，恣其投牒，晚即拆開，判送本局支給。”（《大典》卷一九七八一引《邵陽志》實爲《寶祐濡須志》之誤）這一份豐厚的生產補助費，有錢有實物，產婦的需要幾已一應俱備，生兒育女之家，即使貧無立錐亦不足以爲憂了。江陰的爲趙與憲之子汝訥所創，其法則爲“置乳嫗，日予粲食，月予紉澣費，男女齒二以上，十以下皆養，養及十二而能出就衣食者聽，寒暑予衣，坐卧什器帳被具。”（同上引《江陰志》）收養之時期達十年，能出就衣食者聽其便，無此能力者仍可就養在局中。觀其規劃之精，措意之美，極有現代意義。《夢粱錄》卷一八“恩霑軍民”條稱道這一機構說：“局名慈幼，官給錢典雇乳婦，養在局中，如陋巷貧窮之家，或男女幼而失母，或無力撫養抛棄於街坊，官收歸局養之，月給錢米絹布，使其

---

〔19〕 見《永樂大典》卷一九七八一所引《蘇州府志》及卷七八九二所引《臨汀志》。

飽煖，養育成人，聽其自便生理，官無所拘。”足見慈幼局純爲收養棄嬰或孤兒而設的機構，没有任何目的存乎其間。《大典》卷一九七八一所引《山樵雜録》更補充説：“貧家子多，輒厭而不育，乃許其抱至局，書生年月日時，局設乳媪鞠育之。……遇歲侵，貧家子女多入慈幼局，是以道無拋棄之子女。若冬遇積雨雪，亦有賜錢例，雖小惠，然無甚貧者，此宋之所以厚養於民而惠澤之周也。”並非過譽。

慈幼莊乃嘉定十年（1217）二月江東轉運使真德秀所創。他創莊的動機乃由於“在法：諸災傷遺棄小兒，官司給錢雇人乳養，以賣户絶田宅充，而措置一事合隸常平，今江東提舉司與建康隔遠，奉行難於遍及。申請待報，必是稽遲，恐失朝廷幼幼之意”。因謀推廣朝廷德政，遂措置諸州縣没官田産，立爲一莊，召人租佃，量其所入，計其所出，其法爲：“凡有遺棄小兒，即時責鄰保勘會，見得遺棄分明，再行委官審實，附籍給曆頭與收養之家，每月支錢一貫文，米六斗，至伍歲止。其無人收養者，所屬官司召募有乳婦人寄養，月給一同，至七歲止。其欲以爲己子者聽，……抱養之初，襁褓未備，則以錢兩貫文給之，其病患者，聽自陳給與藥費，死亡者支錢壹貫文，即時除籍。或豐年遺棄稀少，支用有餘，則儲蓄以備荒歲賑給。”（《建康志》卷二三）真德秀除備劄子奏明朝廷外，並立有詳細條約，勒碑記載，永永遵守。其性質和功用殆與舉子田無異。到理宗時，馬光祖任江東轉運使，又增添月給，至咸淳元年，光祖帥江東，並委官提督，創及幼局以繼之，[20] 惠澤益廣。

四、結　論

從前述宋代養老與慈幼的舉措看來，其項目之多，方面之廣，在在足以顯示宋人智慧之高，且肯運用心思才力，創造最具新規模的養老院和育幼院，精神的偉大，氣魂之宏遠，實爲近代養老慈幼政策的肇端。雖然各種舉措日久弊生，如嘉泰三年十一月十一日南郊赦文，道出居養老的弊端，内説：“諸州縣每歲收養乞丐，訪聞往往將强壯慵惰及有行業住家之人，計囑所屬，冒濫支給，其委實老

---

[20] 《建康志》卷二三慈幼莊條載真德秀所條陳規約八項，又同卷及幼局條載馬光祖所立規約六項，皆極爲詳細切實。

疾孤幼貧乏之人，不露實惠。"（《宋會要稿·食貨》六〇）立法的本意原是善的，然法律百密一疎，難免奸胥猾吏上下其手，因之賄賂成風，政府每年所支付的巨額居養錢米，反而變成一種浪費。此不過其一端而已！地方善士父老有鑒於胥吏的徇私舞弊，乃相率自謀其救濟貧弱孤幼之道，其始有聲有色，繼之便不如初，終之宣告解體，此乃當時教育不普及，道德只能約束上流社會人士，對地方上的惡勢力不發生作用，他們壟斷社會福利事業，以爲圖利之資。到此程度，再好的規劃也會慘遭破壞。這一事實並非宋代所獨有，恐怕任何時代都有作奸犯科的吏胥，任何社會都有邪惡的勢力，彼等手法的高明，往往能逃脫法律效力之外，這是人心的根本問題，是不足以據此以責備宋代養老慈幼政策的不善的。從大而遠處看，宋代的文人政治相當成功，無論中央官或地方官，他們都受儒家爲政以德、仁民愛物思想的熏陶，當其身負治國理民之任時，便不期然而然地朝向救民於水火之中這一方面去努力。宋代學者對於社會救濟的規劃，實在值得讚揚。然後儒不察，對宋代道學家多所苛責，誤以爲道學先生爲迂濶不通情理者，事實上，宋代的道學家像朱熹、真德秀等人，他們都有宗教家救世的熱忱，愛民的觀念極爲强烈，其所經辦的救濟事業，都得到輝煌的成功，歷官所到之處，無不爲地方興修久遠之利，其立制的規模，對後世亦發生重大影響。

　　總之，宋代的養老辦法，在使貧而無依的老人能得過其安適的生活以終天年；而慈幼的辦法，則又不僅使初生嬰兒免於被遺棄和飢荒中被遺棄之幼兒免於死亡而已，還讓他們享受家庭溫暖，接受良好教育，期成爲國家有用之材，其設計的周詳，雖漢唐之盛亦無以爲過了。嘗閱朱熹與黃仁卿書，說："大抵事無全利，亦無全害，但籌其多者爲之耳！"（《朱文公文集》卷二八）吾人對宋代養老慈幼之政亦可作如是觀。畢竟利多害少，其出發點之善，更是不容置疑的。

※　本文原載《宋史研究集》第 6 輯。
※　王德毅，臺灣大學歷史研究所碩士，臺灣大學歷史系退休名譽教授。

疾病與方土之關係：元至清間醫界的看法

梁其姿

疾病與地域、環境的關係，是中外古今醫家都注意的問題。醫界對這種關係的看法一方面當然受醫學知識本身發展的影響，而另一方面，也往往被非醫學因素，如政治與社會的發展所左右。元以來，不但在醫學傳統上有重要的發展，在政治與社會方面，也進入了新的一頁。醫界對疾病與方土間關係的看法，起了微妙的變化。這些看法不但部分修改了原有疾病分類與治療的原則，而且對明清之際疫疾的病因理論也產生了一定的影響。直到近代西方醫藥進入中國後，這些傳統的看法仍然起作用，但亦不完全排斥西方的觀念。而事實上近代西方預防疾病的觀念，部分演變自十七、十八世紀以來的環境主義（environmentalism），[1] 其中不少與明清方土觀念有可比較之處。這些可比較的地方很可能爲中國社會在醫藥衛生方面的所謂"近代化"鋪了路。

有關西方近代環境主義的研究已有不少相關著作，[2] 而在中國研究方面，地域與醫療之間的關係也是近年來一個漸受到重視的問題，但重點稍有不同。近年所見如 Marta Hanson 有關"溫病"傳統在十九世紀江南地區的形成，[3] 或 Wu Yi-Li（吳一立）對浙江婦科在明清時期的發展史等，[4] 均是近年來美國年輕一輩學者研究的主題，並有相當不錯的成果。她們分別處理了清代南方的醫學理論與

---

〔1〕 參看 James Riley, *The Eighteenth-century Campaign to Avoid Disease* (London：Macmillan, 1987).

〔2〕 除了註一所及外，其他兩個較著名例子爲 Andrew Wear 編之 *Medicine in Society* (Cambridge University Press, 1992)；Alain Corbin, *Le miasme et la jonquille. L' odorat et l' imaginaire social 18e - 19e siècles* (Paris：*Flammarion* 1986〔1982〕).

〔3〕 Marta Hanson, "Inventing a Tradition in Chinese Medicine：From Universal Canon to Local Medical Knowledge in South China, the Seventeenth to the Nineteenth Century," Ph. D. dissertation (University of Pennsylvania, Department of the History and Sociology of Science 1997).

〔4〕 Wu Yi-Li "Transmitted Secrets：The Doctors of the Lower Yangzi Region and Popular Gynecology in Late Imperial China", Ph. D. dissertation (Yale University, Faculty of the Graduate School, 1998).

專科的發展，前者著重清代後期南方尤其是江南地域溫病學理論的發展及地域主義對此的重要影響。在此之前，臺灣與大陸醫史學者亦發表了不少有關區域或省份的醫史。此外，還有大陸學者傳統上感興趣的醫學流派發展史，[5] 這方面與本文的宗旨比較沒有關係。而有關個別疾病與地理環境關係的歷史研究亦有一定的成果，[6] 蕭璠在數年前就發表了一篇有關漢宋間南方地方病的長文。[7] 此文利用大量史料探討早期南方疾病的多個重要的相關問題，如醫家與一般文士對地理因素的看法，特別是南方的自然與人文環境以及當時南方的幾種常見疾病的關係等。他往往以今人對疾病的認識來檢驗前人的做法而提出有意思的看法，同時他提醒我們南北環境與身體稟賦有別的概念出現甚早，雖然還沒有很系統化。蕭璠與 Hanson 兩文的重點放在南方的疾病與醫學思想的歷史，與本文的旨趣比較有直接的關係，尤其在描述南北天候稟賦差別的概念上有許多大致雷同之處。這是由於這些概念出現很早也一直維持到近代。然而本文所涵蓋的時間主要自元至清間，目的在探討醫家對環境、方土與疾病間關係的具體看法，並集中從疾病分類、病因概念與療法等變化來分析這個問題。我並不打算以今天的醫學知識或其他標準來推測當時南方有那些傳染疾病，亦不打算追溯清代江南溫病派思想更早的淵源，而是看此時期主流醫者對致病的外在環境因素的看法。他們的看法應在一定程度上影響了以後社會及個人對疾病防治的方式，這是我最終的興趣，但當然這並非這一小文所能解決的問題。

　　我沿用傳統"方土"一語，因爲這個詞比"區域"或"地域"均有更豐富的內涵，不但包括了地域之意，同時亦隱含了"地域"一詞所不能表達的"環境"一意。當明清醫家用"方土"一詞時，應不單指特定地域，同時亦指特定或大或小的地區的自然與人文環

---

〔5〕 例如竹劍平、胡濱的《試論錢塘學派》，《浙江中醫學院學報》9.4（1985）；褚謹翔《浙江烏鎮派學術源流初探》，《中華醫史雜誌》13.3（1983）；陳春圃《浙江中醫主要學術流派》，《中華醫史雜誌》29.4（1999）；黃煌、丁光迪《江蘇孟河醫派的形成和發展》，《中華醫史雜誌》14.2（1984）；劉時覺《明清時期徽州商業的繁榮和新安醫學的崛起》，《中華醫史雜誌》17.1（1987）；項長生《丹溪學術思想對新安醫家的影響》，《浙江中醫雜誌》17.9（1982）。以上僅無數研究中的幾個例子。
〔6〕 范家偉《東晉至宋代腳氣病之探討》，《新史學》6.1（1995）：155～177。
〔7〕 蕭璠《漢宋間文獻所見古代中國南方的地理環境與地方病及其影響》，《中央研究院歷史語言研究所集刊》63:1（1993），67～171。

境特性。

一、《內經》的術數方土觀與元以後的轉變

疾病之起因與療法因地而異的想法，早在《內經》中已形成，但正如李建民所說，這是一個模式化的術數概念，並非真正從現實經驗中歸納出來的觀察，"五方不應與當時中國具體範圍一一對號入座"[8]："一病而治各不同，皆愈，何也？岐伯對曰：地勢使然也。故東方之域，天地之所始生也，魚鹽之地，海濱傍水……魚者使人熱中，鹽者勝血，故其民食魚而嗜咸，其病皆爲癰瘍，其治宜砭石，故砭石者，亦從東方來。西方者，金玉之域，沙石之處……其民不衣而褐薦，其民華食而脂肥，故邪不能傷其形體，其病生於內，其治宜毒藥，故毒藥者，亦從西方來。北方者，天地所閉藏之域也，其地高陵居……其民樂野處而乳食，藏寒生滿病，其治宜灸焫，故灸焫者，亦從北方來。南方者，天地所長養，陽之所盛處也，其地下，水土弱……其民嗜酸而食胕（腐），故其民皆致理而赤色，其病攣痹，其治宜微針，故九針者，亦從南方來。中央者，其地平以濕，天地所以生萬物也衆，其民食雜而不勞，故其病多痿厥寒熱，其治宜導引按蹻，故導引按蹻者，亦從中央出也。"[9] 這一段後世通稱爲"異法方宜論"的文字，說出了古代醫學思想中有關方域與疾病、療法之間的關係。這個關係符合了當時的宇宙秩序觀，其中有一定的抽象性與形式性。這個術數的宇宙秩序觀的特點之一，就是各方域雖各具地勢與氣候上的特徵，其民習俗各異，但是並無優劣之分，沒有任何在地勢、氣候、習俗、療法上優勝於別處的方域，也沒有形勢特別惡劣的區域。[10]

古代的抽象方土觀一直被後世醫者所引用，但是已漸從純粹術數的概念變爲從具體環境的觀察所歸納出的概念。如金代的張從正

---

[8] 李建民《死生之域：周秦脈學之源流》（臺北：中央研究院史語所專刊101，2000），頁72。

[9] 《黃帝內經素問》（臺北：《叢書集成新編》第44冊，新文豐出版公司影印1982年浙江書局刻本，1985），4:328《異法方宜論》。

[10] Hanson 認爲中央的導引是一種預防疾病的方式，而其他四方則以治療方式爲主，因此認爲中央是較其他四方較優，見 Hanson 1997, p. 60。但其實導引同樣是治療法，見李建民《死生之域》，頁179、183。事實上，不見得當時有清楚的"預防"與"治療"的二分式概念。

（約 1156～1228）說：“方，謂五方也。其用藥也，各據其方。如東方瀕海鹵斥，而爲癰瘍；西方陸居華食，而多頯腫贅瘦；南方瘴霧卑濕，而多痹疝；北方乳食而多藏寒滿病；中州食雜，而多九疸、食癆、中滿、留飲、吐酸、腹脹之病。蓋中州之地，土之象也，故脾胃之病最多。其食味、居處、情性、壽夭，兼四方而有之。”從他的話可看出，他對不同方土的自然與人文環境、疾病種類已有更具體的描述，而且對療法的看法已完全不同。《內經》認爲五方療法在方式上基本各具特色，而張從正則只指出藥療一種，只是五方藥物不同：“其用藥也，亦雜諸方而療之。如東方之藻帶，南方之丁木，西方之薑附，北方之參苓，中州之麻黃、遠志，莫不輻輳而參尚。”[11] 這個已大部分脫離上古術數思想的方土觀，在金以後有進一步的改變。主要是將五個方域簡化爲二至三個。到了元明之際，南/北，或西北/東南這個二分法的方土觀雖在醫者間仍有一定的爭議，但是已漸成爲主流的看法，而且這個分法亦已脫離古代術數的模式而成爲醫者對實際地理環境觀察的結論。[12] 當然，如蕭璠所指出，對南方或東南方地理與人文環境的負面評估自古代已有，而且主要在非醫學的文獻中可看到。[13] 在這方面，元明以來的醫者無疑沿著古人的一般看法。他們的創新主要在將北/西北與南/東南等方土環境相對比之下所發展出來的與前代不盡相同的疾病分類、病因概念與療法。

元曾世榮（1252～1332?，湖南衡陽人）認爲“北人水氣多，南人瘟疫盛，地氣天時使之然也”。[14] 危亦林（1277～1347，江西南豐人）在《世醫得效方》中也指出“如南北風土之殊，人物厚薄之

---

〔11〕 張從正《儒門事親》，在《子和醫集》（北京：人民衛生出版社，1994），1《七方十劑繩訂》：21。

〔12〕 蕭璠《漢宋間文獻所見古代中國南方的地理環境與地方病及其影響》（《中央研究院歷史語言研究所集刊》63:1〔1993〕，頁73）中引用《淮南子》及《原道》等著作對西北/東南二分法的說法，這些例子仍透露出主要屬術數的思想因素。

〔13〕 蕭璠《漢宋間文獻所見古代中國南方的地理環境與地方病及其影響》（《中央研究院歷史語言研究所集刊》63:1〔1993〕，頁75～87）引用《史記》、《左傳》、《漢書》、《論衡》等古代文獻以及隋唐以後的各種非醫學文獻說明漢時一般人對南方惡劣的風土環境已有一定的看法。這些看法與術數無關，而且越到後代越爲具體。但是早期這些對南方風土的看法似乎對醫學知識的影響有限。

〔14〕 曾世榮《活幼口議》（北京：北京中醫古籍出版社據日本文政庚辰皮紙抄本影印，1985），3《議張氏方》：48。

異，北方土厚水深，水性沈下，人體多實而少虛……南方屬火，火性輕炎，人體多虛而少實"。[15] 南北人因天候地勢而稟賦不一，療法自然應有所不同，這就是元以後南北醫之分的一個依據。元明間名士戴良（1317～1383，浙江金華人）的文集中則充分地説明了這個看法。他出生於北方，愛讀醫書，特別佩服河間劉完素，後來南徙江南，仍認爲當地之醫不如北醫。江南醫生朱碧山，遇戴良而知其對南醫的看法時，這樣告訴他："子誠北士也，知北方之醫而已矣，醫固無南北之異，而習其學者宜有以消息之。北方風氣渾厚，稟賦雄壯，兼之飲食嗜好朴厚而儉素……一有疾焉輒以苦寒疏利之齊（劑）投之，固快意而通神矣。若夫東南之民，體質柔脆，膚理疏淺而飲食之縱，嗜好之過，舉與北方之人異，顧欲以前法施之，不幾於操刃而殺人乎？是故北方之治疾宜以攻伐外邪爲先，南方之治疾宜以保養內氣爲本，斯意也。"這種説法即是此後南北方域相異説法的典型。後來戴良也接受了這個看法："余雖北産而居南日久，故亦不宜從事於攻伐，蓋慎之也。"[16] 從他與朱碧山的互動過程中可看出當時人對南北醫分別的看法。戴良也爲另一著名的南醫項昕寫傳，其中透露了當時所謂南北醫對峙的情形："近世宗三家者[17]往往自相詆毀，而有南醫北醫之不同，決不肯以寒凉施之於南方，辛熱施之於北方……"[18] 此時所形成的南北醫之分，與北金南宋在政治上長期的分隔與對峙，以及金元時期劉完素、張從正與李杲三位北方醫家的創新傳統有關。雖然到了元統一天下前後，李杲與朱震亨等醫家開始採取較折中的理論與醫療法，但是所謂北醫有別於南醫、或北醫優於南醫的刻板看法已漸形成。[19]

這種看法雖然主要乃宋元以來醫學傳統發展的結果，但是當時人認爲南北醫的差異主要來自不同的地勢、氣候與稟賦。到了明中

---

[15] 危亦林《世醫得效方》，文淵閣《四庫全書》子部52（臺北：臺灣商務印書館，第746 册，1983），1：20 下～21 上。

[16] 戴良《九靈山房集》，《四部備要初編》册243，上海涵芬樓影印明正統間戴統刊本（上海：上海書店，1989），13：12 上～下。

[17] 指劉完素、張從正、李杲。

[18] 戴良《九靈山房集》19：15 下。

[19] 有關此問題的討論，請參考拙作 "Medical Learning from the Song to the Ming"。本文在1997 年6 月於 "The Sung-Yuan-Ming Transition" 會議中（UCLA）提出，論文集將於2002 年由哈佛大學出版社出版。

葉，吳中薛己（1487～1559）在注釋王綸的《明醫雜著》時仍舉
"異法方宜論"概念來說明地域環境之差異，但是他的真正想法其實
已離《內經》的術數觀甚遠，屬當時主流的東南相對於西北的方土
觀："異法方宜論云，東南之域，下卑濕熱……；西北之域，高陵風
寒……"[20] 明清間吳中名醫張璐（1617～1700）之次子張倬，在他
著名的《傷寒兼證析義》（1667）中，雖然較他同時期的醫家更忠
實地重複《內經》的東南西北中五方觀，但是他清楚地認爲不同地
域的元氣厚薄有所不同："東方發育之地，土膏氣澤……吳越皆居東
方，而江南元氣最薄，病則虛熱居多……江北則接壤東魯，其間元
氣虛實兼半……江左地氣稍厚，略覺奈病勝藥……大抵東方所稟孱
弱……。南方長養之地，陽盛氣泄……則使人本氣不堅……西
方……金沙之域，地高土厚多風……其俗剛毅而不阿……關西正當
北斗，地氣與人材俱偉……北方閉藏之境，陰盛氣沈……非若東南
之元氣瘠薄……燕則左河右岱，地方最厚……中央正中之位，水土
平濕，萬類各得其和……中央雖居平位，四維八埏之氣，皆得干
之……其地（楚）氣渾厚，民多溫飽……洛則水土平濕……"[21] 換
言之，他認爲西方與北方的元氣與人的稟賦是最好的，而東方與南
方是元氣最差、最弱的。這個觀點符合明清大部分醫者的看法。
1704 年的醫學入門書《醫學階梯》中有關"方土不同"的討論也同
樣地以東南相比於西北，反映了十七、十八世紀時期普遍的看法：
"善療疾病者，必先別方土，方土分別遠邇高卑，而疾之盛衰人之強
弱因之矣。蓋方有方隅，地有地道，一方有一方氣候，南北有南北
風土，是方分遠近，地別高下，則知東南之卑濕，西北之高燥，所
謂天不足西北，地不滿東南，固以東南方有東南之弱，西北方有西
北方之強也。"[22] 換言之，到了十八世紀初，許多醫學剛入門的人
都被授予這個以西北相對於東南的方土觀。

　　再者，元以後醫者亦多指出不但地域在地勢與氣候上有優劣之

〔20〕　王綸《明醫雜著》，薛己注〔北京：人民衛生出版社據明嘉靖（1549）刻本爲底本
　　　　點校，1995〕，頁 76～77。
〔21〕　張倬《傷寒兼證析義》，在《中國醫學大成》第 3 冊（長沙：岳麓書社，1990），
　　　　頁 327～329。
〔22〕　張叡《醫學階梯》（1704）卷二："方土不同論"，事實上這段話亦包含了術數觀，
　　　　如"天不足西北，地不滿東南"，但作者不一定意識到此層意義。

分，地方人的習性也各有不同，因此體質上也有强弱之分，西北人
之强相對著東南人之弱。[23] 蕭璠一文已指出這個概念早在漢宋間已
有模糊的輪廓，元明之際的醫者與儒者則提出了更系統的看法，並
指出南北的生活習俗、氣候、禀賦對體質的相對强弱有關。如危亦
林認爲：“關中土地，俗好儉嗇，廚膳餚饌不過葅醬而已，其人少病
而壽。江南嶺表，其處饒足，海陸鮭餚，無所不備，土俗多疾，而
人早夭。”[24] 換言之，醫者認爲南方富饒的生活令人多疾而短壽，
北方樸素簡單的習俗則令人健康。到了明中葉，這個看法已相當固
定，十六世紀姑蘇人俞弁也重複了上述朱碧山對南北地域差別的看
法：“蓋北方風氣渾厚，禀賦雄壯……若夫東南之人，體質柔肥，腠
理不密，而飲食色欲之過侈，與西北之人迥異。”[25] 清初的陳治
（？~1697，江蘇婁縣人）與一般明清醫家的看法較有出入。他在其
著作《證治大還》中則認爲北方人飲食肥膩濃郁，所以較强壯，仍
採用《內經》中對西方人的描寫：“地有南炎北朔之迥別，北方地土
敦厚，飲食膏粱，肥膩濃郁，肌膚腠密，精血强壯，染病不易。”但
對南方人在體質上、精神上的薄弱，看法則沒有太大的不同：“南方
卑濕，人民柔弱，飲食甘鮮，精神淡薄，肌膚疏脆，感染易入。”[26]
換言之，儘管明清醫者對南北人體質强弱有別的解釋稍有不同，但
是對這個分別本身沒有懷疑。薛己之言可以作爲代表，他認爲東南
之人“腠理疏通，汗液妄泄，陽氣內虛”，而西北之人“腠理緻密，
汗液內固，陽氣充實……”[27]

簡而言之，元以來的醫者認爲西北人腠理密，禀賦雄厚，因此較不
易因外來的因素而染病；而東南方人腠理疏，禀賦脆弱，容易受外淫之
侵入，壽命也較短。醫家認爲强弱之分主要有自然與人文兩方面的環

[23] Marta Hanson 曾就清末醫家對人體禀賦北强南弱這個概念撰寫一文，“Robust North-
erners and Delicate Southerners: The 19th-century Invention of a Southern Medical Tradi-
tion.” *Positions* 6:3 （1998），pp. 515~550. Hanson 認爲這是清代江南醫家從張機的
《傷寒論》傳統脫離出來建立溫病傳統的結果，並且與清末地方主義有關。從蕭璠
的研究看來，事實上這個概念出現甚早，只是仍尚未發展得很系統。

[24] 危亦林《世醫得效方》20:5 上。

[25] 俞弁《續醫説》（初版，1522），在《中國醫學大成三編》第 12 册（長沙：岳麓書
社按上海明文書局宣統三年鉛印本影印，1994），4:1 下。

[26] 陳治《醫學近編》3:1 上“兩粵瘴癘論”，在《證治大還》，北京圖書館分館藏康熙
貞白堂劇本，《四庫全書存目叢書》子部 49（臺北：莊嚴文化事業，1995）。

[27] 王綸《明醫雜著》，薛己注，頁 76~77。

境因素:地勢、氣候以至於元氣不同是自然的因素,加上人爲的侈儉不一的習性、飲食習慣不同,決定了南北兩類强弱不同的體質。而其中對東南方人性格上、習性上的批評特別明顯。這些看法,似乎是元以來醫家所深信不疑的,儘管他們大部分是南方人。

二、方土、疾病與療法

(一) 方土觀與疾病類別

既然天然條件不同,體質禀賦各異,南北兩方的人常得的疾病的原因、種類等等也自然地被認爲有基本上的分別。而不同方土的疾病不再是在《內經》中的粗略分類,也不同於金代張從正的方土疾病觀。而是將南北兩個地域的得病形態作"二分法",這個分類方式大致上也是在金元以後慢慢地、系統地發展出來的。諸如康熙時人陳治所持的説法:"獨是地有南北,人有强弱,江左以南,四時猝然感冒恒多,真正傷寒殊少。"[28] 在明清時代相當普遍。這種"南北二分"的看法在此時期往往成爲解釋多種疾病的基礎。本節要説明的就是這一點。

在諸多古老的病類中一些漸被認爲有明顯南北之別:真中風/類中風、脚氣等是具代表性的例子。另外還有部分古老的疾病漸被認定爲只有南方纔有的"風土病",如瘴疾。一些"新病"也被認爲是來自南方卑濕的水土,如痧症、廣瘡等。換言之,西北之相對於東南的這個方土觀是元以後疾病分類變化的一個重要因素。此節所舉不過是眾多例子中幾個較具特色者而已。

真中風/類中風:

將中風分爲真中風與類中風的這個分類法,一般認爲亦是從元代開始,而在明清成爲醫界共識。[29] 劉完素 (1120~1200) 與李杲 (1180~1251) 等金代醫家部分修正了傳統中風爲純粹外中風邪的看法,而元代朱震亨 (1282~1358) 則更進一步地指出中風一症還有南北地域之別。朱震亨説:"案《內經》以下,皆謂外中風邪,然地有南北之殊,不可一途而論。……由今言之,西北二方,亦有真爲

---

[28] 陳治輯《證治大還》,後集《陳氏傷寒近》 (1697 序),1:1 下。
[29] 有關類中風概念的發展史,最近大陸學者郭蓉娟有專文討論:《類中風概念演變史》,《中華醫史雜誌》29.4 (1999):200~202。

風所中者，但極少爾。東南之人，多是濕土生痰，痰生熱，熱生風也。"[30] 稍後曾從學於朱震亨的元明間人王履（1332～1391，昆山人）就更明白提出類中風這個概念："……因于風者，真中風也；因于火、因于氣、因于濕者，類中風而非中風也，三子（指劉、李、朱三人）所論者，自是因火、因氣、因濕而爲暴病暴死之證，與風何相干哉？"同時進一步闡釋朱震亨的看法："彦修曰：西北氣寒，爲風所中，誠有之矣，東南氣温而地多濕，有風病者，非風也。"[31] 這個概念主要是丹溪門下所傳達的。除王履外，丹溪的另一弟子劉叔淵的兒子劉純，也藉著編輯徐彦純（？～1384，浙江山陰人，亦爲丹溪弟子）之遺作而成《玉機微義》（1396）一書時，強調丹溪與王履認爲東南方人之中風其實多爲類中風的説法："殊不知因於風者，真中風也，因火、因氣、因於濕者，類中風而非中風也……斯辨諸子所論名實相紊而不明真類中風之異，可謂精切，又何疑丹溪東南無中風之語哉？"[32]

這個看法到了明清時多被江南的醫者奉爲真理，其中如明末繆希雍（1566～1627，常熟人）、李中梓（1588～1655，上海人）、張璐等所言最明顯。繆希雍進一步發揮真中風與類中風的基本分別，特別強調丹溪曾提到的地域差別，並且還擴大其方土上的解釋："若夫大江已（以）南之東西兩浙、七閩、百粵、兩川、滇南、鬼方、荆、揚、梁三州之域，天地之風氣既殊，人之所禀亦異，其地絶無剛猛之風，而多濕熱之氣，質多柔脆，往往多熱多痰，真陽既虧，内熱彌甚……熱極生風，亦致猝然僵僕，類中風證……設若誤用治真中風藥……則輕變爲重，重則必死。"[33] 稍後李中梓指出："類中風者，有類乎中風，實非中風也，或以風爲他證，或以他證爲風，投治混淆，傷生必矣，兹以相類之證八種。"遂舉出火中、虛中、濕中、寒中、暑中、氣中、食中、惡中八種類中風證，

[30] 朱震亨《丹溪先生心法》卷一，在《丹溪醫集》（北京：人民衛生出版社，1993），頁200。

[31] 王履《醫經溯洄集》，在《叢書集成新編》第45冊（臺北：新文豐出版公司，1985），頁33"中風辨"。

[32] 劉純編輯《玉機微義》，1703年重刊本，1703年沈廷颺序，1396年劉純原序。劉引丹溪説與王履説以發揮徐彦純之中風説。徐原強調劉元素之"風本於熱論"，而劉則續添"内因似中風論"，並大篇幅引用上述王履之類中風説。見1:4上；9上～10下。

[33] 繆希雍《神農本草經疏》，在《吳中醫集》，天啓乙丑繆希雍序於吳江（蘇州：江蘇科學技術出版社，1993），1:16。

其中"濕中"是直接引用丹溪的地域説:"丹溪曰:東南之人,多由濕土生痰,痰生熱,熱生風,清燥湯主之。……外中濕者,或山嵐瘴氣,或天雨濕蒸,或遠行涉水,或久臥濕地,則濕從外中矣。"[34] 這兩位醫者一以北方特別剛猛之風作爲真中風的主因,一以南方獨特的濕熱天候作爲類中風的外因,兩種解釋都同樣地出自將西北與東南對立起來的方土觀。

到了清初集大成的張璐對這個西北相對於東南的"中風論"認定就更明確了。他在引用了繆仲淳、張景岳等明代醫家對此分類的看法後,下評語説:"如西北爲真中風,東南爲類中風,又爲諸病開一辨別方宜大綱……當知西北爲真中風一語,原是因東南水土孱弱,雖有卒倒昏迷,皆是元氣疏豁,爲虛風所襲,不可峻用祛風猛劑而設。其西北爲真中風一語,原是對待東南類中風而言……所以西北中風,較之東南倍劇也。"[35] 同時張璐除了認爲天候是南北有別的重要因素外,還指出南北人的烹煮材料不同亦是關鍵:"西北之人,恒食煤火……真火過極……是以西北之人,患中風者多,虛羸者少……東南之人,惟食薪火,薪稟火土之慓悍,得水即滅……是以東南之人,患中風者少,虛羸者多……"[36] 越後期的醫家,越是傾向將西北與東南方的環境、風土之不同相對起來,以便把患疾的原因與類型一分爲二地對立起來。

雖然不見得所有明清醫家都同樣接受這種以區域來分辨真/類中風的看法,[37] 亦有清代醫家將中風分爲"内風"、"外風"兩種,而不以地域分別之。[38] 但是中風之疾南北有所不同的這個看法,無疑已成爲明以後嚴肅的醫家討論中風證時不能逃避的重點。

南/北脚氣

元以後另一類被認爲有南北之分的疾病就是脚氣。古醫書所云之脚氣,並非百分之一百完全符合今天西醫所謂的脚氣病類,但其中若干分類的脚氣病徵與西醫所指的脚氣相同。脚氣是一個很早就

---

[34] 李中梓《醫宗必讀》(北京:人民衛生出版社,1995),6:322、324。
[35] 張璐《張氏醫通》〔上海:上海科學技術出版社,1990 (1963)〕,1:15~16。
[36] 張璐《張氏醫通》2:79~80。
[37] 郭蓉娟在其文中即指出一些持不同意見的醫家,如虞摶、王綸等,頁201。
[38] 如清代廣東醫家何夢瑤 (1693~1764) 在其書《醫碥》(北京:人民衛生出版社,1994),1:90~91 中即作這個結論。

被醫家討論的疾病，范家偉對此曾作過研究。[39] 他認爲至少從隋代
巢元方（550？~630？）開始即被認爲是遙遠的嶺南地區所獨有的
病："江東嶺南，土地卑下，風濕之氣，易傷於人。初得此病，多從
下上，所以脚先屈弱……以其病從脚起，故名脚氣"。[40] 到了宋代，
醫者認爲脚氣已不再是南方才有的疾病。范家偉指出十一世紀北宋
人董汲的《脚氣治法總要》的序言中即説："自本朝開壤最遠，一統
天下，屬以承平日久，故食物無南北之異，道途無久遠之期，或因
宦游、或自客泛，故佈地感此者，近日爲多。"因此認爲政治、制度
上的統一，生活、文化上從南而北的進一步融合，與相繼而來的經
濟發展，使得脚氣病不再侷限於偏南地域，而是遍布天下。[41] 此病
是否當時真的在北宋時已遍佈天下，沒有地域上的差別，可能仍需
要進一步的求證。但有趣的是，在脚氣病被視爲日漸普及之後，很
快即產生了有南北兩種脚氣之分的看法。

脚氣有南北之分這個看法趨於成熟的時代，如真/類中風分類法
一樣，仍然是南北對峙後期的金元之際。最具代表性的説法來自金
代的李杲。他在討論脚氣病時説："夫脚氣之疾，實水濕之所爲也。
蓋濕之害人皮肉筋脈，而屬於下。然亦有二焉，一則自外而感，一
則自內而致，其治法，自應不同。南方之疾，自外得之。北方之疾，
自內而致者也。"[42] 意思是北方人膝理密，外來致病因素不易侵入
體內，得脚氣是由於常吃乳飲酒，脾胃不支的內因，與南方人因膝
理疏，所居處地卑水寒，受外來之濕寒而致疾有基本上的不同。這
個看法在上述明初劉純所編輯徐彥純原著之《玉機微義》中得到進
一步的發揮。此書在談到脚氣一疾時，分別以"辨南方脚氣所得之
由"與"辨北方脚氣所得之由"兩節來説明兩種脚氣疾形成的不同

---

[39] 有關早期脚氣病的討論，請參看范家偉《從脚氣病論魏晉南北朝時期印度醫學之傳
入》，《中華醫史雜誌》25.4（1995）：229~232；《東晉至宋代脚氣病之探討》，
《新史學》6.1（1995）：155~175。
[40] 參見范家偉《東晉至宋代脚氣病之探討》，頁157。
[41] 同上，頁167。
[42] 李杲《醫學發明》，在《東垣醫集》（北京：人民衛生出版社，1993），頁305。同
書在該處有注，引《經驗秘方》、《證治準繩·雜病》所轉載《發明》對這一段的
發揮："脚氣之稱，自晉蘇敬始，而關中、河溯無有也。惟南方地下水寒，其清濕
之氣中於人，而必自足始。經曰：清濕襲虛，則病起於下。或曰：今兹北方，其地
則風土高寒，其人膝理致密，而復多此疾，是豈有地濕之氣，感而爲之耶？曰：是
不知南方之病，自外得之，北方之病，自內得之也。"

原因，同時作這樣的解釋："南方之疾，自外而感者也；北方之疾，自內而致者也。其自外而入者，止於下脛腫而痛；自內而致者，乃或至於手節也⋯⋯其自外者也，所治之法前人方論備矣；自內而致者，治法則未有也。"基本上確認南方腳氣是由於外在水濕之氣，並且影響下肢爲主，而北方腳氣則由於脾之濕氣下乘加以房事不節等內因，而主要影響上肢。[43] 而北方之"內而致"的、影響手節的腳氣病猶如新病，尚未有固定的治法。換言之，這是南北方土有別這個觀念强化之後所産生的疾病"新類別"。

這種對腳氣疾之南北分類法，漸被一些醫家發揮爲或濕或乾、或有腫與不腫的腳氣病分類。[44] 但南北之分一直到明清之際仍然爲醫家所接受的原則，集大成者如張璐即重複前人所言："按東垣云，腳氣實由水濕，然有二焉。南方卑濕，清濕襲虛，則病起於下，此是外感。北方常食羶乳，又飲酒太過，脾胃有傷，不能運化，水濕下流，此因內而至外者也。⋯⋯南方多見兩足粗大，與疾偕老者。"[45] 這套解釋强調體壯的西北方人得病主要來自內因，而體虛的東南方人易因外感而染病。

癩、沙症、楊梅瘡

此外，舊病如癩疾，後又稱爲大麻風的疾病，亦在元代以後漸被認爲是主要發生在南方的風土病。十六世紀的薛己即認爲癩疾："濕熱相火，血隨火化而致，故淮揚閩廣間多患之。"[46] 有關對癩疾流行的地區概念的轉變，在兩年前的拙作中已提及，不再詳述，可以再一提的是，盛清時代，醫界主流的看法認爲癩疾是主要發生在兩粵的疾病。陳士鐸在其《石室秘録》（約 1689 年初刊）中説："瘴癩者，乃兩粵之氣郁蒸而變之者也。其氣皆熱而非寒⋯⋯蓋大麻風純是熱毒之氣，裹於皮膚之間。"代表正統醫學的《醫宗金鑑》明言麻風病"一因風土所生，中國少有此症，惟煙瘴地面多有之"。[47]

〔43〕 劉純編輯《玉機微義》卷二三"腳氣門"，頁1上~3下。

〔44〕 請參看范家偉《東晉至宋代腳氣病之探討》，頁164。

〔45〕 張璐《張氏醫通》卷六，頁279。

〔46〕 薛己《癩瘍機要》，在《薛氏醫案選》（北京：人民衛生出版社，1986〔1983〕）上卷，頁7。

〔47〕 梁其姿《中國麻風病概念演變的歷史》，《中央研究院歷史語言研究所集刊》70.2 (1999)：429。

正式將這個事實上自古以來發生在南北各地的疾病歸類爲南方的風土病，理論的依據主要正是南方的濕熱的氣候與卑下的地勢。這個在疾病地理知識上的誤差，正反映了此時醫界相當牢固的方土觀。

除了舊病被重新界定爲地方風土病，或因方土觀的影響而病有南/北之分類外，南宋以後一些醫家認爲是新的疾病，亦多被視爲是特別風土環境之下的新事物，而東南方或南方的風土被認爲最容易產生新疾病，雖然自古以來南方水土惡劣已成定見，但系統地以南方水土解釋個別新病的做法，是宋以來醫家的特色。沙症就是其中此類新病之一。最早提及此病的是葉大廉與張杲。張杲在 1189 年初刊的《醫說》中引用與他同時的葉大廉《葉氏錄驗方》（1186 年初刊）：“沙病，江南舊無，今東西皆有之，原其症，醫家不載，大凡才覺寒慄似傷寒，而狀似瘧，但覺頭痛，渾身壯熱，手足厥冷。”[48] 元代的危亦林基本上重抄此段，而稱之爲“沙症”。不過他對此症的觀察，加上了“頭痛嘔惡”、“手足指末微厥，或腹痛悶亂，須臾能殺人”幾個症狀。另一類經他考證爲“乾霍亂”，俗稱爲“攪腸沙”之症，“亦由山嵐瘴氣，或因饑飽失時，陰陽暴亂而致”。[49] 乾霍亂一病名，早在《諸病源候論》中出現，危亦林顯然認爲當時流行江南的“沙症”是有別於舊症“乾霍亂”的新症。張杲與危亦林有關沙症的描寫，在明清時代即一再被醫家重抄。李時珍（1518～1593）亦大致上重複了有關江南沙症的病徵：“江南有沙症，狀如傷寒，頭痛壯熱嘔惡。手足指末微厥，或腹痛悶亂，須臾殺人。”[50] 事實上重複了危亦林的說法。甚至對葉桂影響甚深的明末張鶴騰（？～1635，河南潁州人）仍沿此說，以“俗名發痧之症”爲新病。[51] 要到康熙時代的郭右陶（浙江嘉興人）始將他認爲該歸類爲“痧脹”症的各種病再細分討論，他自述“旅食江淮，浪游吳越，所在時行痧脹，被禍不少”，而此症主要症狀仍不脫作悶吐瀉頭痛腹痛等。他

〔48〕　張杲《醫說》，《四庫全書》本，在《中國醫學大成三編》第 12 冊（長沙：岳麓書社，1994），3：31 下～32 上。
〔49〕　危亦林《世醫得效方》，“沙症”2：39 上～下。
〔50〕　李時珍《本草綱目》（臺北：文光圖書有限公司重印 1885 年重刊本，1982），39：21。
〔51〕　張鶴騰增訂《增訂葉評傷暑全書》，在《中國醫學大成三編》第 3 冊（長沙：岳麓書社，1994），頁 437。

所作的《痧脹玉衡》(1678 自序) 該是最早以痧症爲專書的醫書。[52]
換言之，這種須臾能殺人、有寒慄頭痛腹痛嘔吐等病徵的急性病，
有別於古代的乾濕霍亂，被醫家認爲是江南地域自南宋以來的新風
土病，到清代始由江南的醫者撰專書討論。

　另一個更新的病就是楊梅瘡或廣瘡。從文獻看來，此疾應是十
六世紀初以後纔在中國開始出現。現代中國醫史學者多認爲這個今
天稱爲梅毒的性病是由明後期到中國旅行或經商的歐洲人從美洲傳
入的。[53] 不過，明代的醫家對這個"新病"的出現有另一套基於方
土觀的解釋：正德時吳中醫者俞弁指出："弘治末年，民間患惡瘡，
自廣東人始。吳人不識，呼爲廣瘡。又以其形似，謂之楊梅瘡。"[54]
俞弁對此病並没有具體的解釋，數十年後撰寫《本草綱目》(1579 ~
1593) 的李時珍對此疾的發生已有解釋："楊梅瘡，古方不載，亦無
病者，近時起於嶺表，傳及四方。蓋嶺表風土卑炎，嵐瘴熏蒸，飲
啖辛熱，男女淫猥，濕熱之邪，積畜既深，發爲毒瘡，遂致互相傳
染，自南而北，遍及海宇，然皆淫邪之人病之。"[55] 換言之，他將
嶺南地區卑濕炎熱之特性，加上他相信的土人淫邪的習性來解釋這
個新病的出現。到了明末，醫家對此病的觀察足夠成專書，1632 年
陳司成著《霉瘡秘録》，開宗明義就對此疾在嶺南地區的出現作了更
詳細的解釋，認爲嶺表之地除了濕熱卑下外，土地裏還積存了大量
污穢之物："更逢客火交煎、重虛之人，即冒此疾。故始謂之陽霉
瘡。"[56] 李時珍與陳司成的解釋均充分地反映了明代醫界對南方風
土環境與疾病關係的看法。

　上述疾病的新分類，主要是基於對西北相對於東南方土的瞭解。
因南北方土不同的概念而新分類出來的疾病、或重新被界定爲風土
病的舊病、或被認定爲新的風土病，在元以後的例子非常多。以上

〔52〕　郭右陶《痧脹玉衡》，在《中國醫學大成三編》第 3 冊，自序，頁 1098。
〔53〕　范行準即持此看法，參考其《中國醫學史略》(北京：中醫古籍出版社，1986)，頁
　　　 249。但西方醫史學者對梅毒在歐洲出現的時代有不同的看法。其中有學者認爲一種
　　　 嚴重性較低的梅毒早在十六世紀以前就在歐洲流行，所以嚴格而言，此疾並非源自
　　　 美洲大陸的"新症"。參考 A. W. Crosby "The Early History of Syphilis: A Reapprais-
　　　 al," *American Anthropologist* 71. 2 (1969)，pp. 218 ~ 227。
〔54〕　俞弁《續醫説》10:7 下 "草蘚"。
〔55〕　李時珍《本草綱目》18:36 "草部" 附録 "土茯苓"。
〔56〕　陳司成《霉瘡秘録》(北京：學苑出版社按光緒乙酉年鎸刻本，1994)，頁 10。

所述，只是幾個較具特色的例子，本文所不及述的相信更多。[57] 然而，醫者如何將方土與病因具體地連接起來，是另一有趣的問題。究竟所謂南方環境中那些具體因素是致病因素？或者説，如何在醫理上定義南方方土的特色？筆者認爲元以來的醫者特別强調幾個致病的因素：濕與土氣的關係、雜氣、污穢之氣等是他們對致疾環境因素的了解。

（二）致病的環境因素：濕、雜氣、污穢等觀念

自古被認爲對身體最有害的南方環境因素是"濕氣"。蕭璠已指出，古人一直認爲西北方的水深土厚，對健康較爲有利，"居者無疾"。而江南的土薄水淺則被認爲不利健康："江南卑濕，丈夫早夭。"至於嶺南這個濕熱卑下之域，則更被認爲是各種惡疾最易發生之環境。宋代人就認爲旅居嶺南之人"腑臟日與惡劣水土接，毒氣浸淫，終當有疾"。[58] 元以後醫家進一步探討作爲致疾因素的"卑濕"，使其内容更豐富。其中最被强調而以前醫者鮮有提及的就是"濕"與土氣之間的微妙與緊密的關係。

1. 濕與土氣

南宋後期，南方醫家對作爲外在病因的"中濕"的討論，已多與土氣或地氣關連起來。楊士瀛在《仁齋直指方》（1264 自序）中這樣描寫濕："天氣下降，地氣上騰，二氣熏蒸，此即濕也。"雨後因太陽蒸發而成濕氣，此乃典型南方的氣候。同時代的醫家如嚴用和、陳自明等則以"山澤蒸氣"來描寫中濕的條件。[59] 顯然，南宋的醫家以南方的生態與氣候來思考"中濕"這個病因。到了金元，主要醫家對濕的解釋更簡單而直接地與土氣相關連，並且給予更重

---

〔57〕 如目疾。元代孫允賢認爲："北方之人，患眼最多，皆是日冒風沙，夜臥熱坑，二氣交蒸使然，治之多用凉藥，北方禀受與南方不同故也。"見孫允賢《南北經驗醫方大成》一〇卷（元），在《四庫全書存目叢書》子部 41（臺北：莊嚴文化事業有限公司中國中醫研究院圖書館藏日本寬永三年刻本，1995），頁 394。
又如瘧疾，清代韓善徵認爲："東坦丹溪謂吳楚閩廣之人，患瘧至多，陽氣素盛之，其地卑濕……王肯堂云，南人不以北瘧爲意，北人則畏之，北人而在南方發者，尤畏之，以此見治者，當知方土之宜也。"見韓善徵《瘧疾論》光緒二十三年自序，在《中國醫學大成三編》第 3 册，頁 811。
〔58〕 蕭璠，1993，頁 118 引周去非。蕭文對古代至宋人的南北方土觀有詳細的描述，見頁 75～76、80。
〔59〕 《醫方類聚》第 1 册"諸濕門"（北京：人民衛生出版社，1981），頁 711～713。

要的病因上的意義。劉完素説："濕本土氣。"[60] 朱震亨則以"濕者，土濁之氣"來解釋《内經》裏"因於濕，首如裹"等幾句，並且從此點進一步發揮："六氣之中，濕熱爲病，十居八九。"[61] 金元醫家將濕與土氣關連起來，爲後來明清醫家對濕熱與風土病的討論定下了基調。清初的張璐因而説："昔人有云濕熱一證，古所未詳，至丹溪始大發其奧，故後世得以宗之。"[62] 而明清以來南方醫家的確在"濕熱"證上有新的發揮。特別是將濕與土氣、地氣相連起來，作爲一種主要的外在致病因素，是強調了本地環境的影響，並且與北方型的内在的、與環境無關的"中濕"區別出來。

金元以後，醫家大致上認爲南方人中濕多是外因，因濕氣來自外在卑濕的土地，加上南人腠理虛疏，濕氣更易入侵。而北方因濕氣不重，北人腠理密，濕氣不入，中濕之證多來自内因，即飲食習慣所引致的消化不良。對諸如脚氣、疝、痹等疾病，醫家均作類似的解釋。戴元禮所記錄朱震亨所言即很明白："濕有自外入者，有自内出者，必審其方土致病源。東南地下，多陰雨地濕，凡受必從外入，多自下起。"[63] 南方卑濕是南方人主要得病的來由，從土地產生的濕更是最危險，這成爲明清醫界的共識，並在此基礎上後來對疫病的新看法有了新的發展。

明末清初的慈溪人柯琴即強調"濕病多得之地氣，燥病多得之内因……地之濕氣，感則害人皮肉筋骨……《内經》曰陽受風氣，陰受濕氣……當知痹與痿皆由濕變，夫同一濕也"。[64] 濕與地氣間的密切關係一再被重覆。同時醫家認爲傷濕在東南方土隨時發生，不限於季節。比柯琴稍早的吳有性認爲："西北高厚之地，風高氣燥，濕證希有；南方卑濕之地，更遇久雨淋漓，時有感濕者，天氣或時久雨，或時亢旱，蓋非時令所拘，故傷濕之證，隨時有之，不待交秋而後能也。"吳有性以此來反駁明初陶華（餘杭人）之認爲濕乃秋季之證，並點出陶氏之誤乃

〔60〕 同上注，引《宣明論》，頁741。

〔61〕 《格致餘論》，在《丹溪醫集》，"生氣通天論病因章句辯"，頁35～36。

〔62〕 張璐《張氏醫通》，"諸傷門：濕"，頁42。張璐隨後又説："殊不知其悉從東垣痹證諸方悟出，然其所論，皆治標之法，絕無治本之方。"丹溪是否確從李杲處悟出此理，事實上並不太明顯。

〔63〕 《金匱勾玄》，在《丹溪醫集》1：115。

〔64〕 柯琴《傷寒論翼》(1674 初刊)，在《中國醫學大成三編》第3冊，頁267。

來自他忽略了地域環境的重要性。[65] 換言之，醫家已普遍認爲居東南方之人經常因傷濕而患病。[66] 清中葉的唐大烈更進一步地認爲："土疫即濕疫，今所謂濕溫之類是也。"[67] 江南醫家自元以來即將濕氣緊緊與土氣關聯起來，並且認爲除了在高燥的西北與北方之外，濕是六淫中最威脅人體的外因，而且其威力無時不在，嚴重時形成"土疫"或"濕疫"。事實上，這個看法在明清之際漸成體系。到了清末，甚至受了西方醫學影響的中醫家仍以"鼠穴於土中，受地氣獨早也"來解釋蹂躪中國西南至東北的鼠疫，[68] 可看出南方有害之土氣這個概念之深入人心。換言之，自元以來，醫家心目中致病之濕氣不單是天地之間之濕氣，而更是出發自一方土地之濕氣，尤其在南方環境中，這個致病外因是被認爲是爲害最大的。

2. 雜氣

另一種與土氣相關聯的致病因素是雜氣。而雜氣這個概念，衆所周知是在明末吳有性著名的《温疫論》（1642 初刊）中被提出來的，以解釋當時流行的疫災。"雜氣"概念與"濕"一樣，與方土的關係至爲密切。吳有性説："所謂雜氣者，雖曰天地之氣，實由方土之氣也。蓋其氣從地而起，有是氣則有是病。"如濕氣一樣，吳認爲"雜氣"是具體地從土地而起的，而非廣泛的"天地之氣"，因此無可避免地與一方環境有關。同時，雜氣是疫疾的主要原因："衆人有觸之者，各隨其氣而爲諸病焉。"他又指出："疫氣"是"雜氣中之一，但有甚於他氣，故爲病頗重，因名之癘氣。"雖然吳有性在該書自序中開宗明義地指出雜氣非六氣："夫温疫之爲病，非風、非寒、非暑、非濕。乃天地間別有一種異氣所感"，而且"更多於六氣，六氣有限，現在可測，雜氣無窮，茫然不可測。"[69] 但是由於

---

〔65〕 吳有性《温疫論補證》，鄭重光（歙）補註，襄陵喬國楨校梓（臺北：新文豐影印光緒乙未年揚州文富堂藏版，1985），頁 69"諸家温疫正誤"。陶華在《傷寒證脈藥截江網》中曾指出："疫病者乃春分至秋分前，天有暴寒，皆爲時行之寒疫也。又有四時之正氣者……然正氣亦能爲病……秋傷于濕……"在《叢書集成新編》册 45（臺北：新文豐出版社），頁 709。

〔66〕 葉桂《續刻臨證指南温熱論》，1829 年刊本，《温熱論》1：2 下。

〔67〕 在《吳醫彙講》1814 年重刊本，卷九《申明三年中氣候相乘化疫之説》，頁 17 下。

〔68〕 余伯陶《鼠疫抉微》（1910），在《中國醫學大成三編》第 3 册，頁 951。

〔69〕 吳有性《温疫論補證》下卷"論氣所傷不同"，頁 43；"雜氣論"，頁 42；上卷"原病"，頁 9；"原序"，頁 1。

這種不可測的"異氣"是從地而起的方土之氣，與地方的環境關係密不可分，在"卑濕"之東南方必然與"濕"與"熱"有極其密切與微妙的關係。吳的看法事實上仍沿自朱震亨的傳統。

除了金元的醫學正統外，另一影響吳有性作"雜氣論"的是《嶺南衛生方》。此書編成於元代，收輯了宋元時期相關的醫著。書中引《李待制瘴瘧論》："嶺南既炎方，而又瀕海，地卑而土薄。炎方土薄，故陽燠之氣常泄；瀕海地卑，故陰濕之氣常盛。而二者相薄……人居其間，類多中濕……人之一氣與天地通……使人本氣不堅，陽不下降，常浮而上……"同一書引《指要方續論》謂："人在氣中，如魚在水，氣候乖戾，病何逃焉？"[70] 吳有性在談論雜氣時即首先以嶺南的瘴氣爲例："至於山嵐瘴氣，嶺南毒霧，咸得地之濁氣，猶可以察，惟天地之雜氣，種種不一……"這種雜氣"在歲運有多少，在方隅有輕重，在四時有盛衰，此氣之來，無老少強弱，觸之者即病，邪自口鼻而入，則其所客，內不在藏府，外不在經絡，舍於伏膂之內"。"然此氣無象可見，況無聲無臭，何能得睹得聞？人惡得而知是氣也？其來無時，其著無方，衆人觸之者，各隨其氣而爲諸病焉……此時行疫氣，即雜氣所鍾。"[71] 這段話，就如《指要方》數句的註腳。吳有性還進一步指出："戾氣者非寒非暑，非暖非涼，亦非四時交錯之氣，乃天地別有一種戾氣，多見於兵荒之歲，間歲亦有之，但不甚耳……"[72]

吳有性雜氣説一出，後世醫家據此更有發揮。嘉慶間新安醫程杏軒提出："疫病是天地不正之異氣，四時皆有，能傳染於人，以氣感召，從口鼻而入，不比風寒乃天地之正氣，從皮毛而入，不傳染於人者也。"[73] 清楚地將能傳染人與不能傳染人的"氣"分"異氣"與"正氣"兩種。清代吳中人陳元益則認爲"痧疹今昔不同治法亦異"，理由是"邇年來種痘盛行，胎毒未得盡泄，借此痧症以泄其毒者有之，抑或近來時厲之氣甚於昔日以致症之險重者有之"。即認爲"癘氣"隨著時間而變得更有殺傷力，[74] 而他似乎暗示原因之

---

[70] 《嶺南衛生方》上卷 "李待制瘴瘧論"，頁1下；頁13下 "指要方續論"。
[71] 《溫疫論補證》下卷 "雜氣論"，頁42；上卷 "原病"，頁9。
[72] 《溫疫論補證》下卷 "傷寒例正誤"，頁64。
[73] 程杏軒《醫述》，頁337引《會心錄》。
[74] 《吳醫彙講》8：14上。

一是宣泄不盡的胎毒産生了污染的作用。[75] 事實上無論吳有性或以後受他影響而對雜氣有所評論的醫者，對"雜氣"這概念，始終没有很清楚準確的定義。醫者似乎知道"雜氣"所不能指涉的（非六氣之一），但雜氣到底具體是甚麽，卻没有清楚的説法，因爲既有的醫論不能提供任何相關的依據。然而這"雜氣"，清楚地是從土濁之氣、方土之氣這個概念發展而來，換言之，就是一方環境所産生的致病因素。對贊同雜氣説的南方醫者而言，雜氣與東南、嶺南地域濕熱之土氣息息相關，即不言而喻。然而與雜氣關係更爲直接的，應該是穢濁之氣。

3. "穢濁之氣"

穢濁之氣可以致疾這個看法，早就出現。重要的是，宋以來，這個概念與"水"或"濕"的概念日益密切。

北宋的蘇軾曾説："杭水陸之會，因疾病死比他處多。"[76] 他雖未言明爲何水陸交之處會有比他處更嚴重的疾病，但是由於人本來就陸居，"水"的因素便顯得具決定性。南宋陳言在《三因方》裏的説法，或可進一步解釋蘇軾的觀察："況疫之所興，或溝渠不泄，畜其穢惡，熏蒸而成者。"[77] 陳言所稱之"溝渠不泄，畜其穢惡"而令疾病生的環境，似乎就是蘇軾所指的。杭州及其他城市的河渠系統在宋代即有因廢物阻塞而不流通的情形，史料已有不少記載。南宋後期的歐陽守道就説："蓋今溝渠不通，致病之一源也。"[78] 換言之，水道或溝渠不通，令水停滯是構成醫家甚至是一般有識之士心目中能致疾的"穢惡"的一個重要因素。

除了溝渠不泄引起穢惡外，陳言指出引發污穢的另一過程是"蒸鬱"。明以前的醫家本來就認爲温熱天候遇上雨後，往往會引發帶來疾病的"蒸鬱"之氣。南宋《瑣碎録》中這樣説："春夏之交，霖雨乍歇，地氣蒸鬱。令人驟病……謂之風濕病，不知服藥，漸成

---

[75] 清代種人痘漸流行，特別在江南地區。因此陳元益所指的"胎毒"問題應針對江南而言。請參自拙作《明清預防天花措施之演變》，陶希聖先生九秩榮慶祝壽論文集編輯委員會《國史釋論》（臺北：食貨出版社，1987），頁239～254。

[76] 《資治通鑑長編》（臺北：世界書局，1961），435:20下。

[77] 陳言《陳無擇三因方》（臺北：臺聯國風出版社按1927年吳鼎堂評註本影印，1991），6:4下。

[78] 見梁庚堯《南宋城市的公共衛生問題》，《中央研究院歷史語言研究所集刊》70.1（1999），頁124～136，主要談溝渠不通之問題。

溫疫。"[79] 明初劉純也同樣認爲夏暖時"百物生發，濕熱熏蒸。禽蟲吐毒之際，人因暑熱汗出，神氣虛耗，感得時間乖戾之氣爲病。"[80] 李時珍認爲春夏間的雨"皆濕熱之氣，鬱遏熏蒸，釀爲霏雨，人受其氣則生病，物受其氣則生霉"。[81] 明清之際的張璐直接將濕土與鬱發相連："其常疫之氣，皆是濕土之邪鬱發。"[82] 這種經過"熏蒸"的、不良於身體的水氣，在嶺南地域最爲典型。醫家對這個地區一直有這樣的一個固定的看法："南方天氣溫暑，地氣鬱蒸，陰多閉固，陽多發泄，草木水泉，皆秉惡氣，人生其間元氣不固。"同時醫者認爲鬱蒸之氣在春夏之交最甚："誠如東垣所云，嶺南春夏之交，山林鬱蒸，風濕毒氣爲甚。……經云地之濕氣，感則害人皮肉筋脈是也。"[83] 牽涉到水氣、熱氣與土氣的"鬱蒸"過程被認爲會產生"惡氣"、"毒氣"，並導致疫疾。這個過程顯然發生在自然環境裏，對疫氣產生的這種理解反映了時人對自然的一種莫名的畏懼與無助感。

這個"鬱蒸"過程，到了明以後又直接與"污穢"連結起來，造就成一種更可怕的疫氣。這個結合，仍以嶺南地區最爲典型。陳司成以這個概念來解釋楊梅瘡在十六世紀嶺南的流行："嶺南之地重濕而暖，霜雪不加，蛇蟲不蟄，諸凡污穢蓄積於此，遇一陽來侵，濕毒與瘴氣相蒸，物感之則霉爛易毀，人感之則瘡瘍易侵。"[84] 將楊梅瘡霉爛之狀歸因於產生於方土的污穢之氣。稍後，這種混合著污穢的鬱蒸之氣已被認爲不單在嶺南地區才發生，江南地區的醫家越來越多以這種穢氣來解釋各種疫病，並且將人爲的污穢也包括在內。與吳有性同一時代，並來自同一區域的張璐指出："謹按時疫之邪，皆從濕土鬱蒸而發，土爲受盛之區，平時污穢之物，無所不受，適當歲氣併臨，則從分野疏豁之隅，蒸騰鬱發，不異瘴霧之毒，或

〔79〕《瑣碎錄》，在《醫方類聚》第 3 冊，卷五五"傷寒門"，頁 277。

〔80〕《玉機微義》卷七，"瘧"；引自《醫方類聚》第 6 冊"諸瘧門"。

〔81〕 李時珍《本草綱目》（臺北：文光圖書有限公司 1982 影印 1885 年張紹棠自序本，1982），水部，卷五:2，水類 13 種，雨水。

〔82〕 張璐《張氏醫通》2:26。

〔83〕《指迷方瘴瘧論》，在《嶺南衛生方》2:8 上；曾超然《脚氣芻言》，1887 年羊城聚珍堂刊本，11 上～下。

〔84〕 陳司成《霉瘡秘錄》，頁 10。

發於山川原陸，或發於河井溝渠，人觸之者，皆從口鼻流入募原。"[85] 清代的吳瑭（1758～1836，淮陰人）在十九世紀初則更强調癘氣中的、包括人爲的穢濁成分："温疫者，屬氣流行，多兼穢濁，家家如是，若役使然也，温毒者，諸温夾毒，穢濁大甚也。"[86]

除了溝渠死水之外，醫家心目中與濕熱之氣相鬱蒸的"污穢"之物到底指甚麼？事實上南宋的陳言早就指出重要的兩點："或地多死氣，鬱發而成者。或官吏枉抑，怨讟而成者。"[87] 陳言認爲地裏的"死氣"、地方政績不彰與污穢之氣一樣，能鬱發成疫病。這幾個對疫病發生的解釋成了經典的説法，被後世醫家一直以不同方式重複著。[88]"官吏枉抑"這個因素牽涉到報應方面的信念，暫此不提。就地方物質環境而言，除污穢死水、經過熏蒸的土濁之氣外，没有處理妥善的屍體均是引發地方疫病的主要原因。有關與地土相鬱蒸的"死氣"，往往指處理不妥的屍體。古人很早就認爲屍體能傳染疾病，但其中究竟是宗教上的原因，抑物理上的觀察，並不明確。[89] 但明顯地，至少自宋以來，醫者認爲地土裏的"死氣"是構成"污穢"的重要客觀成分之一，並會引起病疫。事實上吳有性也間接地指出了這一點："戾氣者……非四時交錯之氣，乃天地別有一種戾氣，多見於兵荒之歲。"[90] 張璐也説過同樣的話："時行疫癘，非常有之病……多發於饑饉兵荒之後，發則一方之内，沿門闔境，老幼皆然，此大疫也。至於大疫，則一時詳一時之證，一方用一方之法，難可預爲擬議也。"意思應指兵荒與饑荒之時，路上無人料理的死屍堆積，構成一方之戾氣。所指污穢之物，理應包括人在内的生物屍

---

[85]　張璐《張氏醫通》2：32。

[86]　吳瑭著、王士雄選評、葉霖評註《增補評註温病條辨》，在《中國醫學大成三編》第 3 册，1：520。

[87]　陳言《陳無擇三因方》6：4 下。此句之後爲"世謂獄瘟、傷瘟、墓瘟、廟瘟、社瘟、山瘟、海瘟、灶瘟、歲瘟、天瘟、地瘟等，不可不究"。

[88]　如元代的危亦林在《世醫得效方》的"集治説"裏重複此段。同爲元的《永類鈐方》中也提到："疫之作，皆始於穢惡，或地多死氣，溝渠熏蒸。"引自《醫方類聚》第 2 册，卷四〇。明清的所謂温病學醫者也多少重複了這個看法。

[89]　參考李建民 Jianmin Li, "Contagion and its Consequences: The Problem of Death Pollution in Ancient China," *Medicine and the History of the Body. Proceedings of the* 20*th,* 21*st, and* 22*nd International Symposium on the Comparative History of Medicine* (Tokyo: Ishiyaku EuroAmerica, Inc. Publishers, 1999), pp. 201～222。

[90]　《温疫論》下卷"傷寒例正誤"，頁 64。

體，即所謂"死氣"。而污穢之物一經熏蒸，便成爲戾氣、疫氣。

有意思的是，這個"鬱蒸"而引致染病的概念，在某個程度上與古代起居的衛生觀有所矛盾。古代醫者多建議人居處要密不通風，以免中風寒。而對抗鬱蒸之氣的，卻應是通爽之環境。這個矛盾，在文學資料中偶會看到。應撰於明代的《夷堅志補卷》中有一段故事叙述一反巫的故事。一家人染大疫"閉門待盡，不許人來"，故事的主角不聽，推户徑前，見緊閉的户内佈滿巫者所置的神像與香火，即説："凡疫癘起，本以蒸鬱熏染而得之，安可復加閉塞，不通内外！"[91] 這句話很可能來自明代作者的手筆，反映了明代有識之士對"鬱蒸"成疫的看法，以及心目中正確的防治方式。

到了清初，醫家對"鬱蒸"的討論有更豐富的内容。周揚俊（明清間蘇州人）即説："大疫之沿門闔境，傳染相同者，允在兵荒之後，屍濁穢氣，充斥道路，人在氣交，感之而病，氣無所異，人病亦同，所以月僅於孟春掩骼埋胔，不敢或後者。"又説："或因天之風雨不時，地之濕濁蒸動，又因胔骼掩埋不厚，遂使大陵積尸之氣，隨天地之昇降者，飄泊遠近，人在氣中，無可逃避，感之而病而死，於是更增一種病氣尸氣，流行其間，復相漸染，至久彌甚矣。故從來疫癘行於兵荒之後居多，不但人廁中氣先弱也，良由所積之穢氣特甚耳……天下穢惡之氣，至疫則爲毒極矣，人犯之者，三焦混淆，内外無間，不分表裏。"[92] 他的看法，來自他的老師林起龍。林起龍爲喻昌《溫疫論》作的序説，每有大兵大荒之後，由於死者没有得到深葬，到了翌年春天，地氣轉動時："天地生物之氣，變爲殺物之氣，無形無影，無聲無臭，從口從鼻而入，直犯臟腑。"他所言的殺物之氣與吴有性的"雜氣"有異曲同工之妙。他接著提醒讀者："先王掩骼埋胔正以是月（孟春之月）天氣下降，地氣上昇，誠恐胔骼污穢之氣，隨天地之氣昇降，溷合爲一，有害人物。"[93] 喻昌在他的《溫疫論》中也提到屍氣的危險："種種惡穢，上溷蒼天清净之氣，下敗水土物産之氣，人受之者，親上親下，病從其類，有

---

〔91〕 《夷堅志補卷》第二"陳俞治巫"（臺北:明文書局,1994年版），第 4 册，頁 1559。
〔92〕 周禹載《温熱暑疫全書》（1679），在《中國醫學大成三編》第 3 册"自序"，頁 440；《疫病論》，頁 469。
〔93〕 林起龍《喻嘉言瘟疫論序》，在《增訂葉評傷暑全書》，頁 433。

必然之勢。……蒸氣中原雜諸穢，益以病氣屍氣，無分老少，觸之
即同一病狀矣。"[94]

　　這種對所謂"雜氣"、"疫氣"裏污穢成分的看法，無疑在明末
清初之際有強化的趨勢，到了清中後期，"污穢"的內容就更豐富
了，其來由除了一方一土之污水、埋葬太淺的屍體之外，還有範圍
更明確的、更符合近代人衛生觀念的因素。這方面觀念的變化，可
從醫家對個別的疾病的病因解釋中看到。如《醫宗金鑑》（1742 初
刊）對麻風的成因有如下解釋："或在外不謹，或糞坑、房室、床
鋪、衣被不潔。"[95] 到了嘉慶時代的《瘋門全書》就勸人"不共用
器、不同飲食、各房各床，盡力求治"以迴避傳染。[96] 十九世紀初
的王士雄（1808～1867，浙江海寧）對污穢的看法更具體及有系統。
他在研究"霍亂"的專書《霍亂論》（1838 初刊，1862 重訂）中特
別提到人煙稠密之處所隱藏的污穢因素："人煙稠密之區，疫癘時
行，以地氣既熱，穢氣亦盛也"，而這種"暑濕熱疫穢惡諸邪，皆由
口鼻吸入"。因此他所提出的防疫建議一方面是針對人煙稠密之區，
一方面則强調起居清潔之重要："平日即宜留意，或疏濬河道，毋令
使積污……居市廛湫隘之區，亦可以人工斡旋幾分，稍留餘地，以
爲活路，毋使略無退步，甘於霉時受濕，暑令受熱，平日受穢。"
"住房不論大小，必要開爽通氣，掃除潔净。"遇有病人時，則"房
中人勿太多，門窗勿閉，得氣有所泄也，蓋覆勿厚……吐瀉穢濁，
隨時掃除净盡，毋使熏觸病人與旁人"。[97] 這些建議與傳統醫家認
爲居處應密不通風以免再中風寒的看法大相逕庭。這個觀念到底來
自當時已產生一定影響力的西方衛生觀念，抑從傳統"鬱蒸"的看
法悟出，如上述《夷堅志補卷》的作者一樣，並不太清楚。兩方面
都有可能。

　　到了清末，西方醫藥衛生觀念的影響日漸普遍，但卻沒有完全取
代傳統的看法。光緒時期有關鼠疫的醫著中充滿了中西合璧的污穢
與衛生概念。嘉定人余伯陶在所著《鼠疫抉微》（1910）中提到避疫之

---

[94]　《喻嘉言瘟疫論》，在《增訂葉評傷暑全書》，頁 434～435。
[95]　《醫宗金鑑》〔北京：人民衛生出版社，1990（1963）〕，73:376。
[96]　蕭曉亭《瘋門全書》，粵東敬業堂重劇本（1845），卷上，頁 11 下。
[97]　王士雄《隨息居霍亂論》，在《中國醫學大成三編》第 3 册，按 1862 重訂本鉛印，
　　　卷上，頁 1028、1030。

法："避之之法，當無事時，庭堂屋灑掃光明，廚房溝渠整理潔净，房間窗戶，通風透氣，風黑濕處，切勿居住，聞近鄰有鼠死，即要時時照察……家中人不可坐卧貼地，奴婢小兒但要穿鞋，農人亦宜穿草鞋，以隔地氣……疫勢稍急，即宜遽避，得大樹下陰涼當風處爲妙……或泛舟上尤妙，否則居近水當風處亦佳……（住處）必須清涼疏爽，不可衆人擁雜一處，反易致病。"[98] 此段話結合了傳統對地氣及鬱蒸過程的顧忌，以及西方對起居環境衛生的特別重視。

　　民國初年的中醫對所謂"温濕時疫"的成因與預防建議更充分地反映出傳統觀念與西醫觀念的結合。首先對在紹興春夏之交所常發生的疫病，他們作此傳統的解釋："此種時疫確係濕温，並非癘疫，亦非大疫，紹地濱海居濕，實爲年年之風土病。"對此疫之傳染及預防，他們則説："素之傳播也，中外公認爲不潔之井水河水，以及糞溺穢濁之所致，考吾國書，言之鑿鑿，實亦不可少者。其言傳染病之發生也。則由於水土鬱蒸，或發井溝渠或發於山川原陸……或由於腐爛之草木，或由水之潛熱，或由於埃曹糞溺之穢濁，或由於死狗死猫之臭毒，故在東南熱氣卑濕，一到首夏，迄於初秋之時，光熱吸引，遂使一切不正之雜氣升降，流上下之間。……其傳染也，始則風爲之媒介，或水爲之媒介，病人之口氣、汗氣、糞溺之氣，及其衣服器具，在在皆可以傳播者也。"[99] 換言之，認爲温濕、地氣，這種從地而昇的濕熱相鬱蒸之污濁穢氣，是疫氣、雜氣的成分。這個自古已有模糊的輪廓，元以後日漸清晰的傳統觀念已牢不可破。而被認爲與"污穢"有關、能引發疾病的因素，除了傳統的溝渠污水、地裏尸氣外，漸加上如"糞溺"以及家居的床几器具、甚至衣服等這些傳統醫家不特別強調的東西，並以"風、水、人之口氣"等爲疾病之"媒介"，則較明顯是受到當時西方醫藥衛生觀念的影響。而上述這幾段話反映出清末醫家以傳統的"雜氣"説來容納部分西方衛生觀念，而不見得牽強。

（三）方土與療法

　　上文所引張從正的方土觀已清楚地反映了宋金以來醫藥的一個

〔98〕　余伯陶《鼠疫抉微》，頁 951。

〔99〕　紹興醫學會同人《濕温時疫治療法》（1913），在《中國醫學大成三編》第 3 册，頁 788～789。

重要發展，那就是五方療法之不同處，不再是《内經》中所述的爲方式
上的不同，如用砭石、毒藥、九針、導引按蹻等，而是用藥方面的差異。
換言之，宋金以後，正統醫家以藥療爲最主要的療法，已無争議。[100]
地域間的分別在於如何用藥、土產藥的特性、藥的成分與分量。醫者
拿捏的依據，主要是患者的體質與病因。在這方面，宋元醫家亦開始
有相當的討論。如南宋的李璆即認爲具西北體質之人患病要用發散
之劑，而具南方體質之人則要避免：“大抵西北地寒，土厚水深，又人食
酥酪之類者，氣常收斂故也，嶺南陰氣不收，又復卑濕，又人食檳榔之
類……病豈宜更服發散等藥，此理明甚。”[101] 元代以後醫界對南北患
者用藥的原則，可以説進一步達到了某種共識。如危亦林所説：“如南
北風土之殊，人物厚薄之異，北方土厚水深，水性沈下，人體多實而少
虚，且所餐無非肉麵，寒則衣重裘，坐暖炕，若有所治，則宜多以清凉之
劑。如南方用大黄、巴豆之屬……南方屬火，火性輕炎，人體多虚而少
實，況食不過蔬食而已，必須投以温和之藥以調之，其有習尚北方之
風，置酒終日……亦須以平昔所禀施以凉劑。”[102] 即北方人生病宜用
清凉之劑，而南方人宜用温和之劑，如遇患者有例外的習性與禀賦，則
用藥之温凉、分量等應靈活變通。這個看法，無疑已成爲後來明清醫
家的共識。

　　十六世紀的俞弁如當時主流醫家一樣，認爲南人體弱而北人體
强，對主流的療法原則作如下的説明：“昔聞老醫云：治北方之疾，宜以
攻伐外邪爲先。治南方之疾，宜以保養内氣爲本。蓋北方風氣渾厚，
禀賦雄壯，兼之飲食倍常，居室儉素，殊少戕賊元氣之患。一有疾病，
輒以苦寒疏利之。其病如脱，而快意通神矣。若夫東南之人，體質柔
脆，腠理不密而飲食色欲之過侈，與西北之人迥異，概以苦寒之劑攻
之，不幾有操刃而殺人乎？”不過俞弁也特別指出此乃一般之原則，下
藥時仍要視患者個別情形而定：“余因其言而推廣之曰，北人禀氣固
厚，安能人人皆實？南人禀氣雖薄，安能人人皆虛？學者當以權變處
治，因其虛實而藥之，斯無一偏之弊矣。”[103] 薛已更進一步認爲東南方

〔100〕　有關這方面的發展，請參考注 19 拙作 Leung 2002。
〔101〕　《嶺南衛生方》日本 1841 年重刻萬曆四年復刻本（按正德八年廣東行省刻本）（北京：
　　　　中醫古籍出版社，1983 年影印本），卷上“李待制瘴瘧論”，頁 5 上。
〔102〕　危亦林《世醫得效方》1：20 下 ～ 21 上。
〔103〕　俞弁《續醫説》4：1 下“權變處治”。

與西北方的人由於體質不同,平日的食物就應凉熱不同,東南方人由於陽氣内虛,"故宜食椒、薑辛熱之物,以助其陽也;西北之域,高陵風寒,其人腠理緻密,汗液内固,陽氣充實,不宜食椒、薑辛熱之物,反益其陽也"。[104] 清代醫家基本上亦持同樣原則。康熙時人陳士鐸認爲治法應分"東南治法"與"西北治法"兩種。所謂東南治法"以補中益氣湯加減,俱得其妙"。而西北人"一用熱劑,便覺口鼻雙目火出。故治法與東南人迴別"。[105] 十八世紀初的《醫學階梯》中也這樣説:"烏知東南氣熱,可服熱藥,西北氣寒,可服寒藥。"[106] 作爲初學醫者的基本用藥原則。但明末的張鶴騰則認爲南方之暑病如用熱劑,猶如以火助火,應因地氣而調整治法:"……故四方風氣,各有偏勝,秦晉地氣寒,遂寒病多而暑病少。吴越滇黔及粤地氣暖,故寒病常而暑病獨劇。至八、九月猶如伏時, 彼中盲醫不知, 率以治寒熱劑投之,以火助火……至不可救……地氣不同,治法亦異……"[107] 提出了更細膩的、按地氣與天候不同而施的治法。可以説,基本上元以後的醫家對身體的稟賦與起居環境間之密切關係已有相當牢固的看法,對不同藥劑適用於不同環境出現的疾病、不同生態産生不同藥力的藥品也有一定的原則。只是越到後期,在此大原則之下的變通用藥法有更細膩、更多元的發明。

與此同時, 醫家對於特别的藥物的性質以及其適用於何種風土的疾病,也漸漸發展出一套趨於固定的原則。大致上, 醫家多認爲治北方型體質之人以汗、吐、下等方式爲主,而用藥多基於這個原則。元代朱震亨提出"倒倉法"這個"出於西域之異人"的療法,是一例子。所謂"倒倉", 就是將腸胃中所積之物完全傾去:"傾去積舊而滌濯, 使之潔净也。"其法是令患者飲以黄牡牛肉所熬之净汁數十鍾, 然後令其吐或瀉:"……病在上者, 欲其吐多;病在下者,欲其利多;病在中者, 欲其吐下俱多。"[108] 朱震亨雖然指出此方來自西域,但並没有認爲較適合西北型體質。而到了明中期, 醫家即認爲這種療法只適合北方體壯之人,而東南體弱的人不能採用。俞弁即説:"至如倒倉一法,丹溪自云得之西域異人, 近世余目擊士夫

〔104〕 王綸《明醫雜著》,薛己注,頁 76 ~ 77。
〔105〕 陳士鐸《石室秘録》(北京:中國中醫藥出版社,1996),頁 157。
〔106〕 《醫學階梯》1/體:方 11 下。
〔107〕 張鶴騰《增訂葉評傷暑全書》,頁 406。
〔108〕 朱震亨《格致餘論》,在《丹溪醫集》,頁 37 ~ 38。

數人信行此法，死者相繼。……噫，西域之人，殊方異域，風氣不同，稟賦亦異，此法豈可行於東南柔弱之人乎？"[109] 較早的戴元禮也認為北方型體質之人宜用發汗的藥，包括蒼朮、麻黃等："春病曰溫，夏病曰熱，不出此諸證，但因時而異其名耳……北人初得病，以蒼朮、麻黃并用相半，為發汗第一義，才覺壯熱，便用防風通聖散。南北殊俗，其稟受素實故也。"[110]

有關藥療的原則，可說是元以來醫家爭論不休的重點之一。例如一些醫家認為除蒼朮、麻黃外，如薑、附子、桂等適合用於北人，而芩連等宜用於南人。[111] 但是也有醫者認為東南之人應常服胡椒、薑、桂等以"劫濕"，北人本身陽氣充實，不宜食椒、薑辛熱之物，"反益其陽"。[112] 爭論的重點多放在南北人不同的體質以及西北與東南地域不同的地氣之上。而五運六氣的觀念又特別宜於醫者用來說明藥性與環境、五臟的關係。如明中葉俞弁指出一"純陽仙方"，並認為"此方純陽真人所授，何西北之人，服者多效，東南之人，服者幾危？其理殆不可曉。余曰，西北水深土厚，稟氣盛，是以烏附薑桂之劑，可以勝之。脾惡濕得燥則愈。南方稟氣弱，木動火明，陽氣易昇，投之為害甚矣。故曰，天有四時，寒暑迭用，地有五方，高下隨宜，此之謂歟。"[113] 抽象的運氣理論加上具體而多樣的方土環境，為醫者提供了對療法無窮解釋的可能性。

另一個醫家常引用的藥療案例，就是北宋蘇軾(1036～1101)曾大力鼓吹的"聖散子"方，此藥劑以茯苓、薑、附子、麻黃、蒼朮、白朮等十幾種草藥煎成。他自稱謫居黃州(今湖北)時碰上連歲大疫，以此劑存活無數。據他所述，此劑"平旦於大釜中煮之，不問老少貴賤，各服一大盞，即時氣不入其門，平居無疾。能空腹一服則飲食倍常。百疾不生"。[114] 蘇軾顯然對藥療與方土關係並不敏感，但是到了金元之後蘇軾在這方面的"疏忽"即成為醫界眾矢之的。南宋的陳言即認為此劑

〔109〕 俞弁《續醫說》1：3 下。
〔110〕 戴原禮《祕傳証治要訣》(北京：中國中醫藥出版社，1998)，2：37。
〔111〕 持此看法的有俞弁《續醫說》7：1 上；張璐《張氏醫通》，頁80。
〔112〕 見王編《明醫雜著》1：3。為王綸此書作注的薛己亦同意王之看法。
〔113〕 俞弁《續醫說》7：1 上。
〔114〕 "蘇氏聖散子方"自序，在丹波元胤《中國醫籍考》(1826 年初刊)(北京：人民衛生出版社，1983〔1956〕)，頁579。

"似治寒疫""抑或方土有所偏宜,未可妄用也"。更舉出北宋末宣和年間,此劑因蘇軾而盛行於京師(開封),導致"殺人無數"。[115] 事實上北宋滅亡之後,無論北金或南宋的醫家都批評北宋時代流行的醫方,被批評的重點之一就是這些藥方偏重燥熱之劑,忽略藥性應配合方土、稟賦等纔得到正面發揮。後明代薛己也舉出與宣和相似的例子:嘉靖年間(十六世紀)南京大疫,"煎聖散子普濟,老幼並服,來者接踵,死者塞途"。他的結論爲:"此方因嶺南風土而作,且浙之與廣,相去萬里,殊域異方⋯⋯豈有概一治而無誤者哉!"[116] 換言之,用藥原則不只是南北之分,而必須按更細緻的個別地理生態環境及風土習俗而有所不同。蘇軾忽視藥劑與方土之間的重要關係,成爲元以後藥療法的重要的反面教材。[117]

此外,元明以後醫家對藥物的討論更注意產地對藥性與特別風土病療效的影響。如嶺南的檳榔、大風子等即成爲醫家心目中典型具強烈產地特性、並對風土病有療效的藥物。如《醫學階梯》作者張叡認爲檳榔"大有解瘴下氣之能",並且批評一些醫者認爲檳榔爲剋削之物:"檳榔有鮮而力大者,有枯而力小者,地土不同,生熟各別,烏得盡謂檳榔之不良也哉? 此推之南北不可不分,方土不可不別。善療病者詎可忽諸?"[118] 至於大風子,元以來被認爲是治癘疾的有特效藥物。[119] 由於大風子主要是生長在南方,被認爲是極熱之藥。李時珍認爲此長於南海諸島的藥"辛、熱、有毒"。而對癘疾有專門研究的明中葉醫家沈之問,則認爲:"大風子⋯⋯生於東海日出燥炎之地,故性大熱,能直入肌骨殺蟲袪濕,夷人稱爲丟子,當果食之以治百病,蓋海島之俗食生物者腹多蟯蟲之毒,服此以蕩滌之,如閩廣人食檳榔以御風瘴也。"[120] 相反地,產於中州的地黃,則被

---

[115] 陳言《陳無擇三因方》6:7 上～下"聖散子"。

[116] 王綸《明醫雜著》,薛己注,頁80。

[117] 對蘇軾用"聖散子"的批評,不絶於醫書,十八世紀的醫學入門書《醫學階梯》即以同一例來説明施藥必須考慮方土:"烏知東南氣熱,可服熱藥,西北氣寒,可服寒藥。故聖散子東南疫癘用之,其功更效。西北疫癘,用之死者接踵。"《醫學階梯》1/體:方土1下。

[118] 《醫學階梯》1/體:方土2下。對檳榔作爲解瘴之物的批評,宋元間的《嶺南衛生方》中已提及。

[119] 有關大風子治癘之簡史,參看拙作《中國麻風病概念演變的歷史》,頁417～419。

[120] 《本草綱目》35:49。沈之問《解圍元藪》(1550 初刊),裘慶元輯《三三醫書》(北京:中國中醫藥出版社,1998 重刊本)第3冊,頁459。

明清醫家認爲"得土氣最厚……熟則性平，能補五臟之真陽，尤有益於多血之臟，得非脾胃藥耶?"[121] 方土與本草的關係本來就是一重要而複雜的課題，元以後本草學的突出發展，是否多少與醫家在"五運六氣"理論之外對方土與藥性問題有更深一層的反省與發明有關，相信是值得探究的歷史問題。

明清醫者不但認爲用藥應注重方土之別，也很自然地認爲不同醫家的療法適合不同方土的病人。一個流行的看法，就是漢代張機《傷寒論》的用藥原則已不合時宜，亦非放諸五方皆準。明中葉繆希雍的看法有一定的代表性："……漢末去古未遠，風景猶厚，形多壯偉，氣尚敦龐，其藥大都爲北方感寒即病而設，況南北地殊，厚薄不侔，故其意可師也，其法不可改也。循至今時，千有餘年，風氣澆矣，人物脆矣，滬在荆、揚、交、廣、梁、益之地，與北土全別，故其藥則有時而可改，非違仲景也，實師其意，變而通之，以從時也……"[122] 張機的藥療原則自明代以來的確漸被部分醫家認爲有時間上與空間上的限制，已不太符合中原以外的方土環境。而金元時代醫家之療法則取而代之，成爲標準療法的主要參考。繆希雍一流所要强調的就是診斷與療法必須注意患者所處的風土，以及靈活地配合不同藥性的藥物。這方面需要的知識與經驗必然是多方面的，因此不同醫者的診斷與治療原則適合不同體質、不同風土的疾病的看法漸成爲主流看法。如沈之問就癘風一症認爲："癘風多種所由不一。且如北人剛勇而地高燥，南人風氣柔弱而地卑濕，閩廣多有嵐瘴蟲毒之氣，江淮常受海水寒冰之傷，海島風濤，山溪妖魅貽害無窮。丹溪專攻外感，理氣清陽，利於南方；東垣端理內傷，導痰去濕，利於北方。"[123]

這種看法顯然在明代很流行，以致也帶來反對的聲音。如王綸（1484 年進士）在他的《明醫雜著》中就說："今人有言，東垣之法宜用於北，丹溪之法可行於南，如何? 曰：東垣北醫也，羅謙甫傳其法，以聞於江浙；丹溪，南醫也，劉宗厚世其學，以鳴於陝西。果如人言，則《本草》、《內經》，皆神農、黃帝、岐伯之說，亦止宜施於北方耶? 夫五方所

〔121〕　程杏軒《醫述》（1829 初刊）（合肥：安徽科學技術出版社，1983），16:1103。

〔122〕　繆希雍《神農本草經疏》2:45。

〔123〕　沈之問跟著指出幾位早期的醫者的療法對個別的證狀有效："孫真人、王好古、許旌陽、抱朴子等，或以殺蟲排毒，或專補血壯元，或惟調氣清神，各有大意，而製方無不驗然。"《解圍元藪》2:459"藥病總說"。

生異病,及治之異宜,《内經》異法方宜論、五常政大論,已詳言之矣。又如北方多寒,南方多熱,江湖多濕,嶺南多瘴,謂其得此氣多,故亦多生此病,非謂北病無熱、南病無寒也。至於治寒以熱、治熱以寒,則五方皆同,豈有南北之異耶?"[124] 俞弁甚至認爲局方[125] 並不應被全部否定:"今遂以局方例不可用,或者有宜北不宜南之説。殊不知《内經》治寒以熱,治熱以寒,微者逆之,甚者從之。權變得宜,消息以爲治,安可限以南北之分,而無寒熱之異哉?原禮蓋得丹溪之心法者,其有取於局方,非苟然也。"[126]

但是俞弁爲局方所作的辯護以及王綸的看法在明清以來似乎不據主導地位。醫法應按不同方土靈活配合不同藥性藥物的看法顯得日益重要。到了清代,這個看法更爲流行。清初的張倬認爲:"大抵東方所稟孱弱,宜宗東垣(李杲)、復菴(戴思恭),而丹溪(朱震亨)則宜於江之左右,新甫(薛己)則偏宜江南。若河間(指劉完素)、戴人(指張從正)之法,非西北資稟剛厚人,斷斷不可用也。"[127] 乾嘉間的周魁在其《溫證指歸》中亦同樣指出南方醫家之治法不適合治療北方之疫病:"不知吳方本爲火化之病而立,非可概治他病也。如紀曉嵐先生筆記云,乾隆癸丑春夏間,京師多疫,以張景岳法治之,十死八九,以吳又可法治之,亦不甚驗。"[128] 至於南北疾病與療法有基本分別的此一看法,成爲清後期"南病"或"溫病學説"傳統的基礎,並非本文主要的旨趣,同時 Hanson 等對此已有研究,[129] 不必多贅。

三、結 論

元以後醫家的方土觀强化了西北與東南的對比,他們認爲西北水

〔124〕 王綸《明醫雜著》3:100。

〔125〕 局方應指北宋之《和劑局方》,但亦泛指北宋流行之官方出版之藥方,其中所利用之藥材多被認爲屬燥熱之類。

〔126〕 俞弁《續醫説》1:4 上～下"和劑局方"。

〔127〕 張倬《傷寒兼證析義》,"方宜",頁 327。

〔128〕 周魁(杓元)《溫證指歸》,在《中國醫學大成三編》第 3 册,頁 474。

〔129〕 在 Hanson 之前大陸學者對此已有一些研究,如鄧鐵濤《溫病學説的發生與成長》,《中醫雜誌》5.5(1955);任應秋《論溫熱學派》,《廣東醫學》9.2.(1963);王于民《溫熱學説的起源及發展》,《資料匯編》1(1978);賴顯榮《吳鞠通是怎樣繼承葉天士經驗的》,《浙江中醫藥》6.3(1978);張志遠《溫病學派四家傳》,《山東中醫學院學報》1(1981);沈慶法《溫病學説對"傷寒論"的發展》,《中醫函授通訊》3(1984);王景洪《試論溫病學派的貢獻及局限》,《陝西中醫學院學報》3(1986)。上述資料來自《醫學史論文資料索引》上下二輯。中國中醫研究院編,1989,頁 102、141。

土高爽,外在致病因素較少,人的稟賦又較强,不易産生疾病。而東南方人的稟賦較弱,容易被卑濕水土所産生的各種致病因素影響。明清主流醫家主要是南方人,南方醫家認爲南方的水土不利於健康,與同期西方環境主義醫家的立場大異其趣。西歐環境主義者多認爲本身所屬之風土是對健康最有利的環境,這與歐洲近代民族國家(nation-state)的發展有密切關係。[130] 而中國這個古老的帝國,直至明清仍以西北及北方爲文明的起源,雖然當時無論在經濟上、文化上,東南甚至嶺南地區已是較發達的地區,但是歷史上的政治與文化中心仍然被視爲有最强元氣的地域。尤有進者,金/南宋時代醫學理論的新發展主要在北方,元以後的醫家多以金元傳統爲正宗,亦在一定程度上加强了南方水土與南人體質較劣的刻板式的"偏見"。

然而,正由於這種對東南方土的"偏見",東南地區的環境與疾病成爲元代統一天下後醫界探討病因的一個焦點。造成明清主流病因探討的新發展,主要建立在對南方環境的觀察之上。北方水土深厚、人强壯,不易因外在因素(環境)而生病的這個看法使醫者減低對北方致病環境的興趣。相反地,南方水土是主要致病的外在因素這個强烈信念,使得醫家的注意力集中在南方的環境上。這也是爲甚麼朱震亨提出與"土氣"有緊密關係的"濕熱"是主要致病因素。後來有關疫病成因探討的發展,主要亦是從這個元以來的傳統演變而來。當然,這些發展,也正配合了元以後主流醫家主要是南方人的這個趨勢。

西方在近代醫學革命,特別是有關細菌理論提出之前,許多有關環境與疾病的看法,與中國明清時期的看法很相似。例如西方第一期的環境主義者(約 1660～1733)認爲疫病的發生來自土氣、地裏尸氣的蒸發(emanations from the earth)。這種看法成爲十八世紀流行西方的"臭氣"或"污穢之氣"(miasma)理論的依據,環境主義醫者先認爲污染的空氣是觸發疾病的因素,後來認爲空氣本身就是疾病的直接的、主要的來源。[131] 這與明清期間醫者從探討"濕"、"熱"、

[130] Andrew Wear, "Making Sense of Health and the Environment in Early Modern England,"
       in A. Wear ed. , *Medicine in Society. Historical Essays* (New York：Cambridge University
       Press, 1992), p. 126.
[131] Riley, 1987, pp. 10, 13, 15.

"土氣鬱蒸"等致疾的因素,到提出"從地而起"的"方土之氣"的"雜氣"、"癘氣"等概念,有異曲同工之妙。[132] 兩者均以發生疫疾的方土地勢、氣候、人爲的污染等因素,作爲主要的參考,但兩者都無法清楚而具體地爲"雜氣"、"污穢之氣"或 miasma 下定義。

然而東西方雖然對環境作爲致疾因素在同一時期有很類似的看法,但是在應用研究結果方面,卻有基本的差異。西方社會顯示出典型啓蒙式的積極與信心,開始致力於"治理"或"改良"外在環境。西方的政權很快就以公共政策落實環境醫家的某些結論,爲近代公共衛生的起步做了準備。他們利用仍未完全科學化的工具,如以尚未完全精確的統計方法來收集與分析各類包括氣候變化、死亡率等資料。同時努力改善公共空間的衛生環境,如改良下水道、疏通死水、改善空氣流通、定期清理公共用地等。雖然這些改良環境的嘗試從今天的角度看來,由於技術上的限制,成果仍非常有限,但是史學者相信對十八世紀死亡率的降低有一定的貢獻。[133] 然而中國的醫者雖然自元以來對環境與疾病的關係也極爲注意,但是並沒有激發起改善環境的動機。中國醫家對方土與疾病的探討所得到的結論,仍然主要應用在療法上面,而非在預防上面。中國醫者的討論亦沒有影響中央或地方的政權,並沒有催生系統性的"預防"性的公共政策。[134] 在對付疫病的成果方面,東西方在十九世紀中之前的差別可能並不太大,但在試圖改善染疾問題方面,兩者所採用的方式自十七世紀開始就有較大的差異。這再次說明了醫療史與政治制度、社會史之間的不可分的關係。

中國與西歐的這個差別背後當然隱藏著許多複雜微妙的文化上的差異。不過一個比較明顯的背景上的差別,很可能是城鄉之別在

─────

〔132〕 筆者認爲"雜氣"的概念比"癘氣"更接近西方近代 miasma 的概念。Miasma 並沒有指涉特定氣候或區域的敗壞空氣,可能發生在任何被認爲不衛生的環境。而中國"癘氣"主要指涉嶺南這個特定地理環境的致病毒氣。"雜氣"從地而起,是一方之土氣,觸者無不生病,唯一與 miasma 不同之處是它無色無味,而 miasma 往往被認爲有臭味。

〔133〕 Riley, 1987, pp. 29~30, 138, 151.

〔134〕 一個可能的例外是清後期的地方助葬會、施棺組織的大量出現,參看拙作《施善與教化──明清的慈善組織》(臺北:聯經出版事業公司, 1997),頁 228~230、256。我從方志中統計出明清時代地方施棺局至少有 589 個, 1850 年前共 355 個,此後至清末共 234 個,最早記載在 1564 年的江蘇。

性質與量方面在兩個文明裏基本不同。[135]　近代西歐醫學環境主義者的焦點之一是城市的不良環境，主要的致疾因素被認爲多在都市人口稠密之區，而改良環境的對象亦主要是都市環境。明清醫家對方土的關注卻依然主要是地理環境的差異，而非城鄉差異。我們極少讀到十九世紀中葉以前醫家描寫都市環境與疾病的關係。明中葉的非醫家如葉權（1522～1578）甚至認爲嶺南瘴氣問題比宋代已大爲改善，因爲移民漸多，"人氣盛而山毒消，理也。"[136] 就是説，越是人氣稀薄的土地與環境，越是對健康不利。這個看法與十七、十八世紀西方環境醫者的看法剛好背道而馳，也當然不會帶來改善都市環境的理論依據。

　　換言之，西方與中國醫者均將注意力放在他們認爲對健康最不利的環境之上，探討疫病的成因。前者針對都市環境，而後者則針對東南、嶺南方土。當然，後來西醫隨著帝國主義的發展亦將注意力轉至"熱帶"地區的疾病，發展爲"熱帶醫學"。[137] 有趣的是，儘管這兩類不同的"方土"在客觀條件上各有不同，雙方醫者的觀察卻有多處類似。可見在西方醫學革命之前，中國與西方人對身體與環境之間關係的分析，是建立在差別不大的知識基礎之上。要解釋兩者爲何以不同方式來落實類似的觀察結論，必須從醫學知識以外的因素去探討，特別是社會與制度上的不同。

※ 本文原載《第三屆國際漢學會議論文集》，臺北：中央研究院歷史語言研究所，2002 年。
※ 梁其姿，法國高等社會科學研究院歷史研究所博士，中央研究院歷史語言研究所研究員。

---

[135]　城鄉之別除了在客觀上，西方的都市化比中國更密集與明顯外，也很可能關係著十八世紀以來的西歐人，尤其是英國人對自然的一種新嚮往及對都市生活、污染等的批判。參看 Keith Thomas, *Man and the Natural World: A History of Modern Sensibility* (New York: Pantheon Books, 1983), pp. 243~246、253。

[136]　《賢博編》，在《明史資料叢刊》第 1 輯，（中國社會科學院歷史研究所，1981），頁 196。劉士永在《清潔與衛生：殖民政府對臺灣社會清潔觀念的改造》（中央研究院歷史語言研究所主辦《"潔浄"的歷史》研討會論文，1998 年 6 月 11～12 日）中也提到漢族移民開拓臺灣的信念之一也是人氣的增加能減少瘴氣的威脅。

[137]　事實上，西方在資本主義與殖民主義聯手征服世界的十九世紀後期時纔發展出一套"熱帶醫學"的理論，是西方醫學中唯一以特定地理範圍定義的專科。見 David Arnold, *Warm Climates and Western Medicine: The Emergence of Tropical Medicine*, 1500~1900 (Amsterdam-Atlanta: Rodopi, 1996), p. 3。

"疾疫"與"相染"

——以《諸病源候論》爲中心試論魏晉至隋唐之間醫籍的疾病觀

張嘉鳳

> 生有七尺之形，死爲一棺之土，唯立德揚名，可以不朽，其次莫如著篇籍。疫癘數起，士人彫落，余獨何人，能全其壽？

——曹丕與王朗書

一、前　言

有關中國古代傳染病史的研究，前賢多以"中國古代醫學是否曾發展出與近代西方醫學相同或近似的傳染理論"爲重點進行研究，並已得到豐富的成果[1]。然而，此一前賢所提出的問題及其研究方法與目的，往往以現代西方醫學爲唯一的標準，檢視中國古代醫學的水準，判斷其優劣程度，藉以彰顯中國醫學的成就或不足。本文雖亦以"傳染"爲討論的主題之一，但是，筆者卻擬提出與前賢不同的問題，採取不同的研究方法，以特定的醫學典籍爲中心，深入探究特定歷史時期的醫者如何面對傳染性疾疫，從而研究這些醫者的疾病觀，藉此瞭解中國古代醫學在該時期的部分發展，以及疾病與醫學的互動關係。同時，筆者亦將這些醫者應對疾疫的具體方法，置入當時的歷史脈絡中討論，以便深入採擷古代社會與文化的部分風貌，進一步窺探疾病、醫學與社會之間的動態聯繫。

魏晉至隋唐時期，既曾出現昌明富强的盛世，也曾歷經政治與

---

〔1〕 謝學安《我國古代對疾病傳染性的認識》，《中華醫史雜誌》13 卷 4 期（1983，北京），頁 193～198；李經緯《〈諸病源候論〉的病因學研究》，《中華醫史雜誌》21 卷 3 期（1991，北京），頁 129～134；馬伯英《中國古代主要傳染病辨異》，《自然科學史研究》10 卷 3 期（1991，北京），頁 280～287；馬伯英《中國醫學文化史》（上海：上海人民出版社，1994），頁 571～612。

社會的動蕩，值得注意的是，當時的歷史文獻，留下許多疾疫流行
的記錄，這些史料透露出哪些重要的時代訊息？醫者身處其中，既
有觀察這些疾疫的機會，又有參與治療的實際經驗，他們如何面對
與處理這些疾疫？他們怎樣描述與分類這些疾疫？他們如何理解與
詮釋疾疫的病源及其"相染"的現象與途徑？他們的見解與當時社
會上一般人有何異同？這些異同反映出怎樣的時代風貌？爲解答上
述問題，本文擬以現存第一本病因、病理、證候學專論——隋朝巢
元方編纂的《諸病源候論》（610）——爲中心，[2] 輔以魏晉到隋唐
之間其他的醫學典籍，並兼及醫籍以外的史料，深入討論之。

二、魏晉至隋唐之間的疾疫及其影響

魏晉至隋唐之間，史册頗多疾疫、疫癘等記錄，除了威脅個人
健康之外，近則殃及親朋鄉里。例如晉朝高山令夏方年少時，"家遭
疫癘，父母伯叔群從死者十三人"；[3] 又如魏文帝書與元城令吳質：
"昔年疾疫，親故多離其災，徐（幹）、陳（琳）、應（瑒）、劉
（楨），一時俱逝。"[4] 大規模流行疾疫所帶來的災難，更可能擴及
州縣，甚而無遠弗屆。譬如晉武帝咸寧元年（275）十一月，京都大
疫，死者至十萬人；[5] 北魏獻文帝皇興二年（468）十月，豫州疫，
疫死的人數更高達十四五萬；[6] 再如唐高祖武德初年（618~627），
關中地區"多骨蒸病"，"得之必死"，甚至"遞相連染"，以至於
"諸醫無能療者"；[7] 至若唐代宗寶應元年（762），江東大疫，"死
者過半"，[8] 其情狀嚴重可見一斑。此外，史籍亦不乏短期之內疾
疫頻傳的事例，比如唐太宗貞觀十五年至十八年（641~644），竟有
十四州分別傳出疫情，[9] 勢必對當時的社會有所衝擊。

---

〔2〕 本文所採用的《諸病源候論》版本，係1988年由丁光迪等編寫、審定的校注本，關於該
　　 書之作者與版本等相關問題，請參見該校注本之《校注說明》和《校注後記》。巢元方
　　 著、丁光迪主編《諸病源候論校注》（北京：人民衛生出版社，1991）（以下簡稱爲《諸病
　　 源候論校注》）。《校注說明》，頁5~18；《校注後記》，頁1560~1589。
〔3〕 《晉書》（北京：中華書局，1974）卷八八，頁2277。
〔4〕 《三國志·魏書》（北京：中華書局，1973）卷二一，頁608注1。
〔5〕 《宋書》（北京：中華書局，1974）卷三四，頁1009。
〔6〕 《魏書》（北京：中華書局，1974）卷一一二，頁2916。
〔7〕 《舊唐書》（北京：中華書局，1975）卷一九一，頁5091。
〔8〕 《新唐書》（北京：中華書局，1975）卷三六，頁957。
〔9〕 《新唐書》卷三六，頁956。

　　既然大規模流行的疾疫帶來慘重死傷，世人遂往往爲之傷逝或焦慮。早在西漢時期王充就有"溫氣疫癘，千户滅門"之語；[10] 東漢獻帝建安二十二年（217），"癘氣流行"，曹植更有"家家有僵尸之痛，室室有號泣之哀。或闔門而殪，户覆族而喪"之歎。[11] 魏晉以降，"郡境連歲疾疫"的結果，往往造成"死者太半"或"死者枕藉於路"，[12] 不但導致"棺木尤貴，悉裹以葦席，棄之路傍"，[13] 更使得"家室怨曠，百姓流離"，人口銳減，"民户浸寡"與"郡縣荒虛，田疇蕪曠"的結果，[14] 影響經濟生產力與國力，以至於官吏"聞此之日，心若焚燎"。[15] 可見疾疫流行是當時社會不安與政治動蕩的原因之一。

　　大規模流行的疾疫影響人類歷史，亦可從軍事活動得到例證。兩軍對峙，衝鋒殺敵與短兵相接固然帶來傷亡，除此以外，軍士死傷的主要原因，還包括疾疫，疾疫所折損的人數，甚至較之戰死者猶多。魏晉以迄隋唐之間，史籍不乏此類記載。例如赤烏九年（246），孫權出兵圍珠崖及夷州，結果造成"士疾疫死者十有八九"。[16] 又如隋高祖開皇十八年（598），"漢王諒師遇疾疫而旋，死者十八九"。[17] 由此可見，征途之中，疾疫帶來的死亡率，確可能比兩軍厮殺更爲慘烈，無怪乎一旦有疾疫流行的傳言，軍隊中往往出現騷動。[18]

　　敵軍對壘交鋒之際，疾疫肆虐導致人口損失，尤以圍城之戰最巨。抵禦外侮的一方因爲閉城鏖戰，封閉對外的聯繫，城內人口過度聚集，又因飲食、用水與衛生等問題，遂淪爲疾疫肆虐的溫床。譬如梁武帝逐步完成其霸業的過程中，郢城在請降之前，"將佐文武男女口十餘萬

〔10〕　王充著，黄暉校釋《論衡校釋》（臺北：臺灣商務印書館，1968）卷二，頁42。
〔11〕　《曹植集校注》（北京：人民文學出版社，1984）卷一，頁177。
〔12〕　《梁書》（北京：中華書局，1973）卷五二，頁758；《舊唐書》卷五，頁110。
〔13〕　《梁書》卷五二，頁758。
〔14〕　《三國志·魏書》卷一，頁32；《三國志·吳書》卷五七，頁1335～1336。
〔15〕　《三國志·吳書》卷五七，頁1335～1336。
〔16〕　《三國志·吳書》卷六〇，頁1383。
〔17〕　《隋書》（北京：中華書局，1974）卷二，頁43～44。雖然《北史》對於該次疾疫死亡人數的記載僅有"死者十二三"，但此疾疫促使"漢王諒師遇疾疫而旋"則一也。參見《北史》（北京：中華書局，1987）卷一一，頁422。
〔18〕　《三國志·魏書》卷一五，頁481注2。

人,疾疫流腫死者十七八";[19] 再如梁武帝時侯景叛變,"初,城圍之日,男女十餘萬,貫甲者三萬,至是疾疫且盡,守埤者止二三千人,並悉羸憊"。[20] 可見疾疫確曾在圍城戰爭中造成嚴重傷亡,而軍民的大量損耗則或直接影響戰爭成敗。魏晉至隋唐之間,疾疫決定戰爭的勝負,[21] 其最著名者莫若赤壁之戰,曹操軍隊因"大疫,吏士多死者",被迫引兵北返,劉備遂取得荊州與江南諸郡,[22] 天下鼎足三分的局勢至此底定,影響深遠。

歷經許多疾疫的肆虐,魏晉至隋唐時人並未低估疾疫對軍事與政治的重大影響,因此,在研商或決定作戰策略時,常常將疾疫因素列入考慮。譬如黃龍三年(231),公孫淵再度叛變,孫權意欲親征,薛綜指出公孫氏所在之地"鬱霧冥其上,鹹水蒸其下","善生流腫",甚至"轉相洿染",孫權遂聽其勸諫,取消親征。[23] 又如唐貞觀元年(627),唐太宗下詔發江淮甲卒征討馮盎,魏徵以"天下初定,創夷未復,大兵之餘,疫癘方作"爲理由之一,建議唐太宗罷兵。[24] 此外,不僅中土人士慮及大規模疾疫,經常入寇唐朝的吐蕃因曾受阻於疾疫,"及春則多遇疾疫而退",於是其寇邊的時機"恒以秋冬"。[25]

除了軍事活動之外,旅行與遷移亦促使人們更直接地面臨疾疫的衝擊。魏晉以降,北方人士開始較積極地向南開發與遷徙,在此一北南接觸與交流的過程中,南來之北人或因無法適應南方的氣候與地理環境,遂遭遇許多特殊的疾病問題,[26] 嶺南地區常見的"瘴癘"最爲著例之一。當時北人前往南方,不少罹患"瘴癘"的實例。例如隋朝征流求,"士卒深入,蒙犯瘴癘,餒疾而死者十八九";[27] 又如唐代醫者王燾

[19] 《梁書》卷一,頁11;《南史》(北京:中華書局,1975)卷六,頁174。

[20] 《南史》卷八〇,頁2006。

[21] 疾疫決定戰局勝負,尤其是傳染性疾疫影響軍事作戰與政局變化最爲顯著,參見 W. H. McNeill, *Plagues and Peoples* (Garden City, N. Y. : Anchor Books, 1976)。

[22] 《三國志·魏書》卷一,頁30~31。

[23] 《三國志·吳書》卷五三,頁1253~1254。

[24] 《新唐書》卷一一〇,頁4113;司馬光《資治通鑑》(北京:中華書局,1976)卷一九二,頁6138~6139。

[25] 《舊唐書》卷一九六,頁5256。

[26] 關於南方地理環境與疾病的關聯,請參見蕭璠《漢宋間文獻所見古代中國南方的地理環境與地方病及其影響》,《中央研究院歷史語言研究所集刊》第63本第1分(1993,臺北),頁67~171。

[27] 《隋書》卷二四,頁687。

貶守房陵量移大寧郡途中，"自南徂北，既僻且陋"，"提攜江上，冒犯蒸暑"，造成"染瘴嬰痾，十有六七，死生契闊，不可問天"的慘劇。[28] 既有前車之鑒，北人遂對於南方種種的"疫"或"(瘴)癘"心生恐懼。譬如隋朝酷吏厙狄士文發摘奸隱，得千餘人而奏之，悉配防嶺南，親戚相送，哭泣之聲竟聞於州境，果然"至嶺南，遇瘴癘死者十八九"；[29] 又如唐代容州以南相傳"尤多瘴癘，去者罕得生還"，俗諺更云："鬼門關，十人去，九不還。"[30] 上述許多北人南行因瘴癘致死的報導或傳聞，不斷加深北人對南方及該地之"瘴癘"的憂懼，此一心態的具體表現，譬如前往嶺南者不與父母同行，以此爲孝道的表現；[31] 又如丈夫"遠投瘴癘，恐無還理"，行前叮囑妻子改嫁。[32] 既然人們對於嶺南即瘴鄉的印象如此深刻，"恐不得生還見顏色"，[33] 即便知悉"廣州包帶山海，珍異所出，一篋之寶，可資數世"，卻因該地"多瘴疫"，導致"人情憚焉"，"唯貧竇不能自立者，求補長史"，或乃有罪之人始遠謫瘴鄉，以至於時人有"前後刺史皆多黷貨"之説。[34]

魏晉以降，中土人士多相信"深山窮谷之處多毒癘之物，氣則有瘴癘"。[35] 何以如此？根據當時人的解釋，乃因那些遙遠而陌生的環境，或"水土氣毒，自古有之"，[36] 或乃"土地下濕"，[37] 或由於"南土下濕，夏月蒸暑，水潦方多，草木深邃"，[38] 於是人們認爲這些區域"疾疫必起"，[39] "兵入民出，必生疾病"，[40] 其"善生流腫，轉相泞染"，"凡行海者，稀無斯患"，[41] 以至於"人尤夭

〔28〕 王燾《外臺秘要方》，收入《景印文淵閣四庫全書》736 册（臺北：臺灣商務印書館，1974），《原序》，頁 1。
〔29〕 《隋書》卷七四，頁 1692～1693。
〔30〕 《舊唐書》卷四一，頁 1743。
〔31〕 《舊唐書》卷六五，頁 2441～2442。
〔32〕 《舊唐書》卷一九三，頁 5138～5139。
〔33〕 《新唐書》卷二二四上，頁 6379～6380。
〔34〕 《晉書》卷九〇，頁 2341～2342。
〔35〕 張華著，范寧校證《博物志》（北京：中華書局，1980），《佚文》，頁 133。
〔36〕 《三國志·吳書》卷五三，頁 1253～1254。
〔37〕 《隋書》卷三一，頁 887。
〔38〕 《魏書》卷三五，頁 819～821。
〔39〕 《魏書》卷三五，頁 819～821。
〔40〕 《三國志·吳書》卷六〇，頁 1383。
〔41〕 《三國志·吳書》卷五三，頁 1253～1254。

折".[42] 當時的醫者也將某些疾病歸因於地理環境,譬如"(嶺南)土地卑下,風濕之氣,易傷於人"與"南地暖……雜毒因暖而生".[43] 這些將南方、嶺南之"下濕"與疾疫相關的普遍見解,加上前述許多前去南方染疫致死的實例,遂不斷增深時人對於南土卑濕與南方多疫的印象,[44] 以及"人多畏病"與"南方有疫,常言'吾往南方,則不生還'"的心態與焦慮。[45]

魏晉以來,時人不獨對於"不毛之地,疫癘之鄉"或殊方異域留下"多疫"的印象,即便在中原地區,亦有一些地域在特定的季節或特殊的氣候與環境之下,發展成爲疾疫的溫床。例如盛夏時節,"江淮下濕,疾疫必起"[46]與"(江東)土地卑下,風濕之氣,易傷於人"即是。[47] 若將此與上述時人與醫者對於南土卑濕與南方多疫的印象相互參照,則益加凸顯當時人們多將疾疫歸咎於氣候與地理環境之"卑下"或"濕"的因素,以及相信特定區域"多疫"之事。

上述許多流行於魏晉至隋唐之間的疫、疾疫、疫癘或瘴癘,從現存文獻有限的內容與脈絡來看,無法確知它們是否均有傳染性,惟其中應不乏傳染病,今人受限於史料,往往不易考察古代疾病的種種實況,然而有些時候史家還是會不經意地提供重要的訊息。例如前述唐代武德初年關中地區出現"遞相連染"的"骨蒸病",單憑史家的記錄,吾人難以重建該病的主要輪廓,不過該文獻卻透露當時人或史家將"骨蒸病"理解爲傳染性疾病,在這樣的情況之下,相對而言,與其以各種方式臆測該疾病及其是否真能傳染,不如深究時人或文本作者如何理解該疾病以及是否將之視爲傳染病。於是,即便魏晉至隋唐之間史料提供的資訊有限,但是從其脈絡來判斷,吾人不難發現所謂的"疫"、"疾疫"、"疫癘"或"瘴癘"多有大規模流行的特色;同時,其規模較大者,不僅在短期間內即帶來慘重的死傷,禍及個人生命安危與家族興

〔42〕《隋書》卷三一,頁887。

〔43〕《諸病源候論校注》卷一三,頁416;卷一○,頁336。

〔44〕 此一南土卑濕與南方多疫的歷史記憶與刻板印象,經年復歲之後,不免摻雜若干的想像成分。關於漢族群對於中國南方異己的歷史記憶、刻板印象與想像,請參見王鵬惠《族群想像與異己建構:明清時期滇黔異族書寫的人類學分析》(臺北:臺灣大學人類學研究所碩士論文,1999)。

〔45〕《三國志‧魏書》卷一四,頁436注2。

〔46〕《晉書》卷四○,頁1169~1170。

〔47〕《諸病源候論校注》卷一三,頁416。

衰存續,甚至還影響及社會、經濟、政治與軍事等活動。因此,當時社會普遍瀰漫著對大規模流行疾疫的焦慮與畏懼,人們遂多向宗教、巫與方術等尋求應對與解決之道。[48]

其實,魏晉之前,人們早有疾疫大規模流行且導致悲劇的經驗,因而舉行特定的儀式與活動以驅避疾疫。例如《周禮·春官》:"(季冬)遂令始難毆疫",根據鄭玄的注解,"毆疫"乃"歲竟逐疫",[49]《周禮·夏官》也記載方相氏執行"索室驅疫"。這些早期驅逐疾疫的"難",或即後世儺與儺祭之源。[50] 漢代官方舉行儺祭,[51]北齊亦延續儺禮,除了方相氏與十二獸以外,還有二百四十名侲子參與,以"逐惡鬼於禁中",[52]相當具有規模。稍後隋朝亦有類似活動,[53]及至唐代大儺之禮亦然。[54] 可見此類由官方舉行的活動淵源已久。[55]透過公開的驅疫與淨化儀式,驅除眾所畏懼的"疫",以撫慰與安定人心,該儀式或有集體心理治療的功能,於是史冊特將儺列爲禮的一端,惟論者卻有"同乎越巫之祝,禮失之漸"之譏。[56]

魏晉以迄隋唐時期,除了官方的逐鬼去疫活動以外,一般民間也有許多驅避疾疫的方法。例如在"正臘旦""殺雞著門戶逐疫";[57]或"常以正月旦——亦用月半——以麻子二七顆,赤小豆七枚,置井中,辟疫病",抑或於"正月七日,七月七日,男吞赤小豆七顆,

〔48〕 關於疾疫與宗教之密切關係,請參見李豐楙《〈道藏〉所收早期道書的瘟疫觀——以〈女青鬼律〉及〈洞淵神咒經〉系爲主》,《中央研究院中國文哲研究集刊》3 期(1993,臺北),頁 417~454;林富士《試論〈太平經〉的疾病觀念》,《中央研究院歷史語言研究所集刊》第 62 本第 2 分(1993,臺北),頁 225~263;林富士《東漢晚期的疾疫與宗教》,《中央研究院歷史語言研究所集刊》第 66 本第 3 分(1995,臺北),頁 695~745。

〔49〕 《周禮》(臺北:藝文印書館,1981)卷二五,頁 3。

〔50〕 陶立璠《儺文化當議》,收入《儺戲論文選》(貴陽:貴州民族出版社,1987),頁 14~17。《周禮》所記之事,雖不盡然即是史實,然而從漢代以降的儺推溯,《周禮》或鄭注在某種程度上,多少能反映古人生活之側影。

〔51〕 《後漢書·禮儀志》(北京:中華書局,1973),頁 3127~3128。

〔52〕 《隋書》卷八,頁 168~169。

〔53〕 《隋書》卷八,頁 168~169。

〔54〕 《新唐書》卷一六,頁 392~393。唐代大儺的儀式、職司及其品秩,尚可參見《新唐書》卷四七,頁 1222~1226;卷四九上,頁 1296。

〔55〕 魏晉至隋唐之間,類似的禳除疾疫活動,並非中國所獨有。例如中國以南的真臘國"地饒瘴癘毒",每 5、6 月中"毒氣流行",即以白牛與羊等犧牲,祭祀於城西門外,否則"五穀不登,畜多死,人疾疫"。參見《北史》卷九五,頁 3163~3164;《舊唐書》卷一九七,頁 5271~5272。

〔56〕 劉勰著,王利器校箋《文心雕龍校證》(上海:上海古籍出版社,1980)卷二,頁 66。

〔57〕 宗懍《荊楚歲時記》,收入《四部備要》(臺北:臺灣中華書局,1971),頁 2。

女吞十四顆，竟年無病；令疫病不相染"；[58]或於五月五日以"以五
彩絲繫臂"，"令人不病溫"；[59]或在十二月八日"繫細腰鼓，戴胡
頭，及作金剛力士以逐疫"；[60]或"於門上畫虎頭書聹字，謂陰刀鬼
名可息瘧癘"；[61]或乃宣攝合和醫者之"虎頭殺鬼方"，以辟疫癘、
溫病。[62]此外，時人或在八月十四日以"朱水點兒頭額，名爲天
灸，以厭疾"，[63]以祈求兒童身體健康，避免各種疾病。以上種種
驅避疾疫的活動、風俗與祈願，一方面顯見當時不論官民均普遍憚
懼疾疫；另一方面，人們憂慮疾疫的心態，以及種種應對疾疫之道，
則具體地反映在他們的日常生活與禮俗之上。

三、魏晉至隋唐時期醫者對於疾疫的認識與分類

如上所述，魏晉至隋唐時人遭逢許多疾疫，並且普遍畏懼疾疫，
史籍亦多大規模流行的疾疫帶來負面影響，那麼當時的醫者如何認
識、描述與分類這些疾疫？這段時期的醫學文獻中，頗見"疫"、
"疾疫"、"疫癘"、"溫疫"、"瘟疫"、"時氣"等詞，究竟是指什麼
類型的疾病？

現代學者曾針對一般文獻與醫學著作中的上述名詞提出不同看
法。例如陳邦賢與史仲序主張"凡能傳染人的疾病，都叫做疫"；[64]
范行準與謝學安也採取類似的看法；[65]李豐楙認爲"疫"的造字初
誼，乃在強調其流行性與獰猛性，先秦至兩漢期間，單用"疫"字
泛指傳染性疾病，而"溫疫"與"瘟疫"的廣泛使用，乃是將傳染
病神鬼化的結果；[66]林富士則指出"疫""其實較近似現代西方醫學

---

[58] 賈思勰著，繆啓瑜校釋《齊民要術》（北京：農業出版社，1982）卷二，頁85。
[59] 宗懍《荊楚歲時記》，頁8。漢代已有此一風俗，參見應劭著，王利器校注《風俗通義校注》（臺北：漢京文化事業有限公司，1983），頁605。
[60] 宗懍《荊楚歲時記》，頁11。
[61] 段成式《酉陽雜俎續集》，收入《四部叢刊初編縮本027》（臺北：臺灣商務印書館，1965）卷四，頁133。
[62] 葛洪《肘後備急方》（北京：人民衛生出版社，1983）卷二，頁42～43。
[63] 宗懍《荊楚歲時記》，頁9～10。
[64] 陳邦賢《中國醫學史》（臺北：臺灣商務印書館，1981年臺六版），頁361；史仲序《中國醫學史》（臺北：國立編譯館，1984），頁239。
[65] 范行準《中國病史新義》（北京：中醫古籍出版社，1989），頁263～270；謝學安《我國古代對疾病傳染性的認識》，頁193。
[66] 李豐楙《〈道藏〉所收早期道書的瘟疫觀——以〈女青鬼律〉及〈洞淵神咒經〉系爲主》，頁418～424。

所謂的'流行病'（epidemic）"，"包括傳染病與非傳染性疾病"。[67] 以上學者認爲古代文獻所見的"疫"、"温疫"等詞所指的疾病，多具備傳染的、流行的屬性。

誠然，一般而言，能够在短時間内造成衆多人口感染，或甚至是帶來大量死亡的疾病，當以傳染性疾病的可能性最大。不過，由於現存歷史文獻在數量與内容方面的限制，今人不易鑒別或判斷上述語詞究竟是什麼疾病，或有否傳染性。其原因如下：首先，古代的歷史文獻經常未明確指出疾疫之名，對於疾疫症狀、特徵與病程的描述也往往不足，至於疾疫的發生率、盛行率以及死亡率，致死率、死亡分率，常常僅略述梗概，或甚至闕如，罕見精確的説明。因此，今人很難根據現存的史料，輕易鑒別古代疾疫的個別名稱或屬性。其次，即便古人明確指出疾疫之名，同名者可能同時指稱或包括不同類型的疾病，[68] 異名者或有可能是同一疾病，今人很難根據有限的史料確切地分辨之。第三，由於不同時代、地理區域之人對於疾病的命名、定義與認知可能不同，或者有所變遷，個別的醫者、學派或家承亦可能有不同之見解，不宜以偏概全。第四，古代文獻中對於疾病典型的或相關的證候以及病程之叙述，不盡相同且或有個別差異，難以一概而論。第五，古代文獻的書寫者不一定具備豐富的醫學素養，對於疾病的描述或有所不足，甚至不盡精確。第六，史家或因歷史書寫之特定體裁、格式或重點所限，對於疾病的叙述遂較爲簡略，以致今人僅知梗概，難以窺見全貌。根據以上六點，吾人不易、不宜輕率判斷上述名詞確鑿之内涵或屬性，至於若欲强以現代西方醫學的角度鑒識出特定疾病及其屬性，亦恐困難重重。

欲解決上述的難題，以掌握古代醫學文本所記載的"疫"、"疾疫"、"疫癘"、"温疫"等名詞較明確的涵義或屬性，具體的解決方法之一，乃是將這些名詞還原回其文脈中予以考察。爲了更進一步掌握上述名詞，可先從特定的醫學文獻爲研究起點，審慎分析該文

---

〔67〕 林富士《東漢晚期的疾疫與宗教》，頁 698。

〔68〕 以"癉"爲例，古代文獻至少就有所謂"黄芒癉"、"熱癉"、"蚯蚓癉"、"桂花癉"、"孔雀癉"等 40 種近似的名稱或種類。參見馮漢鏞《癉氣文獻研究》，《中華醫史雜誌》11 卷 1 期（1981，北京），頁 44～47。

本的內容與脈絡，待較精確地瞭解該文脈中"疾疫"、"疫癘"、"溫疫"等詞的內涵或屬性之後，從而檢視當代其他文獻中的類似記載，以期發掘這些名詞在該時代中爲多數人所接受的普遍意涵或個別差異。以下筆者將以隋朝巢元方編纂的病因、病理與證候專著——《諸病源候論》——爲研究的起點與中心，析論該文本中"疾疫"、"疫癘"、"時氣"、"溫疫"等名詞所指稱的疾病屬性。

過去學者研究《諸病源候論》，常直接將"疫癘病候"視爲傳染性疾病，並得出"疫癘"即"傳染"的結論。[69] 真否如此？首先，須從作者巢元方爲"疫癘病候"所下的定義著手：

> 其病與時氣、溫、熱等病相類，皆由一歲之內，節氣
> 不和，寒暑乖候，或有暴雨疾風，霧露不散，則民多疾疫。
> 病無長少，率皆相似。如有鬼厲之氣，故云疫癘病。[70]

此段文字可視爲疫癘病諸候的總綱。作者指出"一歲之內"，因節氣、寒暑失常或其他異常的氣候因素，導致"民多疾疫"，該"疾疫"即"疫癘病"。其流行的情狀爲"病無長少，率皆相似"，則此類"疾疫"之流行頗具規模。值得注意的是，上述引文中雖未直指疫癘病是傳染病，但據其"病無長少，率皆相似"的特徵，疫癘病候或較近似現今流行病學所定義的流行病，亦即同時包含傳染病與非傳染性的流行病。[71] 若再依據巢元方在疫癘病諸候徵引《養生方導引法》，以"辟卻衆邪百鬼"，"可以入溫疫中"來看，[72] 則疫癘病或有傳染性。《養生方導引法》此段文字也見引於《諸病源候論》溫病候，以此與疫癘病候"其病與時氣、溫、熱等病相類"呼應，溫病諸候能"轉相染易"，[73] 疫癘病與溫病相類，則疫癘病諸候或包括傳染性疾病。此外，《諸病源候論》痎注候指出，那些因"疫癘

---

[69]　《諸病源候論校注》卷一○，頁335注1；謝學安《我國古代對疾病傳染性的認識》，頁193；李經緯《〈諸病源候論〉的病因學研究》，頁130。

[70]　《諸病源候論校注》卷一○，頁334～335。

[71]　早期的流行病學的研究範圍以傳染病爲主，現今的流行病學則是將流行病的定義擴大，舉凡任何一種疾病，只要是它在特定的人、時、地的發生率超過正常期望值，即是流行病。關於現代的流行病學之定義、原理與方法等，請參見陳建仁《流行病學：原理與方法》（臺北：聯經出版事業公司，1999）。

[72]　《諸病源候論校注》卷一○，頁335。

[73]　同上，頁333。

之氣"而死者，"其餘殃不息，流注子孫親族，得病證狀，與死者相似"。[74] 既然巢氏以爲疫癘病患死後還能再將同一疾病"流注子孫親族"，疫癘病諸候或亦應包括傳染性的疾病。

除了疫癘病候之外，《諸病源候論》還羅列兩項疫癘病——疫癘皰瘡候與瘴氣候。巢元方指出疫癘皰瘡"亦名豌豆瘡"，"熱毒盛，則生皰瘡"，[75] 雖然他並未特別强調疫癘皰瘡具傳染性，不過，若以疫癘病總綱"民多疾疫"、"病無少長，率皆相似"的原則來看，疫癘皰瘡之流行或有相當的規模。《諸病源候論》另有時氣皰瘡候，[76] 由於時氣病具有"病無少長，多相似者"與"多相染易"的特性，因此，作者將時氣皰瘡理解爲傳染性疾病。此外，《諸病源候論》還臚列出傷寒豌豆瘡候與熱病皰瘡候兩種，傷寒豌豆瘡候源於"熱毒氣盛"，或"皆是熱毒所爲"，[77] 熱病皰瘡候則導因於"表虛裏實，熱氣盛則發瘡"。[78] 根據這樣的叙述，吾人不易分辨作者是否將此二類皰瘡視爲傳染病。巢元方在傷寒候總綱中雖未明白指出傷寒候具有傳染特性，但是在傷寒不相染易候中，卻又暗示傷寒或有傳染性，只是傷寒不相染易候中又可分出"不染著他人"與"多相染易"兩種，[79] 不知巢氏究竟將傷寒豌豆瘡歸類爲其中哪一種。至於熱病乃"傷寒之類也"，觀其總綱，巢氏並未說明熱病諸候是否具有傳染的特質。[80] 根據上述，《諸病源候論》所見的四類皰瘡，分別列於具傳染性與不具明顯傳染屬性的病候中。值得注意的是，無論其在疫癘病諸候、時氣病諸候、熱病諸候或傷寒病諸候之列，作者對於其病源與證候的叙述頗爲相近，此正與作者在疫癘病候指出的"其病與時氣、溫、熱等病相類"互相呼應。

至於瘴氣候，《諸病源候論》指出嶺南地區"地暖"，"雜毒因暖而生"，遂有瘴氣，包括青草瘴與黃芒瘴兩類，前者流行於仲春至仲夏，後者行於季夏至孟冬，其流行"猶如嶺北傷寒也"，[81] 其普

---

〔74〕《諸病源候論校注》卷二四，頁708。
〔75〕《諸病源候論校注》卷一〇，頁336。
〔76〕《諸病源候論校注》卷九，頁295。
〔77〕《諸病源候論校注》卷六，頁236～237。
〔78〕《諸病源候論校注》卷九，頁312。
〔79〕《諸病源候論校注》卷八，頁277。
〔80〕《諸病源候論校注》卷九，頁303～305。
〔81〕《諸病源候論校注》卷一〇，頁336～337。

遍與嚴重的程度，則是"土人連歷不差"。[82] 巢元方認爲當時嶺南與嶺北兩大地理區域各有地方性流行病,[83] 嶺北傷寒流行的概況，約可從漢末張仲景《傷寒論》的序文窺其一斑。張氏云："余宗族素多，向餘二百。建安紀元以來，猶未十稔，其死亡者三分有二，傷寒十居其七。"[84] 可見傷寒流行之際，患者的死亡率頗高。至若流行於嶺南的瘴氣候是否具傳染性，巢元方在瘴氣候的脈絡中並未特意強調。

究竟《諸病源候論》疫癘病諸候是否如過去的學者所説，均爲傳染性的疾病？根據筆者上述的分析，可以歸納出三點以澄清此一問題。首先，從《諸病源候論》疫癘病諸候的總綱來看，該病候既有"病無長少，率皆相似"的特質，應或兼容傳染病與非傳染性的流行病。其次，疫癘病諸候中的瘴氣候具有在特定地理區域蔓延與大規模流行兩項特點，若欲以現代西方醫學概念比擬之，則或較近似今日流行病學所定義的流行病；至於瘴氣候是否有傳染性，巢元方並未特予強調。第三，以疫癘皰瘡候爲例，其流行或頗具規模；至於有否傳染性，從巢元方的敘述中無法明確得知。根據以上三點，吾人不宜遽稱《諸病源候論》的疫癘病候諸病均爲傳染病。前賢以現代西方生物醫學觀念爲準，鑑別《諸病源候論》的疫癘病是急性、烈性傳染病。[85] 如此直觀的看法，不但未能細辨文本的内容及其脈絡，同時亦忽略古代中國醫者在不同的歷史時空與迥異的醫學知識體系熏陶下，他們所使用的語言，以及這些語言所承載的意涵，無法徑以現代的醫學語言與觀念概括之。因此，吾人在尚未審慎地分析古代文獻的内容與脈絡之前，不宜率意以現代醫學的理論與觀念徑自定位或批判之。

---

[82] 《諸病源候論校注》卷一〇，頁337。

[83] 《諸病源候論》記載的區域性流行病，還包括"脚氣"。《諸病源候論》云："江東、嶺南土地卑下，風濕之氣，易傷於人"；稍早葛洪在《肘後備急方》亦稱："脚氣之病，先起嶺南，稍來江東"。參見《諸病源候論校注》卷一三，頁416；葛洪《肘後備急方》卷三，頁56。相關研究，參見范行準《中國病史新義》，頁245～252；范家偉《東晉至宋代脚氣病之探討》，《新史學》6卷1期（1995，臺北），頁155～177。

[84] 張機著，成無己注解《傷寒卒病論集》，見《注解傷寒論》，收入《四部叢刊初編縮本021》（臺北：臺灣商務印書館，1965），頁6。

[85] 《諸病源候論校注》卷一〇，頁335注1；李經緯《〈諸病源候論〉的病因學研究》，頁130。

其次，請再以時氣病諸候爲例，分析《諸病源候論》對於疾病分類及其屬性的見解。巢元方曰：

> 時行病者，是春時應暖而反寒，夏時應熱而反冷，秋時應涼而反熱，冬時應寒而反溫，此非其時而有其氣，是以一歲之中，病無少長，率相似者，此則時行之氣也。[86]

既然時氣病諸候肇因於氣候寒暖失常，不僅“病無少長，率皆相似”，又有“多相染易”的特性，[87] 則時氣病諸候不但有大規模流行的可能，且有傳染性。據此，則《諸病源候論》中之“時氣”或“時行”，應或指傳染性疾病。

第三，再以《諸病源候論》的溫病諸候爲例。溫病候曰：

> 經言：春氣溫和，夏氣暑熱，秋氣清涼，冬氣冰寒，此則四時正氣之序也。冬時嚴寒，萬類深藏，君子固密，則不傷於寒。觸冒之者，乃爲傷寒耳。其傷於四時之氣，皆能爲病，而以傷寒爲毒者，以其最爲殺厲之氣也。即病者，爲傷寒；不即病者，其寒毒藏於肌骨中，至春變爲溫病。是以辛苦之人，春夏必有溫病者，皆由其冬時觸冒之所致也。凡病傷寒而成溫者，先夏至日者爲溫病，後夏至日者爲病暑。[88]

根據上文，巢元方將溫病、暑病（熱病）與傷寒的病因均歸咎於觸冒冬寒，惟患者的發病時間有所差別，雖然上文並未明顯強調溫病的傳染特質，但巢元方在溫病候末段引用《養生方導引法》，指出若能“常存心爲炎火如斗，煌煌光明”，不僅“百邪不敢干之”，還可以“入溫疫之中”，[89] 暗示讀者若遵從與實踐該法，則能在溫疫盛行之際避免“相染易”，可見《諸病源候論》的“溫病”與“溫疫”均或指稱傳染性疾病。若再從“溫病令人不相染易候”的內容來看，溫病“病氣轉相染易”，導致“乃至滅門，延及外人”，[90] 具有相當強烈的傳染性。此外，根據溫病諸候之一的“溫病陰陽易候”，若溫

---

[86]《諸病源候論校注》卷九，頁279~280。時氣病之“病無少長，率皆相似”，作者在傷寒候則作“病無少長，多相似者”。（卷七，頁218）
[87]《諸病源候論校注》卷九，頁302。
[88]《諸病源候論校注》卷一〇，頁318~319。
[89] 同上，頁320。
[90] 同上，頁333~334。

病患者在"新瘥未平復"時進行性行爲，則"其毒度著於人，如换
易也"。[91] 此亦作者認爲温病有傳染性的另一佐證。

根據上述，《諸病源候論》的時氣諸候與温病諸候均有傳染性，
以此與疫癘病候之"其病與時氣、温、熱等病相類"相互對照，則
"疫癘"、"時氣"與"温病"之所以相類，或即此三大病類都有大
規模流行的特色。惟筆者在上文指出，疫癘病諸候或同時兼容傳染
病與非傳染性的流行病。

第四，再以傷寒病諸候爲例，《諸病源候論》叙其病源如下：

> 經言：春氣温和，夏氣暑熱，秋氣清凉，冬氣冰寒，
> 此則四時正氣之序也。冬時嚴寒，萬類深藏，君子固密，
> 則不傷於寒。夫觸冒之者，乃爲傷寒耳。其傷於四時之氣，
> 皆能爲病，而以傷寒爲毒者，以其最爲殺厲之氣也。即病
> 者，爲傷寒；不即病者，其寒藏於肌骨中，至春變爲温病，
> 夏變爲暑病。暑病者，熱重於温也。是以辛苦之人，春夏
> 必有温病，皆由其冬時觸冒之所致，非時行之氣也。其時
> 行者，是春時應暖而反寒，夏時應熱而反冷，秋時應凉而
> 反熱，冬時應寒而反温，非其時而有其氣。是以一歲之中，
> 病無少長，多相似者，此則時行之氣也。[92]

巢元方除了説明傷寒的病源之外，還特別分辨傷寒與時氣的差異。巢
元方指出時氣有大規模流行之虞，並有"多相染易"的屬性。至於傷寒
是否也有大規模流行以及傳染的特質，雖然上文並未明確地説明，但
若參照嶺南地區瘴氣候流行的情形，"猶如嶺北傷寒也"，以及傷寒病
諸候的"傷寒陰陽易候"、"傷寒令不相染易候"，則傷寒也或有大規模
流行與"相染易"的可能。惟"傷寒令不相染易候"云：

> 傷寒之病，但人有自觸冒寒毒之氣生病者，此則不染
> 著他人。若因歲時不和，温凉失節，人感其乖戾之氣而發
> 病者，此則多相染易。故須服藥，及爲方法以防之。[93]

巢元方將傷寒細分成"不染著"與"相染易"兩類，其能相染易者
源自"歲時不和，温凉失節"。根據傷寒病候，巢元方主張四時正氣

[91]《諸病源候論校注》卷一〇，頁332。
[92]《諸病源候論校注》卷七，頁217～218。
[93]《諸病源候論校注》卷八，頁277。

皆能爲病，傷寒肇自觸冒冰寒的冬氣。但是，傷寒令不相染易候中的"歲時不和，温凉失節"，卻較接近於作者在傷寒病諸候與時氣病諸候總綱對於"時氣"的定義，何以作者在"傷寒令不相染易候"中卻指稱傷寒亦源於"歲時不和，温凉失節"？筆者認爲其可能性有三：其一，《諸病源候論》或因成於多人之手，或因後世增益或編排錯簡，致使其内容或不相協調，甚至自相矛盾；其次，或因傷寒、時氣的病源與證候相類，作者對它們之間的分際無法確切掌握；第三，在《諸病源候論》成書之前或編纂之際，時氣或原屬傷寒之一支，初從傷寒病類中分殊出來，不免仍殘存交雜相混的遺跡。上述第一項目前難以深究，至於第二項與第三項，則可與魏晉至隋唐之間其他醫學文本相互參較，以評估其可能性。

唐代孫思邈與王燾論及傷寒與時行之病源，其文字與内容均與前引《諸病源候論》傷寒病候幾無差別。[94] 該段文字亦見於漢末張仲景的《傷寒論》。[95] 顯然漢魏以來醫者的要務之一，乃在辨明並強調傷寒與時氣（時行）病源的差異。然而，魏晉到隋唐之間，醫者對於傷寒、時氣（時行）、温病（温疫、瘟疫）的分類，病源及其異同的見解，卻不免有所分歧。葛洪《肘後備急方》云：

> 傷寒、時行、温疫三名同一種耳，而源本小異。其冬月傷於寒，或疾行力作汗出，得風冷，至夏發，名爲傷寒；其冬月不甚寒，多暖氣，及西風使人骨節緩墮，受病至春發，名爲時行；其年歲中有癘氣兼挾鬼毒相注，名爲温病。如此診候並相似，又貴勝雅言，總名傷寒，世俗因號爲時行，道術符刻言五温亦復殊，大歸終止是共途也。[96]

根據上文，傷寒、時行、温疫的病源小異大同，均與冬月氣候的寒暖變化有關。其所以有"傷寒"、"時行"、"温疫"、"温病"、"五温"等不同的名稱，乃因言者身份的不同，隨之而有雅俗之別與醫道之分，葛洪似乎暗示這些疾病或能相染易。若比較《肘後備急方》與《諸病源候論》對傷寒、時行、温病病源的瞭解，葛洪對時行的

---

[94] 孫思邈《備急千金要方》，收入《景印文淵閣四庫全書》735 册（臺北：臺灣商務印書館，1983）卷二九，頁 2~3；王燾《外臺秘要方》卷一，頁 1。

[95] 張機著，成無己注解《注解傷寒論》卷二，頁 41。

[96] 葛洪《肘後備急方》卷二，頁 37。

定義，較近乎巢元方所謂的温病，葛洪對於温疫（温病）"癘氣兼挾
鬼毒相注"的見解，則與巢元方以爲疫癘病"如有鬼厲之氣"頗爲
近似。

敦煌出土的唐代醫方殘卷之一指出："凡得時行病及傷寒、温疫
之疾，皆是熱病。"[97] 可見該文作者認爲傷寒、時氣與温疫的病源
或證候相類，若從更寬廣的分類標準來看，則三者或可歸成一類，
此與巢元方在疫癘病諸總綱"其病與時氣、温、熱等病相類"的見
解近似，也與上述葛洪的意見類似。惟僅從此一唐代醫方殘卷殘存
的片段來看，無法判斷作者是否將傷寒理解爲傳染性疾病。

唐朝孫思邈《備急千金要方》在分辨傷寒與時行、瘟疫病源時，
指出：

> 《小品》曰：古今相傳稱傷寒爲難治之疾，時行、瘟疫
> 是毒病之氣，而論治者不判傷寒與時行、瘟疫爲異氣耳，
> 云傷寒是雅士之辭，天行、瘟疫是田舍間號耳，不說病之
> 異同也。考之衆經，其實殊異矣，所宜不同，方說宜別，
> 是以略說其要。[98]

孫思邈徵引《小品方》，力辨傷寒、時行（天行）與瘟疫之別，並指責其
他醫者忽略此三者之間的歧異，可見魏晉至隋唐之間，醫者對於如何
區別傷寒、時行與瘟疫的意見頗爲分歧。值得注意的是，雖然孫思邈
主張傷寒與時行、温疫不同，但是，《備急千金要方》傷寒方卻列有多條
"辟温方"，以"斷温疫轉相染著"，或"治温病不相染"，[99] 或有"治天
行疫氣方"、"治傷寒時氣温疫疼痛狀熱脈盛始得一二日方"、"治傷寒
疫氣三日已前不解方"等等，[100] 由於《備急千金要方》並未另卷標舉時
氣方或温病方，則孫思邈將時行、天行、温病、温疫與傷寒並列於"傷寒
方"，似乃將之歸爲傷寒的一種。

關於傷寒與時氣兩大病類，雖然巢元方力陳兩者病源不同，但
是從《諸病源候論》有關傷寒諸病候與時氣諸病候的叙述來看，兩
者皆以日計其證候、病程的發展、陰陽經絡的傳變以及能否痊愈等

---

[97] 不著撰人《唐人選方·乙卷》，收入馬繼興、王淑民、陶廣正、樊飛倫輯校《敦煌
醫藥文獻輯校》（南京：江蘇古籍出版社，1998），頁226。
[98] 孫思邈《備急千金要方》卷二九，頁2～3。
[99] 孫思邈《備急千金要方》卷二九，頁8～15。
[100] 孫思邈《備急千金要方》卷三〇，頁6、13。

等，形式相當近似。同時，傷寒諸病候與時氣諸病候中，至少有二十七候在名稱與證候方面頗爲相類。由此可見《諸病源候論》成書之際，傷寒與時氣雖已成爲各自獨立的疾病分類，兩者在證候、陰陽經絡傳變等方面卻仍多相似之處。

至於傷寒、時氣與溫病（溫疫）的關係，《諸病源候論》溫病候已經說明傷寒與溫病病源皆因觸冒冬寒，惟其發病季節不同而已。若從巢元方主張時氣與溫病都能相染易，且稱疫癘病與時氣、溫病相類之語來看，則時氣與溫病兩者的屬性又有相近之處。若再分析《諸病源候論》溫病諸候的敘述形式與內容，溫病也是以日計其證候、病程的發展、陰陽經絡的傳變，以及是否痊愈等等，與傷寒、時氣病諸候之形式類似，而且溫病諸候中與傷寒、時氣病諸候在名稱、證候相似的也多達二十一候，則傷寒、時氣與溫病諸候之間亦有近似的地方。然而，不容忽視的是，既然巢元方將此三者分門別類、分開敘述，則此三者互有明顯的差異，自不待言。

根據上述，從漢末《傷寒雜病論》到唐代的《外臺秘要方》，醫者不斷強調傷寒、時氣與溫病（溫疫）病源的差異，但是，另一方面，醫者卻又透露此三者在病源與證候方面關係頗爲近密，究其可能的原因之一，時氣、溫病（溫疫）最初或爲傷寒之一支或別屬，由於漢末以降疾疫迭起，出現許多新病，[101] 醫者遂立意重新分類、定義疾病，釐清各病類之間的差異，以正本清源，並藉此凸顯時氣、溫病的傳染特質。惟當傷寒、時氣與溫病（溫疫）逐漸分離而歸屬不同疾病分類的過程中，醫者無法完全掌握或區分此三者的分際，因此在他們的著作中不免殘留若干含混雜陳的痕跡。巢元方指出傷寒可分成"相染易"與"不染著他人"兩類，或即此一過程的過渡表現。

雖然上述各醫家對傷寒、時氣與溫病（溫疫）之病源及其彼此關係的瞭解或有個別差異，但是醫者似多主張傷寒具有相染的屬性。例如葛洪主張傷寒與時氣、溫病"總名傷寒"；巢元方指出傷寒之中有能"相染易"者；孫思邈《備急千金要方》有"治疫氣傷寒三日

---

[101] 例如《肘後備急方》之《治傷寒時氣溫病方》提及"比歲有病時行……世人云永徽四年此瘡從西東流，遍於海中"，與"比歲又有虜黃病"或即是。參見葛洪《肘後備急方》卷二，頁35～36。

已前不解方",〔102〕孫氏又徵引王叔和之語,指出"(傷寒)病三日以内發汗者……并時有疾疫、邪風之氣相染易,爲邪惡所中也",〔103〕則似亦以傷寒與"疫氣"、"相染易"相關。

第五,請再以《諸病源候論》注病諸候爲例,巢元方指出注病乃"邪氣居住人身内","故名爲注",〔104〕其病因包括陰陽失守、經絡空虛、風寒暑濕、飲食、勞倦、冷熱不調、乍感生死之氣、卒犯鬼物之精等等,"其變狀多端,乃至三十六種、九十九種"。〔105〕注病最大的特色是"連滯停住"與"死又注易傍人",顯然《諸病源候論》乃將注病理解爲傳染性疾病。不惟成人可能罹患注病,小兒雜病諸候之卒死忤候、注候、尸注候、蠱注候、中惡候等等,也有"死又注易傍人"的特色。〔106〕此外,中惡病諸候之中惡候、中惡死候、卒死候、卒忤候、卒忤死候都有"變成注"的可能。〔107〕既然這些病候能轉變成注病,則成注之後亦應具有傳染性。其他如尸病諸候中的尸注候,屬於"五尸内之尸注",其"死後復易傍人,乃至滅門",〔108〕亦具傳染性。

值得注意的是,《諸病源候論》強調注病諸候患者"死又注易傍人"或"死後注易傍人"的現象,那麼,注病患者從患病起到死亡之間是否具有傳染性?《諸病源候論》生注候云:"人有陰陽不調和,血氣虛弱,與患注人共居處,或看侍扶接,而注氣流移,染易得上。"〔109〕可見生注候患者生前就有傳染性。此外,温注候患者死後也能將疾病注易傍人,這些温注候死者生前都患有温、熱之病,〔110〕巢元方指出温病能轉相染易,一旦當温病餘毒流入臟腑變成温注以後,其傳染性或仍應存在。據此,某些注病患者生前與死後都有注

---

〔102〕 孫思邈《備急千金要方》卷三〇,頁13。

〔103〕 孫思邈《備急千金要方》卷二九,頁6。

〔104〕 有關中國古代注病及其相關禮俗的研究,請參見 Jianmin Li, "Contagion and Iits Consequences: The Problem of Death Pollution in Ancient China", in Yasuo Otsuka, Shizu Sakai & Shigehisa Kuriyama eds. , *Medicine and the History of the Body* (Tokyo: Ishiyaku Euro America Inc. , 1999), pp. 201～222。

〔105〕 《諸病源候論校注》卷二四,頁690～691。

〔106〕 《諸病源候論校注》卷四六,頁1326～1327;卷四七,頁1328～1330。

〔107〕 《諸病源候論校注》卷二三,頁669～671、674～675。

〔108〕 《諸病源候論校注》卷二三,頁685。

〔109〕 《諸病源候論校注》卷二四,頁699。

〔110〕 《諸病源候論校注》卷二四,頁706～707。

易傍人的危險。

根據上述,《諸病源候論》之"疫癘"、"時氣"、"温病"、"傷寒"與"注病"五大病候均包括傳染性疾病,其中"時氣"、"温病"與"注病"具有較明顯的傳染屬性,"疫癘"和"傷寒"則兼有傳染病與非傳染性的流行病,"疫癘"、"時氣"、"温病"、"傷寒"則多有大規模流行的可能。

此外,《諸病源候論》尚有若干傳染性的疾病,不在上述五大病候之中,而是散見於其他病類,例如中惡病諸候中的中惡候與卒死候,與小兒諸病候中的蠱注候、注候、狐臭候與疥候等等,[111] 可見疾病是否具備相染特質並非巢元方分類疾病的主要標準。

《諸病源候論》還有一些病候,譬如蠱毒病諸候之食諸肉中毒候、食牛肉中毒候、食馬肉中毒候,食六畜肉中毒候、食六畜百獸肝中毒候以及食狗肉中毒候,都是源於食用因疫病而死的動物所致,[112] 然而作者並未明確地將之與"傳染"聯繫起來,究竟他們是否被作者理解成傳染病則無法確知。此外,瘻病諸候之蜣蜋瘻候、蚯蚓瘻候、蝎瘻候、蚝瘻候、蛙瘻候、蝦蟆瘻候、蛇瘻候、蜒蚰瘻候以及雀瘻候,《諸病源候論》歸咎於飲食居處有上述動物之毒氣。[113] 問題是這些毒氣究竟如何"入於臟腑,流於經脈",與"傳染"有否關聯,作者卻未再進一步説明。惟值得注意的是,作者似認爲人類的疾病或與動物有關。

既然《諸病源候論》至少有五大病候包含傳染性疾病,那麼該書作者以哪些語辭表達與詮釋"傳染"?首先,巢元方以"相染易"形容疾病傳染的現象與屬性。例如《諸病源候論》時氣病諸候"多相染易",[114] 温病諸候"病氣轉相染易"。[115] 晉朝葛洪《肘後備急方》曾提供"不相染易"之丸藥。[116] 唐代孫思邈《備急千金要方》亦提及"治痓病相染易"之方。[117] 王燾《外臺秘要方》則指出傷寒"并時有疾疫賊風之氣而相染易"的情形。[118] 及至宋代,醫者也仍

---

〔111〕《諸病源候論校注》卷五〇,頁1401、1411。
〔112〕《諸病源候論校注》卷二六,頁743~745。
〔113〕《諸病源候論校注》卷三四,頁973~980。
〔114〕《諸病源候論校注》卷七,頁277;卷9,頁302。
〔115〕《諸病源候論校注》卷一〇,頁333。
〔116〕葛洪《肘後備急方》卷二,頁33。
〔117〕孫思邈《備急千金要方》卷五六,頁20。
〔118〕王燾《外臺秘要方》卷一,頁9。

然使用該詞形容疾疫傳染，例如史堪《史載之方》記載疫毒痢"家家戶戶更相染易"即是。[119] 據此，則"相染易"一詞之使用相當廣泛。第二，巢元方也以"相染"一詞描述疾病之傳染。除了在《諸病源候論》傷寒病諸候、時氣病諸候與溫病諸候中，均各有一"令不相染候"之外，"相染"一詞亦見於葛洪《肘後備急方》之"斷溫病令不相染方"，[120] 唐孫思邈《備急千金要方》也列舉"治溫病不相染方"，[121] 王燾《外臺秘要方》亦有"治溫病不相染方"，[122] 宋代病因學專著《三因極一病證方論》亦仍使用"相染"，介紹"與病人同床亦不相染"的方法，[123] 則"相染"一詞之應用亦廣。第三，巢元方亦以"染易"表現疾病之傳染。《諸病源候論》指出生注係"染易得上"，[124] 狐臭之氣能"染易著於人"。[125] 第四，《諸病源候論》亦以"染著"一詞描繪疾疫傳染的情狀，例如傷寒不相染易候"不染著他人"，蠱注"死則病流注染著傍人"[126] 以及成人之狐臭、疥"染著小兒"。[127] 值得注意的是，唐代醫籍較多見"相染著"一詞。譬如孫思邈《備急千金要方》提到"斷溫病不相染著方"與"斷溫疫轉相染著"；[128] 王燾《外臺秘要方》亦有"令人更相染著"、"斷溫疫轉相染著"、"令不相染著氣方"與"溫病轉相染著"等語，[129] 察其字義與文脈，"相染著"亦用以形容疾病之傳染。第五，巢元方也以"注易"指稱特定疾病的傳染屬性與現象。《諸病

---

〔119〕 史堪《史載之方》，收入《宋人醫方三種》（臺北：五洲出版社，1984），頁66。

〔120〕 葛洪《肘後備急方》卷八，頁150。

〔121〕 孫思邈《備急千金要方》卷二九，頁13。

〔122〕 王燾《外臺秘要方》卷四，頁6。

〔123〕 陳言《三因極一病證方論》，收入《景印文淵閣四庫全書》743冊（臺北：臺灣商務印書館，1973）卷六，頁10～11。

〔124〕 《諸病源候論校注》卷二四，頁699。

〔125〕 《諸病源候論校注》卷五〇，頁1401。

〔126〕 《諸病源候論校注》卷二四，頁702～703。

〔127〕 《諸病源候論校注》卷五〇，頁1401、1411。

〔128〕 孫思邈《備急千金要方》卷二九，頁13～14。感謝審查人之一賜告，《備急千金要方·婦人方》云："慈戀愛憎嫉妒憂恚，染著堅牢，情不自抑，所以爲病根深，療之難差。"（卷二，頁1～2）此處之"染著"並無傳染之意。據此，並非所有醫籍中所見的"染著"均指"傳染"。若要精確地瞭解文獻中特定詞彙的涵義，必須審慎考察文脈，始能判斷。根據此一原則，"相染易"、"相染"、"染易"、"注易"等詞，唯有在特定的脈絡中，纔用以形容、譬喻或描繪"傳染"，離開與疾病傳染相關的文脈，則或別有他指。

〔129〕 王燾《外臺秘要方》卷三，頁7；卷四，頁4、8、9。

源候論》指出注病諸候有"注易傍人"的危險，中惡病諸候、小兒雜病諸候與尸病諸候中的若干候發展成注之後，也能"注易傍人"。及至唐代《備急千金要方》，則稱"尸疰、鬼疰""死後復疰易傍人"。[130] "注"與"疰"的關係，根據宋朝陳言《三因極一病證方論》，"疰者注也"，"病自上注下，與前人相似，故曰疰"。[131]

此外，《諸病源候論》傷寒病諸候、時氣病諸候與溫病諸候中，各有一項"陰陽易候"，其病根源於與傷寒、時氣或溫病"新瘥未平復"的異性進行性行爲，原病患身上的"毒"，經由兩性交接的過程，遂"度著於人，如換易也"。[132] 據此，則"陰陽易"具有傳染的屬性，其"度著"、"換易"或亦以形容該病得之於傳染。若再參考《備急千金要方》"治婦人得病易丈夫、丈夫得病亦易婦人方"之說，[133] 則男女之間的親密接觸導致疾病傳染，此處的"易"抑或指疾病之傳染。

如上所述，魏晉至隋唐之間，世人遭逢許多疾疫，醫者以其專長認識與分類這些疾疫。以《諸病源候論》爲例，雖然疾病的相染與否並非巢元方分類疾病之主要標準，然而那些能相染易的疾病多集中在幾大類之中。《諸病源候論》至少有"疫癘"、"時氣"、"溫病"、"傷寒"與"注病"五大病候包含傳染性疾病，其中"疫癘"和"傷寒"除了傳染病之外，還包括不具傳染性的流行病。巢元方對於此五大病候的定義、分類及對其病因的認識，與時代相近的其他醫學典籍不盡相同。此外，《諸病源候論》在特定的文脈中，以"相染易"、"相染"、"染易"、"染著"、"注"、"注易"、"度著"、"換易"等詞，形容、譬喻疾病傳染的現象、屬性，以上語詞也多見諸魏晉至唐代的醫學文獻，考察其脈絡，這些語詞亦多指疾病之傳染。可見在這段歷史時期中，醫者對於傳染性疾病的瞭解或有相當程度的共識。

四、魏晉至隋唐之間醫者對於傳染性疾疫病源的解釋

早在漢代以前，古人已將若干疾病歸咎於鬼神作祟。[134] 漢代以

---

〔130〕 孫思邈《備急千金要方》卷五六，頁9。
〔131〕 陳言《三因極一病證方論》卷一〇，頁1~2。
〔132〕 《諸病源候論校注》卷七，頁275；卷九，頁300~301；卷一〇，頁332。
〔133〕 孫思邈《備急千金要方》卷三三，頁6。
〔134〕 林富士《試釋睡虎地秦簡中的"癘"與"定殺"》，《史原》15期(1986,臺北)，頁8~14。

降，此一看法仍相當普遍。例如東漢順帝永建年間（126～132），京師大疫，人們盛傳厲鬼致病。[135] 魏晉至隋唐之間，時人亦仍相信疫鬼帶來疾疫。譬如相傳黃州有黃父鬼作祟，"至人家張口而笑，必得疫癘"；[136] 又如《搜神記》云：

> 昔顓頊氏有三子，死而爲疫鬼。一居江水，是爲虐鬼；一居若水，是爲魍魎鬼；一居人宮室，善驚人小兒，爲小鬼。於是正歲命方相氏帥肆儺以驅疫鬼。[137]

此一傳說亦見於《論衡》、《獨斷》、《漢舊儀》與《玄中記》，[138] 顯然疫鬼導致疾疫的想法從漢代起就頗爲流行，北齊宮廷舉行儺禮，"以逐惡鬼於禁中"，[139] 也是此一觀念的具體表現。此外，魏晉以來的道教典籍亦不乏鬼神致病之見。例如《太平經》臚列的五種病因之中，也包括鬼神譴祟。[140]

魏晉以降，和一般人一樣，醫者也將疾病歸因於鬼神，其中也包括若干傳染性疾疫。譬如葛洪《肘後備急方》指出，"凡五尸即身中尸鬼接引也，共爲病害"，"年歲中有癘氣兼挾鬼毒相注，名爲温病"。[141]《諸病源候論》所臚列的傳染性病候，其病源亦有與鬼神相關者。例如中惡病諸候之中惡候乃"鬼神之氣卒中也"；[142] 尸病諸候之卒忤死候肇自"客邪鬼氣"；[143] 注病諸候之鬼注候係因"忽被鬼排擊"；[144] 毒注源於"鬼毒之氣"；[145] 注忤候起自於觸犯"鬼邪

〔135〕 應邵著，王利器注《風俗通義校注》，頁105。
〔136〕 劉敬叔《異苑》，收入《景印文淵閣四庫全書》1042冊（臺北：臺灣商務印書館，1983），卷六，頁11～12；不著撰人《述異記》，收入魯迅輯校《古小説鈎沉》上冊（魯迅全集出版社，1949，七版），頁183。
〔137〕 干寶《搜神記》，收入《景印文淵閣四庫全書》1042冊（臺北：臺灣商務印書館，1983），卷一六，頁1。
〔138〕 王充著，黃暉校釋《論衡校釋》卷二二，頁935～936；蔡邕《獨斷》，收入《四部叢刊三編子部》（臺北，臺灣商務印書館，1936）卷上，頁11；衛宏《漢舊儀補遺》，收入《四部備要》（臺北，臺灣中華書局，1971）卷下，頁6；不著撰人《玄中記》，收入魯迅輯校《古小説鈎沉》下冊，頁371。
〔139〕 《隋書》卷八，頁168～169.
〔140〕 林富士《試論〈太平經〉的疾病觀念》，《中央研究院歷史語言研究所集刊》第62本第2分（1993，臺北），頁229～236。
〔141〕 葛洪《肘後備急方》卷一，頁18～19；卷二，頁37。
〔142〕 《諸病源候論校注》卷二三，頁669。
〔143〕 《諸病源候論校注》卷二三，頁675。
〔144〕 《諸病源候論校注》卷二四，頁696。
〔145〕 《諸病源候論校注》卷二四，頁703。

之毒氣"；[146] 諸注候乃"卒犯鬼物之精"所致；[147] 至於小兒注候則導自"爲鬼氣所傷"。[148] 孫思邈《備急千金要方》除了提到"尸鬼纏身"導致"四肢百節疼痛"之外，[149] 還記載了一個疫癘與疫鬼有關的故事，故事中散播疫癘的元凶是數百餘名疫鬼，疫鬼促使"疫氣流行"的結果，死者極衆。[150] 此一疫鬼與疫氣害人的假說，與《諸病源候論》"疫氣之癘鬼"以及"鬼癘之氣"之説不謀而合。[151] 惟與一般人不同的是，醫者除了也主張鬼神是能相染的疾疫之源以外，更進一步指出"鬼氣"是罹患、傳播上述疾疫的根源、媒介。

除了"鬼"及"鬼神之氣"、"客邪鬼氣"、"鬼毒之氣"與"鬼邪之毒氣"之外，《諸病源候論》也以"氣"爲傳染性疾疫的病源之一。這裏所謂的"氣"，乃特指品質惡劣邪毒之氣，並非泛指所有的"氣"。例如《諸病源候論》指出時氣的病源即"非其時而有其氣"，[152] 此一見解，也見諸唐代醫者孫思邈與王燾的著作中。巢元方認爲四季皆有其正氣，假如歲時不和，正氣紊亂失序，溫凉失節，不論長幼"感其乖戾之氣而發病"，即是"時行之氣"，"此則多相染易"，[153] 據此，則促使長幼罹患時氣的非時之氣或乖戾之氣，同時也是造成該疾病多相染易的根源。

《諸病源候論》指出溫病諸候肇因於歲時不和、溫凉失節，於是"人感乖戾之氣而生病"。[154] 溫病"病氣轉相染易"的結果，"乃至滅門，延及外人"，不僅傳染與流行頗具規模，死亡率亦頗高。據此，品質乖戾之"氣"既是溫病諸候的病因，也是促成該病候相染易的關鍵。

至於"其病與時氣、溫、熱等病相類"的疫癘病諸候，《諸病源候論》指出其病"皆由一歲之内，節氣不和，寒暑乖候，或有暴雨疾風，霧露不散"，使得"民多疾疫，病無長少，率皆相似，如有鬼

---

[146] 《諸病源候論校注》卷二四，頁705。
[147] 《諸病源候論校注》卷二四，頁691。
[148] 《諸病源候論校注》卷四七，頁1328。
[149] 孫思邈《備急千金要方》卷八〇，頁16。
[150] 孫思邈《備急千金要方》卷二九，頁11～12。
[151] 《諸病源候論校注》卷二，頁67；卷一〇，頁335。
[152] 《諸病源候論校注》卷七，頁218；卷九，頁280。
[153] 《諸病源候論校注》卷七，頁277。
[154] 《諸病源候論校注》卷一〇，頁333。

癘之氣",[155] 則異常的節氣是疫癘病的病因之一。

以上時氣病諸候、温病諸候與疫癘病諸候的病源,《諸病源候論》均歸咎於外在氣候環境的不正常變化。由於自然環境的異常變化所影響之範圍廣泛,此一理論有助於醫者解釋何以疾疫有大規模流行或"相染"的現象。再者,中國醫學一向敏於觀察自然環境的變化,《黄帝内經‧素問》已指出外在環境的變化與人體有著密切的關係,因此,《諸病源候論》將相染易疾疫病源歸咎於節氣不和、乖戾之氣的見解,實乃賡續前代的醫學理論。

《諸病源候論》解釋注病諸候的病源時,指出"謂邪氣居住人身内,故名爲注"。患者體内所以有此邪氣,巢元方歸咎於"乍感生死之氣",[156] 或"邪毒之氣",[157] 或"注氣流移",[158] 可見其傳染性的注病病源之一,也來自於品質邪惡的氣。此外,巢元方指出小兒狐臭的病源亦來自於染易,其媒介是腋下的"野狐之氣","小兒多是乳養之人先有此病,染著小兒"。[159] 此一將品質邪惡的氣視爲能相染易的疾疫病源之見解,並不只見於醫學文獻,早在漢代劉熙《釋名》就已主張"注病,一人死,一人復得,氣相灌注"。[160] 東漢獻帝建安末年(196~220),曹植亦以"疫氣"、"癘氣"與"陰陽失位,寒暑錯時"解釋疾疫發生與流行的原因。[161] 魏晉以降,史書則有"軍數征行,或遇疫氣,吏士死亡不歸"[162]、"癘氣疾病"、[163]"邪亂之氣先被於民,故疫"之筆。[164] 據此,以品質邪惡的"氣"爲傳染性疾疫病源之一,或乃漢代至隋唐時期醫者與一般人共享的觀念。

---

[155] 《諸病源候論校注》卷一〇,頁334~335。

[156] 《諸病源候論校注》卷二四,頁690~691。

[157] 同上,頁705。

[158] 同上,頁699。

[159] 《諸病源候論校注》卷五〇,頁1401。值得注意的是,參閱《諸病源候論》癭瘤等病諸候中的狐臭候,巢元方除了提到其導源於血氣不和之外,並未言及相染,可見巢氏認爲小兒狐臭與成人狐臭的病源不同。參見《諸病源候論校注》卷三一,頁866。

[160] 劉熙《釋名》,收入《四部叢刊初編》(臺北,臺灣商務印書館,1965)卷八,頁32~33。

[161] 《曹植集校注》卷一,頁177。

[162] 《三國志‧魏書》卷一,頁32。

[163] 《三國志‧魏書》卷二,頁82~83。

[164] 《新唐書》卷三六,頁957。

除了"鬼"與各式各樣品質乖戾惡劣的"氣"以外,《諸病源候論》指出"邪"也是傳染性疾病之病因。例如注病諸候之血注候源於"爲邪所乘故也";[165] 水注候源自"人腎虛受邪";[166] 氣注候肇因於"風邪搏於肺氣所爲也";[167] 寒熱注候導自"風邪搏於血氣";[168] 冷注乃爲"冷邪"所傷;[169] 寒注的病源則是來自"寒邪"等等。[170] 究竟這些"邪"是什麼? 其本質如何? 注病諸候之邪注候云:

> 凡云邪者, 不正之氣也, 謂人之腑臟血氣爲正氣, 其
> 風寒暑濕, 魅魃魍魎, 皆謂爲邪也。[171]

根據上文,"邪"泛指不正之氣,包括"風寒暑濕"與"魅魃魍魎"。前述時氣、温病與疫癘諸病候肇因於四時節氣不和,亦即"風寒暑濕"之異常變化;前述鬼、鬼物、鬼氣被視爲許多傳染性疾疫的病源之一,則可與"魅魃魍魎"歸爲一類,於是這裏廣義的"邪"可以同時兼容前述"鬼"與"乖戾之氣"兩項。既然巢元方指出"邪"是"不正之氣",所以"邪"雖亦可以被理解爲氣的一種,卻非正氣或真氣一類品質良善的氣,而是導致疾疫的邪惡之氣。既然"邪"的本質是"不正之氣",那麼"鬼神之氣"、"鬼氣"與"鬼毒之氣"等等"不正之氣",也是"邪"的一種;"乖戾之氣"、"注氣"、"病氣"、"野狐之氣"、"非其時而有其氣"與"節氣不和"之類"不正之氣",亦與"邪"爲同類。《諸病源候論》將"邪"當作疾病病源與相染的主因之一,此一見解,亦可溯及前代的醫學理論。[172]

《諸病源候論》將傳染性病源之一歸之於"鬼邪之毒氣"、"客邪鬼氣"、"邪毒之氣"或"邪氣"等等外因,從這些語詞及其脈絡來看,巢元方往往同時兼採或混合"鬼"、"乖戾之氣"或"邪",以描述或解釋傳染性疾疫的病因,其目的均在強調傳染性疾疫病源的邪惡品質及其對人體的負面影響。然而,不容忽略的是,在《諸病源候論》對於傳染性疾疫病源的詮釋中,此三大類病源各具特色:

---

〔165〕 《諸病源候論校注》卷二四,頁 710~711。
〔166〕 同上,頁 709。
〔167〕 同上,頁 700。
〔168〕 同上,頁 701。
〔169〕 同上,頁 701~702。
〔170〕 同上,頁 701。
〔171〕 同上,頁 700。
〔172〕 漢代以前醫學對"邪"的相關討論, 參見 Paul Unschuld, *Medicine in China – A History of Idea* (Berkeley: University of California Press, 1985), pp. 67~73。

"鬼"在突出鬼物的角色,"乖戾之氣"在凸顯自然環境與氣候的影響,"邪"則是强調廣義的邪惡力量。

具傳染性的注病之病因,根據《諸病源候論》,除了鬼、鬼物之精或種種品質惡劣的氣以及各種的邪以外,還有其他的致病因素。例如諸注候:

> 此由陰陽失守,經絡空虛,風寒、暑濕、飲食、勞倦之所致也。其傷寒不時發汗,或發汗不得真汗,三陽傳於諸陰,入於五臟,不時除瘥;留滯宿食;或冷熱不調,邪氣流注;或乍感生死之氣;或卒犯鬼物之精,皆能成此病。[173]

除了風寒、暑濕、邪氣、生死之氣以及鬼物之精以外,巢元方認爲飲食、勞倦與舊病未愈等等,也是注病諸候的病源之一。《諸病源候論》將飲食當作是注病諸候的病因之一,亦見於飲注候之"人飲水漿多,水氣不消,停積爲飲"。[174] 巢元方又多徵引《養生方》,將注病歸因於食用某些特定的食物,譬如"諸濕食不見影,食之卒成注";[175]"食米甘甜粥,變成走注";[176]"又雞肉和獺肉食之,令人病成遁注"。[177] 巢元方將勞倦視爲注病病源之一,也見於勞注候之"人大勞,虛而血氣空竭,爲風邪所乘",[178] 以及骨注候之"人血氣虛,爲風邪所傷,初始客在皮膚,後重遇氣血勞損"。[179]《諸病源候論》對於飲食與勞倦致病的見解,實亦源於前代醫學理論之一,惟其特殊之處,乃是將此二者視爲若干能注易傍人的疾病病源之一。至於注病的病因之一亦導源於舊病未愈,《諸病源候論》指出原患者所染患的疾病,包括傷寒、溫病與熱病等等,在尚未痊愈之前,若不慎再遭逢其他的致病因素或契機,則可能引發注病。[180] 此外,《諸病源候論》中具有傳染性的"陰陽易候"之病也與舊病有關,原患者或罹患傷寒、時氣或溫病,經由男女性接觸而"換易"其毒。[181]

---

[173] 《諸病源候論校注》卷二四,頁690~691。
[174] 同上,頁714~715。
[175] 同上,頁693。
[176] 同上,頁705。
[177] 同上,頁706。
[178] 同上,頁711~712。
[179] 同上,頁710。
[180] 同上,頁706~707。
[181] 《諸病源候論校注》卷七,頁275;卷九,頁300~301;卷一〇,頁332。

　　從巢元方對於注病諸候原因的解釋來看，其所屬的各病候除了可能由某單一因素致病以外，還可能兼有兩種或更多的病源，據此，則《諸病源候論》對病源的見解，傾向於"一候（病）多源"的觀念。此一看法，亦見諸唐代其他醫籍，例如孫思邈主張狐臭的病因有二，"有天生狐臭，有爲人所染臭者"，[182] 也是一病多源的概念。宋代病因學專著《三因極一病證方論》亦仍循此主張。譬如"大風惡癩"的成因，陳言認爲"大率多是嗜欲勞動氣血，發汗泄不避邪風冷濕，使淫氣與衛氣相干"所致，"然亦有傳染者，又非自致"。[183] 可見"一候（病）多源"或乃隋唐以迄宋代之間病因學的主要特色之一。

　　既然《諸病源候論》認爲時氣病諸候"多相染易"、溫病諸候"轉相染易"、注病諸候"注易傍人"，則"相染易"或"注易"應即許多患者得病的原因，那些受到"染易"或"注氣流移"的病患亦能將疾病再傳染給他人，遂有"乃至滅門"或"延及外人"的悲劇發生。

　　以上《諸病源候論》臚列的傳染性疾疫病源，例如鬼、乖戾之氣、廣義的邪、相染易，約可歸納成外在的因素。[184] 除此以外，巢元方指出還有其他的內在因素共同促成疾疫，最顯著的例子就是"尸蟲"。巢元方援引道者的觀念——"凡人身中有八萬尸蟲，共成人身"，[185] 並云："人身內自有三尸諸蟲，與人俱生，而此蟲忌惡，能與鬼靈相通，常接引外邪，爲人患害。"[186] 既然三尸諸蟲與生俱來，能與鬼靈相通以及常接引外邪，遂能與鬼或外邪共同致病，譬如能"注易傍人""乃至滅門"的尸注候即是一例。[187] 值得注意的是，在此文脈之下，尸蟲並不會單獨致病，必須先有外因出現，纔

---

〔182〕　孫思邈《備急千金要方》卷七四，頁 10～11。
〔183〕　陳言《三因極一病證方論》卷一五，頁 21。
〔184〕　宋代病因學專著《三因極一病證方論》，陳言則將鬼擊與尸疰列爲所謂的"不內外因"，參見陳言《三因極一病證方論》卷九，頁 31。
〔185〕　《諸病源候論校注》卷二，頁 73。
〔186〕　《諸病源候論校注》卷二三，頁 682。類似的文字也見於小兒雜病諸候的尸注候。（《諸病源候論校注》卷四七，頁 1329）此外，唐代醫者兼道者孫思邈除了見解相似之外，更進一步說明尸蟲的形狀與種類。（孫思邈《備急千金要方》卷五八，頁 16～17）
〔187〕　《諸病源候論校注》卷二三，頁 685。

可能與內在的尸蟲共同爲害。據此，染患傳染性疾疫較具決定性的
因素，不在於人人皆有的尸蟲，而是其他的外在因素，亦即鬼或外
邪。換言之，只有暴露在鬼或外邪所在之處的人，其身內尸蟲纔有
可能接引鬼或外邪而致病。如此一來，醫者遂可以解釋何以疾疫流
行時，並非所有的人均必然得病。另一方面，巢元方似乎暗示傳染
性疾疫乃勢所難免，因爲人人生來均有尸蟲，隨時可能相通鬼靈或
接引外邪，共同致病，透過此一假説，醫者則又能圓融地解釋疾疫
流行之際，何以會出現"病無長少"的規模。

　　《諸病源候論》以爲人體氣血虛實的內在狀況，也能決定是否致
病。以能注易傍人之注病諸候爲例，喪注候的成因，係因"人有臨
尸喪，體虛者則受其氣";[188] 生注候的病源之一，乃先因"人有陰
陽不調和，血氣虛弱"，然後"與患注人共居處，或看侍扶接，而注
氣流移，染易得上，與病者相似"。[189] 在尸蟲常接引鬼、外邪進入
人體的前提之下，醫者欲圓通地解釋何以尸氣或注氣僅僅影響部分
的吊喪者或接近病患的人，則必須再輔以另一先決條件，亦即唯有
其人臟腑、陰陽與氣血先有缺陷，其尸蟲纔接引尸氣或注氣進入身
體而致病，並非所有臨喪及與病患接觸者均必然爲尸氣或注氣所注
易。此一理論應或較能符合醫者的實際觀察與經驗。

　　《諸病源候論》除了採納當時道者的觀念之外，也融合當時數術
的部分內容，以解釋能相染易的疾病之病因。例如，注病諸候之土
注候源於"人有居住穿鑿地土，不擇便利，觸犯禁害"，所謂的"禁
害"，或指"五行金木水火土，六甲之辰"之類的禁忌。[190] 此一
"觸犯禁忌"之病源，難以與上述的外在或內在病因歸爲一類。

　　根據上述，《諸病源候論》對於傳染性疾疫病源的理解，大致能
歸納爲五大類：第一，或源自外在因素，包括鬼、乖戾之氣等自然
環境的異常變化，廣義的邪以及病氣轉相染易。其次，或肇因於飲
食、勞倦，或舊病未愈。第三，或導源於內因與外因相乘的結果，
此類可再細分成兩種：（1）人體與生俱來的尸蟲忌惡，能相通鬼靈
或接引外邪而共同致病；（2）患者先有血氣虛損，體內尸蟲始相通

〔188〕 《諸病源候論校注》卷二四，頁707。
〔189〕 同上，頁699。
〔190〕 同上，頁714。

鬼靈或接引外邪而共同致病。第四,若干傳染性疾疫的病因,或同時兼有兩種以上,反映作者"一候(病)多源"的觀念。第五,則是無法融入上述四類者,譬如土注候之"觸犯禁忌"。

以上《諸病源候論》對於傳染性疾疫病源的種種見解,或在詮釋當世疾疫普遍流行的原因與現象,或在解釋疾疫的影響與流行的規模,既有承繼前代醫學理論之痕跡,亦有採擷當代社會流行的觀念、道者思想以及數術内容之處,作者縮合整理之後,提出較有系統的看法,一則以融入當時社會與文化脈絡所認可的合理範圍,一則以建立病因學與分類疾病的專業醫學理論。

五、魏晉至隋唐之間
醫者對於傳染性疾疫傳播途徑的見解

大規模疾疫流行時,其主要患者,根據曹植的描述,東漢獻帝建安年間(196～220),以"披褐茹藿之子"與"荊室蓬户之人"爲主,至於"殿處鼎食之家"和"重貂累蓐之門",卻非常罕見。[191] 據此,則當時不同的社會階層,其感染疾疫的比率或有所差異。但若從曹丕致書吴質,提及"昔年疾疫,親故多離其災,徐、陳、應、劉,一時俱逝"來看,[192]罹患疾疫者,不一定僅限於社會階層較低的人士。如果再檢視東晉穆帝永和年間(345～357)"疾疫之年,家無不染"的記錄,[193]似乎各年齡層都可能是疾疫的受害者,其情況不一而足。

既然社會各階層人士都可能相染疾疫,那麼醫者對於疾疫相染的途徑有哪些見解?以下仍請以《諸病源候論》爲中心,並兼採魏晉至隋唐時期其他醫學文獻析論之。

首先,《諸病源候論》以爲直接與病人接觸,是疾病相染的主因之一。接觸病人的途徑很多,其中最顯著的實例之一,即男女性接觸所導致之"陰陽易"。根據病患的性別,該病候還可再細分成"陽易"與"陰易"兩類。[194] 魏晉至隋唐之間的醫者雖有"治婦人得病易丈夫,丈夫得病亦易婦人"的藥方,[195] 但是他們卻認爲陰陽易

---

〔191〕 《曹植集校注》卷一,頁177。
〔192〕 《三國志·魏書》卷二一,頁608注1。
〔193〕 《晉書》卷七六,頁2009。
〔194〕 《諸病源候論校注》卷八,頁275;卷九,頁300～301;卷一○,頁332。
〔195〕 孫思邈《備急千金要方》卷三三,頁6。

"殺人甚於時行"、[196] "皆難治，多死",[197] 可見其相染易的後果相當嚴重。醫者認爲直接接觸患者而致病的情形，也發生在養育小兒的過程中，若乳養者罹患狐臭或疥瘡，也可能"染著"小兒。[198] 此外，葛洪指出與患者同床而眠，抑或有相染的危險。[199]

其次，《諸病源候論》指出，與病患近距離或較長期的相處，也是疾疫相染的主要途徑之一。譬如與病患共同居處，或看侍扶接患者，病人"注氣流移"的結果，照護者往往"染易得上，與病者相似",[200] 故魏晉到唐代之間的醫籍頗見以"餘殃不息，流注子孫親族"、[201] "乃至滅門"、"無收視者"形容傳染性疾疫在家族中傳播的情況與後果。[202] 由於巢元方認爲注病候患者死後往往能"注易傍人"，當家屬在料理喪事之際，或因"觸自喪柩"而注易得病；親友前來弔唁慰問時，或因"臨尸喪，體虛者受其氣"而相染成疾。[203] 此外，軍隊與敵人作戰接觸，也可能相染疾疫。例如《肘後備急方》提及"比歲有病時行"，"此瘡從西東流，遍於海中"，"建武中于南陽擊虜所得，仍呼爲虜瘡"。[204]

第三，《諸病源候論》指出前往特定地點或參加特定的活動，抑或有相染疾疫的危險。例如死注候即是前去喪家弔唁注病死者之後，"染病與死者相似"，死後又注易傍人。[205] 再者，參加吉凶喜慶活動，在主人家飲宴，假若"有外邪惡毒之氣，隨食飲入五臟"，就是染患了所謂的食注候。[206] 此外，巢元方認爲"魂魄衰弱者"，往往容易在"道間門外"，爲"鬼氣"所犯忤，情況嚴重者或有變成

---

[196] 葛洪《肘後備急方》卷二，頁41。

[197] 孫思邈《備急千金要方》卷三三，頁1~2；王燾《外臺秘要方》卷二，頁52。

[198] 《諸病源候論校注》卷五〇，頁1401、1411。

[199] 《抱朴子內篇》提及吳越有禁咒之法，知之者與病人同床而不染，可見時人或相信與病人同床將可能相染疾病。參見葛洪著，王明校釋《抱朴子內篇校釋》（北京：中華書局，1988）卷五，頁114。

[200] 《諸病源候論校注》卷二四，頁699。

[201] 《諸病源候論校注》卷二四，頁708。

[202] 葛洪《肘後備急方》卷一，頁20；《諸病源候論校注》卷一〇，頁333；孫思邈《備急千金要方》卷二九，頁14。

[203] 《諸病源候論校注》卷二四，頁707。

[204] 葛洪《肘後備急方》卷二，頁35。

[205] 《諸病源候論校注》卷二四，頁699。

[206] 《諸病源候論校注》卷二四，頁708~709。

"注"的可能。[207] 葛洪《抱朴子内篇》亦稱:"若在鬼廟之中,山林之下,大疫之地,塚墓之間,虎狼之藪,蛇蝮之處","若忽偶忘守一,而爲百鬼所害"。[208]葛洪以爲接近以上地點或使人較有機會接近傳染性疾疫的病源,例如尸氣,或鬼氣、外邪等,因而致病,甚至死後又注易他人。[209] 此外,根據唐代醫者孫思邈的意見,容易受外邪影響的特定活動,還可能包括"夜行"與"獨宿"兩種。[210] 魏晉以迄唐代,一般人多懼憚鬼神,或有鬼魅致病的觀念,[211] 或有"大凶宅皆鬼神所處"的臆測,[212] 於是,明主有辟惡散,卻鬼丸之賜,[213]一般人則有"作金剛力士以逐疫"之舉。[214] 可見將疾疫相染的途徑歸咎於鬼魅及其所在之地,是當時醫者與一般人共有的觀念。

第四,《諸病源候論》指出,異常的氣候與環境變化也是促使疾疫相染與大規模流行的可能途徑之一。巢元方認爲時氣、温病與疫癘病諸候,肇因於節氣不和、寒暑乖候或暴雨疾風、霧露不散等等的外在因素。當這些外因出現在特定的地理區域時,當地人不可避免地集體暴露在此異常的自然環境之下,受到乖戾之氣影響者因此得病,加上時氣、温病諸候有"多相染易"的特色,病者與未病者之間或輾轉相染,使得該病之流行更具規模。東漢桓帝之後,中原地區經常出現氣候不穩與寒暖失常的現象,[215] 並多有疾疫流行,此或即醫者將外在環境的異常變化與疾疫的頻繁出現聯繫起來,建立疾疫相染之病因學理論的契機之一。

第五,《諸病源候論》注病諸候指出,飲食也是外邪進入人體的

---

[207] 《諸病源候論校注》卷二三,頁 674~675。

[208] 葛洪著、王明校釋《抱朴子内篇校釋》卷一八,頁 297~298。

[209] 關於特定地點與疾病的關係,參見李建民《祟病與"場所":傳統醫學對祟病的一種解釋》,《漢學研究》12 卷 1 期(1994,臺北),頁 101~148。

[210] 孫思邈《備急千金要方》卷五六,頁 18~19。

[211] 段成式《酉陽雜俎續集》卷二,頁 119;不著撰人《述異記》,收入魯迅輯校《古小說鉤沉》上册,頁 181~182。

[212] 張鷟《朝野僉載》(北京:中華書局,1979)卷六,頁 131。

[213] 段成式《酉陽雜俎前集》,收入《四部叢刊初編縮本 027》(臺北:臺灣商務印書館,1965)卷一,頁 12。

[214] 宗懍《荆楚歲時記》,頁 11。

[215] 陳良佐《從春秋到兩漢我國古代的氣候變遷——兼論〈管子·輕重〉著作的年代》,《新史學》2 卷 1 期(1991,臺北),頁 1~49;陳良佐《再探戰國到兩漢的氣候變遷》,《中央研究院歷史語言研究所集刊》第 67 本第 2 分(1996,臺北),頁 367~379。

途徑之一。譬如食注候肇因於"外邪惡毒之氣",該氣"隨食飲入五臟";[216] 毒注候的病源"鬼毒之氣",亦"因飲食入人腹內"。[217] 此外,蠱注候患者得病,係因"人有造作敬事者"以蠱毒害人,"多於飲食內而行之",不明究理者食用之後,五臟被蠱食盡而死。[218] 魏晉以降,因軍事活動、族群遷徙與向南開發等政治與經濟因素,族群之間接觸較往昔頻繁,在這個過程中,中原漢人或因難以適應異域環境或飲食而罹患疾疫,對於南方殊異的自然環境與人文風俗的觀察,遂多有負面的批評與想像,蠱毒乃其中一例。《諸病源候論》特闢蠱毒病諸候專章,列舉氐羌毒候、射工候等等,[219] 或能部分地反映此一特殊的政治與社會情境。

第六,根據《諸病源候論》,並非所有疾病相染之路徑都是具體可知的。譬如能"注易傍人"的鬼注候源於"人有先無他病,忽被鬼排擊",[220] 若參照作者的其他假說,患者或可能因前往喪家弔唁而觸及死喪之氣所致。但不可諱言的是,巢元方在此文脈中並未確切說明究竟如何或在何處爲鬼所排擊,因此,巢氏似乎暗示"忽被鬼排擊"的得病途徑,隱藏著不確定或不可知的因素。

根據上述,《諸病源候論》至少指出六類疾疫相染的可能途徑。魏晉以迄隋唐之間,文獻多見疾疫流行的記錄,醫者身處其中,憑藉其專長建構疾疫相染途徑的理論。以《諸病源候論》的書寫規模來看,此或作者綜合長期觀察與賡續前代醫者見解之大成,以及融入當代思想潮流的成果。

六、魏晉至隋唐時期疾疫相染與孝義倫理之間的困境

魏晉至隋唐之間疾疫大規模流行,史冊載籍甚夥。醫者面對此一衝擊,提出疾疫勢所難免的見解。唐代醫者孫思邈云:"天無一歲不寒暑,人無一日不憂喜,故有天行瘟疫病者,即天地變化之一氣也,斯蓋造化必然之理,不得無之。"[221] 藉由此一假說,孫思邈在嘗試合理化疾

〔216〕《諸病源候論校注》卷二四,頁708~709。
〔217〕 同上,頁703~704。
〔218〕 同上,頁702~703。
〔219〕《諸病源候論校注》卷二五,頁723~725。
〔220〕《諸病源候論校注》卷二四,頁696~697。
〔221〕 孫思邈《備急千金要方》卷二九,頁1~2。

疫頻繁出現的同時,也反映頻仍的疾疫確是當世社會生活的一部分。
在孫思邈之前,《諸病源候論》已經明確指出若干疾病具有相染的特
質,這些疾疫或"一歲之中,病無長少,多相似者",或"多相染易"。此
亦與漢魏以來疾疫載籍甚多的現象相符。這段期間疾疫普遍流行,尚
可從東晉王彪之的建言窺其一斑。永和(345~357)末年多疾疫,根據
舊制,"朝臣家有時疾,染易三人以上者,身雖無病,百日不得入宮",當
時百官多列家疾而不入宮。王彪之云:"疾疫之年,家無不染,若以之
不復入宮,則直侍頓闕,王者宮省空矣。"[222] 可見當時疾疫肆虐與相染
的程度,以及時人普遍相信疾疫相染的情形。

醫者對於疾病相染易特質的見解,並非孤立於魏晉至隋唐的社
會文化之外,當時一般人既多相信疾疫相染,也畏懼疾疫相染。譬
如三國曹魏進攻江陵,深恐"賊中癘氣疾病,夾江塗地,恐相染
污",遂"開江陵之圍,以緩成死之禽"。[223] 又如三國魏武帝征荊州
還,於巴丘遇疾疫,或恐相染,燒船以杜絕疫情擴大。[224]

魏晉至隋唐之間醫者以爲接近喪尸或有被注易的危險,此一戒
慎恐懼的心態,也與當時社會一般人的想法近似。吾人可以從曹魏
時期平原太守劉邠與管輅的對話窺其端倪:

　　(劉)邠曰:"此郡官舍,連有變怪,使人恐怖,其理
何由?"輅曰:"或因漢末之亂,兵馬擾攘,軍尸流血,污
染丘山,故因昏夕,多有怪形也。"[225]

可見當時人認爲"軍尸流血"是所謂"變怪"、"怪形"的根源。這些曾
被死尸與污血"污染"的地方,時人戒以爲禁忌,或恐接近而沾染鬼邪、
尸氣或疫氣。尤有甚者,若家有喪事,子孫多因擔憂"死有歸煞",紛紛
逃竄,不敢在家,不但"畫瓦書符,作諸厭勝",出殯之日還"門前然火,
戶外列灰,祓送家鬼",以避免"章斷注連",[226] "死亡不絕,注復不
斷"。[227] 可見時人憚忌死尸與鬼,爲了避免想像中的厄運,遂舉行

〔222〕《晉書》卷七六,頁2009。
〔223〕《三國志·魏書》卷二,頁82~83。
〔224〕《三國志·魏書》卷一四,頁435~436。
〔225〕《三國志·魏書》卷二,頁822~823。
〔226〕顏之推《顏氏家訓》,收入《景印文淵閣四庫全書》848冊(臺北:臺灣商務印書
　　館,1983)卷上,頁20。
〔227〕語出《赤松子章曆·斷亡人復連章》,參見顏之推著,王利器集解《顏氏家訓集解》
　　(上海:上海古籍出版社,1982)卷二,頁105~110王注7。

儀式以禳除之。

魏晉至隋唐時期，不僅醫者以鬼或鬼氣爲疾疫相染與流行的原因之一，一般人亦普遍將疾疫歸咎於鬼。例如漢代以來即盛傳顓頊三子化爲疫鬼帶來疾疫的傳說，見載於《論衡》、《獨斷》、《漢舊儀》、《搜神記》與《玄中記》等文本;[228] 魏晉以降，則相傳黃州治下黃父鬼作祟，"至人家張口而笑，必得癘疫";[229] 又如前宋文帝元嘉九年（432），據說南林寺有僧與靈味寺僧含沙門與鬼言論，此鬼稱："去寅年有四百部鬼大行疾癘。"[230] 顯然，時人多將鬼視爲疾疫發生的原因之一。

人們擔心鬼帶來疾疫相染的焦慮，可能還因某些事例而更加強。譬如三國時期，傳聞廣陵蔣子文死後託言稱己爲土地神，若百姓不爲立祠，則將降下大禍，次年夏天果然疫癘流行，"百姓竊相恐動"。但是當地人士並未照辦，蔣子文又透過巫祝兩次降言，預言將再降蟲災與火災。在這些災禍接連到來之後，"議者以爲鬼有所歸，乃不爲厲，宜有以撫之"，吳主遂敕封蔣子文及其次弟，爲立廟堂，"自是災厲止息，百姓遂大事之"。[231] 此例或更加深一般人認爲鬼致疫癘的觀念。

魏晉至隋唐時期，有心人甚至利用人們對於鬼神導致疾疫的普遍觀念，以達成特定的目的。例如唐朝王世充征伐李密，欲乘勝追擊，但唯恐軍心不一，遂"假託鬼神，言夢見周公"，立祠於洛水，遣巫宣言周公下令急討李密，"不則兵皆疫死"。軍心受此鼓動與威脅，果然奮力贏得勝利。[232] 可見鬼與疾疫互相關聯的想法相當深入人心。

身處疾疫流行的環境，又相信疾疫相染的危險，且懼怕鬼魅行疫，在如此特殊的時代中，魏晉至隋唐時人如何應對進退？一般來說，人們往往拋棄病人以避免相染。例如《抱朴子內篇》記載上黨趙瞿病癩

---

〔228〕 王充著，黃暉校釋《論衡校釋》卷二二，頁935～936；衛宏《漢舊儀補遺》卷下，頁6；干寶《搜神記》卷一六，頁1；不著撰人《玄中記》，收入魯迅輯校《古小説鈎沉》下冊，頁371。

〔229〕 劉敬叔《異苑》卷六，頁11～12；不著撰人《述異記》，收入魯迅輯校《古小説鈎沉》上冊，頁183。

〔230〕 不著撰人《冥祥記》，收入魯迅輯校《古小説鈎沉》下冊，頁504。

〔231〕 干寶《搜神記》卷五，頁1～2。

〔232〕 《舊唐書》卷五四，頁2230。

經年,家人深恐"子孫轉相注易",將他流棄於山穴中。[233] 至於疾疫肆虐流行之際,爲了逃避相染,更有不少人舉家逃亡。比如西晉永嘉初年(307～313),疫癘流行,袁無忌家百餘口死亡垂盡,幸存者遂徙避大宅,暫時居住田舍之間。[234] 此外,據説唐代名宦高力士曾逃避瘧疾於功臣閣下,[235] 抑或趨避疾疫相染的例證之一。

至於那些罹患能相染的疾疫患者,其親友唯恐相染,極少有自願主動收容或照顧者。例如南朝江泌之募吏罹患時病,時人"莫有舍之者",吏扶杖投靠江泌,泌親自隱恤,吏死,泌爲買棺埋之,史冊列爲孝義的楷模。[236] 從史家特別襃揚江泌的孝義與列之青史來看,收容與照護疾疫病患的行爲,乃當世少見的善行。晉朝最爲後世所稱頌的孝友實例之一,乃是晉武帝年間庾衮侍親之事。晉武帝咸寧年間(275～280)大疫,庾衮二兄俱亡,次兄毗復殆,當時癘氣方熾,父母諸弟均欲避疫外鄉,其父兄均力勸庾衮同行,庾衮卻自稱"衮性不畏病",堅持留下照顧兄長,不肯棄之而去。庾衮不但親自扶侍其兄,晝夜不眠,甚至還曾撫柩哀臨不輟,如此十有餘旬,疫勢既歇,不僅庾衮無恙,其兄也獲痊愈,於是父老"始疑疫癘之不相染也"。[237] 此一故事,列入《晉書·孝友列傳》,史家視爲當世與未來孝友的表率。[238] 庾衮之所以鶴立雞群,受到史家表彰,殆因其與眾不同,不畏懼疾疫相染,此舉與時人普遍懼疫與避疫的心態、行爲以及拋棄病患的社會現象,適成强烈的對比。

類似的例證,還有北朝辛公義之例。辛公義擔任岷州刺史時,當地風俗畏病,若一人有疾,即合家避之。某年暑月傳出疫情,被家人遺棄的病人或至數百。辛公義將這些病患移往公署,一時之間"廳廊悉滿"。辛公義在其間親設一榻,終日連夕與病人接觸,並延請醫者治療,病人均得以痊愈。辛公義遂召集病人家屬,喻之曰:"死生由命,不關相著,前汝棄之,所以死耳。今我聚病者,坐卧其

---

[233] 葛洪著,王明校釋《抱朴子内篇校釋》卷一一,頁187～188。

[234] 不著撰人《雜鬼神志怪》,收入魯迅輯校《古小説鈎沉》下册,頁427。

[235] 趙與時《賓退錄》(上海:上海古籍出版社,1983)卷七,頁86。

[236] 《南齊書》(北京,中華書局,1974)卷五五,頁965;《南史》卷七三,頁1828。

[237] 《晉書》卷八八,頁2280～2281;干寶《搜神記》卷一一,頁12。

[238] 范行準認爲庾衮此舉或出於天性,或不無争取孝悌之名。見范行準《中國預防醫學思想史》(北京:人民衛生出版社,1955),頁92～94。

間，若言相染，那得不死！"於是諸病家子孫慚謝而去。此後當地"有遇疾者，爭就使君，其家親屬，固留養之，始相慈愛，此風遂革"，合境之內俱稱辛公義爲"慈母"。[239]

從上述故事來看，岷州的風俗不僅相信疾疫相染，同時還普遍拋棄病患以自保，直到辛公義力排疾疫相染的成說，並身體力行以導正之，風俗始變。與前述庾衮一樣，辛公義此舉也是當世罕見的行誼，所以史書特予褒揚。范行準指出，庾衮與辛公義"處身疫癘之鄉而厥身不染"，"或由於他們有先天的或後天的和暫時的免疫性之故"。[240] 其實究竟當時流行的疾疫是什麼疾病，或者是否能傳染，以及庾、辛有否有免疫性並不重要，重要的是當時庾、辛身邊的父老兄長或鄉里之人均深信那些疾疫能相染，以至於大多數人寧可背棄倫理親情與孝義原則，拋棄生病的親友，逃竄他處遠避疾疫。即便庾、辛力排衆議，親自照顧疾疫患者卻未相染疾疫的事實，促使人們開始懷疑疾疫是否均能相染，然而這兩個例子畢竟是少數。

漢魏以來，家族聚居的社會習俗或易使疫情較迅速地擴張，一時之間或造成較大規模的流行，因此，在醫藥不足或較不具效率的時代與地區，拋棄或隔離病患，不能不說是自保與杜絕傳染的有效途徑之一。一般人採取此一不得已的措施，應能獲得當世與後世同情的理解。上述力主疾疫不相染者，或爲地方官員，或爲精英階層，史書特別褒揚他們主動接觸與照顧病患的精神之同時，其實更加彰顯時人多篤信疾疫相染，以及多拋棄病患以避免相染的普遍社會現象。作爲地方官吏，辛公義特別以身作則主動地親近與照護病患，一則由於他不認同疾疫相染的觀念，一則乃根源其深刻的孝道與倫理思想，以爲"父子夫妻不相看養"，不但使得"孝義道絕"，同時還造成"病者多死"的悲劇。據此，疾疫流行之際，拋棄病患的里巷風俗確與精英階層所倡導的人倫義理之間有所齟齬。此一現象，甚或持續至宋朝以後，形成政治、社會倫理思想與醫學上一個特殊而具有爭議的議題，即便有儒醫著書立論讜伐"傳染"觀念，[241] 但

---

[239] 《北史》卷八六，頁2884。
[240] 范行準《中國預防醫學思想史》，頁92～94。
[241] 程迥《醫經正本書》，收入《叢書集成初編》第44冊（臺北：新文豐出版公司，1985），頁1～14。

是一般民間仍多畏懼疾疫相染以及棄置親人罔顧倫理的事例。[242] 值得留意的是，辛公義以地方官吏的身份，介入疾疫相染觀念與人倫孝義原則之辨，並非魏晉至隋唐之間普遍可見的例證，當代政府亦未積極干預或導正此一社會現象。

根據北朝顏之推的記載，江南地區"凡遭重喪，若相知者，同在城邑，三日不弔，則絕之"，除喪之後，"雖相遇，則避之"，雙方從此交惡。[243] 臨喪弔唁既爲人情所重，則亦與世俗畏懼鬼怪與尸氣注易的心態之間有所衝突，既然魏晉至隋唐時人一則多相信疾疫相染之事，深怕殃及己身，一則卻又面臨世俗人情與禮義倫常的社會壓力，遂陷入兩難的困境。爲了保護自身健康，也爲了維護家第門風，兼及親情孝友之義，許多人遂嘗試尋求或提供兩全之道。例如相傳吳越有禁咒之法，知之者可以入大疫之中，或與病人同床而己不染，[244] 或可兼顧倫理孝義；又如道者建議："家有三皇文，辟邪惡鬼，溫疫氣、橫殃飛禍"，[245] 或亦能避免疾疫相染；養生家則云："欲辟劫衆邪百鬼，常存心爲炎火如斗，煌煌光明，則百邪不敢干之，可以入溫疫之中"，或可以疾疫盛行時不受影響，照顧患病的親友；[246] 或乃遵從一般風俗，事先在特定的日期，服用特定的食物，唸誦特定的咒敕，以"辟五方疫鬼"與"令疫病不相染"；[247] 或是採用醫者之見，事先佩帶或服食種種辟瘟疫的方藥，甚至"爲法術以防之"，[248] "可先服取利，則不相染易"，[249] 以利"弔喪"、"問病"、"視病"或"夜行"、"獨宿"。凡此種種避疫或事先預防的方

---

[242] 譬如南宋王之道《相山集》云："南方信機，雖至父母癘疫，子棄不敢待"，范鎮《東齋記事》亦曰："康定中大疫，壽安縣太君王氏家婢疫染相枕藉，他婢不敢近，且欲召巫以治之"。參見王之道《相山集》，收入《景印文淵閣四庫全書》1132 冊（臺北：臺灣商務印書館，1983），卷二九，頁 5；范鎮《東齋記事》，收入《叢書集成新編》第 83 冊（臺北：新文豐出版公司，1985），卷四，頁 26。又，宋代以後的相關議題，據稱美國哈佛大學研究生 T. J. Hinriches 未來的博士論文中將或有若干討論。

[243] 顏之推《顏氏家訓》卷上，頁 19。

[244] 葛洪著，王明校釋《抱朴子內篇校釋》卷五，頁 103～105。

[245] 葛洪著，王明校釋《抱朴子內篇校釋》卷一九，頁 308～309。

[246] 《諸病源候論校注》卷一〇，頁 334～335。

[247] 賈思勰著，繆啓瑜校釋《齊民要術》卷二，頁 85。

[248] 《諸病源候論校注》卷一〇，頁 333。

[249] 葛洪《肘後備急方》卷二，頁 33；孫思邈《備急千金要方》卷二九，頁 11；卷三七，頁 10～11。

法，一方面或能安撫時人對於疾疫相染的恐懼；一方面則益加彰顯醫者與一般民衆多相信疾疫能相染易；再則凸顯他們企圖在避免疾疫相染與兼顧人情倫理之間取得平衡所作的努力。據此，魏晉至隋唐時期頻仍的疾疫，在不斷加深社會普遍的焦慮之餘，世人畏懼疾疫相染的心態及其與倫理孝義原則的衝突，也不停昇高社會的緊張，這些或即造成當時社會不安的主要因素之一。

七、結　論

天行瘟疫病者，即天地變化之一氣也，斯蓋造化必然之理，不得無之。……天地有斯瘴癘，還以天地所生之物以防備之，命曰知方，則病無所侵矣。

——孫思邈《備急千金要方》

魏晉至隋唐之間，政治與社會多所動盪，究其原因之一，殆因疾疫迭起，疾疫或影響個人健康，或帶來家族、社會與國家的不安，世人除了傷逝之外，多相信疾疫相染與鬼神致病，於是有逃疫遷徙與棄置親人之舉，以及畏懼歸煞、驅疫厭勝與立祠崇拜之事，此多和當世孝義倫理與道德價值有所齟齬。凡此種種，均不斷加深社會對於疾疫的集體焦慮。醫者身處疾疫頻仍的時代，一方面做營生立命之圖，建立專業的醫學理論，另一方面則悲天憫人，提供醫療服務與預防方法，裨益當世。醫者建構的疾疫相染觀念與相關理論，不論是賡續前代醫學，或融入醫者的敏銳觀察，均能反映當時社會思想與文化的若干基調。

本文以隋朝成書的《諸病源候論》爲中心，兼採魏晉至隋唐時期其他重要醫籍，嘗試重建與分析醫者如何面對疾疫及其分類疾疫的可能標準與特色。本文發現，魏晉至隋唐時期的醫者確有疾疫相染的觀念，但是，疾疫的相染與否並非他們分類疾病主要的標準。《諸病源候論》以"相染"、"相染易"、"染易"、"度著"、"注易"等詞描述疾疫的傳染特性與現象，至於疾病的病源，作者傾向於"一候（病）多源"以爲疾疫相染的原因，或由於外在力量，抑或導源於內外交迫，或失之於飲食與勞倦等等，不止一端。《諸病源候論》一則傳承過去的醫學理論，一則在新的挑戰中摸索與尋求解決之道，從而在當世所認可的合理範疇內，嘗試解釋與分辨能相染易的疾疫之病源、證候及其相染易與傳播之途徑。雖然作者建立了相當系統化的醫學理論，但不容否認的是，作者似乎在字裏行間透露出其中仍有若干隱晦或不確定的因素。

本文在研究方法上，既不以現代生物醫學爲標準而解讀古代文獻，亦不以現代醫學爲準則而批判或表彰古人的醫學成就。本文強調將古代醫學典籍還原回其歷史情境中，審慎分析其内容、脈絡及其與當代思潮之間的互動關係。

本文特意分別醫者與一般人對於疾疫病源與相染途徑的見解，互相對照，以凸顯不同專業與身份之間的異同。於是，當吾人將《諸病源候論》還原至其成書的時代脈絡中，該書確能表現當代醫學理論與觀念的部分面向，反映當代人民的心態與社會思想的部分風貌，以及彰顯當代現實生活的部分情境。另外一方面，則當代歷史、社會與文化的部分風華，也能從醫學典籍之中照見蛛絲馬跡。

※ 本文原載《臺大歷史學報》27 期。
※ 張嘉鳳，英國倫敦大學博士，臺灣大學歷史學系副教授。

身體、靈魂與天主：

明末清初西學中的人體生理知識[*]

祝平一

一、引　言

　　明、清之際西洋傳教士（主要為耶穌會士）所零星傳入的解剖知識，為西方解剖、生理學進入中國之嚆矢。當時耶穌會士所傳入的西洋解剖、生理學專著有三：由鄧玉函（Johann Terrentius, 1576～1630）草譯，畢拱辰（？～1644，萬曆四十四年〔1616〕進士）加以潤飾的《泰西人身說概》（以下簡稱《說概》），羅雅谷（Jacobus Rho, 1593～1638）的《人身圖說》與巴多明（Dominique Parrenin, 1665～1741）的《解體全錄必得》。本文所引用之《說概》抄本存於法國巴黎國家圖書館，編號 BNP5130。[1]《人身圖說》在范行準的《明季西洋傳入之醫學》卷四中頗多徵引；《解體全錄必得》由滿文寫成，乃巴多明為康熙皇帝進講解剖學時所編，現藏法國巴黎國立自然史博物館，第 2009 號手稿。[2]《解體全錄必得》部分流落在丹麥，其第九卷《周身血脈圖》，有康熙的滿文御批，已翻譯出版。[3] 此二書筆者皆未見，今不具論。但除了這些專著外，西教士

　＊　筆者感謝洪健榮與潘鳳娟兩位清華學弟妹和吾弟平次所提供的資料，也感謝黃一
　　　農、傅大為、徐光臺、邢義田、黃進興與盧建榮諸位先生和匿名評審之指正。本文
　　　乃筆者在清華大學從事博士後研究時的研究計劃，在此要特別感謝清華大學以及歷
　　　史所師長之支持，纔使本計劃得以完成。本文曾在中研院醫療小組與清華文學所宣
　　　讀，承蒙與會者批評和指教，在此一並致謝。
〔1〕　有關《說概》的版本研究，見范（適）行準《後記》，《明季西洋傳入之醫學》（上
　　　海：中華醫史學會，1943），頁 3a～4b。筆者所用的《說概》抄本乃黃一農師所藏，
　　　特此致謝。
〔2〕　榮振華（Joseph Dehergne, S. J.）著，耿昇譯《在華耶穌會士列傳及書目補編》
　　　（北京：中華書局，1995），頁 484。
〔3〕　John B. de C. M. Saunders and Francis R. Lee, *The Manchu Anatomy and Its Historical
　　　Origin* (Taipei: Li Ming Cultural Enterprise Co., 1981).

所傳入的人體生理知識，還散佈在范行準所謂的"性學書"中。[4]

目前學者大體從現代解剖學和生理學的角度，探討這些西洋傳教士所傳入的人體生理知識。[5] 他們處理問題的方式大體是將這些文本中與現代解剖學和生理學相似之處引出，以説明現代解剖學與生理學已在明末輸入中國。[6] 但是當我們回到原始材料，這種以現代醫學詮釋文本的方式立即啓人疑竇。即使是西教士所傳入的解剖學專著《泰西人身説概》中，"上主"、"天主"的字眼處處可見,[7] 這一現象也存於"性學書"中。由於前輩學者將這些訊息刪除，頗易使人以爲西教士所傳的西方醫學，與今日並無兩樣。前輩

---

〔4〕 范行準所謂的"性學書"，原是引王宏翰《醫學原始》所徵引的西方生理學書籍。由於范氏未能確定這些引文的出處，而統冠之以"性學書"，以其大體出自西士論性之書。范行準《後記》，《明季西洋傳入之醫學》，頁2b。本文亦依范氏體例，將西教士討論人性之書總稱爲"性學書"。這些書如艾儒略的《性學觕述》與湯若望的《主制群徵》等。

〔5〕 這一方面的研究見范行準《明季西洋傳入之醫學》卷一，頁2b～5a。亦見方豪《中西交通史》(下)(臺北：中國文化大學出版部，1983)，頁798～806。馬伯英、高晞、洪中立《中外醫學文化交流史——中外醫學跨文化傳通》(上海：文匯出版社，1993)，頁273～316。方豪《來華天主教教士傳習生物學事蹟述概》，收入《方豪六十自定稿補編》(臺北：學生書局，1969)，頁2923～2927。張慰豐《早期西洋醫學傳入史略》，《中華醫史雜誌》11:1 (1981)，頁77～79。曹育《從西方生理學知識的傳入中國到中國近代生理學的建立》，收入王志鈞、陳孟勤主編《中國生理學史》(北京：北京醫科大學、中國協和醫科大學聯合出版社，1993)，頁34～40。這些研究的內容與觀點並未超越范氏，是以下文不具引。雖然范氏在第八卷中試圖爲明季傳入之西洋醫學溯源，然而其分類方式依然是以現代醫學爲主，無視於現代醫學與十七世紀乃至希、羅時期醫學之系統性差異。然而以范氏在二十世紀初西方醫學史材料難得之際，便能有此作爲，仍是難能可貴。

〔6〕 耶穌會來華時，西方的解剖學正處於大變動的時代。其中尤以 Andreas Vesalius (1514～1564) 和 William Harvey (1578～1657) 的貢獻最爲重要。雖然時代較晚的巴多明已將這些新解剖知識包含在他的《解體全錄必得》中，但耶穌會士著作中的解剖知識仍多承自希臘、羅馬和中世紀。這些解剖知識來自動物解剖者多，來自實際人體解剖者少。至於我們現在所理解的生理學，乃十九世紀纔興起的學科。有關希臘、羅馬時期的解剖學，見 T. V. N. Persaud, *Early History of Human Anatomy: From Antiquity to the Beginning of the Modern Era* (Springfield: Charles C. Thomas, 1984), pp. 29～69. 有關生理學的簡介，見 E. M. Tansey, "The Physiological Tradition," in *Companion Encyclopedia of the History of Medicine*, ed. W. F. Bynum and Roy Porter (London and New York: Routledge, 1993), pp. 120～152。

〔7〕 據筆者粗略統計，在短短兩卷的《説概》中便有 21 處提及天主。本文所用的"上主"、"創造主"、"大主"、"天主"等，皆是當時文獻中所用的語詞。西教士初入華時以"上帝"翻譯 Deus。1583 年，利瑪竇決定改用"天主"，並將"天"、"上帝"與"天主"等同。后因教內對此有爭議，乃有用"陡斯"音譯 Deus 者。其後因禮儀問題，"上帝"、"陡斯"等譯法皆廢，而以"天主"最爲通行。江文漢《明清間在華的天主教耶穌會士》(上海：知識出版社，1987)，頁62～65。

學者並未解釋他們何以將這些訊息刪除，但是這種不均衡的詮釋方式，易引人以線性發展的觀點來理解西教士所傳入的醫學知識，而忽略了不同時代醫學知識間的系統性差異。至少以介紹人體解剖和生理知識爲主的《說概》和天主間的關係爲何，便需要説明。

以現代解剖、生理學的觀點來看耶穌會士的醫學知識，常使我們忽略了這些醫學知識乃是在宗教的脈絡下輸入中國的。當《說概》不斷提及天主時，我們如何視之爲現代意義下的解剖學專著？當《性學觕述》的前兩卷探討靈魂的問題，而後六卷討論的卻是人的生理現象時，我們如何視之爲現代意義下的宗教著作？這一類問題，使我們必須檢討現代知識分類對這些文本的適用性，也使我們必須進一步分析這些醫學知識和宗教間的關係。

本文便是從上述的反省出發，在前人研究的基礎上，從當時西方醫學的宗教脈絡和傳教士在中國傳教的需求，分析西教士輸入中國的人體生理知識。本文視西教士所傳入的人體生理知識爲其傳教策略的一部分，進而探討這些知識在傳教士的宗教論述中所扮演的角色。以下便先探討入華教士所理解的十六、十七世紀西方醫學以及宗教和醫學間的關係，進而討論耶穌會士如何利用中世紀以來蓋倫醫學傳統中人體功能的目的論解釋，結合理學中“格物致知”的概念，經由人體結構，訴説天主教的信仰。透過本文的分析，筆者希望呈現當時天主教確保外在普遍規範與道德（對教徒而言即得救）主體性的特質，以彰顯天主教何以能成爲當時士人一種可能的選擇。至於當時中國士人或醫者如何解讀這些醫學知識，則當另文探討。

二、入華教士與十六、十七世紀的西方醫學

在耶穌會士的教育系統中，醫學（medicine）與法學（legies）、教學（canonies，即教規）和道學（theologia，即神學）並列，通常是在完成斐録（philosophia，即哲學）教育後纔能修習之高級課程。[8] 四科所治皆與人之生死有關，而醫學所得最淺。它“操外身生死之權”，[9] 治的只是人的肉軀，而不及於靈魂之拯救。人的得

---

[8] 艾儒略《西學凡》，收入李之藻編《天學初函》（臺北：學生書局，1965），頁43～44。醫學、法學與教學亦間有不先修習斐録而直接從事者。見同書，頁58。

[9] 艾儒略《西學凡》，頁44。

救有待其他三科纔能完成。

雖然來華的傳教士已置身於十六世紀宗教改革(Reformation)與天主教宗教改革(Catholic. Reformation)的歷史背景中,[10] 但當時不論新教或天主教的正規醫學教育仍沿襲著中世紀以來經院醫學(scholastic medicine)的傳統,大體遵循著希波克拉底(Hippocratēs,約前 460 ~ 377)、蓋倫(Claudius Galen, c. 約 129 ~ 200)和亞里士多德(Aristotelēs,前 384 ~ 前 322)以來的古典醫學和自然哲學(natural philosophy) 。[11] 尤其是蓋倫"最好的醫生也必然是哲學家"的觀點,[12] 深深影響了耶穌會士的醫學教育,也使得醫學與哲學緊緊結合。

據艾儒略之見,當時西方醫學的主要內容爲"辨外體百肢之殊、內臟諸情之驗及萬病之所以然,而因設其所用療治之藥"和"詮釋古醫之遺經,發明人性之本原"。[13] 前者與今日醫學之內容無異,但"詮釋古醫之遺經"與"發明人性之本原"恐已難爲今日之醫家所接受。這一陳述必須置於當時之歷史脈絡方能理解。注解醫經自十三世紀以來至十六世紀,一直是西方醫學教育的基礎。[14] 在經院哲學的矩矱下,對於人體的理解,來自實際解剖者少,經由解經者多。[15] 掌握自阿拉伯文轉譯爲拉丁文的希臘醫學與自然哲學,乃在大學習醫的必備條件。又因礙於法律上的規定,當時大學中並不常進行解剖。每次有解剖時可以入場觀看的學生亦多限制在二十人以下,如所解剖的是女尸,則可以達三十人。醫生並不直接進行解剖,他只負責講解。實際解剖由理髮師 - 手術師(barber - surgeon)執行。另有一名助手在旁指點尸體的部位。由於當時沒有很好的尸體保存技術,解剖必須很快完成。在這種情形下,解剖的目的不在於探索人體的結構,而是用以證明以往醫學權威的可靠性。一般解剖學的書籍,亦只是因襲前人的作品。

---

〔10〕 本文依目前的研究趨勢,以天主教宗教改革(Catholic Reformation)這一較爲中性的語詞代替一般所指稱的反宗教改革(Counter-Reformation)。

〔11〕 Ole Peter Grell, and Andrew Cunningham eds, "Introduction," *Medicine and the Reformation* (London and New York:Routledge, 1993), p. 5.

〔12〕 E. D. Phillips, *Aspects of Greek Medicine* (Philadephia:The Charles Press, 1987), p. 174.

〔13〕 艾儒略《西學凡》,頁 45。

〔14〕 R. K. French, "Berengario da Carpi and the Use of Commentary in Anatomical Teaching," in *The Medical Renaissance of the Sixteenth Century*, ed. A. Wear, R. L. French, and I. M. Lonie (Cambridge:Cambridge University Press, 1985), p. 43.

〔15〕 Nancy G. Siraisi, *Medieval & Early Renaissance Medicine:An Introduction to Knowledge and Practice* (Chicago:Chicago University Press, 1990), p. 80.

"詮釋古醫之遺經"便成了醫學教育重要的一部分。[16]

宗教改革期間，解剖又重新爲醫者所見重，當時不論是新教或天主教的解剖學，皆深深沾染著宗教氣息。因此，對人體的理解除了"辨外體百肢之殊、内臟諸情之驗"，使學者理解身體的内裏外，人體同時也用以體現大主造人時的神奇意旨，使人明白人乃造物主之精心巨構。藉由理解身體各部分的奧妙，渺小的人類膜拜、感懷著造物主的恩寵。[17] 這種對人體的觀點之所以可能，主要是因爲當時的醫者接受並改造了蓋倫醫學中目的論的看法。蓋倫和亞里士多德一樣，認爲身體各部位皆有其用，大自然不可能犯錯，造出無謂的器官。但在蓋倫的著作中，創造人體器官的不必然是一位人格神。他在解釋人體各部分的功能時，常將創造者（Creator）與自然（Nature）當成同義詞使用。[18] 在中世紀教會文化中，蓋倫的理論便很容易地被挪用來説明上帝造人時的奇蹟。雖然並不是所有當時解剖學的著作都會將上帝引入，[19] 但在宗教改革期間，不少解剖學的書籍,的確在其中傳達了上帝的訊息。將身體與靈魂和天主創造的奧秘相合而談,一直是自然哲學的傳統。不過,在宗教改革的脈絡中,人的身體更被用來強調信仰的重要性。新教的解剖學者視解剖爲人對於死亡的沉思,不斷地提醒此生之短暫與上帝審判即將來臨。對於解剖的觀察者而言,躺在解剖臺上的死尸,闡明了肉體乃靈魂在塵世暫居之所,從而要求人保持此身之潔淨,一如維護教會之聖潔一般。[20] 另

[16] C. D. O'Malley, *Andreas Vesalius of Brussels* (Berkeley and Los Angeles : University of California Press, 1964), pp. 14 ~ 16.

[17] Ole Peter Grell, and Andrew Cunningham eds, "Introduction," p. 3. 尤其在新教的Wittenberg大學所開設的解剖學課程, 以解剖爲信仰服務的傾向更爲明顯, 見 Vivian Nutton, "Wittenberg Anatomy," in *Medicine and the Reformation*, pp. 11 ~ 32.

[18] E. D. Phillips, *Aspects of Greek Medicine*, p. 175. 有關 Galen 對 Creator 與 Nature 的進一步説明見 Margaret Tallmadge May, 'Introduction' to Galen's *On the Usefulness of the Parts of the Body*, trans. Margaret Tallmadge May, vol. 1 (Ithaca : Cornell University Press, 1968), pp. 10 ~ 11.

[19] 有許多中世紀解剖學的文獻並不包含明顯的宗教訊息, 這些文獻大體上依著解剖的程序, 一步一步解説人體的各部位, 就有如當時大學上解剖課時一般。這一類的解剖書籍如 *Anatomia Magistri Nicolai Physici* 收入 George W. Corner ed. , *Anatomical Texts of the Early Middle Ages* (Washington : Carnegie Institution of Washington, 1927), pp. 67 ~ 86. 即使在十六世紀初期的解剖學大師 Bernegario 亦如此。見 Jacopo Bernegario da Carpi, *A Short Introduction to Anatomy*, trans. L. R. Lind and Paul G. Roofe (Chicago : University of Chicago Press, 1959).

[20] Vivian Nutton, "Wittenberg Anatomy," p. 20.

一方面,天主教宗教改革時期的天主教解剖學家,爲因應宗教改革所引起的信仰混亂,也强調信仰與解剖間的關係。他們深信身體只是靈魂的工具:身體各部分的功能(function)不過是靈魂機能(faculties)的顯現。經由解剖,人能理解身體各部分的功能,進而理解靈魂的作用和天主創造的奧秘。[21] 因此,十七世紀的解剖學,無法單純地僅從現代醫學的觀念來理解。當時解剖學對於身體和信仰之間關係的强調,使得解剖知識成爲探討身體、靈魂與天主的接榫。當時入華傳教士有關身體的論述,便深深地浸潤在這種知識的文化情境中。

在這一文化情境裏,"發明人性之本原"乃成爲醫學探索的一部分。許多有關人體構造的知識,遂在入華教士所謂的"性學書"中被討論,其目的便在於闡明上帝的精巧製作與對人類的眷愛。這亦反應在入華教士的《本草補》中,即便是救人肉軀的一草一木,亦莫非是主的恩賜。[22] 在傳教士的世界中,不論是人體,或是草木,都只是符號,象徵著人與天主間的關係,引領著人邁向信仰之途。

"人性"的問題在傳教士的佈道中佔有重要的地位,尤其是"對士大夫談,則言天性"。[23] 艾儒略(Julius Aleni, 1582～1649)亦曾以"天命之謂性"在福州書院宣講。[24] 但是傳教士所謂的"人性"或"天性",和中國思想傳統中有關人性的辯論並不相同。雖然"天命之謂性"是一儒家的命題,但傳教士卻將天主教教義植入儒家的語言中。衛方濟(Franciscus Noël, 1651～1729)便道:"天理乃天主所賦,銘刻於人之靈性,即天命之謂性是也。"[25] 傳教士論人性的問題,所重在人的靈魂與人身和外在世界與上主之間的關係,亦即西教士著作中

---

[21] R. K. French, "Natural Philosophy and Anatomy," in *Le corps á la Renaissance*, ed. J. Céard, M. M. Fontaine, and K. C. Margolin (Paris: Aux amateurs de livres, 1990), pp. 447～460. 入華傳教士艾儒略對此亦有所闡發。他説:"生覺之功,本原於靈魂之能。然必用此五官百體,與其氣血,如人作事之用器具。"《性學觕述》(臺北:中央研究院傅斯年圖書館藏本)卷三,頁2b。

[22] 《本草補》的"吸毒石又名蛇石"條下便提到:原產於毒蛇頭内之吸毒石乃是上主"所以利益保存人類。逾顯造物主之愛人,節制調和各品物,順其性情,以全宇宙之美好云爾"。見石鐸琭《本草補》(法國巴黎國家圖書館藏本,編號 BNP5130),頁7a。

[23] 徐昌治《聖朝破邪集》(東京:中文出版社,1984),頁11116～11117。

[24] 潘鳳娟《西來孔子──明末入華耶穌會士艾儒略》(新竹:清華大學歷史研究所碩士論文,1994),頁35～36。

[25] 衛方濟《人罪至重》(上海:慈母堂,1873)卷一,頁1b。當時反教甚力的中國士人黃貞亦指出,西教士所謂的"性"和儒學中的"性"相當不同。黃貞謂:"(彼教)……謂主賦畀靈魂於人曰性,不可謂性即天;不可謂天即吾心。"徐昌治《聖朝破邪集》,頁11232。

所指稱的"性學"：

> 性學爲天學、人學之總，另闢廓途，俾諸學咸得其正
> 焉。聖奧斯定曰："欲格物者，其要端有二，一爲人性之
> 論，一爲造物主之論。……一爲性學，一爲超性之學。"[26]

《西學凡》中的知識分類乃是耶穌會大學的課程架構,西教士尚將這些
知識分爲"天學"和"人學"。"天學"指的是神學,其他知識則稱"人
學"。利類思(Buglio Ludovicus, 1606 ~ 1682)便道:"大西之學凡六
科,惟道科爲最貴且要。蓋諸科人學,而道科天學也。"[27]有關身體與
靈魂之討論,入華教士則特稱"性學",以爲溝通"天學"和"人學"之
橋梁。據艾儒略的《性學觕述》,"性學"的内容包括:

> 先窮其本體（按：即靈魂），與其由來歸嚮之地；次論
> 其外官、内司與夫嗜動之理之具，性之所成其全，而獲所
> 其向者。末談及其餘緒，以遍其性之所有。[28]

"性學"所討論者乃是人本身。蓋人乃認知外在世界與真主之主體,也
是受審得救之主體。對於欲將福音傳至異域的傳教士而言,有關主體
之討論乃信仰不可或缺之基石。因此在聖多瑪斯(Thomas Aquinas,
1225 ~ 1274)的《神學大全》(Summa Theologiae) 中必須論及天主、萬
物、人最後及於信仰之内容。[29] 耶穌會士並將《神學大全》之一部分
譯成《超性學要》一書,將這一天主、人和萬物的神學系統介紹進中國。
另外,利瑪竇在一封寫於萬曆三十三年(1605)的書信中,曾提及他即
將出版的《要理問答》的内容。在這本書中,利氏將"人體五官"包括
在"天主經、聖母經、天主十誡、信經、十字聖號、神形善功、真福八端、
七罪、七個補救辦法或七德、靈魂三能、三神學之德或向天主之德和七
件聖事"之基本教義的討論中。[30] 由此看來,有關人體生理的知識,

---

〔26〕 艾儒略《性學觕述序》,收入徐宗澤編著《明清間耶穌會士譯著提要》（北京：中
　　 華書局, 1989）,頁 213。
〔27〕 利類思《超性學要序》,收入徐宗澤編著《明清間耶穌會士譯著提要》,頁 189。
〔28〕 艾儒略《性學觕述序》,頁 214。
〔29〕 有關《神學大全》一書内容之簡介,見徐宗澤編著《明清間耶穌會士譯著提要》,頁 188。
〔30〕 利瑪竇《利瑪竇全集》（四）（臺北：光啓出版社,1986）,頁 278 ~ 279。按:此處利氏所
　　 提及的《要理問答》爲新譯本,與他在萬曆十三年(1585)時所提及的《要理問答》似有
　　 不同。利氏謂此次譯本的目的,在於統一當時中國境内四座會院所用的不同譯本,而
　　 萬曆十三年利氏所言之《要理問答》當爲《天主實錄》,即羅明堅在萬曆十二年(1584)
　　 所成的《天主聖教實錄》。在利瑪竇的書信集中,這兩個書名經常互用。見利瑪竇《利
　　 瑪竇全集》（三）,頁 66、75、84。

不但是當時西方醫學重要的課題,也是傳教士哲學與神學論述的一部分。是以艾儒略將"發明人性之本原"視爲醫學定義的一部分,説明了醫學與哲學、神學間密切的關係。

這並非意味著傳教士將神學與醫學混而不分,而是在當時的文化背景下,醫學和其他知識與文化體制繫連的方式與現代醫學不同。當時的醫學浸潤在宗教的氛圍裏,和哲學、神學、教會等相關;[31]現代醫學知識與體制則已切斷這些聯繫,而和醫院、實驗室、複雜的醫療器材、電腦形成一個自主性甚强的專業體制。正是這種不同的文化背景,使得討論人體的《説概》中,上主的影子無處不在;也使得傳教士得以運用解剖知識,宣説關於上主的信仰。《説概》下卷談記憶在腦與感覺器官,正是當時解剖學者認爲最精要的部分,因爲這部分的身體功能,乃是人從認識世界進而認主最主要的器官,而上卷所論的細筋(神經)則爲認知的聯繫孔道;骨與肌肉則爲撑持下卷所述及的器官。[32]從當時的宗教情境而言,介紹這些器官其實已經達到傳教士所想要傳遞的宗教訊息。從這個意義上而言,《説概》乃是一完全的文本,並不因缺乏介紹人體的其他部位而有所缺憾。難怪鄧玉函在譯解剖學書籍時,先譯這些部分。如果我們只將《説概》視爲一解剖生理學的書,視其爲現代醫學的源頭,我們便只能看到《説概》中與現代醫學類似之處,而無法解釋何以這一文本中處處是上帝。

另外,艾儒略所著的《性學觕述》,其形式和《説概》相當接近。除了首二卷討論靈魂的問題外,《性學觕述》對人體的介紹不重腑臟,而重在引介人認知外在世界的諸種感覺器官,以此闡發靈魂在人身體上的作用。《性學觕述》和《説概》在形式上的相似性,更説明了我們無法將當時入華傳教士的傳教作品與醫學作品以現代的知識分類,將之

---

[31] 《名理探》謂醫學有二端:"一謂爲明學,一謂用藝之倫也。緣其測量人病是否可醫,與夫百草百藥之性昧,故屬明學。若其調劑補泄方術,施之救療,則亦爲用藝耳。"據此,則當時西方人對於醫學功能的看法,與今無異。雖然如此,在《名理探》的知識分類系統中(即原文所謂的"藝"),醫學屬於"形性學,西言斐西加(physica),專論諸質模合成之物之性情"。當時人仍是在亞里士多德的哲學系統下理解醫學。傅凡際譯義、李之藻達辭《名理探》(臺北:商務印書館,1965),頁 7～8。有關十六世紀醫學與亞里士多德哲學間的關係,見 Charles B. Schmitt, "Aristotle among the Physicians," *The Medical Renaissance of the Sixteenth Century*, pp. 1～15。

[32] 當時的天主教解剖學家 Piccolomini 所認爲最重要的器官,便是《説概》中所介紹的各部分。R. K. French, "Natural Philosophy and Anatomy," p. 459.

截然劃開。這種宗教與醫學的延續性，所反映的正是當時處於宗教改革和天主教宗教改革脈絡下，西方醫學的特質。這一特質亦符合教士們入華傳教的目的。因此，入華的西教士在傳達靈魂、天主等宗教觀念時，亦不斷溯及人身如何在靈魂的作用下認識外在世界，終而認主。下文便就人體生理與對主的信仰，再作分疏。

三、靈魂、身體與天主

（一）靈魂與天主

在傳教士的論述中，人乃由靈魂與肉體組成，所謂"人之靈魂必合於肉軀而始全也"。[33] 當時入華的傳教士認為，人之初生，靈、肉一時並具；及其死時，靈魂在上主面前受審，或昇天堂或入地獄，而肉體則如同草木般腐朽。這一對人的看法，既不同於儒，亦異於佛。在傳教士的觀察中，當時一般士人所信的理學太極化生之說，認為人乃氣聚而生，氣散而死，生時有知，死後無覺。[34] 肉體之生，不過氣之偶合，其中並無神明之處，更遑論靈明之魂。至於佛教則以輪迴說人自性之空。在輪迴的過程中，今世為人，下世可為牛、為馬，人之本質在輪迴中可以完全改變。[35] 對傳教士而言，人之靈與肉乃上主之恩賜，經由靈與肉的結合，人在生時作功，[36] 死後受審；或上天堂，或下地獄，一步步踏上得救或永罰之途。

西教士依據亞里士多德之哲學論人之靈魂。魂，西名亞尼瑪（anima），乃萬物之"模"（form）。魂又可細分為三類：植物只能生長之生魂、動物能生長又能感知之覺魂和人之靈魂。人雖能生長，亦能感知，但只有一靈魂，兼具生魂和覺魂之能。靈魂有始無終，一被上主所造，既不成長，亦不毀壞，與草木禽獸不同。[37] 在理論

---

〔33〕 孟儒望《天學略義》，收入吳相湘編《天主教東傳文獻續編》（二），頁853。

〔34〕 利瑪竇認為當時士人多接受此說，而不相信有來生。利瑪竇《利瑪竇全集》（三），頁67。當時的傳教士與反教士大夫便對這個問題有過激辯。見陳受頤《明末清初耶穌會士的儒教觀及其反應》，《國學季刊》5：2（1935），頁151～177；潘鳳娟《西來孔子——明末入華耶穌會士艾儒略》，頁99～106。

〔35〕 艾儒略《性學觕述》卷二，頁17a～20a。利瑪竇《天主實義》，收入李之藻編《天學初函》（臺北：臺灣學生書局，1986，二版），頁491～504。

〔36〕 立功乃人生之目的。見南懷仁《教要序論》（香港：納匝肋靜院，1905），頁5～6。

〔37〕 艾儒略《性學觕述》卷一，頁4a～b。

上，"人之靈性，隨其人之生時，造物主一一而化成賦之也"。[38] 但男女似乎又有差別。艾儒略曾說，天主賦予人靈魂時，"男身賦於結胎四十日內，女身賦於八十日之內"。賦靈之所以有遲速，乃因"男體易成，女體難成"。[39] "靈性雖祇是一，然包三司。曰明悟（understanding），曰記含（memory），曰愛欲（will）。明悟者，明物之體；記含者，記物之理；愛欲者，愛物之善。"[40] 以此駕馭肉軀，"用之行事，以定功罪"；最後當人死時，肉體歸於塵土，而靈魂則成爲受賞或受罰的主體。[41]

人雖由靈魂與肉軀構成，但二者卻有主從關係，身體不過是靈魂的居所與工具。[42] 人即使有神經（即《說概》中所謂的細筋），無靈魂則無法感知。[43] 人與禽獸在身體功能上相去不遠，主要爲生長、觸覺、嗜欲、運動。艾儒略謂："生長者，以養育成就其體者也。觸覺者，覺諸有形之物，而分別其違順者也。嗜欲者，愛憎也。運動者，趨避也。"[44] 人的器官各有不同的構造與功能，以不同的形式接觸外在世界，謂之"觸覺"，由"觸覺"而生判斷，由判斷而生愛憎之選擇，由選擇而生趨避。這些任務都由身體擔任，但是身體的意志與判斷並不完全，只是順著身體的安逸與否而行。唯有靈魂纔能超越肉體，作出認識、愛慕與尊崇造物真主的接觸、判斷、選擇與趨避（詳下節）。[45] 因此，靈魂的能力不受身體限制。[46] 但是靈魂雖然靈明洞徹，卻又必須仰賴身體方能行動。身體的成長，使人的各項器官漸趨成熟，靈魂乃能透過這些器官和外物交接，以遂行其功能。[47] 是以身體之種種能力，實爲靈魂運行不可或缺之條

---

〔38〕 艾儒略《性學觕述》卷一，頁19b。

〔39〕 艾儒略《口鐸日抄》卷四，頁23a。

〔40〕 孟儒望《天學略義》，收入吳相湘編《天主教東傳文獻續編》（二）（臺北：學生書局，1986，二版），頁858。

〔41〕 艾儒略《性學觕述》卷一，頁19a；卷二，頁4b、6b。利瑪竇《天主實義》，頁574。"記含、明悟、愛欲"三種能力又稱爲"記德、知德、意德"。衛方濟《人罪至重》卷一，頁17b。

〔42〕 艾儒略《性學觕述》卷一，頁5b。

〔43〕 《說概》卷上，頁15a。

〔44〕 艾儒略《性學觕述》卷四，頁5a。

〔45〕 利瑪竇《論人性本善而述天主門士正學》，《天主實義》，頁562~602。

〔46〕 利瑪竇《天主實義》，頁432。

〔47〕 艾儒略《性學觕述》卷一，頁9a~11a。

件。靈魂一旦脫離肉體便不再運作，只能等待造物主的審判。

（二）身體與天主

當時西方醫者認爲人體結構雖然複雜萬端，但其構成元素與其他物體並無不同，仍是由水、氣、火、土四行構成。火性熱乾，水性冷濕，氣性濕熱而土性乾冷。[48] 四行說不但是當時構成物質的主要理論，也是當時討論人體生理的主要依據，這便是所謂的"體質說"（complexion）。"體質說"意謂人體各項機能的執行，有賴四行及其不同之冷、熱、乾、濕四種性質和四液間的平衡。人不但各有不同的"體質"，各種生物亦然。而且"體質"會隨著環境、時間和地點有所改變。除了個人"體質"不同外，人體內的各器官亦有其特殊的"體質"傾向。如心較乾熱，而腦較冷濕等。[49]

人體由四行構成，體內各器官之正常運作，有賴四液之均衡。四液乃黃、黑、白、紅四種不同的體液，各聚於不同的器官。四液是供給人體營養的主要管道，也是"體質"的一部分，其組成與均衡決定了人的體質。[50]

四行與四液雖是希臘時期的醫學理論，但直至十六世紀，它仍是解釋人體組成與生理的主要架構。除了這些和現代醫學相當不同的概念外，當時對於生理系統的分類方式，基本上仍沿襲著蓋倫的理論，以心、腦、肝爲三個主要器官（principal members），每個主要器官提供了一組器官或功能運作的主要原理，這些器官或功能即成爲一系統（system）。每一系統整體的運動或感知能力稱爲效能（virtue），每一單獨器官的功能稱爲作用（operation），身體每一部位所特有的能力稱爲機能（faculty）。心爲生命效能（vital virtues）的主要器官，與靈力（spiritus）相關，主在維持生命，統轄心律、脈搏和呼吸，而與心相關的系統則包括和運輸血液和靈力的胸腔器官和動脈。[51] 動物效能（animal virtues）則由腦負責，與靈魂（anima）之功能相關，主持人之精神活動和感觀；與腦相關的系統則包括了脊髓和神經系統。肝則主掌自然效能

---

[48] 有關西教士所傳入的四行說見 Willard Peterson, "Western Natural Philosophy Published in Late Ming China," *Proceedings of the American Philosophical Society* 117：4（1973），pp. 295～322.

[49] 有關"體質說"，見 Siraisi, *Medieval & Early Renaissance Medicine*, pp. 101～104。

[50] Siraisi, *Medieval & Early Renaissance Medicine*, pp. 104～106。

[51] 畢方濟口授，徐光啓筆錄《靈言蠡勺》，收入《天學初函》（二），頁 1147～1148。

（natural virtues），包括營養、生長和生殖；與肝相關的系統則有消化器官和静脈。[52] 這一對人體生理組織的理解，含攝了自亞里士多德以來的三魂説，而三魂中以靈魂爲尊的看法，也因而將人身器官劃分爲高低不等的位階。[53] 這一看法也具體地體現在當時的解剖學上，以腦、心、肝三個不同的主要器官將人身分爲三個腔。[54]

入華西教士描繪人體知識所用的語言，便在上述的理論架構中運作。例如，《性學觕述》便對人體與四行、四液有以下的描述：

> 人之氣體，生時必有火情，以暖周身，以化飲食；有氣情，以呼吸，以遍注；有水情，以滋骨肉；有土情，以堅形骸。而四液縣此生焉。……皆從肝生，皆與血並行。……血中有純清而紅色者……有氣行之性者也；血上有輕浮如沫，而帶黃色者，此乃火性之液也；次有淡白色而黏者，此乃白痰，有水之性者也；次有在底粗濁，而爲黑液，其性屬土者也。……黃液在膽，黑液在脾，白液在腦，紅液則多在脈絡中。此四液之用，原以浸潤腑臟，而體所縣養，尤賴乎血。……黃液近熱，使血流行不滯；黑液近冷，使血不過于流而緩行；白液則散在一身，以滋百體。[55]

人身由四行構成，各行功能不同；四液亦相應而生，分屬四行，各有不同性質，位於不同器官，行使不同功能。又如《説概》中對人骨的描述：

> 骨者，人身之純分也。……其性堅，其色白，其質冷而乾。……爲一身之基址。[56]

這一叙述方式乃《説概》中典型對於人體之描述。先説明此一身體器官是否能單獨執行功能，如是則曰“純分”；否則即是“雜分”，如肉塊。“性堅，色白，其質乾冷”則描述骨屬土行的特質，而後纔是其機能。這樣的描述語言，已自現代解剖學中消失。

西教士不但承襲了蓋倫的解剖生理理論，而且蓋倫對於身體各部位皆有其特定目的的看法，亦被傳教士用來彰顯造物主造人時的奇蹟。在《説概》與其他討論人體構造的傳教士著作中，人體各部

---

〔52〕 畢方濟口授，徐光啓筆録《靈言蠡勺》，頁1150。
〔53〕 Siraisi, *Medieval & Early Renaissance Medicine*, pp. 107~109。
〔54〕 如 Bernegario 的 *A Short Introduction to Anatomy* 便是。
〔55〕 艾儒略《性學觕述》卷三，頁 3b~4a。
〔56〕 《説概》卷一，頁 1a。

分皆是上主的有意構設，如：

> 膏油者，亦純分。其體濕熱，而濕分爲甚……其用爲
> 守人之生，使元火不息滅也。若人身無元火，必冷而死，
> 全賴此膏油益之，如燈然。膏油生于血甚易……所以源源
> 不窮……總是大主視物之作用，因其勢而造之也。[57]

人之脂肪（即"膏油"）乃是主爲燃燒人類生命之火而造。又如
《說概》論脈内部之厚皮時謂：

> 脈中之血，不紅不厚；色黃而稀。甚熱，而有多氣。
> 故大主造此厚皮，包裹深藏。如不厚，則氣易耗散，而黃
> 血透出如汗矣。[58]

血脈中的厚皮説明了蓋倫人身每一部分皆有其用的概念。但對傳教
士而言，這是上主有意的創作。這些上主的傑作，同時也顯示了主
的全能和神妙：

> 膝蓋骨，形如圓球，嵌於中間，爲大小骨腿骨，上下
> 相連吻合也。故人行走時，不使小腿骨逾之而上，跪拜時
> 不使大腿骨著地或傷，全賴此球骨爲之護持，乃造物主深
> 意也。奇哉！[59]

從現代生理學的觀點，膝蓋骨（patellar）特殊的圓形構造，乃爲減
少肌肉與骨頭間的摩擦。但在《說概》中，它成爲造物主爲了使人
行使跪拜動作而設。又如：

> 人有此皮，完固一身，包藏百骨，如本身衣服然。蓋
> 造物主之妙如此，真所謂全能者，不可不思議也。[60]

皮是人天生的衣服，這也是造物主巧妙的安排。從造物主之巧思，
人體會他的存在。西教士認爲人可由三途認識上主：

> 人所由識天主有三路。一曰由造作……一曰由物情。
> 因物之精美，追知必有主者……一曰由除去。蓋見物有瑕
> 釁不精不足處，則知至精，天地之主不宜有此也。[61]

---

[57] 《說概》卷一，頁10b~11a。

[58] 同上，頁14a。

[59] 同上，頁5b。

[60] 同上，頁10a。

[61] 龐迪我《天主實義續篇》，收入吳相湘編《天主教東傳文獻續編》（一）（臺北：學
生書局，1986，二版），頁109。

人身之精妙，顯示出上主的意向與能力，由此導人進入與主認識的信仰之途。也難怪《主制群徵》將人身列為上主存在之一證。[62]

傳教士輸入中國之醫學和生理知識，除了提供了中國人當時西方醫學對人體的理解外，更是一部關於主的意旨、全能和美妙的篇章，誘使著中國人接近他的恩典。

（三）人身微賤

除了人身種種機巧外，造物主之全能，更彰顯在他化腐朽為神奇的力量。奇妙的人體原質甚賤，乃是上主從泥土而造：

> 人軀之原質直穢泥土也。蓋萬民之原祖之肉軀，天主惟從泥而造，是以人軀據其本原，豈不甚賤？況其動、其居、其苦、其樂，所以異於禽獸者有幾？[63]

人身不但原質卑賤，與禽獸相去無幾，而且能力常不如禽獸草木。人無馬之能馳，無犬之能嗅，無花之賞心，無草木之可食可用。以能力而言，亦見人身之卑下。不但如此，人身甚至是“萬病萬瘡癰膿痰唾之總原，而又諸痛之勞苦，寒暑、飢渴、窘迫、衰弱、廣壞，一切歸之公藪處也。故聖賢喻之以糞堆被雪遮蓋也”。人類一切苦難莫不因身而有，一切折磨莫不因身而存。人死後便“目虛臉黃，口啞鼻楞，耳乾手冷，四體移壞，偏身醜臭……未幾即腐爛，蛆蟲噆食，變化於土，而復為原土”。[64] 不論貧富貴賤，男女老少，死後無非一團爛泥，回歸其原質。即令因造物主之恩寵，使人身處處充滿奇蹟，但這並未改變人身微賤之本質。這一微賤之身，雖因上主特賦予靈魂，而使人成為萬物之最靈者，但是靈魂本身亦不完足：

> 其靈神雖尊貴，亦有所以為卑賤者。蓋人之神以其本原觀之，則祇從無而為天主所生賦。無者孰賤乎？且觀人未有生以前，其人果何貴重物乎？無爾也。……若自有生而後，非天主時刻常保存，即一項將歸於無，而又仍盡無也。[65]

靈魂之明乃上主從無而造，本身即無原質，與肉體生時，一時畢具，亦唯有仰賴肉體乃能行其功。靈魂一旦與肉體結合，則又必須時時

---

〔62〕 湯若望《主制群徵》，收入吳相湘編《天主教東傳文獻續編》（一），頁520～529。
〔63〕 衛方濟《人罪至重》卷一，頁10a。
〔64〕 同上，頁10b～11a。
〔65〕 同上，頁6a。

靠上主之保守，方能維持。如此而言，人身雖妙，靈魂雖明，卻俱無自性。人身之卑微無足道，更顯現了創造主之高崇。人在主的面前唯有服從一途，否則"以至卑犯至尊，則一念悖逆，便應受無窮之罰"。[66]

人身不但微賤，它與外物交接之際，更是人墮落的主因。當時天主教有所謂三仇之說，第一仇便是人的肉體：

> 第一仇是肉身。我身上的耳、目、口、鼻、四肢，要被這些聲色、香味、安佚等件引誘去便為惡。[67]

人的身體更可能成為魔鬼的工具，因魔鬼常"把肉身世俗上的情欲引誘人"。[68] 人類雖是上主的寵兒，萬物之最靈者，卻因有了肉體，致使他有墮落的傾向和可能，違拗了當初上主造人的初衷。即使靈魂能如主人之馭驢馬般主導肉體，[69]但此不必然能導人於正，因為：

> 罪人之目非禮即視，耳非禮即聽，口非禮即啖，鼻非禮即嗅，百體非禮即動。茲非靈性之外司不正乎？又此非禮諸事，使總覺司專務於納之，接象司專務於放之，覺識司專務於觀之，覺嗜司專務於樂之，覺含司專務於包之。茲非靈性之內司不正乎？且靈性之內外形司既不正，其三神德亦遂壞而不正矣。智德自明而昏，意德自公而私，記德自倫敘而瞀雜。以及全神之懿美，俱滅亡而已。[70]

人的肢體和感觀與外界接觸時，極易如禽獸一般，只顧自身安逸，而導人於罪。人因而是一個矛盾的存在：一方面，他的身體是上主的精心巨製；另一方面，這身體卻來自微賤的泥土，而且有著卑下犯罪的傾向。但何以全美、全善的上主卻無法創出完全美善的人類？[71] 這並非上主智慧有缺，而是人類的原祖犯下原罪。"原罪者，原祖之罪，流傳萬民。……歷代遞相傳染於眾子孫之靈性也。由是凡人初秉靈魂之性命，在母胎時即莫不污染其死罪"。[72] 原罪不但

---

〔66〕 艾儒略《口鐸日抄》卷三，頁4a。
〔67〕 徐光啓《造物主垂象略說》，收入《天主教東傳文獻三編》（二），頁554。
〔68〕 徐光啓《造物主垂象略說》，頁554～555。
〔69〕 艾儒略《口鐸日抄》卷一，頁2b～3a。
〔70〕 衛方濟《人罪至重》卷一，頁18b～19a。
〔71〕 這個問題在明末耶、佛交手時，不斷地為佛教徒所提出。鍾始聲《闢邪集》，收入吳相湘編《天主教東傳文獻續編》（一）。
〔72〕 衛方濟《人罪至重》卷一，頁6b～7a。

能禍遺子孫,而且其污染性奇强。"人之靈魂,當初受有之時,即染原罪。極强極污。……雖以領聖洗之禮……但所遺毒於靈魂之內,不能馨除也。"[73]原罪是人類墮落之源,亦是人類疾病、死亡之根由。

原罪的概念是天主教教義的重要機制,它解釋了在全能美善的主面前何以有惡,但它又無損人肉體之精巧與靈魂之靈明。有惡的存在,人在世上乃有判斷與挣扎之可能;因有判斷與挣扎,纔能有死後之審判;有了肉體之精巧與靈魂之靈明,人纔能在這個世界事主立功。透過原罪這個機制,人的身體吊詭地解釋了人的墮落與人迴返上主恩寵的可能性;而得救的終極目標,也同時是人身各器官與靈魂存在的目的。人類得救的可能,始於對外在世界的認知,終於對主的認識,而認識的機制還是來自於上主所賜的身體和靈魂。

四、身體、靈魂與知識

(一) 身體與知識

上主造人,賦於靈魂與身體,亦同時賦於人一個目標。耶穌會士用理學家的"格物窮理"或"格致"來表達人這一神聖的任務。《説概》謂:

> 天主生人,付之靈性聰明,以格物窮理。[74]

爲《斐録答彙》作序的梁雲搆亦云:

> 造物主生人洪恩亦綦渥矣。既賦之以靈才,並畀之以明悟。所以超越庶物,而巍然首出者,固欲其罄力於格致之實詣,不負此推通推靈之殊禀耳。[75]

但人學習的目的並非純爲追求知識,"學之上志,惟此成己,以合天主之聖旨耳"。[76]人的靈魂雖是人類一切判斷力的終極來源,但是知識的形成,有賴身體五官和外界接觸,方能形成對外界的理解。肉軀雖然終將朽敗,低於靈魂一等,但它卻是人感知外界、形成知

---

[73] 衛方濟《人罪至重》卷一,頁 12b。

[74] 《説概》卷二,頁 15b。

[75] 梁雲搆《斐録答彙序》,收入龍華民《斐録答彙》(崇禎丙子刊本),頁 2a。

[76] 利瑪竇《天主實義》,頁 577。耶穌會士使用"格物窮理"或"格致"來表達人生的追求時,其用法和這兩個詞用在中國理學的脈絡中相當接近。這兩個詞都不只是純知識的探索,而且還包括了對宗教生命的探求(對中國士人而言則是成德)。西教士如此巧妙地使用中國傳統的概念來傳達其宗教訊息,或亦有助於吸引士人。

識的媒介。上主造人時，五官便爲此而設：

> 凡兩間萬物所發現者，有五種。如顏色，如聲音，如
> 香臭，如滋味，如冷熱等，皆爲人類而設。所以大主生人
> 五官，能受外物所施。[77]

人之感知又分外覺與内覺。人透過耳、目、口、鼻、身體以感受外
界的刺激，稱爲外覺。除了外覺，尚有内覺。内覺以内能將外界刺
激轉化爲人的知覺。内能有公司、思司二司。公司主收集聲、色、
臭、味等五官所感受到的刺激，並加以分別。思司則有如倉庫，主
三功能，一收藏主體五官所受到的刺激；一收藏主體天生便知之事，
如羊之知懼狼；一收藏主體對外在刺激的詮釋。除了知覺外，尚有
嗜司。嗜司有欲、怒二能。欲能乃宜於或不宜於己所作的嗜、捨判
斷。怒並非喜怒之怒，而是草木怒生之怒，謂作了嗜捨的判斷後，
是否敢據以行動。[78] 這些感覺雖是人獸所共有，卻是人形成知識的
基本條件。

人身各部器官，造物主亦依其接物之需而有不同的安排。例如，
"五官中最尊貴者，莫如眼睛。其視力能遠大，亦更細微，屬人身第
一公用"。這麼重要的器官，"其位置不宜落下"。[79] 越是重要的器
官，越是在高處。在眼之後便是耳：

> 凡人務學，欲博聞事理，交接世人，惟耳爲最要之器
> 具。屬人身尊貴之官，故位置亦在高處。所以大主生人。
> 耳必有兩，如壞其一，尚存其一，乃曲體下民，便益之洪
> 造也。[80]

人耳有二，乃上主便人學習所設。如果人必須有兩耳，那麼人爲什
麼只有一口？這是因爲"人進飲食，主淡主薄，止於一焉可矣。況

---

[77] 《説概》卷二，頁7a。"兩間"即天地之間。
[78] 畢方濟口授，徐光啓筆錄《靈言蠡勺》，頁1151～1152。内覺的二司四職，相當於
《性學觕述》所謂的内四司，即總知、受相、分別、涉記。總知謂"納五官所受之
物象，而總知之"。受相"收入總知頻寄之物象，而保守之，使不至於泯滅"。分別
"取五官所進……而配合之、分屬之、判定之"。涉記則取"分別職所造象，而置於
其内"。嗜司，則相當於嗜欲與運動。艾儒略《性學觕述》卷五，頁25a、27a、
28a、31b；卷六，頁41a～52b。
[79] 《説概》卷二，頁7b～8a。
[80] 同上，頁12a。

人之聞見不厭其多，言語則欲其寡，造物主不無意焉"。[81] 上主對
人體的安排，不但顧及功能之需，也不會造出無用之物。這恰與蓋
倫的想法一致。醫學與宣教正相爲用。

造物主不但爲人造就了各樣器官，而且對各器官的内部構造巧
爲安排，以達成人類致知的目的。例如人身各部分皆會成長，獨耳
骨則否。《説概》對這一現象的解釋是："生人從幼至老，惟學是務，
恒苦聞見不廣，故以聽聞爲基，以至無窮無盡。"原來造物主要人活
到老學到老，因此讓"耳骨、耳礐皮，一次生成，永無加減。亦無
新舊之變，以便自幼至老，日聽日習"。[82] 除了目見耳聞以外，知
識的形成尚待多方接觸新事物：

> 聞見雖廣，未敢自信，必須周流殊方異域，目擊而身
> 歷之，經驗不爽，始爲有益。[83]

爲此，上主特地爲人造了脚，使人有行動能力。然而，獨學而無友
則孤陋而寡聞，因此上主還爲人設置了語言。語言獨人所有，以使
人交換所思所學，達成格致的目的：

> 禽獸之公性，亦有能學言語者。……况人類比之更靈
> 更貴，愈學愈不足，不但己學已也，且彼此相師而廣其學。
> 所以造物主付人言語，俾之討論講習，會通歸一，于格致
> 學問，裨益甚多。[84]

語言雖然不是五官知覺，但"乃靈明所用以接于外，便于人我之相
通……以顯其心之意"。[85] 野獸雖也能啼吼，但這不過是野性的宣
泄，有聲而無節。爲了使人能用語言，造物主還特地爲人"造此奇
舌"。[86] 語言以及其他人類五官機能因而證明了造物主的神功，也
説明了人在萬物和禽獸間優異的位置。

（二）靈魂與知識

五官雖然構造巧妙，但如果没有靈魂，則人與一般只有覺魂的禽
獸無異。靈魂有記含、明悟與愛欲三能，其功能在以一點靈明統理感

---

[81] 艾儒略《性學觕述》卷四，頁16b。
[82] 《説概》卷二，頁13b。
[83] 同上，頁15b～16a。
[84] 同上，頁22a。
[85] 艾儒略《性學觕述》卷四，頁19b。
[86] 《説概》卷下，頁25a。

官。靈魂之三能與覺類或肉體所能行者相似，所謂"涉記之與記含，分別之與明悟，嗜欲之與愛欲，亦似不遠"。但這些看來相似的功能，對傳教士而言，卻是天差地別，如不辨明，便易落入儒家萬物一體，或是佛家人、獸相輪迴的説法。[87] 傳教士對此分別甚明：

> 性分二種，曰覺性，曰靈性。一在禽獸，則從肉軀發；一在人身，則從天主特異。一爲形質之用，一爲義理之用。一局促現在，一照徹無涯。一但顧生前肉軀所需，一並慮死後神靈所需。[88]

人類的肉軀之能總是局限在形而下的物質利益，而靈魂則重在觀照形而上的義理必然。在這樣的認識下，傳教士對靈魂之能作了詳細的區別，以凸顯靈、肉之別，並指出靈魂最終極的指向。

靈魂的第一能謂記含。記含又分司記含與靈記含。前者只記有形之物，人與覺類皆有；後者則記無形之像，不但能記各別之物，且能記物之總類，唯人有之。人與禽獸皆能記含，但禽獸受限於有形，而人則能記憶超越形體之外的事情。藏有形物像之所在腦囊，而無形之物則藏於靈魂。[89] 人類對於超越形象事物的認知，亦提供了人類認識現象背後的義理和造物主的契機。人類除了記含的能力超出禽獸一等外，對於使用所藏形象，亦有所不同。動物只能憶記，見一物，記一物；人則不然，可以推記，由一物而記他物。推記只能在肉身尚存時方能運作。推記之運作因包含了推理的工作，而與靈魂的另一能——明悟——密切相關。人類有推記的能力，故能發展出記法（詳下）。記含是人類理解世界、學習知識的基礎：

> 凡人誦讀談講，思惟學習，諸凡所賴此而得久存，賴此而得應用。……記含者，百學之藏，諸業之母，智者之子。令人無記含，必不得稱智者。[90]

但記含所能的一切並非爲知識而知識，其最終目的仍在徵天主之偉大及求靈魂之解脱，故謂：

> 天主予我記含之司，如藥肆然，任所取之，以療我心

---

〔87〕 艾儒略《性學觕述》卷六，頁37a～37b。

〔88〕 同上，頁37b。

〔89〕 畢方濟口授，徐光啓筆錄《靈言蠡勺》，頁1157～1160。

〔90〕 同上，頁1165。

靈也。……天主以此記含之司，賦之亞尼瑪，以予人者，
何也？欲令人記憶天主之恩，而感之謝之也。人能記百凡
事理，而不記天主恩，即無所不記。如無一記能記憶天主，
而不能記憶他事，即一無所記，其爲記多矣。[91]

對於傳教士而言，任何知識的攝取，同時蘊含了識主得救之終極關
懷。如果知識無法照顧此一終極關懷，則一切知識終將失去意義。

靈魂之第二能曰明悟。明悟之運作仍由物像而來，但明悟所用
之物像，非一般五官所直接攝取之像。物像可分爲由五官攝取最粗
之物像，其次則爲內司所存藏稍加精煉之物像，再次則爲明悟所用
之靈像。靈像乃事物之本質，超脫形質。明悟可分爲“作明悟”與
“受明悟”。“作明悟”取物之靈像，而“受明悟”受靈像而通其理。
明悟運作時又有“直通”、“合通”與“推通”之別。“直通”謂取
一物通一物之理；“合通”謂取二物以上合而通之；“推通”即推
理，唯人方有。明悟之能亦非純爲知識，乃是“天主……獨於明悟
者，錫之靈光以慰亞尼瑪之內目，而得見天主”。[92] 明悟燭照萬物，
分辨是非，同時也是記含與愛欲二能之引導：

愛欲不能自行，必先明悟者照之識之，然後得行其愛
也。記含亦然。故愛欲瞽也，而明悟爲其目，照之引之，
若駕馭之，主持之，爲其萬行之所以然。……明悟能使人
別於禽獸……爲諸饞之間諜，爲分別萬真萬僞者試金之石，
爲分別諸毒物之靈藥，爲亞尼瑪中居堂皇審判功罪之官
司。……故亞尼瑪藉明悟以克明明德。……吾人既有此光，
可得窮理格物，致極其知，以至於萬物之根本。若有人明
悟萬事，而不識根本，如在大光中而目眩如盲，與黑獄無
別，豈不惜哉？[93]

雖然明悟爲獲取知識不可或缺之功能，但在入華教士的論述裏，知
識永遠不是終極目標，唯有盡力獲得上主的恩寵，使人得到永遠真
福，知識纔有意義。

愛欲爲靈魂之第三能。愛欲又分爲性欲、司欲與靈欲。性欲乃

〔91〕 畢方濟口授，徐光啟筆錄《靈言蠡勺》，頁 1165～1168。
〔92〕 同上，頁 1168～1186。
〔93〕 同上，頁 1187～1189。

是生（即植物）、覺（即動物）、靈（即人與天神）三物所共有，是物之自然傾向，如石欲就下等是。司欲乃覺、靈類所共有，爲一般性之欲望；而靈欲惟人與天神方有。性欲向著利美好，司欲向著樂美好，靈欲則向著義美好。利美好與樂美好僅顧己身之安逸，爲外物所誘引；而義美好則能超越肉體，識得無形之美好。義與樂、利之別乃成爲司欲與靈欲之辨，亦爲人與禽獸之分野。[94]

明悟所司爲判斷，而愛欲則管理在判斷後的實際行動，因此人在世上的功與過皆愛欲所司：

> 靈欲在人，自能主宰。……先知其合理與否而後行之。……能自主者，其行隨理，故順理爲功，逆理爲罪。功可賞，罪可罰也。[95]

記含只是被動受物之靈像，明悟則據以形成判斷，二者皆有所受，不能自主，惟愛欲使人成爲行動之主體。由於愛欲主管行動，即使在明悟判斷後，愛欲仍可能違拗明悟而行。愛欲指揮人之四肢百骸，從事行動，以定功過，因此，愛欲乃三能中之最尊者：

> 最尊者愛欲也。……愛欲所習者仁也，明悟所習者智也。以仁方智，則仁尊。……愛欲之行自動，又令他動也。明悟之行，爲他所動也……明悟者，開我迪我，使我知有真福；愛欲者，令我得有真福，則愛欲尊……愛欲所向爲全美好，明悟所向爲分美好，蓋明悟所務，惟在求真，真雖美好，特美好中之一端。……人之愛欲，在人之小天下。凡內司外司、百骸四體，各聽所命而效其職。[96]

和靈魂其他二能相同，愛欲之指向亦爲上主，因上主乃至上之美好。不但人身各部有其特定目的，靈魂三能也紛紛指向認主識主的終極目標。

在傳教的目標下，來華的傳教士將當時西方解剖學有關人體的知識和哲學、神學中有關靈魂的討論，結合成爲人生得救的知識體系。

五、記憶、悔罪與默想

靈魂雖指向全美好之上主，但人卻不見得完全依此而行：

---

[94] 畢方濟口授，徐光啟筆錄《靈言蠡勺》，頁 1191～1193、1204。
[95] 同上，頁 1195～1197。
[96] 同上，頁 1209～1211。

　　　　人靈魂繫於肉體，樂與利，最爲肉體所便。義美好則
　　靈魂所便，肉體所不便故也。至若天主，其爲美好，無形
　　無像，更非庸衆所見，必遠慮卓識，思路超越，乃能知其
　　美好。[97]

肉體所樂總是當下即是的感官有形之樂，而無形無質的上主，除了
個人慎思勤修外，甚難觸及。身體感官雖是人類接觸外界、形成知
識的基礎，但身體甚易陷於外界的五光十色，迷失了人得救之目標。
靈魂雖有所向，且依三能密不可分的運作使人得救，但在人的生命
歷程中，靈魂卻必須依於肉體，因而使得靈魂有迷失的可能：

　　　　亞尼瑪在人肉體，恒接於有形有質之物，中多混雜，
　　不及時返照於己之無形無質也，故不獲恒自能明也。[98]

在人生短短數十年歷程中，靈與肉之交戰無時不在。從交戰中，人
或漸邁向得救之路，或墮向地獄的深淵。

　　終極而言，即使人魂靈明，亦不可能依靠自己之力得救。如果
自己便能得救，那麼上主在教義以及教會中的角色必將萎縮。再從
人罪的角度而言，人原罪之重亦非僅靠自己便能洗脱，救贖完全是
上主的聖寵（即下文的額辣濟亞〔grātia〕）：

　　　　何謂終賴？額辣濟亞。賴人之善行，可享眞福。……
　　亞尼瑪在人，他無終向。惟賴聖寵，可盡力向事陡斯，立
　　功業以享天上眞福也。……天主造成人之亞尼瑪，爲通達
　　至美好，通而愛之，愛而得之，得而享之，曰額辣濟亞。
　　以明天上眞福，非人之志力（原注：欲得眞福，須立爲善
　　之功；欲立爲善之功，亦必賴主祐。若自賴其志力爲善立
　　功以得福，未能也）。與天主公祐所能得之，必有額辣濟亞
　　之特祐，然後能爲義者（原注：凡未認天主不得其聖寵。
　　或已認之，而因行惡，失聖寵者，皆屬於不義。因於主祐，
　　而幸認之，幸改過遷善，即獲聖寵，是名義者）。爲天主所
　　愛，而當受眞福也。[99]

不但如此，立功行善必須持續一生，方能確保聖寵之維持，而人之所以

---

〔97〕 畢方濟口授，徐光啓筆錄《靈言蠡勺》，頁1205。
〔98〕 同上，頁1177。
〔99〕 同上，頁1140～1142。

能不斷行善立功,亦是聖寵之故。

雖然人必須仰賴上主方能得救,但這不意味人對自己之獲救完全無著力處。上主賜予人行善立功之能力,而人必須在這個世界上努力,方能完成其救贖。救贖的第一步是認主,接受洗禮,洗滌原罪,加入教會。其次則必須時加省察、痛悔、告解和補贖。[100] 省察避罪於已犯之前,而悔罪(即痛悔、告解和補贖)則行於已犯之後。人能悔罪與靈魂相關:

> 若論人之靈魂,雖其靈明略與神同,而神之明為照明者,
> 人之明為推明者。推明者一時不能盡徹,而能漸漸推之。故
> 有初念誤執一是,轉念推悟,而能悔為非者矣。今日誤為一
> 事,明日推悟,而能斷不為者矣。夫人之本性既能悔能改,故
> 天主亦寬俟之,以聽其悔改焉。若照明者,一時所照,一徹盡
> 徹,則斷無轉念,既無轉念,又安有所悔改也。[101]

人與天神雖同為靈物,但其能力不同。天神靈悟洞見萬物之理,無有違犯上主之意,故亦無悔罪之事。人雖不能如天神般明照,但人有推理能力(即上文所謂推通),故能悔以往之誤,而轉過為功。除了明悟以外,悔罪尚與記含之能力息息相關。如連己罪皆無法追憶,則悔罪必無可能:

> 凡欲解罪,當先追想所犯各罪及其曾犯幾次,存記在心,
> 以便吐告。[102]

人甚至必須訓練記憶,以為悔罪之資。

自希臘時期,西方便有訓練記憶的記憶法,記法到了中世紀更成為重要的宗教訓練。[103] 耶穌會士的創立者羅耀拉 (Ignatius Loyola, 1491~1556) 也非常強調記憶在靈修上的重要。[104] 在羅耀拉所著的《神操》(*Spiritual Exercises*) 中,不論在心中想像《聖經》中某一具體的場景,或是回憶教史與記頌祈禱文,由此開始省察自己的良知,

---

〔100〕 艾儒略《滌罪正規》,頁12。
〔101〕 艾儒略《口鐸日抄》卷三,頁1b~2a。
〔102〕 艾儒略《滌罪正規》,頁33。
〔103〕 Frances A. Yates, *The Art of Memory* (Chicago: University of Chicago Press, 1966), p. 12.
〔104〕 Jonathan Spence, *The Memory Palace of Matteo Ricci* (New York: Viking Penguin Inc, 1984), pp. 14~16.

記憶都是神靈修煉的前提。記法也是耶穌會士大學文科（literarica）的基本課程，其功能在使學者記誦議論，以與人論辯。[105] 在西教士所傳入的醫學知識中，有關腦和記憶的部分常重複出現。不但利瑪竇本人曾寫過《西國記法》探討歐洲自古以來的記憶術，《西國記法》中的主要原則也收入《說概》作爲附錄。[106] 另在艾儒略的《性學觕述》卷七也論及記法。

利瑪竇的《西國記法》於萬曆廿三年（1595）在南昌出版。那年在南昌的一次宴會上，利氏展現了他驚人的記憶力。利氏讓與宴的人士在一張紙上任意寫上許多字，只要他們念過一次，他便一字不漏地將之背誦出來。不但如此，利瑪竇還當場倒背如流，使得在場人士大爲歎服，並要求利氏傳給他們記憶的秘訣，[107] 利氏因而在南昌傳授記憶術。[108] 後來在巡撫陸萬垓的“强迫”下，利氏便將他手邊的記法“翻譯”成書。陸氏對記法的興趣，主要是幫他的三個兒子應付科舉。[109] 有趣的是陸氏對這本書的批評。他說：“（書）內所有的記憶規則，的確不錯而且真實，只是如能利用它們，必須先有好的記憶不可。”[110]

陸氏之評語並不爲過，利氏所傳來的記法的確牽涉相當複雜的過程。記法之運作首先要建立一座記憶空間，然後在此記憶空間中安置各種物像及事像，故此種記法又稱“象記法”（原文像皆作象）。[111] 舉凡記憶空間之大小、佈置、形象之選擇、取用及聯想皆涉及相當繁複的原則。例如欲記“雪”字，便記“一賈重衣大帽，遍體六出白花。一農蓑笠執杖，傍立欣然”。[112] 而欲記“學而時習之，不亦說乎”則必須逐字取像，置之九處，的確相當複雜。

記含之所在腦“顱顋後，枕骨下，爲記含之室”。此處亦是造物主特設：

---

〔105〕 艾儒略《西學凡》，頁29。

〔106〕 《說概》卷二，頁3b～7a。

〔107〕 利瑪竇《利瑪竇全集》（三），頁163。

〔108〕 同上，頁214。

〔109〕 同上，頁242。

〔110〕 同上，頁230。疑原譯文有漏，故筆者補上“（書）”。

〔111〕 在《性學觕述》中又稱“記心法”。見該書卷七。

〔112〕 利瑪竇《記法》，收入吳相湘主編《天主教東傳文獻》（臺北：學生書局，1982，二版），頁63。

人之枕骨最堅硬，最豐厚。似乎造物主置重石以護記含

之室，令之嚴密，猶庫藏之有扃鐍，取封閉鞏固之義也。[113]

記憶之良窳與腦之剛柔度有關。藥物、飲食亦可改善記憶。《性學觕述》中便記有改良記憶之方：

有用香物搏丸，常握於手，用以開涉記之孔者。有用鸕

鷀諸鳥之膽，按兩額邊太陽穴道，一月一次使之內透者。[114]

記憶在腦乃蓋倫之舊說。傳教士也相當強調腦的功能，以別於當時中國以記性、理解在心的說法。例如在他們爲康熙皇帝進講解剖學的圖譜中，有關腦的部分便佔了十分之一。[115] 然而此說在清代，卻曾引起爭議。南懷仁之《窮理學》便曾因言及記憶在腦而見焚。[116]

雖然中國士大夫驚訝於利氏之記憶力，而欲習記法以博功名，但利瑪竇卻利用這個機會傳達教義訊息：

人受造物主所賦之神魂，視萬物最爲靈悟，故遇萬類

悉能記識，而區別以藏之，若庫藏之貯財貨然。及欲用時，

則萬類各隨機而出，條理井井，絕無混雜。……此則造物

主顯露秘密，運幹（《說概》誤作幹）精蘊，人烏得而測

之乎？[117]

人類記含之能力，最後只印證了造物主的偉大。利用中國人所需的訊息（如曆算知識）以夾帶宗教福音，原是西教士一貫的策略。高一志（Alphonsus Vagnoni, 1568～1640）亦謂記法乃爲彰顯人靈性，以"念茲在茲，不忘人之靈性以繇生者"。[118] 對於傳教士而言，任何知識都帶著宗教的印記。

記含是人類靈魂的先導者，由記含而使明悟、愛欲發生功能：

蓋人之記含既精，從此義理純熟，則靈光頓發，而明

悟生焉。既明悟此理，自欣欣勃而行之，是又從明悟生愛

欲者也。[119]

---

〔113〕 《說概》卷下，頁4b；利瑪竇《記法》，頁10。

〔114〕 艾儒略《性學觕述》卷七，頁2a。

〔115〕 Saunders and Lee, The Manchu Anatomy and Its Historical Origin, pp. 30～55.

〔116〕 孟森《朱方旦案》，收入氏著《明清史論著集刊續編》（臺北：南天書局，1987），頁293。

〔117〕 《說概》卷下，頁3b～4a。利瑪竇《記法》，頁1～2。

〔118〕 朱鼎瀚《記法序》，收入利瑪竇《記法》，頁7。

〔119〕 艾儒略《口鐸日抄》卷四，頁16b。

因此，記含必須時時清理，保其清明方能發用：

> 記含如庫藏焉，爲義理藏納之府者也。故記含之司，必
> 純而不雜。凡耳之所聞，目之所接，必其皆合于理道者，而含
> 記于心。自此心之所悟，皆諸美好之物，而愛欲亦無有乖于
> 道者矣。否則，邪正雜陳，好醜並儲，無論兩者不相容也。即
> 當真正用功之時，亦有別念竄入者，大抵皆記含之不清也。[120]

記含在悔罪的過程中扮演相當重要的角色。一方面是在悔罪的過程
中如因疏失忘卻，而該悔未悔，便會加深罪過；[121] 另一方面則是自
我省察的過程，有如“對帳”：

> 凡欲解罪，當先追想所犯各罪及其曾犯幾次，存記在
> 心，以便吐告。然或日久遺忘，則求所以裨助記心者，略
> 有三焉。其一遵依十誡之序，逐條省察。……其二細想從
> 前領洗，與從前解罪以來，先後所居之地，所行之事，所
> 接之人，則能追憶。曾在某地，行某事，接某人，曾有某
> 失，爲犯戒也。其三細想凡念與言與行，諸所缺失之罪，
> 關係得罪於主，得罪於人，得罪於己者。如此熟思追想前
> 罪，尚恐未悉，則取左方款目，一一細閱。庶心與事相質
> 無遺，而解罪之功始全也。[122]

對照十誡、居址、行事、人物、言行，並由其中勾起自己以往所犯
之罪，其功能有若記法中以物像提醒自己欲記之事。因此在解罪的
過程中，人不但要記得以往所犯過失的種種細節，而且還得記誦十
誡的內容或是像《悔罪經》一類的文本。在《悔罪經》中，人首先
追憶上主開天闢地之神蹟與造人之恩寵，其次及於聖母瑪利亞童身
生下耶穌的神蹟，再及於耶穌爲人贖罪，受難致死。人懷想著偉大
的神蹟，而痛悔前非，祈請赦罪。[123] 在《五傷經禮規程》中，則是
解罪者一心懷想耶穌受難時之聖傷，體驗其苦痛，而“一心記憶，
天主爲顧贖人，愛人至極”，並求主赦罪。[124] 悔罪的過程是一自我

〔120〕 艾儒略《口鐸日抄》卷四，頁16b～17a。
〔121〕 艾儒略《滌罪正規略》，頁1203～1204。
〔122〕 艾儒略《滌罪正規》，頁33～34。
〔123〕 同上，頁131～133。
〔124〕 伏若望《痛苦經蹟·五傷經禮規程》，收入《天主教東傳文獻三編》(三)，頁1033～
1051。

反省並服從於大主的過程。而服從則來自懷想神蹟以見主之偉大；懷想耶穌之犧牲，以見主之恩慈，由此反映人之微渺，而真心屈從認罪。透過記憶的作用，記誦文本，追思教史之偉大神蹟，由此痛悔己過，重新返回天主無盡的愛，故謂"痛悔其罪者，出於愛天主之念"。[125]

記含尚用於存想。存想有潔清靈魂之功能，此即所謂的"默想"工夫：

> 其香聞曰："聞教中有默想工夫，請問其略。"先生曰："人晨不默想，則靈性失其養矣。默想者養靈性之糧也。但默想工夫，須用記含、明悟、愛欲三者爲之。"其香曰："云何？"先生曰："一、清記含。記含不清，則雜物亂入腦囊，默想時遂有紛思憧擾之弊。故必搜羅經典，取其精美者，括諸囊中，隨所抽而用之，以啓明悟之機。二、充明悟。悟機既啓，則觸類引申，洞徹其隱，因揣其行爲意義，取爲法則，而愛慕之情動矣。三、發愛欲。既悟斯理，遂熱心嚮慕，或發痛悔之情，或生遷改之念，堅定己志，祈天主賜我神力，毅然行之，斯則默想之大略也。雖然，默想期于行，默而不行，是爲無實。"[126]

存想之功尤見於克制欲念上，一方面默想人間穢樂之短暫無恒，一面存想來自上主無極之懲罰，[127] 由此將欲念消解，達到以靈魂克服肉體的安逸傾向。

默想與悔罪的過程並不是以個人的力量得救，最後的救贖仍來自上主。話雖如此，但默想與悔罪是救贖過程中的第一步，也是人必須要自動自發的一步：

> 所謂望赦者何？蓋既真悔其罪，必當仰望上慈，賴吾主耶穌救世無窮之功，必赦諸罪。不可自揣罪重，自棄失望，以爲天主不我赦，致負大父至慈，反增其罪也。[128]

望赦是人在上主面前完全的臣服，如果因罪而放棄失望，不願自悔，

---

〔125〕　艾儒略·《口鐸日抄》卷三，頁2b。
〔126〕　同上，頁6a～b。
〔127〕　艾儒略《滌罪正規略》，頁157～171。
〔128〕　同上，頁1242。

反成爲"傲慢無忌"，以致罪過更加深重。在祈請解罪的過程中，人雖仰賴主的聖寵，但悔罪的行動仍要藉助人的肉體和靈魂之諸種功能。上主造人時便賦予人身各部及靈魂一定的功能，藉著這些能力，人重新和神和解，返回伊甸園。

六、結　語

明末的思想界是個"不確定的年代"。從明代中葉王陽明倡"致良知"之學，開啓學者簡截易行之途，"門徒遍天下，流傳逾百年"。[129] 王學將爲學求道皆收攝於一己之良知，即使是聖人之言，亦必合於己心之權衡，方能作準。但將道德規範收於己心之權衡，正是不確定感的來源。任何人都可以己之"現成良知"，爲自己的行爲就地合法；卻也吊詭地使得由人良心所發之行爲，未必能客觀地證明爲善。王學固然使得"滿街都是聖人"，但這些"聖人"卻人人行殊。例如異行高標的李贄雖然自信其行不悖於聖人，但看在衛道之士眼中，則不免爲人妖。[130] 當時信奉天主教的士人楊廷筠（1562～1627）曾批評道："語良知者，不知此時真知何在。"[131] 正一語道破了這種道德不確定感的窘境。

在這思想界"不確定的年代"，一部分晚明士人苦心求索外在道德標準的確定性。早期王門學者四處立講會，與友朋相互砥礪求道成德。到了明末清初，省過會一類的組織興起，一部分士人希望從

〔129〕 《明史·儒林傳一》（臺北：鼎文書局，1979），頁7222。

〔130〕 顧炎武《日知錄》（臺北：明倫書局，1979），"李贄"條，頁540～541。有關李贄之簡介，見嵇文甫《左派王學》（臺北：國文天地雜誌社，1980），頁55～68。

〔131〕 楊廷筠《滌罪正規》序，收入艾儒略《滌罪正規》（香港：納匝肋靜henNBSP印，1929），頁5～6。有關王學與西學間的關係，據筆者所知，似乎只有陳衛平先生有過討論。但陳先生認爲王學的"良知準則論引發出對儒家思想權威的破壞作用，創造了西學得以輸入和傳播的文化氛圍"以及"王學注重倫理學的自願原則，爲天主教教義的流傳架設了思想橋梁"。二者都只是先驗地提出王學和西學可能的結合關係。由於陳先生的論點並非建立在實際的歷史情境上，是否王學對西學必有親和性？如是，二者間是何種關係，仍需要深入討論。先論第一點，陳先生引證親教人士的補儒說，但這補儒，補的恐怕是王學末流之弊，而不是因爲王學爲西學之開路先鋒。再論第二點，陳先生將"王學重自由意志，而朱學重自覺原則"的分割恐怕就很難成立。其次，謂西教中靈魂的說法與王學相類，亦只是文字上的相似，兩者間的系統性差異恐怕更要注意。西教言靈魂、言聖寵、言自由意志，皆在信仰上帝的脈絡下而言。王學中何曾有上帝的影子？其實西教對人成德可能性的探討和王學相當不同，詳下文。陳衛平《第一頁與胚胎：明清之際的中西文化比較》（上海：上海人民出版社，1992），頁59～67。

團體組織中，由他人來檢討自己的過錯。[132] 這一轉折，表達了當時士人對於王學"致良知"在實踐中的悲觀態度，轉而追尋外在客觀的道德標準。就在士人向外探尋道德確定性的時代，西洋傳教士到了中國。

西洋傳教士帶來的天主教，正契合當時士人對普遍規範的追尋。透過一超越人類，全知、全能、全善的上帝，天主教保障了客觀世界的存在與道德法則的普遍性。自然法則與道德法則皆不只存於人心，而是上帝所賦予的客觀存在。正是這種確定感，吸引了當時的士大夫奉教。天主教的三大柱石徐光啓、李之藻與楊廷筠，皆因此而入教。[133] 天主教不僅在理論上提供了外在普遍規範的確定感，而且明確地透過儀式、解罪等程序，使人可以踏實地奉行天主教所立下的道德規範，最後還有死後審判保證規範的貫徹。當時的奉教人士便以"實學"來形容這種昭事上帝、自省自悔的人生。在西教士的科學著作中，將人、天主與得救的訊息表達得最清楚的，莫過於他們對於身體的討論。

西教士所輸入的身體觀和中國傳統以精、氣、神爲主軸的身體觀相當不同。[134] 這套西洋的身體觀建立在靈魂與肉體的結合上。身體負責生命維持的功能與收集外界的感官資料（sense data），而靈魂則將身體所收集的感官資料加以儲存和分析，形成推理、判斷和行動。身體代表的是人動物性的一面，只有靈魂纔能顯現人之所以爲人的特質。身體不過是靈魂在現世的軀殼，人死後則身體與草木同朽，靈魂則接受上主的審判，以享真福或受永罰。靈與肉的結合與分野，乃入華教士主要的生命觀。當傳教士要探討人在現世的存在，好將福音傳入中國時，靈魂、身體與上主形成無法分割的"三位一體"。這也就是爲什麼西教士所輸入的人體的知識，多出現在"性

〔132〕 有關講會的研究，見呂妙芬《明末友論的新意》（未刊稿）。明末清初省過會的情形，見王汎森《明末清初的人譜與省過會》，《中央研究院歷史語言研究所集刊》63：3（1993），頁 679~712。

〔133〕 Willard J. Peterson, "Why Did They Become Christians? Yang T'ing-yun, Li Chih-tsao, and Hsü Kuang-ch'i," in *East Meets West: the Jesuits in China*, 1582~1773, ed. Charles E. Ronan and Bonnie B. C. Oh, (Chicago: Loyola University, 1988), pp. 129~152.

〔134〕 有關中國之形體觀念，見杜正勝《形體、精氣與魂魄——中國傳統對"人"認識的形成》，《新史學》2：3（1991），頁 1~65。

學”一類的書中。

西教士有關身體的討論，主要是根據蓋倫的醫學理論，尤其是將“人身器官皆爲有目的的構設”這一看法發揮得淋漓盡致，以此彰顯上主造人之精美，以證造物主之全能；並表明上主造人的目的在於使人格物致知，由致知達成人的救贖。知識的最終目的在於認主而衷心服從。但人有致知的能力，並非保證其必然得救。人的原質卑微，肉體在與外界接觸時，甚易惑於聲色犬馬而無法自拔。雖然人有靈魂之明，但靈魂卻又必須依賴於只爲己身利樂的肉體。因此，靈魂必須超越、控制肉體，而後靈魂之明纔能發揮。靈魂與肉體的功能配合，使人得以悔罪，得以立功。然而這一切以人自身之能力無法達成，而有賴於上主之聖寵。人只能以上主賦予的靈明之魂與精美之身從事於悔罪望赦。

入華傳教士結合醫學與教義，宣說靈魂得救之義，爲晚明的知識界帶進了一套不同於儒、道、佛的救贖方式。這套救贖方式的最大特點，在於人必須完全服從於一外在無上的主，但人還能維持一定的主體性。完美的主依其形象創造了人，若非始祖的原罪，人如今還活在伊甸園裏。人雖一時受誘惑，但人魂的完整與人身之精巧並未受損，靈魂與肉體因而可爲人認主救贖之資。這與當時道家煉丹以求長生，佛家之看破捨離，王學儒者之自信良知，以求現世救贖的看法皆不相同。[135] 就理論上而言，人之能成就倫理價值（不論這是救贖、成佛或成善）皆有賴於人主體性之確立。但就實踐上而言，一般人是否能完全依主體之力，確立價值實踐之方向，並在日常生活中篤實踐履，不無疑義，傳教士所傳來的福音，爲晚明的思想界提供了另一個新的方向，這也許是天主教能吸引一部分士大夫的原因吧。

《説概》與其他的性學書中，以目的論説明人體機能的方式今已不復存在。在現代醫學辭典中，上主和靈魂都已經失去他們的位置。上主不再干預人體的機能；靈魂也不再爲肉體領航：人的一切都可以化成複雜萬端的生化反應。在醫院和實驗室裏，醫生和研究人員

---

[135] 這是利瑪竇對於儒、道、佛之看法。見利瑪竇《利瑪竇全集》（一），頁76～79、83；《利瑪竇全集》（三），頁66。在利氏看來，當時的士大夫，只求現世之享樂，恐怕與王學末流“現成良知”所生的流弊有關。

透過複雜而昂貴的儀器，操弄著人身中的生化反應，企圖理解和醫治人的肉軀；而十六世紀入華傳教士們所帶來的人體知識卻是一套結合了當時醫學和教義的語言，宣說著上主的偉大，引領著人邁向得救之路。

附錄一：《泰西人身說概》的性質

《說概》一向被認為是翻譯作品。因此前輩學者除了探討《說概》的内容外，亦研究翻譯《說概》的底本。有關《說概》的底本向有二說。范行準推測《說概》可能譯自 Andreas Vesalius（1514~1564）的 *De Fabrica Humani Corporis*，但方豪在《方豪文錄》則引裴化行（Henri Bernard）之說，謂《說概》譯自 Caspar Bauhin（1560~1624）之"解剖學原著"（*Theatrum Anatomicum*）。其後核堂與馬伯英等亦沿用之。[136] 編於 1949 年的《北堂書目》（*Catalogue de la Bibliothèque de Pé-t'ang*）中，與人體解剖有關的書有十九部，Vesalius 的著作未見，但 Bauhin 之書仍見存，此或可佐證裴化行之說。[137] 從宗教的立場而言，Vesalius 的解剖學在當時是異數，他對宗教的淡薄，引起了當時天主教解剖學者的批評，認為 Vesalius 對於天主不虔敬。Bauhin 則恰恰相反，他的解剖學旨在揭示創造主的無上智慧和巧藝，並希望藉由理解身體，進而瞭解靈魂和上帝。[138] 因此，認為《說概》譯自 Bauhin 的 *Theatrum Anatomicum* 或非空穴來風。

然而以《說概》的內容和形式，實在很難說是一本翻譯。原因不止在於該書卷帙繁浩，難以核對譯文從何而出；[139] 更在於《說概》成書之時，畢拱辰曾加以潤飾，"通其隔礙，理其棼亂，文其鄙

---

[136] 范行準《明季西洋傳人之醫學》卷八，頁 3a~3b。方豪《節譯裴化行著"靈採研究院與中國"》，《方豪文錄》（北平：上智編譯館，1948），頁 300。核堂《人身說概底本之發現》，《醫史雜誌》2：3、4（1958），頁 58。馬伯英、高晞、洪中立《中外醫學文化交流史——中外醫學跨文化傳通》，頁 282。

[137] H. Verhaeren, *Catalogue de la Bibliothèque de Pé-t'ang* (Pékin: Imprimerie des Lazaristes, 1949), p. 272、1271.

[138] R. K. French, "Natural Philosophy and Anatomy," pp. 450~455.

[139] 筆者在康乃爾（Cornell）大學所見的 *Theatrum Anatomicum* 分為兩部分。第一部分是人身解剖圖，計 263 頁，並有 21 頁的附錄。第二部分為正文，計 664 頁。全書約九百餘頁。

陋，凡十分之五"。[140]　在畢拱辰潤飾的過程中，頗有添飾的痕跡。例如在脆骨部中的小舌，畢氏便云："《人鏡經》謂之懸癰，俗名小舌。"在亞特諾斯部中，畢氏自謂："此部未詳何物，想可名腎，俗名陽杏核。"[141] 另外，畢氏爲《說概》潤筆時，亦可能以中國之醫學觀念詮釋這些西洋知識。如骨部中謂"人周身骸骨，大者二百餘塊，細小者一百餘塊"，[142] 便很可能是畢氏爲牽合中國醫學人骨三百六十塊之舊說（因有異說，在此僅舉其成數），而加上"細小者一百餘塊"。

　　除了内容外，《說概》本身的體例也不一致。上卷爲叙述體，而下卷卻成了問答體，中間還夾雜著一段利瑪竇《記法》的節本。如此不統一的内容和體例，很難來自同一底本。況且上卷中只有三處提到造物主，下卷卻增爲十八處。問答體並非當時西方解剖書籍所常用的體例，但卻爲來華的傳教士爲中國士大夫辨明教義時所常用。或許正因下卷來自解答教義的作品，纔使得"造物主"這一字眼出現的頻率大增。

　　傳教士爲適應中國的情境，常將内容不同的書籍雜湊成書。例如：白晉（Joachim Bouvet, 1656～1730）曾打算爲康熙皇帝編寫一本解剖學的專著。這本書"引用了二十世紀最有趣、最有價值的發現"，其中包含了一位法國皇家科學院院士的發現。[143] 另外，以滿文寫成的《解體全録必得》，雖然主要採用了 Pierre Dionis（1643～1718）的作品，但該書的圖版卻多來自 Thomas Bartholin（1616～1680），此外還包含了許多其他醫家的著作。[144] 因此，若《說概》是一本拼湊而成的書，亦不令人意外。

　　基於以上的理由，與其認爲《說概》是翻譯之作，恐怕還不如說是由傳教士主導、畢拱辰改寫之作品。因此在分析《說概》時，除了將之置於現代解剖、生理學的脈絡外，也應同時注意傳教士在

---

〔140〕　有關畢拱辰的生平與《說概》成書之過程，見郭文華《〈泰西人身說概〉初探——以畢拱辰與其成書爲中心》（第四屆科學史研討會論文，〔未刊〕1996）。

〔141〕　《說概》卷上，頁 7b、10b。

〔142〕　《說概》卷上，頁 1b。

〔143〕　白晉著，馬緒祥譯《康熙帝傳》，收入中國社會科學院歷史研究所清史研究室編《清史資料》（一）（北京：中華書局，1980），頁 229。

〔144〕　Saunders and Lee, "Introduction," *The Manchu Anatomy and Its Historical Origin*, pp. 5～8. 曹育《從西方生理學知識的傳入中國到中國近代生理學的建立》，頁 38～40。

這部作品中，尚傳達了什麼其他的訊息。

附錄二：西方醫學輸入中國的歷史情境

和晚清基督教以醫療"作爲福音的婢女"，[145] 耶穌會士顯得相當不同。耶穌會士所引介的知識以曆算爲主，試圖以修曆在朝廷取得一席之地。因此，他們並未積極介紹西方醫學。耶穌會士的策略選擇，來自他們對當時中國知識情況的瞭解。他們相當明白明廷無法有效修正曆法的窘境，並認爲這是他們立足中國的好機會。利瑪竇在一封給阿耳瓦烈茲（Giovanni Alvarez, 1548～1623，一説卒於1625）神父的信中便談到中國人雖然重視曆法，但對於校正已失準確性的《大統曆》卻一籌莫展，而利氏卻憑少數書籍便能得到較爲精確的推算。因此利氏希望阿耳瓦烈茲神父能幫忙説服總會長，加派嫻熟天文曆算的會士來華傳教。利氏認爲此舉將有助於傳教士"獲得中國人的尊敬"。[146] 反觀利瑪竇對於當時的中國醫學則有不同的看法：

> 中國的醫學與西方相差頗遠，似乎是靠把脈診斷。有時效果很好，但用的都是草藥。醫術没有公開的學校傳授，每人自己拜師學習。在南北兩京有醫學考試，並頒賜學位，但不認真，所以有學位的並不比没有學位的受人重視。在中國，行醫没有管制，只要願意，無論醫學知識多寡，都可行醫。……無論數學或醫學，顯然都是天資不濟、無力讀書進取功名的人纔去研究，因此不受重視，也不發達。[147]

利瑪竇雖然批評中國醫學不發達，但他也注意到當時中國醫學雖異於西方醫學，療效卻不見得落后。[148] 而且明代對醫學並無管制，雖然耶穌會士可以因此順利地引入西洋醫學，但在幾近完全自由競爭的醫學市場上，西洋醫學只會是良莠不齊眾醫中的一派，無法通過

---

[145] 顧長聲《傳教士與近代中國》（上海：上海人民出版社，1981），頁275。

[146] 利瑪竇《利瑪竇全集》（三），頁301～302。

[147] 利瑪竇《利瑪竇全集》（一），頁25。

[148] 即使在十八世紀時的巴多明神父也有相同的感覺，他説："當我聽到中國醫生講治病原則，我覺得他們的理論没有多少精確性，也不太站得住脚。但是我看到他們根據搭脈和對頭的各部位的望診開出的藥方總是很靈驗。"朱静編譯《洋教士看中國朝廷》（上海：上海人民出版社，1995），頁166。筆者感謝清華大學的蔡英俊教授提供這一資料。

像欽天監一樣的制度性安排，爲西教士取得一席之地。而且入華之
耶穌會士，精曆法者多，通醫學者寡。以醫學傳教，未必上算。[149]
更何況人命關天，若不幸因醫療起糾紛，對於傳教事業恐將更爲不利。

在這種情況下，耶穌會士通常是在被問及西方醫學時纔主動介
紹。畢拱辰爲《說概》寫序時提到，是他主動向湯若望問及西方醫
學之事，湯若望（Adam Schall von Bell, 1592~1665）纔出示西洋人
身圖和鄧玉函《說概》之遺稿。[150]　目前所知，當時唯一以中文撰寫
的西洋本草《本草補》也是在類似的情境下寫成。劉凝在序中記下
了當時成書的情境：[151]

> 海外誠多奇方異藥，曷若廣爲搜輯，以福我中邦乎？
> 先生（即石鐸球）愀然曰：“旅人九萬里跋涉，原爲救人靈
> 魂，非爲肉軀計也。且人遭艱虞，類多向道。生於憂患，
> 死於安樂。子與氏之言非誣。況身體康泰，半溺嗜欲，而
> 寡人畏。非所謂瘠土民勤，沃土民淫乎？”凝唶然于其言，
> 而更竊有請焉：“人之無良，雖備嘗苦楚而頑冥如故。國憲
> 非不嚴密，小者鞭笞，大者刀斧蹈之者，踵相接也。神哀
> 矜者，亦形哀矜。見顛連困苦者，不問其人之淑慝，苟可
> 一援手而拯之，未有靳焉者。”先生曰：“是亦矣。”[152]

劉凝費了一番工夫，纔說服了石鐸球（Petrus Pinuela, ?~1704）寫

---

〔149〕藪内清著，陳克紹譯《西歐科學與明末》，收入劉俊文主編，杜石然、魏小明等譯
《日本學者研究中國史論著選譯》第一〇卷《科學技術》（北京：中華書局，
1992），頁74。入華耶穌會士通醫術，並曾在華從事醫療活動者，目前所知似乎只
有鄧玉函一人。關於當時西方醫學的狀況可參考亞·沃爾夫（Abraham Wolf）著，
周昌忠等譯《十六、十七世紀科學技術和哲學史》（A History of Science, Technology,
and Philosophy in the 16th &17th Centuries）（北京：商務印書館，1985），頁425~
517。當時西方的醫生所常用的療法仍是放血，而且這一方法很受當時占星學的影
響。在治病方面最大的改進，則是減少給病人用藥，期待自然康復。以往用藥常是
多下各種不同的方劑，以期其中某些藥能發生作用。但十六、十七世紀的醫生已發
現這樣做可能危害更大。由此可見，當時西方醫生對醫療手段並沒有很好的掌握。

〔150〕畢拱辰《泰西人身說概序》，頁3。

〔151〕劉凝，江西南豐人，生卒年不詳。精六書之學，並曾與編康熙二十二年版之《南豐
縣志》。盧崧、朱若炬等《南豐縣志》（乾隆三十年刊本）（臺北：成文出版社，
1989），頁734。同傳亦見同治十年版之《南豐縣志》，頁1107~1108。劉凝以其六
書學之造詣，證古經之合於天主教義。見：Knud Lundbæk, "Liu Ning (Er Zhi), a
Chinese Christian Author of the 17th–18th Century," Sino–Western Cultural Relations
Journal 13 (1991), pp. 1~3.

〔152〕劉凝《本草補序》，頁2b。

下石氏所知的本草知識。但對於石鐸琭而言，藥物只能救人肉體身
軀，卻無補於靈魂之得救。施藥救人肉體，並非教士東來之本意。
要不是劉氏說之以"普渡眾生"的心腸，恐怕《本草補》便無緣問
世了。從這一段文字看來，當時的傳教士視靈魂之救贖更勝於肉體，
醫療知識之引入，不但無補於傳道，反易引人誤入歧途。[153] 此外，
耶穌會士對於醫學的療效也相當在意。如果因醫術不精而致人於死，
更是罪孽深重。《滌罪正規略》曾提到："醫學不精，而輕用藥，貪
利害人者，與殺人同罪。"[154] 在這種情況下，傳教士對引介醫學知
識的態度相當審慎。

※ 本文原載《新史學》7卷2期。
※ 祝平一，美國加州大學博士，中央研究院歷史語言研究所副研究員。

---

[153] 在宗教改革的風潮下，似乎各教派都持有強調靈魂得救勝於肉體的觀點。有關此時
新教的醫學觀點見 Ole Peter Grell, and Andrew Cunningham eds, "Introduction," *Medi-
cine and the Reformation*, pp. 1～9。藪內清曾提及："耶穌會認爲醫學教育及治療等對
傳教有影響，並不鼓勵。"見藪內清著，陳克紹譯《西歐科學與明末》，頁74。石
振鐸雖爲方濟各（Franciscan）會士，不過視靈魂之拯救勝於肉體，爲當時天主教各
教派共同的看法。利瑪竇亦持類似的觀點。見馬伯英、高晞、洪中立《中外醫學文
化交流史——中外醫學跨文化傳通》，頁280～281。

[154] 艾儒略《滌罪正規略》，收入《天主教東傳文獻三編》（三）（臺北：學生書局，
1984），頁1219。按：《滌罪正規》同條文字略有出入，僅言"有罪"，未言與"殺
人者同罪"。《滌罪正規略》與《滌罪正規》雖同爲艾儒略所著，二者内容相似，
但文字不類。清末民初的耶穌會士爲應付傳教的需求，常改寫明末清初的耶穌會士
作品。在改寫的過程中，除了增删外，文字亦改得較爲淺白。二十世紀初重刊的
《滌罪正規》，當是改寫過的作品；而《滌罪正規略》可能是直接從原作刪節而成。

負責任的醫生與有信仰的病人

——中西醫論爭與醫病關係在民國時期的轉變 *

雷祥麟

> 中國病人之多，稱雄世界，到處都是病夫；但真正夠
> 得上資格做病人的，卻又實在太少了。
>
> 范守淵（1937）
>
> "令尊請王醫生負責醫治，已有多久了？"
> "你說'負責醫治'是什麼意思？"
> 我竟又忘記了，醫生是沒權力作最後決定的。
>
> 胡美（1935）

一、引言——〔現代〕中醫史有什麼用？

當代中國科學史權威，美國賓州大學的席文（Nathan Sivin）教授曾自問自答一個重要的問題：我們爲什麼要研究中國醫學史？他的答案是，中醫並不像某些人所宣稱的，代表著現代醫學的未來；然而如果我們企圖思考醫學的未來時，中醫史卻可以爲我們提供無比珍貴的思想資源。[1] 中醫豐富、漫長而又具體的歷史，可以幫助

* 本文由國科會計劃（NSC－89－2411－H－007－043）資助完成。在此我要特別向三位朋友致謝：本文最原始的靈感來自張哲嘉精彩的博士論文的刺激與啓發。早在我寫作博士論文時，我們在電子郵件中的討論便促使我開始思索"中西醫論爭"與"醫病關係"演變的深層關連，而真正著手寫作之後，更曾多次得益他的學養與思考，筆者在此深致謝誠。吳嘉苓和成令方對"醫病關係"的社會學研究洋溢著社會改革的理想與熱誠，她們邀請我在"2000 年醫療社會學研討會"中擔任她們的論文評論人，這個寶貴的經驗使我開始探索這段歷史研究對當前臺灣社會"醫病關係"改革的可能意義，也從而深遠地影響了本文研究的關懷。本文曾於 2002 年 10 月 30 日在中央研究院歷史語言研究所生命醫療史研究室正式報告，在此感謝當天參與的朋友和他們的寶貴意見。此外《新史學》的兩位匿名審查人提出許多重要建議，而筆者寫作本文前後的研究助理許宏彬、黃鈴雅、張淑卿、杜瑋峻，他們認真地代爲收集與整理資料，我也在此一並深致謝誠。

[1] Nathan Sivin, *Traditional Medicine in Contemporary China*, Vol. 2, *Science*, *Technology*, *and Medicine in East China* (Ann Arbor: Center for Chinese Studies, The University of Michigan, 1987), p. 14.

我們突破習以爲常的視野，而打開全新的思考空間。席文教授進一
步指出，中醫歷史中最具當代意義的一環，便是傳統中醫的醫病關
係：醫生來到病人家中探訪，因而有機會瞭解病人的居家環境與社
會關係，傾聽並瞭解病人對自感症狀的描述，也較有時間和病人交
換對病情的意見，並提供心理的支持。席文教授並不是唯一抱持這
種看法的學者。今日美國主流醫學界（如 *Journal of American Medical
Association* 的社論）在思考如何將另類醫療"科學化"時，也認識到
當極力避免損及另類醫療中某些極有價值的醫病關係，如"對病人
有培力效果的（empowerment）、參與式的醫療過程，以及對病人投
入的關注與時間"。[2] 事實上，根據各種調查指出，許多人之所以
求助於（包含中醫在內）另類醫學，正是爲了這樣一個較尊重病人
的"醫病關係"。

　　席文教授與 JAMA 社論的看法要求我們去思考"過去"對"未
來"的可能用途。然而我們無須憑空揣想兩者間可能的互動，因爲
二十世紀以來中國社會內醫病關係的演化已爲我們提供了不少"實
驗"的成果，而可供我們反省傳統醫病關係和現代社會制度的相容
性。本文的寫作因此而有兩個目的。第一，我企圖描述二十世紀上
半葉西醫傳入中國的過程中，傳統中醫的醫病關係爲西醫師帶來了
什麼樣的挑戰？而自那時起，人們開始追求何種的現代醫病關係？
第二，我企圖追問，傳說中具有種種優美質素的傳統醫病關係究竟
是如何逝去的？它們真的存在於在劇變的前夜嗎？它們究竟爲何而
犧牲？在人們深苦於現代醫病關係的今日，不免會將過度美化的圖
像投射到過去的世界。這段纔發生不久的歷史可以使我們瞭解在醫
學專業化過程中，中國醫生與病人曾努力追求的價值、理想與制度，
以及當沒有那些現代價值與制度保障時，病人與家屬們所承受的痛
苦。

　　以行文結構而言，本文大致可分爲由不同角度切入的兩大部分。
第一部分叫"負責任的醫生與有信仰的病人"，在其中我追溯十九世
紀末至二十世紀初的中國現代醫病關係〔之理想〕的誕生過程，
（1）始於傳統醫家的開業術與擇病而醫，（2）病家擇醫的責任與策

---

〔2〕　P. B. Fontanarosa and G. D. Lundberg, "Alternative Medicine Meet Science," *Journal
of American Medical Association*, 280（1998）：1618～1619.

略，以及（3）醫病雙方如何透過脈診與脈案而進行互動，終結於
（4）西醫如何在傳統中醫主導的醫學文化中，爲醫病關係樹立全新
且相互支持的"責任、權力與信仰"，在此同時（5）中醫師開始學
習西醫的專業制度與價值，進而建立同僚的權威。在第二部分中，
我轉以"醫病關係"的改變爲關切焦點，而重行檢視 1930 年代的中
西醫論爭。由西醫師的角度看來，（6）將西醫引入中國的主要困難
之一，便在於他們缺少了必要的"文化權威"，從而對中國的病家作
了太多的妥協，而這正反映出中國缺少"够資格的病人"的困境，
（7）是以必須以國家的力量一舉廢止中醫以及與其相伴的醫療文化。
相反地，（8）中醫師與中醫支持者（如陳果夫），卻反對西方式的
現代醫病關係，而以"老病人的資格"加入中西醫論爭。是以中西
醫師的論爭將不可避免地影響此後中國醫家與病人權力的消長，並
深刻地型塑現代中國的病人角色。在（9）結論中，我將本文的歷史
研究與醫療社會學者的關懷接軌，而將今日改革"醫病關係"的努
力與關懷納入這段歷史脈絡中，以初步思考改革者必須正視的結構
性力量以及可能的策略。

二、負責任的醫生與有信仰的病人

（一）醫家——開業術與擇病而醫

首先，非常多的報告都指出，一個初出茅廬未成名的醫生，一開始
執業非常地不容易。清末民初的名翻譯家丁福保（1874～1952）便以
自身經驗大歎"行醫開始之難"。[3] 俗語説得好："若無三年糧，勿可
做醫生。"[4] 其中的一個矛盾就是醫生不可能一夕成名，經驗的累積
也不可能速成，但是病家不願意去向尚未成名的醫生求醫。因此，成
名醫生門庭若市，而初開業的醫生卻枯坐冷板凳。要克服這個困境，
醫界前輩提供兩個完全不同的策略，第一個是"敬守"，人稱"堅忍性爲
國醫成功之不二法門"。[5] 而"静守醫業"的具體做法則是："以平穩
之方，治半輕不重之病。久之，一傳十，十傳百，醫業乃賴之漸漸發展
焉。然亦經過相當之時間。除世醫藉祖先之餘蔭者外，絕未有一蹴而

---

〔3〕 丁福保《疇隱居士七十自叙》（上海：中華書局），頁 64。
〔4〕 胡安邦《國醫開業術》（上海：胡氏醫室，1933），頁 7。
〔5〕 胡安邦《國醫開業術》，頁 20。

門庭若市者也。"[6]第二個策略則是在短時間內製造出醫生忙碌、廣受病家歡迎的形象。由清末的章回小説，到三十年代中醫期刊中的報導，常用的宣傳術有相當高度的延續性；但因應時代的變遷，傳播的工具會有一些改進。在清末出版的《醫界鏡》中，剛開業的醫生生意寥寥，"他便花些本錢，買了一頂轎子，雇兩個轎夫，每日吃過中飯，便叫轎夫抬轎子，不論東西南北城廂內外，總揀熱鬧地方抬去。轎子背後掛著兩個大燈籠，貼著"虞山于多一醫室"七個大紅字。人家見他日日出轎，想必是個有本領的郎中。"[7]到了三十年代，這個"硬幫場面"的法子仍是《上海行醫的幾種法門》中最重要的一個方法，只是轎子被升級爲汽車，而作者還切切叮囑醫家："切不可乘黃包車或電車出診，（否則）診務上要受絶大影響。"[8]

初出茅廬的醫生乏人問津，[9]而成名的醫生又有什麽煩惱呢？根據古克禮（Christopher Cullen）對《金瓶梅》中醫病關係的研究，那時醫生們十分擔心自己必須爲不治之症負責。[10]徐大椿（字靈胎，約1700～1778）在《名醫不可爲論》中指出："病家凡屬輕小之疾，不即延治，必病勢危篤，近醫束手，舉家以爲危，而後求之〔名醫〕。"[11]身爲名醫的凶險，就在必須面對衆多事實上難以回天的病人。所以名醫若想要維持其聲名於不墜，一個很重要的關鍵便是能學會"擇病而醫"，要小心翼翼、全力避免接到"死症"。

在光緒三十四年（1908）出版的章回小説《醫界鏡》中，一位方纔開業的醫生"運氣不佳，所診之症，大半死症，一月之後，遂無問津者"。[12]而老於行醫的人，見到死症，便會回絶病家拒絶開方，或是故

---

〔6〕 胡安邦《國醫開業術》，頁7。
〔7〕 儒林醫隱《衛生小説——醫界鏡》（上海：商務印書館，1908）卷三，頁9。
〔8〕 柳一萍《上海行醫的幾種法門》，《光華醫藥雜誌》1.1（1933）：40～41。
〔9〕 在上海這種大城市，要靠宣傳術來製造名聲。在鄉村則靠"聯絡卜巫"介紹生意。"常熟有一般没生意的醫生，十個中有九個是去和那些街頭巷尾的巫卜們暗中聯絡，每月津貼大洋若干，彼等即代爲竭力介紹……但除祭神求佛外，又需要延醫服藥。"任天石《常熟行醫的門檻》，《光華醫藥雜誌》2（1933）：34～35。
〔10〕 Christopher Cullen, "Patients and Healers in Late Imperial China: Evidence from the Jin-pingmei," *History of Science* 31 (1993): 99～150, 特別是頁121。
〔11〕 徐靈胎《徐靈胎醫學全集》（臺北：五洲出版社，1990），頁127。張哲嘉教授首先建議筆者考察徐靈胎關於醫病關係的論述，特此致謝。
〔12〕 儒林醫隱《衛生小説——醫界鏡》，頁5。

意延誤出診,使病家將死因歸罪於前一位開方醫生。[13] 甚且有醫生,
"聽風聲不好,此時竟自己告起病來,不肯去看"。因爲"此時群醫滿
座,過去必遭駁詰,此病凶多吉少,倘有不測,謗在一人身上"。[14]其中
一位醫生在面對死症時便直言:"即使仲景先生復生,請他來醫也不得
好了。做郎中的若看到此處,急宜説明要死的道理,早早回他,不可模
糊招謗。"[15]是以徐大椿的建議也是"明示以不治之故,定之死期,飄
然而去,猶可免責",千萬不要"於心不安"而"用重劑背城一戰",因爲
"萬一有變,則謗議蜂起,前人誤治之責,盡歸一人"。[16] 事實上,即便
今日醫學上仍有不治之症,如艾滋病,但負責診治的醫師並不會在艾
滋病人死亡後而遭毁謗。重點便在醫學社群有一個公認的"醫學之極
限",而在上述的故事中,這個極限無法明確指出,而只能表現爲"即使
仲景先生復生,也醫不好",藉以拒絕開方。

爲了防止失去病人的信任,十九世紀來華的醫學傳教士也相互告
誡"擇病而醫",要"小心揀選求診的病人,盡全力避免一切有失敗危險
的案例"。[17] 這其實只怕是一個合理的顧慮。由於當時流行"西醫長
於外科,中醫長於内科"的説法。人們有外科方面的問題,常立刻向西
醫求助,因而"外科重病十有八九可以挽回"。相對而言,内科的病卻
向西醫求診時,"病人多經中醫治過多次,毫不見效,纔來醫院求診",
那時"内科病已失去治愈的時機,臟腑已壞",因而"内科重病可以挽回
的,只十有二三而已",從而"留下中醫長於内,西醫長於外的話
柄"。[18] 既有的成見與病人求醫行爲相互加强,西醫師便常會接到
"死症"病人,而"不知道的人,一見到病人死了,便説是給西醫治死的,
西醫對這種外行話,有口也難分辨,只有任其毁謗而已。"[19]在這種無
可奈何的處境之下,無怪乎西醫師也相互告誡必須擇病而醫。

根據印度裔的胡美(Edward H. Hume,1876～1957)醫師在華行醫
25 年(1905～1930)的回憶録《醫同道一》(*Doctors East*, *Doctors West*),

〔13〕 儒林醫隱《衛生小説——醫界鏡》,頁75。
〔14〕 同上,頁104。
〔15〕 同上,頁59
〔16〕 徐靈胎《徐靈胎醫學全集》,頁128。
〔17〕 Harold Balme, *China and Modern Medicine*:*A Study in Medical Missionary Development*
(London:United Council for Missionary Education, 1921), p. 64.
〔18〕 盧謙《中西醫藥研究室序》,《中西醫學報》3(1912):2～3。
〔19〕 盧謙《中西醫藥研究室序》,《中西醫學報》3(1912):4。

他在初建湖南長沙雅禮醫院（Yale Hospital）之時，便被中國友人警告
"在門診時，只能動一些你們認爲絕對沒有危險的手術"。[20] 在第一
個住院病人垂危之際，醫院內的華籍司務跪下懇求胡醫師讓病人回家
待死。出身約翰霍普金斯大學醫學院的胡醫生氣憤異常，以爲這是一
個不負責任的做法，但一番挣扎之後仍接受了這個建議，告訴病家"病
人在家中會更舒服一些"，[21] 而把病人送回家了。其後兩年之間，他
都只敢"醫治缺唇、白內障和膿瘡，做一些簡單的接補殘損的外科手
術，但是没嘗試過較大的開刀"。[22] 胡醫生第一次在雅禮醫院動大手
術時，是病家主動上門求助，而且簽署了同意書。但病人手術後死於
醫院，全院上下仍非常緊張，深恐長沙會發生暴動。胡醫生一方面請
巡撫派遣士兵戒護醫院安全，另一方面爲死者購買了一個豪華的棺
木。在志忑不安之中，死者的父親卻爲華美的棺木登門致謝，"自那一
天開始，我們不怕醫院內有人死亡了，醫院內的死亡率慢慢開始增
高"。[23] 胡醫生雖然自名醫校畢業，也無法以醫術或學位直接贏得病
人的信任。他必須要浸潤在當地的風土人情之中，以合於文化規範的
方式來表達善意，以建立病家對他非專業的信任與友誼。爲此，他必
須小心翼翼地擇病而醫。

（二）病家——擇醫的責任與技術

在對《金瓶梅》中的醫病關係進行研究時，古克禮還發現了一個令
他費解的矛盾。一方面，中國病人對疾病似乎很没有耐心，要求立即
見效的治療，常常一兩劑藥服下不效，便去另請高明。因而古克禮以
爲病家心態仿佛像是在找"魔術子彈"（magic bullet）般的特效藥。另
一方面，古克禮卻又發現，在另一些時候，病雖然一直治不好，醫生卻
又毫不受責。[24] 筆者以爲，中國病人並不見得完全是因爲求"速治"
不得而換醫，另一種可能的解釋是，中國病人並不在尋找如抗生素般
的"魔術子彈"，他們在尋找的是可以信靠的醫生。由於尋求與選擇的

---

〔20〕 胡美《醫同道一》（Doctors East, Doctors West:An American Physician's Life in China〔New
York:W.W. Norton & Company, Inc, 1946〕），頁15。

〔21〕 胡美《醫同道一》，頁28。

〔22〕 同上，頁44。

〔23〕 同上，頁44。

〔24〕 Christopher Cullen, "Patients and Healers in Late Imperial China:Evidence from the Jin-
pingmei," History of Science 31(1993):99～150,特別是頁121。

對象是人而不是物,因而"擇醫"的過程必須在有多位醫生參與的治病過程中展開。換言之,治病的過程勢必同時是擇醫的過程。

《醫界鏡》中,病人求醫往往不局限於一位醫生。"只要稍稍有點名氣的醫生,通統請到。一個方子,總得三四個先生商量好了,方纔服下。"[25] 醫生們也習慣了病人多方尋醫的行爲模式,因而反會向病家"索取前醫諸方",[26] 甚至大加品評。在醫生們衆聲喧嘩、相互批評之下,病家極難作下攸關生死的判斷。

> 又有一等病家,胸無主見。偶聽人說那個醫生好,即去
> 請來試一試。一試不效,藥未盡劑,又換一個。甚至一日之
> 間,廣請數人,各自立說,茫無主張。那時即真有高明的人,
> 病家反不深信任。在醫者亦豈肯違衆力爭,以遭謗毀,亦惟
> 隨人唯諾而已。[27]

由此看來,病人當有主見,有"擇醫"的知識與方法,纔能找到值得"信任"的醫生,並進而授與信任並傾心服從。在這個意義之下,病人絕不是完全無知與被動,更不當完全放棄個人本有的判斷與知識。但病人也不當完全主宰全程,相反地他必須積極地"試醫"、"擇醫"以求能找到真正值得"信任"的醫生。早在徐靈胎《醫學源流論》的《病家論》中,他便開宗明義地指出:"天下之病,誤於醫家者固多,誤於病家者尤多。"[28] 在舉出病家十誤的同時,他也充分地說明了,一個醫療的不成功,醫生、病人都有責任。其中病家十誤之首即是"不問醫之高下,即延以治病"。爲了避免十誤,他的建議則是,"然爲病家者當如何? 在謹擇名醫而信任之,如人君之用宰相,擇賢相而專任之"。而在擇醫過程中,先要鑒定醫家人品心術,再看"用藥是否命中",也就是說,"其立方之時,先論定此方所以然之故,服藥之後如何效驗,或云必得幾劑而後有效,其言無一不驗,此所謂命中也。如此試醫,思過半矣"。[29] 在今日,我們很難想像醫家不僅主張病人有"擇醫"的責任,甚且代爲提出"試醫"的步驟與具體做法。

徐靈胎對病家的建議,一直到民國十三年(1924),仍被有改革

〔25〕 儒林醫隱《衛生小說——醫界鏡》,頁72。
〔26〕 同上,頁11。
〔27〕 同上,頁70。
〔28〕 徐靈胎《徐靈胎醫學全集》,頁130~131。
〔29〕 本文中引文內"用以强調之粗體",均爲筆者所加,而非原文所有,特此説明。

意識的中醫家大力推崇，甚且共同決議在中醫期刊《紹興醫藥月報》加以轉載。[30] 那時，在《忠告病家的要言》一文中，中醫師仍強調，"天下不患無知病的醫家，而患無知醫的病家"，病家"皆應知醫家之醫理而知擇醫也"。[31] 正如徐靈胎在《醫家論》中所說，"醫之高下不齊，此不可勉强者"。[32] 然而既然個別醫生無法控制同行的品質，他們只好不斷强調病家必須"知醫家之醫理"，且主動負起"擇醫"的責任。醫清末民初的大國手丁仲英在《病家須知》一文中，開宗明義提出六不治，而總結爲"故特告病家，苟有病，首先擇醫，擇醫既定，信仰須堅，幸福無窮"。[33]

"首先擇醫"說來容易。在此，《醫界鏡》代我們提出一個關鍵的問題：

> 凡病家延請醫生，究竟用何等法子，可以辨別他們的高低，以定我去取呢？[34]

這是一個消失了的問題。同時消失的是一系列"擇醫"的知識、做法與技巧。[35]

但正如徐靈胎的《病家論》，當年《醫界鏡》作者卻可以提供一系列之方法與步驟：事先打聽，看是否有名師傳授，然後去請。請來時細

---

〔30〕 杜同甲《記録公決登載徐靈胎先生病家論之原委》，《紹興醫藥月報》1.2（1924）：7～8。

〔31〕 馬斯臧《忠告病家的要言》，《紹興醫藥月報》1.7（1924）：39～40。作者用辭激烈地表示："世有死於非命者，往往以爲誤於醫，責醫家之草菅人命。不知誤於醫，實病家自誤於不知擇醫也。尋常辦一事之細，寄一物之微，尚應慎選其人，務求其誠實可靠者。而謂以生命之重，可隨便付託於人耶？其所以不死者幾希矣？晚近不知病之醫家遍市肆矣，誤投之，實等於自殺。"

〔32〕 徐靈胎《徐靈胎醫學全集》，頁124。

〔33〕 "若醫生正在盡心用力之際，而病者意存驕恣，不聽醫言，一不治也。或詐疾試醫，輕命重財，二不治也。或衣食不周，看護無人，三不治也。或生成臟氣不足，必責醫家以斡旋，四不治也。或中西雜投，朝更暮改，五不治也。或信巫不信醫，及至臨危，暫請診脈者，六不治也。有此六病，無論何人，決難奏功。……苟有病，首先擇醫。擇醫既定，信仰須堅，幸福無窮。"見丁仲英《病家須知》，《康健報》1（1928）：1～3。

〔34〕 儒林醫隱《衛生小説——醫界鏡》，頁71。

〔35〕 Jewson 指出在西方醫學史中床邊醫學（Bedside Medicine）時期，西方病人也需要會"擇醫"，而醫生也需要察知病人無法明言的種種需要。N. D. Jewson, "The Disappearance of the Sick – man from Medical Cosmology, 1770～1870," *Sociology* 10（1976）：225～244, especially p. 233. 丁仲英的建議是要尋良醫："若其人對於病家，温和謙讓，所說病理，透切而近人情通權達變者，此良醫也。……内症至少請診三次，外症則二次，方可斷定。即如不合，補救猶及，切勿朝更暮改，亂投湯藥，以致死也。再有一種，病家所最迷信者，是會診。殊不知會診是對於病家最有害而無益者。"丁仲英《病家須知》，《康健報》1（1928）：1～3。

說病情,脈診後先問病名,次問古人以何方主治,預後如何?"如他能一一回答明白曉暢,無一句支吾,這便是如今第一等醫生。再觀其脈案無一句游移影響的話。如此辨別那醫生本領高的,必確有主見,對答如流。"正如作者指出,整個過程猶如"做時文的題目",先審定題目(病是何名),次問先輩法程(何方主治),再問用意選詞(用何方藥),最後纔"專心一意請那確有主見的人,斷不誤事"。[36] 這個過程之關鍵不在評估具體醫療方式是否恰當。相反地,重點是醫生是否真有"主見"。這個擇醫程序透露出病家最大的憂慮——醫生不願真正負責做主,而只一心在想如何自保,以避免事後受責。

張景岳(1563~1640)早就在《明哲爲見機自保說》中,提出醫家非得留心自保的理由。他指出:"〔醫〕所患者在人情耳。人事之變莫可名狀,如我有獨見,豈彼所知。使彼果知,當自爲矣,何藉於我。"[37] 換言之,在病家擇醫的文化中有一個難解的內在矛盾,就是如果真是醫家個人獨見而創獲的知識與技術,則病家如何能評估我這個知識的價值與有效性?反過來說,如果病家真有足夠的知識來評估醫家的能力,那病家可能根本就不需要這位醫家的幫助了。事實上,張景岳所指出的矛盾正是所有的"知識服務"業,例如醫療、法律與會計,長久以來所共同面對的困境。這種困境一直要到獨立的現代專業團體出現之後,纔得到解決。基於這個內在的矛盾,張景岳羅列出六種狀況,提醒醫家要"見機自保","默識而惟於縉紳之間,尤當加意,蓋恐其不以爲功,反以爲罪,何從辯哉"。在醫家無法要求病人信服的情況下,醫家不可能強行主導醫療的方向,無可奈何之下,醫家必須學會看出何時必須退求明哲保身。

既然不能真正做主,而必須不時"見機自保",中醫師如何能奢言爲不是他們主掌的醫療結果負責呢?由於病家自己有許多意見,又喜歡迎合他們意見的醫家,因而,徐靈胎會在《醫者誤人無罪論》中激烈地指出:"人之誤藥而死,半由天命,半由病家。醫者不過依違順命以成其死,並非造謀之人。故殺人之罪,醫者不受也。"[38] 當醫家對治療方式握有最終決定權,所以"醫者之曲從病家,乃邀

---

〔36〕 儒林醫隱《衛生小說——醫界鏡》卷四,頁72。
〔37〕 張景岳《景岳全書》(臺北:臺聯國風出版社,1976)卷一《傳忠錄》,頁34。
〔38〕 徐靈胎《徐靈胎醫學全集》,頁132。

功避罪之良法"時,[39] 負責任的醫生是不可能出現的。[40]

（三）切脈與脈案——信仰與責任的雙人舞

當醫家在擇病而醫，病家又忙於試醫的時候，雙方究竟如何逐步形成一個默契呢？醫生如何在互動中贏得病家的信仰，釐清個人的責任，並建立權威的地位呢？

近年來西方醫學史研究中，開始注意醫學儀器在型塑醫病關係上所扮演的角色。[41] 例如自聽診器被普遍使用後，醫生便被隔絕至一個病人無從參與的聽覺世界之中。這個儀器促成了醫生的權威，但也同時拉遠了醫生與病人的距離。[42] 中醫生也許沒有類似的儀器，但學習"脈診"的過程，便像是在將自己的身體訓練爲一個具高敏感度的偵測器。在民國時期章回小說《江湖方技傳》中，初學脈診的學徒必須"鼻端粘貼細毛，呼吸不許絲毫吹動，久而久之，自然氣靜心平"，而觸診時纔能"調勻自己的呼吸，用指審判病人的脈息的浮沉急徐"。[43]這樣不同於常人的身體與感官，使中醫師沒入一個精微而無可言喻的世界之中，[44]因而同樣可以使病人閉口噤聲，服從於醫生的權威。

---

〔39〕 徐靈胎《徐靈胎醫學全集》，頁132。

〔40〕 上述討論可能會使讀者留下一個不太正確的印象，好似傳統社會中的醫生是"不能負責、不必負責、也不負責的"。然而，事實上由唐律開始便有明文防止庸醫殺人。我想藉此機會釐清"負責任"這個概念具内在緊張性的雙重意義。第一，他可以〔依法律或風俗〕要求我爲行動的後果負責，我在"事後"被"要求"負責。第二，我主動地因某種價值、倫理規範或個人承諾而採取"負責任"的行動。今日專業體制下的醫師既有"主動負責"的價值規範，在不當執業之後也會被迫負起法律責任。相對而言，在傳統中國社會中，醫生們也會因不當執業而被迫負起法律責任，是以才會發展出種種"卸責"與"見機自保"的策略。較準確地說，他們所欠缺的是"主動負責"的倫理價值、角色共識以及使他們能真正"負責"的權力基礎與醫病關係。"責任"的雙重意義，自韋伯發表《政治作爲一種志業》以來，便成爲政治哲學中探討何謂"專業"政治家時的重要議題，非常值得加以區分與釐清。我要感謝《新史學》審查人提出這個重要的問題。

〔41〕 Stanley Reiser, *Medicine and The Reign of Technology* (Cambridge: Cambridge University Press, 1981).

〔42〕 David Armstrong, "Bodies of Knowledge: Foucault and the Problem of Human Anatomy," in Graham Scamber ed. Social *Theory and Medical Sociology*, pp. 59～76.

〔43〕 蔡陸仙著，陸士諤評《醫界小說——江湖方技傳》,《家庭醫藥》20(1935):14～18。

〔44〕 此處涉及兩個十分有趣而值得一提的議題。第一，我們所謂中醫的"經驗"，有相當部分與這種個人性的、難以言傳的特殊感官能力有關，但二十世紀以來，我們極少看到相關的"個人稟賦"或"功夫論"討論。這本小說提供了一個有趣的窗口。關於中醫的"經驗"概念的現代史，參看 Sean Hsiang–lin Lei, "How Did Chinese Medicine Become Experiential? The Political Epistemology of Jingyan," *Positions*: *East Asian Cultures Critique* 10.2 (2002):333～364。第二，在西方醫學史的發展中，本來已認知醫生們有不同敏感度的感知能力，但爲了追求"科學客觀性"（scientific objectivity）中"可互換的觀察者"（interchangeable observer）的理想，因而有意識地壓抑個人感知能力的不同，甚且致力發展可以完全取代人的儀器。見 Lorraine Daston, "Objectivity and the Escape from Perspective," Mario Biagioli, ed. , *Science Studies Reader* (New York: Routledge, 1999), pp. 110～123。

在《醫界鏡》中便有一位醫生："他到人家看病，不肯先問病原，單單診脈，假如診脈之際，病人先告訴了，他便要裝作動怒説：你既自己曉得了，也不必請我來看。我自精於脈理，診過脈自然知道你的病了，豈像那般庸醫們要病家預先告訴。於是遠遠近近傳颺出去，相信他是一個精於脈診的名醫了。"[45] 在章回小説中，我們一再見到病人對中醫師建立信任的起點，是醫生在切脈之後，逕自指出病人不爲人知的痼疾，病人從而心下大驚。[46] 根據張哲嘉的研究，早在清康熙時，這種手法便已廣受批評。[47] 但直到民國時，這種批評仍不絕如縷。如《國醫開業術》便指出："江湖醫，欲賣弄其脈學之精深，經驗之充足，切脈之外，不許病人開口。以爲非若此不足以高其身價爲名醫也。"[48]

民國時已有中醫師看出"脈診試醫"的問題是深埋在醫病雙方的互動模式之中，兩者互爲因果，無法只由醫家單方面尋求改變。任應秋在《現代業醫之三大障礙》一文中，便指出有許多"信仰不專"的病家，往往"虛僞對付"醫生詢問以試醫，從而導致一些醫生藉由"切脈而不問病"，以贏得病人的佩服。由此看來，"切脈而不問病"，一方面使醫生能在病榻旁當下贏得病家的信任，另一方面也爲病家提供了一個試醫的重要工具。由於它的雙重功能，一定要在病家配合之下，才能成功地廢止。正因如此，毛景義在《中西醫話》中多處提及，病家不當"執脈以困醫"。[49] 甚至有中醫師以《病家不宜試醫者而不告病情論》爲題直言："世人延醫有不欲詳告病情，以爲可試醫者之脈理如何，學識如何，此最大誤事。"[50] 因爲"以吾人望色切脈而知之，不如病人自言之爲尤真切也"。即便如此，病家是否當以脈診"試醫"的問題，直至三十年代始終不斷有中醫師提出。這只怕反映出雖然醫病關係的新理想已開始浮現，但實際上病家仍在不斷地以脈診"試醫"。

張哲嘉曾在他開創性的博士論文中指出，脈案是傳統中國社會中

[45] 儒林醫隱《衛生小説——醫界鏡》卷三，頁2。
[46] 蔡陸仙著，陸士諤評《醫界小説——江湖方技傳》，《家庭醫藥》26（1935）：28。
[47] Chang Che–chia（張哲嘉），"The Therapeutic Tug of War: The Imperial Physician–patient Relationship in the Era of Empress Dowager Cixi（1874~1908），" Ph. D. Dissertation, University of Pennsylvania, January 1998, pp. 75~76.
[48] 胡安邦《國醫開業術》（上海：胡氏醫室，1933），頁3。
[49] 毛景義《中西醫話》（上海：茂記書局，1922）卷一，頁23、24。
[50] 壺隱《病家不宜試醫者而不告病情論》，《三三醫報》5（1923）：3。

醫生與病家之間最重要的溝通工具。[51] 粗通醫理的病家常藉著審視
診治與開方間是否有一致性來初步判斷醫家的能力。[52] 而一旦病情
惡化,形成醫事糾紛,甚至釀成醫訟時,脈案又常構成最具決定性的證
據。一張"寒熱參差之方子"便可使醫家俯首認罪。[53] 在民國初年,
脈案的重要性似乎因地而易。一位中醫指出在常州和杭州,脈案十分
受重視,"若有方無案,必遭病家之蔑視,目爲胸無學問之流。以爲短
於開案者,豈能長於用藥"。[54] 但在距杭州不過百里之外的紹興,便
頗多無案之方。在作者看來,不給脈案的現象"亦不能全責之醫家,實
亦病家重財不重命、議藥不議病之陋習有以致之。在病家心中,以爲
吾所服者,乃醫生之方藥,其於案之有無,以爲與病之愈否無關"。[55]

　　由三十年代的中西醫師看來,中醫脈案這個傳統同時有其正、
負兩面的功能。負面效果就是一旦用了寒藥之後,即便後來明知診
斷錯誤,醫生也只好將錯就錯,絕不敢改用溫藥。另一方面,傳統
中醫脈案的溝通與教育功能,連西醫師都認爲有其正面價值。龐京
周(1897~?)便指出:"我國舊醫治疾,方藥以外,另有所謂脈案
者。例將病人狀態,診察心得,筆諸方前,結句下一斷語,然後訂
治法。蓋所以表示症藥相符,而待識者之公評。用意不可謂不
善。"[56] 問題在於,既然脈案可以變成追究責任的證據,醫家往往利
用脈案預留伏筆,以作爲他日卸責的工具。下面的《上海行醫的幾種
法門》爲脈案的"卸責"功能提供了最鮮活的描述:

　　　　在上海行醫,手段圓滑是少不得的。明明這是兩帖藥
　　可以治好,並且絕對有把握,你絕不可誠實的去做,至少,
　　要使他慢慢的好起來,多延宕幾天,多撈幾個錢;一面把
　　這病虛張聲勢的說得如何如何的危重,教他治好了感激你
　　不盡,這是遇著輕病的對付方法。遇著重病呢?你可不要
　　造次!開方的時候,留意在脈案上要有伏筆,譬如做小說,
　　預先有幾種暗示。說這病是危險的,即使心裏明白這病應

〔51〕　Chang Che－chia(張哲嘉),"The Therapeutic Tug of War," p. 15.
〔52〕　儒林醫隱《衛生小說——醫界鏡》卷二,頁64、95;卷三,頁52、72。
〔53〕　同上,頁64。
〔54〕　蘭陵夢癡《紀述常州醫家病家之習慣》,《紹興醫藥月報》1.6(1924):31~33。
〔55〕　同上,特別是頁33。
〔56〕　龐京周《新醫應用病案說》,《新醫與社會彙刊》2(1934):47。

該用猛峻的藥，纔可以挽救，那你自己要首先保重，情願
病人死！自己不可不留後步。看來還沒有把握，你可用些
輕描淡寫的藥敷衍敷衍，死了，也找不著你的錯處，切不
可存著"醫乃濟世活人"的話，這話在上海行不通的。[57]

對許多西醫而言，脈案的文化反映了中醫不負責任的行徑。"在
〔脈〕案中預擬游移兩可之辭，爲他日邀功卸罪張本。治病不可爲，
則以'另請高明'一語了之"。[58] "於案尾以'請主政'等語，試
問主而能政者，又何需乎醫？其爲虛詭甚明。"[59] 這種脈案鼓勵並
助長了中國人自以爲知醫的惡習，也使得習於月旦脈案的中國病人
對於以外文寫成的病歷深感不滿。即便如此，西醫龐京周並不贊成
完全推翻舊習。他在傳統脈案看到一個正面的價值，就是它可以作
爲醫生與病人溝通的工具。因而可以將脈案轉化爲"灌輸科學的理
論"的工具。問題在於如何將"雙向"的醫病溝通轉化爲"單向"
的、"灌輸科學的理論"的工具？

龐京周提出了一個改革傳統"脈案"爲"病案"的計劃。由於
西醫不用脈診，因而定名爲病案，將致病理由及診斷作簡練之解釋。
該項病案，一式三件，一份存根，一份用以向藥房取藥，最後一份
留由病家保管參考。[60] 龐京周公佈了他自行設計且正在使用的處方
箋，其中第一欄便是病案。不過這個融合脈案與病歷的努力，終究
未能成爲廣受西醫師採用的做法。

（四）西醫──新責任、權力與信仰

指稱中醫師以脈案"卸責"，其實是一個時空倒錯的説法。當病
人對醫生招之即來、呼之即去的時代，醫生對病人是談不上負責的。
正如我在本文開頭引文中所顯示的，當胡美醫生問他的中國病人親
屬，"令尊請王醫生負責醫治，已有多久了"，得到的回應竟是"你
説'負責醫治'是什麼意思？"，表示家屬根本無法瞭解這個問題的
意義。而胡醫生隨即領悟到"醫生是没權力作最後決定的"。[61] 胡
醫生的這一個領悟，也正説明了責任與權力是一體的兩面。没有權

---

〔57〕 柳一萍《上海行醫的幾種法門》，《光華醫藥雜誌》1.1（1933）：41。
〔58〕 龐京周《新醫應用病案説》，《新醫與社會彙刊》2（1934）：48。
〔59〕 同上。
〔60〕 同上。
〔61〕 胡美《醫同道一》，頁112。

力的醫生，不可能奢言負起治療的責任。

在二十世紀以前的中國，醫療的主體是病人，病人自由地擇醫而求治，醫生是被動地提供醫療服務。[62] 病人這方全家都會參與醫療過程，而且握有最終決定權，也因此胡美醫生書中有一章名爲《家屬控制了醫療》。[63] 如此一來，醫療過程便變成一個全家參與，又同多位醫生磋商協調的複雜過程。西醫程瀚章便生動地描述："至若慢性之病，又以甲醫無效，改就乙醫，乙醫無效，更就丙而丁而戊。獨不知病之爲慢性者，尤宜耐心信仰一人，則醫者得深悉病性，有駕輕就熟之妙。……且時時易醫，誰敢負責？勢必敷衍了事，粉飾從公。"[64] 由程醫生的角度看來，唯有醫生和病家有了相互委託的默契，醫生握有了治病主體的權力，而且"病家對醫生有信仰"，[65] 病人纔能要求醫生對病人負責任。新的責任、權力與信仰，三者相互支持，密不可分。

正是在這個價值轉化的關鍵時刻，改革派的中醫師也開始批評一些名醫們"不負責任"的行徑。秦伯未便指出：

> 今世之所謂名醫者，有三術焉。見病勢較重即多防變推諉之辭，爲後日留愈則居功、變則諉過之地，此其一也。[66] 專選平淡和平之藥，動曰某方所增損，以博穩當之名，可告無罪於天下，此其二也。和顏悅色溫語婉詞，動效奴僕之稱，求媚於婦女庸愚之輩，使其至死而不悟，此其三也。觀此世之所謂名醫，但不負診治之責任。[67]

在批評一些名中醫們"不負責任"的同時，中醫師也開始對病人有新的期待。在1933年出版的《國醫開業術》中便强調"換醫，在醫者固引爲最心痛之事"。[68] 而且也指出有些病人會主動向醫生表示："且信賴先生之念甚厚，決不再受其他醫士之診治是也。"[69] 這透露

[62] Nathan Sivin, "Ailment and Cure in Traditional China," unpublished manuscript, p. 44.

[63] 胡美《醫同道一》，頁109~115。

[64] 程瀚章《醫事衛生評論》，《新醫與社會彙刊》1(1934)：132。

[65] 同上。

[66] 近年來治西方醫學史的學者常指出，伴隨著醫學的科學化，醫學的重心由治療與預後轉爲診斷。在這兒我們見到傳統中醫師的確以"防變"爲名而爲病人提供了較多的預後，但這也表示病人得爲自己病情的變化負起較大的責任。

[67] 胡安邦《國醫開業術》，頁30~31。

[68] 同上，頁32。

[69] 胡安邦《國醫開業術》，頁26。

出，病人已瞭解醫家希望被賦予專一的信任。

前述的〔中、西醫〕討論可能會給讀者們一個印象，那就是傳統中醫師是不負醫療之責的，只有西醫以及受到西醫價值影響的改革派中醫，纔願意爲醫療負起責任。倘若我們抱持這樣線性進步的看法，我們便會十分吃驚地發現，當時西醫師對中國病人的一大不滿，就是"病家希望醫生所負的責任過大"。[70] 西醫范守淵甚至指出"有許多病家，往往把醫師當作'仙人'看待"。[71] 由於醫病雙方對醫師責任的不同期待，因而引發了層出不窮的醫事訴訟。由此觀之，西醫的確願意"負責"，但那絕不可能是無限制的醫療責任。在他們要以"負責"的態度贏得病家的"信仰"時，他們也必須重新界定"責任"的合理疆界。更重要的是他們必須要能使病家也相應地調整他們對醫療的期望，從而接受這個新的責任定義。醫病雙方在這個相互摸索中的摩擦與衝突，便造成了三十年代盛產的醫訟。

西醫范守淵曾指出，三十年代醫訟甚多，民國三十六年（1947）稱得上是"醫訟年"。而且中醫與新聞界動輒以聳動的字眼，來報導相關消息。[72] 由范看來造成醫訟盛行的原因很多，包括"社會教育不普及，國民對新醫不明瞭；醫師法尚未公佈，醫師沒有法律上的保障"，但還有一個最重要的理由，就是"病家希望醫生所負的責任過大"。[73] "由於多數病家，不明醫療真相，以爲每醫師均負有愈病之責，卻不知醫師在責任上說，只能負醫療之責，而斷無負愈病甚至有病必愈的非分之責的。"[74] 范守淵一再強調，決不可用"診治結果"來分辨良醫與庸醫，"如診斷真確，治療合理，即便病人死了，仍是無過的良醫"。[75]

在此有兩個重要議題，第一，醫生的責任的界定對象是病，而

---

〔70〕 范守淵《這也算一場醫訟》，《醫事彙刊》9.1（1937）：9～32，特別是頁10。

〔71〕 范守淵《診餘漫筆》，《范氏醫論集》，頁346。

〔72〕 例如《轟動武昌之西醫殺人案，童局長夫人爲庸醫誤命》，《光華醫藥雜誌》8（1934）：1。

〔73〕 范守淵《這也算一場醫訟》，《醫事彙刊》9.1（1937）：9～32，特別是頁10。

〔74〕 范守淵《這也算一場醫訟》，《醫事彙刊》9.1（1937）：9～32，特別是頁25。他在頁31進一步地強調："一旦害病，延醫診治，便多認爲醫生負有'愈病'的責任，甚至以爲負有'有病必愈'的責任。其實醫生的責任只在'治病'。認爲醫生有'愈病'之責，尤其是有'有病必愈'之責，這觀念是絕大的錯誤。"

〔75〕 范守淵《范氏醫論集》（上海：九九醫社，1947），頁406。

不是病人。第二，對於一個特定疾病，醫師已有相當的共識以兹判斷"真確診斷"與"合理治療"。第一點正是當時中西醫之爭的焦點。經過十九世紀末細菌學革命，西醫師以爲自己終於實現了"科學醫學"的目標，發掘出了致病的真正原因。[76] 在單一病因説之下,疾病的本體就是病菌,因而醫學的對象也由"恰巧呈現出某些症狀的病人"而轉化爲"恰巧感染到某些人身上的病菌"。疾病的本體由具獨特個體性的病人而轉移爲超越個人之上的物。[77] 一旦透過這個突破後的新視野來檢視中醫，西醫在那時便發明了一個衆人傳頌的笑話:"如果死在西醫醫院,至少知道死於何病。但如果死於中醫之手,甚且不知死於何病。"[78] 余雲岫(1879～1954)進一步地指出，中醫未經細菌學洗禮又沒有病理解剖，因此"永遠不識得病,永遠不識得治病的方法"。[79] 中醫面對現代細菌學的重大成果,仍勉力反擊,而有人提出反駁:"西醫知道病因卻沒有治法,中醫不知道病因卻有治法。"或"醫者天職,在乎治病,能治病即合科學"。[80] 在這種近似狡辯卻又言之成理的反駁中,卻也可以看出中醫不得不承認西醫找到了"真正""單一"的病因,也就是細菌。[81] 在後來"中醫科學化"的討論中,細菌學説與疾病之本體論地位正是中醫師們生死以之、激烈争論的焦點,

[76]　W. F. Bynum, *Science and the Practice of Medicine in the Nineteenth Century* (Cambridge: Cambridge University Press, 1994).

[77]　在 N. D. Jewson 的經典研究中，西方醫學宇宙論 (medical cosmology) 由"個體"而到"物"的演變，前後綿延近兩百年。其中關於臨床醫學的興起，參見 Michel Foucault, *The Birth of the Clinic. Archaeology of Medical Perception*, Translated by A. M. Sheridan. (New York: Vintage Books, 1975)，特別是第 4 章; 細菌學革命參見 Bruno Latour, *The Pasteurization of France* (Cambridge, Mass.: Harvard University Press, 1988); N. D. Jewson, "The Disappearance of the Sick－man from Medical Cosmology, 1770～1870," *Sociology* 10 (1976): 225～244, especially p. 235。

[78]　"不幸而死，猶未知死因何在，病名云何，無正確之診斷，可謂死得不明不白。是實不死於病，而死於醫也。"見龔惠年《新醫與社會》，《新醫與社會彙刊》1 (1928): 4。值得一提的是，根據 Arthur Kleinman 的研究，直到 1970 年的臺灣，中醫師在診斷後經常直接開藥，並不告訴病人病名。Arthur Kleinman, *Patients and Healers in the Context of Culture* (Berkeley: University of California Press, 1980), p. 275。

[79]　余雲岫《我也談所謂國醫》，《醫事彙刊》，頁 507。

[80]　朱良鈥《闢六氣論》，《醫界春秋》4 (1926): 4。

[81]　中醫界對細菌作爲單一致病因的反應，參見 Bridie Andrews, "Tuberculosis and the Assimilation of Germ Theory in China, 1895～1937," in *Journal of the History of Medicine and Allied Sciences* 52 (1997): 114～155。

而集中於 1933 年引爆爲國醫館"統一病名"之争。[82] 也正是在這樣的一個中、西醫論争的脈絡與壓力之下,到 1949 年後,中醫師們逐漸發展出中醫不是對"病"下藥,而是"辨証論治"的看法。[83] 例如《中西醫治療方法的比較》一文便强調在西方"病人請求醫生之事也以確實指教病名爲主,西醫對於處方,並不把它當作重要的事情。對於把病名診斷得十分確實,方才把它當作重要的事"。相較之下,"中醫方面,卻把處方的事情作爲診斷。中醫看了疾病的症候,便直接把處方寫了出來。至于診斷病名的事情,卻被省略了。……中醫稱它是桂枝湯証,用桂枝湯的處方"。[84] 總而言之,"西醫是對于病名的治療,中醫是對於症的治療"。到後來,中醫對現代西醫病名的態度便有兩極化的發展。光譜的一端會有中醫師自承,"今日國醫最感痛苦者,爲能治病而不能辨病"。[85] 而來自光譜的另一極端的秦伯未則甚至會説出,"中醫知道了病名反而不知道如何治病"。[86]

由西醫的角度看來,中醫"辯證論治",則永無不治之症,也因之造就出"希望醫生所負的責任過大"的中國病家,進而引來無日無之的醫事訴訟。[87] 在"醫學之極限"没有建立之情況下,西醫師對中國人之求醫行爲,感到十分頭痛,因爲"病家之就診於醫師也,無非欲求病之速除。然病有輕重急慢之别,有可治不可治之分。……爲能一味苛求必謂醫者之過失"。[88] 余雲岫尤其痛感於中國人分不清病之嚴重程度不同。他説:"惟其有不治而愈之病,此庸醫之所託足而貪天功也。亦有雖治不瘉之病,此上工之所束守而遭物議也。國人不識,以爲天下無不可醫之病。"[89] 有鑒於此,西醫急需確立西醫

---

[82] 關於"中醫科學化"的討論,參見 Sean Hsiang–lin Lei, "When Chinese Medicine Encountered the State," Ph. D. Dissertation, University of Chicago, 1999, 特別是第 5 章,關於國醫館"統一病名"之争,參見 Sean Hsiang–lin Lei, "When Words Lost Their Referents," paper in progress。

[83] 關於"辨證論治"形成的歷史,參見 Volker Scheid, *Chinese Medicine in Contemporary China:Plurality and Synthesis* (Durham:Duke University Press, 2002),特別是頁 200～237 的精彩討論。

[84] 宋大仁《中西醫治療方法的比較》,《醫界春秋》64 (1931):1～4。

[85] 何雲鶴《整理國醫學術芻議》,《光華醫藥雜誌》4. 7 (1937):5。

[86] 《教育討論集》(上海:中西醫藥研究社, 1939),頁 519。

[87] 范守淵《這也算一場醫訟》,《醫事彙刊》9:1 (1937):9～32,特別是頁 10。

[88] 程瀚章《醫事衛生評論》,《新醫與社會彙刊》1(1928):126～134,特別是頁 132。

[89] 余雲岫《百之齋隨筆》,《新醫與社會彙刊》1 (1928):434。

"病名"，從而同時界定醫療的"極限"，而那也正是醫生責任的極限。[90] 確立病因不僅可以界定醫生的責任、平息不必要的醫訟，更可以安慰人子已盡全力。在描述完一件醫療事件之後，余雲岫指出："幸而用外科手術，現在可以知道令尊的病，一定是沒有救星，為人子的心力也算是用盡了。病的本態也透徹明白了，確是不救之病，也可以減少一點悲傷。"[91] 由此可見，由醫生責任、疾病成因、法律訴訟、醫病關係一直到人倫親情，這些異質的因素緊密地交引纏繞在一起，而它們所規範行為的共同基礎，則都是正確地辨認疾病。

回到范守淵界定醫生責任的第二個重點，如要有效界定醫生的責任，對於一個特定疾病的"真確診斷"與"合理治療"，醫師必須有相當的共識。但在二三十年代，西醫並沒有一個真正具有全國代表性的專業團體。西醫師們所受的訓練素質不一，在不同語系的國家接受醫學教育，返國後又以不同的語言來教育學生，英美系與德日系醫師間頗有間隙與角力，因而無法形成有規範力的專業共識。在范守淵詳細記述的一件醫訟之中，上海寶隆醫院的德國醫師便對勞工醫院做出不利的證辭，而且當范守淵企圖與之商榷對證辭具關鍵地位的技術性細節時，德國醫生完全置之不理，不與回應。最後幸好上海醫師公會與中華醫學會兩個醫團共同支持勞工醫院的立場，纔使病家敗訴。[92] 因而可見一個集體的醫團在形成"同僚權威"（colleague authority）上之重要性。唯有先形成這樣有共同知識背景與專業利益的醫團，西醫師纔能有效界定醫學的極限與合理程序，也才能界定醫生的責任並立醫學的權威。[93]

---

[90] 余雲岫《我也談所謂國醫》，《醫事彙刊》，頁 507。即便是國醫館企圖以科學方法研究中藥療效，西醫也以為"必以認識疾病為先決之事"。《中華民國醫藥學會論國醫館書》，《醫界春秋》。相對地，上海國醫學會制定的《國醫學術上的道德條例》中卻明定："非國醫原有之病名，慎無輕言，致遭咎戾。"上海國醫學會《國醫學術上的道德條例》，《國醫雜誌》（1931）。1933 年統一病名之爭鬧成軒然大波之後不了了之，但到1936 年終於爭取到《國醫條例》公布之後，國醫館館長焦易堂以為當務之急便在"統一病名"。

[91] 余雲岫《我也談所謂國醫》，《醫事彙刊》，頁 501。

[92] 范守淵《這也算一場醫訟》，《醫事彙刊》9. 1（1937）：9～32，特別是頁20。

[93] 關於西醫專業化的形成，參見 Sean Hsiang‒lin Lei, "When Chinese Medicine Encountered the State, 1928～1937: Medical Group Formation, Field of the State, and the Making of National Medicine," *When Chinese Medicine Encountered the State*, 特別是第 3 章。

（五）新中醫——互助精神與群體權威

在中醫傳統之中，病家習於請醫生品評先前醫生留下的脈案，因而形成醫家相互譏嘲詆毀的文化。[94] 到了民國初年，許多醫生都想改善這種風氣。熟悉現代西醫專業倫理的民初翻譯大師丁福保甚至提出"對同業的義務"。具體而言，他建議中醫生們基本上迴避評論同行，"又世人如以某醫之治法合否為問，則當告以病症之原因至為複雜，非詳悉其病原及現症，決不能論其法之當否"。[95] 即便在確知同行使用處方不盡完善的情況下，丁福保也反對醫生直接告訴病家較好的方劑，而"應速通告某醫，使其易用較勝之藥劑，如是對病者與同業者，始可謂兩全其道者"。[96] 丁明確指出："詆毀同業，即無異自詆其業，更無異自詆其身。唯為世人所齒冷，鄙其卑劣，而愈以失信任之心而已，此實業醫者之大戒。"[97] 在此，醫家不再是以個人的身份直接向病家負責，相反地他必須意識到他是一個專業團體中的一個成員，他對其他成員有"病家信任"這個共享的資產，因此對彼此有著維護共同名譽之"義務"。丁文標題為《醫士之義務》，其中醫家對同道的"義務"，絕不下於他們對病家的義務。其實即使在當時中國的西醫界，"對同業的義務"也仍是一個需要大力提倡的觀念。有感於當時"同道之爭論，醫病之糾紛，日充不修"，宋國賓醫師（曾任震旦大學教授，1948年出任醫師公會主席）曾於1932年出版中國第一部《醫業倫理學》。在他擬定的《醫師信條歌》中，歌詞便有"詆毀同道，蓄意招徠，凡我同志，均宜戒哉"。[98]

相對於傳統中醫彼此間相互譏詆，對病家則"見機自保"，乃至百般討好。三十年代的中醫師卻逐漸開始強調病人意見之不可信。在《國醫開業術》中，作者胡安邦便直陳："患者之主張，決不可信。"[99] 在對患者意見逐漸存疑的同時，中醫師們極力減少對彼此的攻擊，甚至效法西醫而擬定多種中醫醫學倫理。1933年上海國醫公會制定的十

---

〔94〕 例如，方本慈指出："俗云，同行為敵國，我國醫界亦大多如是，對於同業，隱善揚惡，專以詆毀為能事，一曰某醫不可，二曰某醫不良，唯獨自己是醫界萬能，事事以自己為高，別醫一文不值。"見方本慈《中醫亟應革除劣根性》，《光華醫藥雜誌》4.1（1937）:25。

〔95〕 丁福保《醫士之義務》，《中西醫學報》1(1910):3~6。

〔96〕 丁福保《醫士之義務》，《中西醫學報》1(1910):4。

〔97〕 同上。

〔98〕 宋國賓《醫師信條歌》，《醫藥評論》8.6(1937):30。

〔99〕 胡安邦《國醫開業術》，頁81。

八條《國醫公約》中,便有多條專門論及同道相處之倫理,如"八、對病家切忌攻訐前醫方藥","九、對友人切忌評論同道短長","十、與同道會診,須虛心磋商,勿爭意氣,堅持成見"。這些行爲規範的最終之保障在於組織。因而強調:"十一、同道遇有爭端,不能解決時,應報告公會處理。""十二、國醫組織公會,所以取互助聯絡,保障會員之利益。凡屬當地國醫,均需加入公會,遵守公約。"[100] 明顯地,一組新的行爲規範和一個新的組織模式相輔相成地誕生了。如果我們將這一組行爲規範和袁菊泉著名的《行醫十知》作一比較,便可以彰顯出《國醫公約》之特別與突破之處。

袁菊泉完全瞭解醫生間互相批評之惡形惡狀,在《行醫十知》之七"醫之量"中,他指出:"醫者術基既高,則同類不能無忌;識見出衆,則庸庶不能無疑。疑與忌合,而誹謗摘指,無所不至矣。"[101] 對於這種情形,袁菊泉提供之解答絲毫不涉及同道相處之規範,問題解答完全建立在醫生個人的修養上,"須容之不校,付之無心。……彼以逆來,我以順受。處之超然,待之有禮。勿使病家動念可也"。[102] 因而完全沒有建立共同行爲規範的企圖,更不要説建立現代西方的專業團體。但到中西醫論爭興起之後,組織專業團體便成一切問題的解答。

自中西醫論爭開始白熱化之後,爲了結合同道,以擴大政治影響力,中醫師組成各種醫學團體,並廣泛發行名録。以上海國醫學會出版的《國醫名録》爲例,它的序中便指出,發行名録有兩個主要目的。第一,"會員者,爲本會之大本營,人才衆多,各科咸備,研究學術在於斯,團結團體在於斯。録會員之姓名、科目、寓址,所以通聲氣而連情感也"。就像專業化之前的西醫,中醫師也長期處於各自爲政、相互譏評的關係中。在這段時間中,中醫師也逐漸瞭解需要"以互助之精神,組織研究之機關,此日國醫界執行業務時之最感苦悶者,殆無逾於鮮互助之精神"。[103] 組織團體將有助於打破傳統醫生相輕的關係,而培養出"互助之精神"。

另一方面,《國醫名録》指出:"社會人士,疾病求醫者,往往莫知適

---

〔100〕 《上海國醫公會改選大會記》,《光華醫藥雜誌》3(1934):56~57。

〔101〕 胡安邦《國醫開業術》,頁25。

〔102〕 同上。

〔103〕 沈家琦《實施中醫條例我國醫界應怎樣執行業務》,《光華醫藥雜誌》3.6(1934):10。

從,而海上遼闊,醫生易忘而難記。本録不厭求詳,俾求醫者,一目瞭然。況本會會員,均經上海衛生局登記,領有開業執照,其學術經驗優良。"[104] 由此看來,這本名録負有商業廣告的功能,因而可以反映出在1932 年時,上海中醫師面對社會大衆時的自我定位,以及在他們眼中各種資歷的優先順位。

在上海市區內開業的"國醫師",名録中載有 729 人。其中有 226 人在資格欄是空白。在資格欄不是空白的 503 人中,有 107 名列入畢業的中醫學校名稱以當作一種資格。相對於前述初開業醫生的困境,此時有了一種新的資格便是中醫學校的畢業生。但在列名學校畢業爲資格的108 人之中,77 人是畢業於謝利恒(謝觀,1880～1950)所主持的上海中醫專門學校(1917 年創建)。有相當多的中醫生,將"上海衛生局中醫登記委員"列爲主要資格。出人意外地,當時中醫生十分看重有官方色彩之資格。以賀芸生爲例,他曾侍診於上海第一名醫、國醫公會會長丁甘仁(1865～1926)的門下,但在資格欄中,他卻强調較正式之資格,"上海中醫專校畢業,現任教授,上海衛生局中醫登記委員"。[105] 同爲丁甘仁門人的戴達夫,在資格欄也是填入"上海中醫專校畢業,現任教授,位中堂醫部主任"。[106] 三一七國醫運動發起人之一的陳存仁(1908～1990),他的資格欄填入"上海中醫專校畢業,丁仲英門人,《康健報》主筆"。[107]事實上,中醫專門學校的聲望反而是建立在名醫們的身上。在資格欄中填入"中醫專門學校畢業"的中醫師,有十餘位醫生附上一句"謝利恒、丁甘仁或丁濟萬門人"。[108] 另一位發起人張贊臣,他是《醫界春秋》的主編,他註記的資格是曾任三一七事件後成立的"全國醫藥團體總聯合會執行委員",現任"國醫公會執行委員,中國醫學院教授"。[109] 而民國時期的另一位名醫惲鐵樵(1878～1935),便和陳、張二人構成一個極佳的對比。惲鐵樵毫無疑問地是一位名醫,因爲《名録》中已有多人以"惲鐵

〔104〕 上海市國醫學會《國醫名録》(上海:上海市國醫學會,1932),頁 87。《上海市衛生局管理醫士(中醫)暫行章程》胡鴻基(1931 年)"未經登記者,不得在本市區內開業。曾在國民政府大學院呈准備案之中醫學校畢業,領有文憑者。(可免試登記)"
〔105〕 上海市國醫學會《國醫名録》,頁 7。
〔106〕 同上,頁 17。
〔107〕 同上,頁 46。
〔108〕 同上,頁 8、9、13、14、17、18、19、34、35、60、61、64、65、66、67、69、70。
〔109〕 同上,頁 50。

樵授"當作他們的行醫的資格。[110] 但惲鐵樵本人的資格卻只記了"行醫
十五年"。[111] 而爲《名錄》推崇爲"今日國醫界的泰斗"的謝利恒,他的
資格欄中只寫入"本會發起人之一"。

在那時各種正式組織的頭銜已成爲在填寫"資格"時最優先的
項目,而這些頭銜(中醫學院畢業、任教,中醫醫院工作,中醫公
會委員,國醫館任職)幾乎全是引入西方專業制度下新興的產物。
大抵而言,只有在當事人沒有任何頭銜可以填入的情況之下,中醫
師們纔會選擇填入世傳、父傳或執業若干年。由這份《名錄》看來,
中醫師的自我分類已由非正式之"名醫、儒醫、世醫、鈴醫與江湖
醫",而向正式的、有團體基礎的各種學經歷與職稱移動。這個移動
距西方社會學家定義的專業化體制還離得非常遠。729 人中, 仍有
134 人的資格是"父授與世醫",另有 172 人開業的資格就僅是他們
已經執業很久了。但無論如何, 它已經明確地走上了以專業團體
(無論它是多麼地鬆散)爲基礎的方向了,因爲許多中醫界夙負聲望
的醫生都已在投身中醫校、醫院、公會、醫團的組織與領導,而他
們也將由之得來的各種頭銜列爲最重要的行醫"資格"。[112]

到了醫訟盛行的 1930 年代, 當中醫生與病家發生醫訟之時, 法
院便要求中醫團體鑒定中醫藥方。爲了避免開罪同道,當時中醫團
體本不願擔任此一角色,而在職業團體與學術團體間相互推託。[113]
而論者也常是仍由醫生個人進退與前述"擇病而醫"的角度思考,
建議如果遇到不治之症,"醫者遇此, 其能潔身自好, 知難而退者,
上也。其次則明告之以故, 使事後無可歸咎, 亦不失爲中策。如或
戀戀於醫金, 或僥幸於萬一, 或爲之包醫, 或處以重劑……一旦遭
非常之變, 而身受攻擊矣。此則古之所謂下工也, 病家與醫者之不

〔110〕 上海市國醫學會《國醫名錄》,頁 6、27、52、59、63、75、79、82。
〔111〕 同上,頁 53。
〔112〕 最顯著的例子便是上海中醫專門學校的教員與畢業生,其中包含謝利恒、夏應堂、
丁仲英、張贊臣、陳存仁、楊志一、戴達夫、嚴蒼山、秦伯未、陸淵雷、包識生、
宋大仁、章次公、王慎軒,他們創建中醫學校、發行醫報與中醫雜誌、組織"上海
中醫學會"(1921 年成立)、領導三一七抗爭與國醫運動,後來也加入國府醫政體
系如國醫館、衛生署顧問與中醫資格檢定委員。見裘沛然等《名醫搖籃:上海中醫
學院(上海中醫專門學校)校史》(上海:上海中醫藥大學出版社,1998)。
〔113〕 "夫鑒定藥方,乃醫界最不幸之事,本會同仁本極不願與聞。"滌塵《國醫"藥方"
之鑒定權》,《神州國醫學報》1.4(1932):10。

免相見於法庭".[114] 在這種看法之下，願意治療不治之症的醫生，非但不是特別勇於負責，反而被認爲是僥幸貪財之輩。另外也有中醫師取法西醫要求病家簽字，[115] 從而發明了中醫界之《酌定委任書》以確定病家簽字之條件。[116] 然而由於當時中西醫之爭正烈，爲了避免由西醫團體掌握中醫藥方之鑒定權，中醫師均以爲需要有國醫團體負起這個責任。[117] 又一次地，我們見到中醫由於和西醫競爭，從而採取後者的制度與價值，並走向組織化與專業化。

三、中西醫論爭與醫病關係在民國時期的轉變

至此我們已初步地分析了二十世紀初期中、西醫師在中國社會中的醫病關係以及他們分別面對的挑戰與改變。到目前爲止，我所提供的是兩個略有互動但大致獨立發展的歷史。一方面，西醫企圖在傳統中醫主導的醫學文化中，爲醫病關係樹立全新的"責任、權力與信仰"。另一方面，中醫師開始學習西醫的專業制度與價值，進而建立同僚的權威。然而自 1929 年起，中西醫師間發生了有組織的、長達十餘年的政治鬥爭，誕生中的醫病關係也被深刻地捲入其中，甚至成爲鬥爭的焦點。兩段表面上獨立發展的歷史，自此緊密地互相穿透、彼此纏繞。有鑒於此，本文的下半部分，將以"醫病關係"的改變爲關切焦點，而重行檢視 1930 年代的中西醫論爭。

西醫的出現及其文化權威的樹立,爲本段歷史投入三個變數。首先,西醫成爲中醫强勁的競爭對手。其次,西醫令人尊崇的社會地位自此成爲中醫生追求的目標。第三,西醫師們充分意識到他們必須改造傳統中國的醫病關係。西方醫史的研究已說明現代醫學的出現伴同著醫生和病人之間權力關係的大逆轉。根據朱森(N. D. Jewson)之

---

[114] 吳去疾《讀國醫藥方之鑒定權感言》,《神州國醫學報》1.4(1932):7～10,特別是頁8。

[115] "距今十餘年前，錫邑管社，有患危疾者。請城醫王君，來去三十餘里，到鄉診視。知病之不可爲，堅不予方，乘輿回城。病家邀數人，追至里許，挽懇設死中求生之法，而竟不允。……徵求病家簽字條件。"見周小農《讀澉塵去疾二君藥方鑒定權與感言書後》,《神州國醫學報》1. 7 (1932) :2。

[116] "立委任書病人某姓名，家屬某姓名，証人某姓名。今因某某，病在重候而猶不忍坐視，希圖挽回萬一。凤仰某某先生術高明，虔懇曲意斡旋，放膽醫治。成則有幸，敗則無過，立此委任書爲證。"見周小農《讀澉塵去疾二君藥方鑒定權與感言書後》,《神州國醫學報》1. 7 (1932) :2。

[117] 吳去疾《讀國醫葯方之鑒定權感言》,《神州國醫學報》1.4 (1932) :7～10。

經典研究,十九世紀以來現代醫學的興起完全改造了傳統的醫病關係
(Doctor – patient Relationship)。十九世紀之前,病人對己身病情與治療
方式,有相當大的自主空間。爲了使尊貴的病家滿意,醫生必須使用日
常生活的語言來解釋病情與豫后,而病人自感的症狀更是診治的焦點。
一百五十年間,西方醫學由"床邊醫學"(Bedside Medicine)、"醫院醫學"
(Hospital Medicine)而發展到"實驗室醫學"(Laboratory Medicine)。在
此同時,疾病的定義也由病人自感的症狀(symptom)轉變爲醫生透過各
種儀器測得的病徵(sign),甚至是顯微鏡下可見的病菌。即便對一個
充滿愛心的醫生而言,他／她的專業訓練也將迫使他/她將注意力集
中在人以外的病徵、數據與檢驗報告上。病人自感的症狀不再是醫療
的重要依據,而醫師日益專門化的術語更完全脫離了病人日常生活的
世界。這些結構性的因素,使得現代醫院中雖然病人摩肩擦踵,但自
主的、完整的人卻消失於這個醫學宇宙之中。伴隨著傳統病人(sick –
man)角色的消失,一個全新的、被動的現代"病患"(patient)誕生了:
他／她對自己的病情完全無能爲力,唯一能做的等待與忍耐。[118]

(六)文化權威的建立與妥協

早在十六世紀,利瑪竇(Mattew Ricci, 1552~1610)便指出中國醫
家社會地位低下。[119] 後來十九世紀時,合信氏(Hobbson)、鄭觀應、[120]
梁啓超、丁福保,[121] 也都一再強調這一點,以爲中醫人力素質的低落
是中醫不如西醫的主要原因。[122] 自那時起,在中國的醫學傳教士便
一再抱怨傳統中醫的社會地位太低,中醫又太善於討好病家,以致醫
療所必需的權威無從建立。巴穆德(Harold Balme)便曾強調:"要將現
代醫學引介進一個醫學已受信任、醫生地位已經完全確定之國家,是
完全不同於要將現代醫學引介進一個醫學地位仍受爭議、而且教育階

[118] N. D. Jewson, "The Disappearance of the Sick – man from Medical Cosmology, 1770 ~ 1870," Sociology 10 (1976), pp. 225~244, especially p. 235. 中文的相關介紹與討論,參見李尚仁《從病人的故事到個案病歷——西洋醫學在十八世紀中到十九世紀末的轉折》,《古今論衡》5 (2000):139~146。
[119] 利瑪竇著,何高濟等人譯《利瑪竇中國劄記》(桂林:廣西師範大學出版社,2001),頁25。
[120] "查西國醫生皆由醫學堂出身……其難貴如中國之科第。然故學問閱歷精益求精。中國之醫能如是乎?"鄭觀應《盛世危言》(1892),見鄧鐵濤《中醫近代史》(廣州:廣東高等教育出版社,1999),頁123。
[121] 丁福保《衛生學答問》(廣業書局,1902),第9章,頁8。
[122] 馬伯英《中外醫學交流史》(上海:文匯出版社,1993),頁530~536。

級仍普遍鄙視醫生的國家。"[123] 由於醫家在中國的社會地位過於低下,這構成了將西醫傳入中國的重大障礙。十九世紀醫學傳教士們所收的助手與學生,大半都來自窮苦人家。直至二十世紀初,留學生中出國習醫的仍是少數。[124] 爲了改變這個趨勢,1912 年《中華醫報》還以《勸習醫小引》發表社論。[125]

在當時許多中國人並不信任西醫,或者說,對西醫的信賴是有高度選擇性的,十九世紀時他們較相信西醫的外科手術與眼科。等到西方發明梅毒血清之後,才又再加上花柳科。然而直到 1920 年代,余雲岫仍以爲中國人普遍"畏疑新醫",他指出:"新醫入國,將數十年,傳習漸多,散滿各地,而國人畏疑之心,猶未除也。非極有智識之人不就也,非疑難之症不就也,非沉宿疾,徧訪名醫,訖無成效,無門可闖者,不就也。"[126] 在這樣一個病人自以爲知醫,而又"畏疑新醫"的環境中,部分西醫師便迎合病人錯誤的觀念與期待,"犯這站不住脚跟,而遷就民衆的毛病。……病家説是火氣時,他也會回聲是,病家説句腎虧,他也答聲對"[127] 余雲岫以己身的經驗來説明這種令新醫難以堅守立場的壓力來源:

> 余懸壺滬上,十年於兹矣。遇有善怒多倦不眠虛怯之病人,彼必先自述曰:我肝火也。若爲之匡其謬誤曰:肝無火也,真肝之病,不如是也,此乃精神衰弱也,則漠然不應,雖爲之詳細解説,以至舌敝唇焦,猶是疑信參半。若直應之曰:唯唯,此誠肝火也,則如土委地,歡喜欣受而去者,比比然也。如之何醫者不樂行此耶!是以今世新醫,亦有只按脈處方者矣,以爲對付不澈底之社會,如是而已足也。[128]

正如余雲岫的抱怨所顯示的,面對病家自以爲知醫而且習於

[123] Harold Balme, *China and Modern Medicine: A Study in Medical Missionary Development* (London: United Council for Missionary Education, 1921), p. 62.

[124] Nathan Sivin 曾指出一直到 1920 年代,中國社會上層的家庭仍不鼓勵子女去學自然科學,反而鼓勵他們去學有助於進入政府工作的法政學科。見 Nathan Sivin, "Preface" for John Z. Bowers, J. William Hess, and Nathan Sivin, "*Science and Medicine in Twentieth - Century China: Research and Education*。

[125] 不知名撰《勸習醫小引》,《中華醫報》1(1912):1。

[126] 余雲岫《箴病人》,《醫學革命論選》,頁 140。

[127] 范守淵《范氏醫論》,頁 102。

[128] 余雲岫《六氣論》,《醫學革命論選》,頁 143～151,特別是頁 151。

"執脈以困醫"的環境中，西醫是否"按脈處方"，的確是一個具有高度象徵意義的動作。在《醫同道一》中，胡美在中國行醫而逐漸取得知識權威的過程，正是由前後分隔十八年的三個不同脈診經驗所組成。[129] 在第一個故事中（約在 1908 年），他第一次有機會爲社會地位較高的官紳看病。爲了取信於病家，他小心翼翼地模仿中醫爲求治的道臺把脈。既是男性，便先按左手的脈，但他卻仍不免被看破手腳。因爲胡美只把了一邊的脈，但對中醫而言，雙手的寸、關、尺分別對應體內不同的臟腑，因而他等於只檢查了病人一半的臟腑就打住。於是道臺憤而離去，而胡美則非常憂慮長沙的父老會就此對他失去信心。第二個故事發生在 1915 年，這回胡美學到了教訓，依次把了病人雙手的脈，遷就了病家的"錯誤"觀念。胡美的診斷得到了病家的認可，卻也使胡美驚覺："他們（病人家屬）是審判官，而我只不過是證人而已。這是我第一次認識了中國家庭是控制著醫生的診斷的。"[130] 不僅如此，這次中、西醫會診還使他見識到了中醫王大夫令人驚歎〔且正確〕的脈診，從而力邀王大夫去他的醫院講學。在這個階段，病家對醫療仍握有主控權，西醫仍必須學習病家熟悉的語言與行爲模式，以贏得病家的信任。此外，這時胡醫生仍能見到中醫的價值，而願意與之合作乃至學習。到了全書尾聲的第三個故事（1926 年），他的病人是當時正在領軍北伐的蔣介石（1887～1975），但他"立刻替蔣介石檢查口腔，從前要仔細按脈的方法已經廢除，這位軍人所要的是行動而不是表面禮節。這時候，譚延闓先生走進來，大家談論著發展醫科大學的方針"。在此，胡美已不必再模仿中醫以求爲病家接納，十一年前令他驚歎且有興趣學習的中醫脈診，也已變成了"表面禮節"。儘管他從未遭逢過如此位高權重的病人，但胡美不再像當年初見道臺般戰戰兢兢；他不需要刻意贏取蔣介石個人的信任，因爲在蔣牆上所挂的軍事地圖中，他清楚地看到了彼此來自西方的共同性。最重要的是，他十八年前

---

〔129〕 三次脈診經驗分別見胡美《醫同道一》，頁 21～25、110～115、165。

〔130〕 胡美《醫同道一》，頁 110。古克禮在對《金瓶梅》的研究中，也指出病人"生病"這個身份不是由醫生診斷所界定，而是由病人同其家人所決定。Christopher Cullen，"Patients and Healers in Late Imperial China: Evidence from the Jinpingmei," *History of Science* 31 (1993): 99～150.

來到中國的初衷，"創立一所醫科大學",[131] 已成爲興起中的國民黨的國家目標。誇張一點地説，建立西醫權威的關鍵在於出現一個追求現代性的中國國家。

（七）够資格的病人與中國醫學革命

由於一般中國人對西醫的不信任與不合作，西醫范守淵感慨萬千地説："中國病人之多，稱雄世界，到處都是病夫；但，真正够得上資格做病人的，卻又實在太少了。"直到 1935 年胡適仍在强調："老實説，多數的中國人至今還不配做病人。不配生病的人，一旦有了病可就危險了！"[132] 對西醫的提倡者而言，爲了要使現代醫學在中國紮根，西醫師們必須從頭訓練中國人如何做病人。隨著西醫在中國逐步建立起他們的文化權威，他們也逐漸教會中國人如何扮演一個"現代病人"的角色。

對西醫而言，現代的病人有下面這些要件。第一，要能忍耐。西醫師曾指出"良好之病人"的三要素爲信仰、服從與耐心。[133] 余雲岫在《箴病人》一文中更開門見山地指出中國病人"不能忍耐"。他直言："余在日本，見治水鼓脹，穿腹放水，施術至百二十次，爲日一年有半，竟至治愈，吾國人其能忍耐如此乎？"[134] 有趣的是，在現代英文中，"耐心"與"病人"本是同一個字，但傳統中國醫家卻極少抱怨病人欠缺忍耐力。更有甚者，余雲岫以爲病人之"不能忍耐"決不是一個孤立的現象，那和整個社會都欠缺"規矩"是息息相關的。他指出："嗟乎，通觀吾國社會，上下大小人物，其能岸然以軌物自勵者，鮮矣，皆踰閑蕩檢，無規法之可言也。乃至疾病求醫，亦不欲繩繩於規矩之中，以自速其死，可爲痛哭者矣。"[135] 訓練出守規矩的病人只是現代社會多種規訓中的一環而已。[136]

第二，要能接受醫院作爲醫療的主要場地。當時許多中國人都不願住院，甚至有許多病人明白向西醫師表示，就因爲不願住入醫

---

[131] 胡美《醫同道一》，頁 2。

[132] 胡適《人與醫學的中譯本序》，收入顧謙吉譯，西格里斯著（Henry S. Sigerist）《人與醫學》（Man and Medicine）（臺北：臺灣商務印書館，1966），頁 6。

[133] 恪三《良好之病人》，《醫藥評論》8. 2（1937）：6～7。

[134] 余雲岫《箴病人》，《醫學革命論選》（臺北：藝文出版社，1976），頁 137。

[135] 余雲岫《箴病人》，《醫學革命論選》，頁 137。

[136] 關於傅科的"規訓"與現代中國身體的興起，參見黃金麟《歷史、身體、國家——近代中國的身體形成 1895～1937》（臺北：聯經出版事業公司，2001）。

院而改請中醫診治。[137] 除了經濟因素之外，還有一個原因，就是不願失去"擇醫"，特別是參用傳統中醫之自主權。孫中山（1866～1925）病逝前是否要試用中醫的事件，在當時成爲一個具有高度象徵意義之事件。[138] 中、西醫的期刊中均逐日地、鉅細彌遺地報導孫中山病情的發展，並密切地注意孫所接受的治療。到了最後，在孫中山的家人和黨政要員共同商議之下，孫中山決定接受名中醫陸仲安的診治。即便顯貴如孫中山，協和醫院院長仍要求孫中山先搬出醫院，再向中醫求助。一旦確立了生病住院之習慣，西醫便可利用醫院防止病人任意參用中醫。[139] 在這個意義上醫院間接地成爲西醫掌握病人之工具。

西醫師們之所以要求國民政府全面廢止中醫，一個核心的原因便是他們以爲一般中國人民對中醫有深厚的"信仰"，如果他們只依賴宣傳教育以及執業的成績，現代醫學將永難在中國普及。因此，在北伐完成後，中國設立第一個衛生部的半年之內，由 17 位西醫師所組成的醫療衛生委員會便在 1929 年春天毫無異議地通過了余雲岫所草擬的《廢止舊醫以掃除醫事衛生之障礙案》，企圖全面廢止中醫。出人意外的，這決議促使了原本有如一盤散沙的中醫師自我組織了起來。面對被全面廢止的威脅，中醫師組織了一個"國醫運動"，展開了長達十幾年的"中西醫論爭"。[140]

在《如何使中國科學醫之普及》一文中，[141] 余雲岫進一步地説明在中國推廣西醫決不能訴諸病人的抉擇，而必須效法日本廢止漢醫的成功經驗，由國家運用"政治力量"來一勞永逸地解決。由醫病關係的角度看來，西醫訴諸政治手段以解決中醫問題至少有四個理由。第一，公共衛生的考量攸關國家大政，本就不是單一病人所能想見的，因而衛生政策不可能由病人的喜好來決定。是以"以個人爲對象，以治

〔137〕龐京周《臨症瑣言》，《新醫與社會彙刊》1（1928）:458～459。

〔138〕Ralph Croizier, *Traditional Medicine in Modern China: Science, Nationalism, and the Tensions of Cultural Change* (Cambridge: Harvard University Press, 1968), pp. 119～120.

〔139〕西醫龐京周便直率地指出："〔病人〕爲什麼一定要住在家裏，今天一個舊醫，明天一個新醫，後天一張仙方，又一天服丹方，終至病人不治，金錢耗費，做那種不上算的事呢？"龐京周《臨症瑣言》，《新醫與社會彙刊》1（1928）:459～460。

〔140〕關於中西醫論爭的歷史，參看鄧鐵濤主編《中醫近代史》；Sean Hsiang-lin Lei, "When Chinese Medicine Encountered the State," 特別是第 3 章。

〔141〕余雲岫《如何使中國科學醫之普及》，《申報醫學周刊》(1935):109～111。

一人療一病爲滿足之醫家,亦過去時代之人物,不足以托民命也"。[142]
第二,西醫師以爲中國人對中醫有難以動搖的"信仰",因而如果任由
病家自由擇醫,"一千年之後,中國仍有兩種醫學對峙"。第三,傳統中
國病人本就是"醫學革命"的主要對象,西醫師當致力教育民衆如何做
一個能忍耐、肯服從的"現代的病人"。如果任由被改革的對象來決定
是否要推動改革,則"中國醫學革命"永無實現之一日。第四,傳統的
醫病關係,使得教育"現代病人"的工作極難推行。正如龐京周所指
出:"我國病人受了歷來鄙醫之催眠,卻最喜歡醫家的奉承與敷
衍。"[143]在生存壓力之下,醫家每每放棄教育民衆的責任,而順應著民
衆説著"火氣、中風、腎虧"等錯誤觀念,有模有樣地一邊以口温計測體
温,另一邊以三指在寸口取脈。如果國家束手旁觀,放任病人自行擇
醫,在這四種結構性力量的匯聚之下,不僅"有資格"的病人不會迅速
增加,只怕無法"站穩脚跟"的新醫生卻將有增無已,醫學革命全面成
功之一日,勢必遥不可及。

如果我們使用商業競爭的比喻,西醫師們不願在自由的醫療市場
上和其對手(含中醫師)競逐消費者(病人)。相反地,他們否定消費
者有自主選擇的必要能力與權力,因而要求國家介入市場,並授與西
醫師們獨佔醫療市場的合法權力。在這個意義上,西醫師們所推動的
"醫學革命",等於企圖以國家的力量一舉實現在美國歷時數十年纔完
成"醫學專業化"(professionalization of medicine)的任務。事實上,伍
連德便曾明白指出,五十年前美國的醫療狀況,其混亂與良莠不齊,一
如當日的中國。[144] 在保羅・斯塔爾(Paul Starr)的經典研究《美國醫
學的社會轉化》(Social Transformation of American Medicine)中,美國醫
學專業的興起,是多種異質因素相互配合、彼此推波助瀾的漫長歷史
過程。都市化的人口集中帶來了較大且高密度的醫療市場,狹小的住
家環境使醫療被移出家庭之外;運輸革命(電話、汽車)使優秀的醫生
得以占有更大的市場而提高收入;較高的收入爲較大的教育投資提供
了動機,而細菌學革命更使醫學院畢業生取得了科學的權威,再加上

---

[142] 余雲岫《雙十節之新醫與社會》,《新醫與社會彙刊》1(1928):5。

[143] 龐京周《上海市近十年來醫藥衛生鳥瞰》(上海:中國科學出版社,1933),頁48。

[144] 伍連德《對吾國同道者之陳説》,《東三省防疫事務總處報告大全書》(東三省防疫事
務總處,1922),頁105~106。

亞伯拉罕·弗萊克斯納(Abraham Flexner, 1866～1959)著名的醫學教育改革而總其成。總而言之,由美國的經驗看來,醫學專業化是需要眾多條件配合之下才能水到渠成的重大變革。在這些條件形成並匯聚之前,單由證照制度下手改革,效果每每適得其反。[145] 美國在十九世紀中葉時,便曾要求執業醫生必須曾在醫學院接受專業訓諫,但其結果只是導致野雞大學醫學院的大行其道,完全無助於提昇醫學品質。然而鑑於日本廢止漢醫的成功經驗,西醫師們也在 1929 年同樣地選擇了"以政治力量"來使科學醫在中國普及。

(八) 老病人談中醫西醫

相對於西醫對中國病人的負面看法,而且急欲利用"政治力量"廢止中醫,中醫師以及支持中醫的人卻不斷強調病人不當被剝奪選擇醫生的權力。就本文所關心的"醫病關係"的轉變而言,西醫師企圖利用國家來執行"醫學專業化",一旦成功了,勢將徹底翻轉醫病之間傳統的權力關係。中醫師在抗爭之初強調病人的自由選擇權,但在成功地抗拒余雲岫的提案並集結爲國醫運動之後,他們也要求國民黨政府授與西醫所享有的各種專業權利。[146] 在這個意義上,中西醫師的論爭將不可避免地影響此後中國醫家與病人權力的消長,並深刻地型塑現代中國病人的角色(sick role)。

如果中國病人真的學會了如何做一個"現代的病人",則醫生與病人的權力關係勢必將高下互易。前文中已有多處提及,在傳統中國社會中,醫生的地位常比他們造訪的病家來得低下。即便到了二十或三十年代的上海,由於醫生的文化權威尚未完全建立,社會大眾對醫生的信任仍常是建立在他們對其他人的信任之上,如達官貴人或社會名流。當時的名人們常在報上刊登具名的廣告以表達對醫生的感激與推薦。無論是醫藥廣告或病家謝狀中的病人,介紹都非常具體而充滿個人性的細節,甚至有病家的照片。[147] 這種感謝廣告可能源自清代已十分普遍的"薦醫"的做法。[148] 在制度性、匿名性

[145] Paul Starr, *Social Transformation of American Medicine* (United States; Basic Books, 1982), pp. 60～179.

[146] Sean Hsiang－lin Lei (雷祥麟), "When Chinese Medicine Encountered the State," Ch. 3.

[147] 在《大公報》上有一系列有真人畫像的廣告來宣傳"Dr. William's Pink Pill for Pale People"。

[148] Chang Che－chia, "The Therapeutic Tug of War: The Imperial Physician－patient Relationship in the Era of Empress Dowager Cixi (1874～1908)," p. 76.

的信任被建立之前，醫病雙方都十分依賴建立在具體個人上的信任網絡。[149] 在 1933 年出版的《國醫開業術》中，也一再强調 "名人介紹法" 是最有效的廣告方式。[150] 西醫范守淵便自承，如果不肯遷就民衆，結交幾位 "名人、偉人"，便永遠成不了 "名醫"。[151] 當醫家的可信度（credibility）大部分是建立在病人間的口碑或名病人的公開推薦之上時，病人們仍享有著我們今日難以想像的權力。

既然在當時連西醫師都仍依賴病人推薦以招攬業務，我們不難想見社會大衆仍習用 "病人的證辭" 來判斷醫生的良否。無怪乎雖然西醫師們極力反對由體現在病人身上的 "治病效力" 來決定中醫存廢，但自清末以來，支持與反對中醫的雙方卻仍不斷訴諸他們自己或家人的求醫經驗。由康有爲、[152] 曾紀澤、李鴻章、梁啓超、汪精衛、[153] 譚延闓[154]直到陳果夫，這些名人都公開引用身爲病人的醫療經驗來支持他們對中醫存廢的立場。另一方面，名人所選用的醫療服務與治療結果（如胡適的腎病、梁啓超、[155] 孫中山），也每每成爲公衆關心的焦點，甚至釀成政治事件。在這個意義上，名病人的求醫過程決不止是一個私人領域的活動。

當時中醫雜誌經常報導名人被西醫治死，或被西醫診治爲無藥可救的名病人，卻在中醫診治後奇蹟式地康復。如黃郛的肝癌[156]與胡適的腎病。[157] 西醫對此感到非常無奈，余雲岫便憤而表示："胡

---

[149] 今日也許有人會懷疑病家向大衆公開的感謝狀也都是醫家的宣傳品，但由史料看來決非完全如此。前述湖南雅禮醫院的胡美醫生，便曾十分驚訝地發現報上與廟宇門口出現了病人向雅禮醫院致謝的廣告，而且廣告中詳細記載了開刀的經過。胡醫生心想，這種廣告如果出現在紐約或倫敦，一定會引人懷疑，且招致醫師公會調查，"但是在長沙，這種廣告能够增强人民的勇氣與信心"。見胡美《醫同道一》，頁38。

[150] 胡安邦《國醫開業術》，頁32。

[151] 范守淵《范氏醫論集》，頁386。

[152] Ralph Croizier, *Traditional Medicine in Modern China*, p. 62.

[153] 汪精衛在力主廢中醫時，所持的理由之一便是 "自己曾深受國醫國藥所誤"，《山西太原醫學雜誌》，頁72。

[154] 胡美《醫同道一》，頁138。

[155] 《上海申報》1929年3月16日。

[156] "經過西醫用對證療法，如抽水法等，可是結果都歸無效。後來黃夫人及諸親友抱了一種死馬當活馬醫的心理，就接受了蔣院長介紹的范將軍石生來診治。" 見喬壽添《黃郛肝癌治療之經過》，《神州國醫學報》5. 4 (1937)：33。

[157] "胡適之病腎臟炎，經西醫之精密檢查，開會研究，認爲無可救藥，改由國醫陸仲安治之而愈。錢玄同夫人血痹病，延留德醫生，羣聚一堂，束手無策，改由陸仲安治之而愈。" 黃蒼霖《讀汪院長在全國醫師第三次茶會演説詞感言》，《神州國醫學報》2. 9 (1934)：4。

適之生了一次腎病,被舊醫湊拍好了,就竭力替他介紹,因此結識了幾個政治上大老先生就替他捧場。沒有科學頭腦的人,它們一切理據都不講,他們只知道能治好我的病,這個醫生就算真本領、實力量。"[158] 余雲岫在此氣憤到將胡適也一並列入"沒有科學頭腦的人"。也正在此刻,我們可以明白問題並不在於"科學頭腦"的有無,以余雲岫爲代表的西醫師要求病人承認自己沒有足夠的訓練來判斷醫療的效果,即便己身親歷療效,確知"能治好我的病",也不可逕自判斷爲有效,而要將之視爲一件原因不明、效果可疑的異事。既然西醫師以爲病人不能由己身的求醫經驗中學得任何確切可信的知識,無怪乎他們會宣稱要致力打破"久病成良醫"這個舊口號。由某些西醫師的眼中看來,這個口號鼓勵了國人"自以爲知醫"的惡劣風氣。[159]

然而大力支持"國醫運動"的陳果夫(1892~1951)卻一再宣稱病人的經歷是一種珍貴而有價值的資格。由於陳果夫、陳立夫兄弟基本上被視爲國民黨內右翼法西斯主義者,他們兩兄弟對傳統中國醫藥長達七十年的支持,便往往被學者簡化爲文化民族主義者的意識形態。陳果夫並不否認這是他支持中醫的理由之一,[160] 但更多的時刻他在強調"生病是我生平所承受最大的痛苦",而他是"憑著同病相憐的同情心",而以"老病人的資格談中醫西醫"。

陳果夫曾撰寫多種和醫藥相關的文章與小冊子。在《苦口談醫藥》的序中,他自述他自二十歲起便爲肺結核所苦,在四十年的病史中,他自承曾向近五百位中、西醫師求助,[161] "有時上午請西醫聽了他的理論與判斷,下午再請中醫來聽他的理論與判斷,比較誰合理就請誰看下去"。[162] 在他的日記中,他記下向這些醫生求診的

〔158〕 余雲岫講,江晦鳴記《怎樣能使中國科學醫之普及》,《神州國醫學報》3.7(1935):42。
〔159〕 《教育討論集》,頁507。
〔160〕 "中醫中藥問題又涉及中國固有文化。我常常體念國父遺教中所説:'保持我民族獨立地位,發揚我固有文化,且吸收世界文化而光大之。'所以對忽視人民康樂與安全,忽視文化的舉措,表示反對。"陳果夫《老病人談中醫西醫》,《陳果夫先生全集》第6冊(香港:正中書局,1952),頁1~24,特別是頁9。
〔161〕 陳果夫《苦口談醫藥序》(臺北:正中書局,1949)。
〔162〕 陳果夫《老病人談中醫西醫》,《陳果夫先生全集》第6冊,頁1~24,特別是頁18~19。

經驗,[163] 並比較使用不同醫療方式後的療效,甚且在病癒後邀宴曾先後求診的多位中、西醫師,以說明並討論他生病的經驗。自恃他長達四十年的生病經驗,陳果夫宣稱"要以病人的資格來談醫藥","因而我敢有研究中國醫藥的主張,擴大衛生教育的主張,民族健康運動的主張,江蘇醫政學院之創立,有中國特效藥研究所之組織,有理想中防治若干病症的方法,以及病中發現常山治瘧與先天體格檢查方法等等"。[164] 他曾基於個人的親身經驗而催生出對中藥常山的科學研究,進而發展成一個經現代科學認可其效力的"新"抗虐疾藥。[165] 此外,他不斷地在自己以及身邊親友身上做類似的"實驗",甚且要求他熟識的醫生與他有影響力的醫學單位進行相關的研究。[166] 後來他以爲"久病的人辦醫學教育也許比醫生辦得好",從而自任江蘇醫政學院院長。[167] 陳果夫甚至將他自身的健康視爲一個具象徵意義的公共事件,在日記中他自述著:"余想:若余能完全恢復健康,則中國人之壽命亦可延長,因余係人人所知爲一多病者,余愈則病人自信力必個個加強,余所著《衛生之道》亦必爲人人之所信仰,而'民族健康運動'可不推而行矣。"[168] 由此可以看出陳果夫將"老病人"視爲他公共角色的一環,他認爲自己是爲了廣大病人的利益而在中西醫論爭中說話,而他更以自身公開的"醫療行爲"來示範如何做一個現代的"中國病人"。

一旦由病人的角度出發時,陳果夫最大的感觸便是"病人請醫生,第一件難事就是決定請那種醫生好……這種生病的苦痛,本人親歷其境,故知之最切。其實以整個醫學來說,無論中醫西醫,其成就都還幼稚的很。本人的病,各種醫法都請教過,可沒把我的病醫好"。[169] 正因此,他在 1933 年中央紀念週的講題便叫做《醫學的

〔163〕 單在 1948 年 7 月至 12 月之間,他在上海求診醫生中,可以明確指出姓名的便有 25 位。
〔164〕 陳果夫《苦口談醫藥序》。
〔165〕 Sean Hsiang‐lin Lei, "From Changshan to a New Anti‐malarial Drug: Re‐networking Chinese Drugs and Excluding Traditional Doctors," *Social Studies of Science* 29. 3 (1999): 323 ~ 358.
〔166〕 如要求中醫唐吉父研究以胡桃治失眠症的效驗,唐吉父提出四個案例而以爲確乎有效。陳果夫《苦口談醫藥》,頁 39 ~ 43。又要求中央醫院的檢驗技士代爲驗證中國的"魚蝦發病之說",見《醫政漫談續編》,頁 76。
〔167〕 陳果夫《醫政漫談續編》,收入《陳果夫先生全集》第 7 冊,頁 45。
〔168〕 陳果夫《陳果夫日記》1944 年 2 月 17 日。
〔169〕 陳果夫《苦口談醫藥》,頁 67。

幼稚與中醫科學化的必要》，"所以在一個病人立場說話，中西醫兩方都無可以自驕之處，都應該力求進步"。[170] 在他看來，他自己不分中西醫而勇於"實驗"的開放態度，正切合尚在幼稚期的醫學環境。他曾多次親身驗証中醫療效，也樂於向西醫師們推介；但聽完他充滿熱情地介紹這些"實驗成果"後，西醫師的反應卻常是淡然漠視。1943 年陳果夫肋膜炎的傷口久久不收口，有外科醫生主張割去部分肋骨，以減小空隙幫助收口。陳果夫後來採用名中醫張簡齋（1880～1950）的建議以黃芩等中藥來"補氣"，使萎縮了的肺逐漸恢復原狀，從而使肋膜腔的空隙減小。緊接著，他又要求西醫師使用友人贈送的中藥玉紅膏，而使傷口順利收口。[171] 陳果夫不禁歡道："我利用中國外科藥玉紅膏〔使我的肺的傷口〕封口，更用中國的按摩術使腸胃消化，所以我認爲如果這種方法能用在醫院中，那麼這個醫院豈不是就會成了一個更好的醫院嗎？不過那些有成見的〔西醫〕醫生，不足以語此。"[172] 在他的《誄張簡齋先生》文中，便述及這段個人經歷，而總以"中醫西醫，各執成見，惟我病人，優劣可判"。[173] 無怪乎當他發表總結中西醫之爭的長文時，他的題目會是《老病人談中醫西醫》：陳果夫以爲自己對中、西醫之爭的立場，完全由"病人"的身份出發。惟其由病人的角度出發，陳果夫的結論是："凡是能够治人疾病的醫生都應該扶持，不管他是中醫西醫。"[174] 而這卻正是余雲岫所抨擊的"没有科學頭腦的人"的標準想法。

　　陳果夫不僅以"老病人"的身份支持中醫，他更明顯地拒絕"現代病人"那種被動、服從、等待援助的角色。他直言"病人一入醫院，絕對服從醫生，不管治得慢、治不好以及治療方式是否合理，很少去批評懷疑。本來醫學的進步得之於醫生與病人之間的最多，可是病人不批評不懷疑，在醫療之後究竟是好與不好，便缺乏客觀的印証。"[175] 在他的

〔170〕　陳果夫《老病人談中醫西醫》，《陳果夫先生全集》第 6 冊，頁 1～24，特別是頁 18。

〔171〕　陳果夫《醫政漫談續編》（臺北：正中書局，1950），頁 6～12。

〔172〕　陳果夫《醫政漫談續編》，頁 14。由"不收口"到"邀宴群醫"的整個過程，均可在陳果夫當年 3 月至 7 月的日記中找到相應的條目。

〔173〕　陳果夫《誄張簡齋先生》，《陳果夫先生全集》第 9 冊，頁 168。

〔174〕　陳果夫《老病人談中醫西醫》，《陳果夫先生全集》第 6 冊，頁 1～24，特別是頁 9。

〔175〕　陳果夫《老病人談中醫西醫》，頁 23。

日記與文劄中頗不乏和中西醫生的辯難。[176] 在觀察患肺病的親友時，他又發現"完全聽醫生話的人死得多，不完全聽醫生話的人，死的卻最少"。[177] 他公開宣稱曾由自己經手請醫生而醫好了六位罹患傷寒的親戚，但也曾坐視三位患傷寒的好友"因醫生的關係送了命"。他爲此深深自責"雖稍有智識，但太無勇氣"，因而未能將病人由醫生"手中拯救出來"。[178] 所以他强調"生病請醫生都需要學問"，[179] 人們當充實醫藥衛生常識，以便在親友求醫時可以出主意，在必要時更當有"勇氣"與"決心"將病人救出。另一方面，陳果夫也隱然感到來自現代"病人角色"的壓力。他挑明地説："去年有若干醫者謂我知識較充，問題太多，不易醫治。我想醫生當不怕病人提出問題，若怕有問題，即無進步。"[180] 更何況"醫生對我身體的一切，必不如我所知的詳細"。[181]

反諷的是，陳果夫一方面反對病人對醫生服從，另一方面又不時抱怨醫生"不用他的權力來管我，又不肯負責作'黑面孔'"。[182] 民國三十七年七月陳肺病復發，大吐血近一個月，是他自民初患肺結核以來最嚴重的一次發病，前後請了近二十位上海著名的醫生，[183] 到了最後，除了止血與用藥之外，一旦論及更進一步的治療方案，則"醫生中確定有主張非如此不可，必須要病人執行者，則没有一個，可見官僚作風已經滲入了醫界"。[184] 陳果夫在埋怨醫生像官僚般不負責任時，他似乎不曾注意到，他本人强勢地徵詢中、西名醫，甚且與之辯難，很容易導致衆醫生均將最終決定權交還給病人。他曾描述自己："和醫生交情日深，天天談話，醫生漸漸地反而要聽我選擇了，天下那有這個道理?"[185] 後來要請中醫試行診治，這位西醫也不反對，但到病情惡化之時，這位西醫卻説："我不能負責，因爲不知中醫所用藥是什麼性質。"

---

[176] 例如治肋膜炎是否要割斷肋骨，見陳果夫《醫政漫談續編》，頁6；又醫生診斷他喉頭結核，而他否認，《醫政漫談續編》，頁63；陳果夫自斷其病在胃，與他所延請的四位醫生中，有三位意思不合，《陳果夫日記》1945年6月14日。

[177] 陳果夫《醫政漫談初編》，《陳果夫先生全集》第7冊，頁41。

[178] 同上，頁24。

[179] 同上，頁47。

[180] 陳果夫《苦口談醫藥》，頁1。

[181] 陳果夫《江蘇省立醫政學院演講辭》，《陳果夫先生全集》第7冊，頁57。

[182] 陳果夫《醫政漫談初編》，《陳果夫先生全集》第7冊，頁13。

[183] 近二十位醫生的詳細名單可在日記中找到。

[184] 陳果夫《醫政漫談續編》，頁85。

[185] 陳果夫《醫政漫談初編》，《陳果夫先生全集》第7冊，頁14。

至此陳果夫纔自承，"而我自己也弄得莫明其妙。因此我纔明白，我們相信一個醫生，只要認定他的治法是對的，應該相信到底，更不能同時相信兩個"，所以他本篇所定下的小標題是《不能同時有兩個信仰》。即便有此對"現代的病人角色"的體認，但陳果夫始終不忘情於中醫，因而始終不曾做到這種單一的信仰。陳果夫的切身經驗反映出現代醫療體系下"老病人"的困局：如果"老病人"們期望能遇上"負責任"的現代醫生，病人便必須對醫生有"信仰"，而且是專一的信仰。即便自信如陳果夫，最終他也期望身邊能有"用他的權力來管我、願意扮黑臉的、負責任"的現代醫生。

（九）結　論

或許是歷史的弔詭，當年陳果夫看來保守而反智，但他對中醫與病人角色的主張，卻可能會在今日爲他贏得比當年的中國更多的知音。[186] 在今日的臺灣，改革派學者、富有人文關懷的醫生與病患權益推動者，均大力抨擊醫病關係的惡質化，而提出各種改進方案。或主張恢復"視病猶親"的醫學倫理，或組織社群以促進"病患權益"，[187] 或提倡病患與婦女有"來自身體的知識"，或描述並期待病人對主流醫療的"抗拒"（如逛醫生、複向求醫、居家分娩），以期形成改革的壓力。她╱他們指出"複向求醫是臺灣病人的特色"，[188] 而這種"擇醫"策略可以削弱醫生的權威。[189] 更進一步地，有學者企望能徹底揚棄現代

---

[186] 筆者絕不是在譏諷下述人士如陳果夫當年一般"保守、反智"。筆者所主張的是，一方面認真地看待這些"歷史中被視爲保守、反智人士"的志業，描繪其隱而不顯的正面意義（見本人已發表專文，Sean Hsiang–lin Lei, 1999）；另一方面將"當前進步、改革的努力"納入歷史的長流中。

[187] 如臺灣醫療改革基金會，http://www. thrf. org. tw。

[188] Arthur Klienman, *Patients and Healers in the Context of Culture* (Berkeley：University of California Press, 1980）；張芝雲《"逛醫師"的邏輯——求醫的歷程分析》，《臺灣社會學刊》21（1998）：59～87。

[189] 在前文中我曾提出"如何擇醫"是一個消失了的問題，然而今日"複向求醫、逛醫生"的臺灣病人卻無疑地仍在"擇醫"。在此，我想進一步地說明兩者比較下的異同。第一，當年的"如何擇醫"是一個具有高度正當性的論述，甚至連名醫師都會主動爲病家提供"擇醫"的法門，並宣稱"擇醫"是病家的責任。相對而言，今日只怕不會有太多醫生公然指導病人如何"擇醫"，而"複向求醫、逛醫生"的病人也常被視爲浪費健保資源。我們今日仍在"擇醫"，但是它的意義、形態、價值與表現卻深刻地改變了，兩者的不同是"相對性的差別"而不是"絕對性的對比"。第二，本文蘊藏多重的"比較"，中醫 vs. 西醫、1930中國 vs. 2000臺灣，是以尤其應當凸顯中、西醫兩者間的差別是一個"相對性"的差別，絕不像當時西醫師所宣稱的那樣判若雲泥。但由於這個問題其實出現在每一個比較面向之上，由"負責"、"醫學極限"到"擇醫"，爲了避免過度膨脹以致反而模糊了想要突出的"相對性的差別"，在正文中我仍將重點放在突出兩者間"相對性的差別"。

"病人"角色,而代之以醫療資源"使用者"的概念,如此病人便可再度回到醫學宇宙的中心。[190] 在求變心切之下,許多時候學者們感到疑惑:爲何即便是"不順從"而具有主動性的病患,她／他們的行動仍常止於"偷渡"與"出走"? 他們爲何"難得發聲"?[191] 這些對病患行動模式的種種追問與探索,指向一個重要而切身的關懷,"什麽樣的行動參與,以及體系怎樣的因應,最可能使向下沉淪的組織或體制得以向上提昇"。[192]

正如本文所指出的,才在不久之前,中國的病人決不會如此順從與安靜,醫生來病人家中時,全家人都會發聲,他們不會"逛醫生",他們會邀醫生出診,醫生看完病後會留下脈案,病人可以據此和下一個醫生討論,看看誰説得有道理。醫生沒有學歷也沒有執照,他們的名聲和生意全靠病人"發聲"説他們的好話。病患不會"出走"也無從"出走",因爲他們是一切醫療活動的核心與起點。他們所自述"身體感覺"就是症狀的定義,他們不僅是"醫療資源的使用者",他們甚至是醫學知識的生産者。

1920 年代的西醫師面對如此活躍的病人,感到非常無力。而他們最痛恨的一句俗語就是"久病成良醫"。對西醫的提倡者而言,爲了要使現代醫學在中國扎根,西醫師們致力從頭訓練中國人如何做"現代的病人"。

今日這個"服從、被動、無聲、善忍耐又有信仰"的病人,多少是在這樣的歷史過程中形成的,是這個現代醫療體系的一部分。這樣説決不表示病人行動的空間已然前定,一切改革"醫病關係"的努力終屬徒然。不同體系內仍有不同之行動類型之可能,問題是醫療體系的特色何在? 最有效的改革行動點爲何? 我們一旦將今日的改革努力納入歷史之中,便可見到今日的問題部分正來自昔日努力的成就。正由於"問題"與"成就"在同一個歷史結構中相伴而生,在尋求改革時,我們更必須明辨並小心拆解兩者間千絲萬縷的

---

〔190〕 成令方《醫"用"關係的知識與權力》,《臺灣社會學》3(2002):11～71。

〔191〕 見吳嘉苓、黃于玲《順從、偷渡、發聲與出走——"病患"的行動分析》,《臺灣社會學》3(2002):73～117、87～88。

〔192〕 在本段的討論中,筆者企圖將本文的歷史研究與醫療社會學者的關懷接軌,在此特別仰賴吳嘉苓教授對相關社會學研究的分析與整理,筆者在此致謝,但此處論點的謬誤仍完全由筆者負責。參見吳嘉苓、黃于玲《順從、偷渡、發聲與出走——"病患"的行動分析》,《臺灣社會學》3(2002):73～117。

聯繫。由於這段歷史，就在我們變成"有信仰的病人"的同時，我們也才第一次擁有了"負責任"的、不再時時"擇病而醫"、"見機自保"的醫生。我們承認醫療問題的複雜度遠超過我們個人的知識，我們既不想也沒有能力自行"試醫"與"擇醫"，我們希望國家與專業社群先代我們確定執業醫生值得付與信任。一旦步入政府立案的醫院，我們不再企圖"執脈以困醫"，我們會急切地告訴醫生我們所知、所感的一切，只不過醫生常已不願花時間仔細聆聽。即便如此，當我們今日忍著病痛來到醫院時，我們不想出走，也不想偷渡，更不想破壞與抵抗。我們知道醫療所需的許多儀器，家中都無法提供，"自然"在治病上是靠不住的，而且如果能同一兩位值得信賴的醫生長期合作，會比"逛醫生"令人安心得多。我們的確有諸多不滿，但是許多時候我們的具體問題是：如何發聲纔能改善我們已身在其中而且不得不"信仰"（信任與仰賴）的醫療體系，而同時又能繼續擁有"負責任的醫生"？

這個問題也將我們引回到本文令人疑惑的標題——"負責任的醫生與有信仰的病人"。這兩者看似一個醫生與病人間的契約，但明顯地是一個極為不對稱的契約：為了要擁有願意負責任的醫生，病人竟然得"信仰"醫生。在此，作者並不是刻意選用"信仰"這個詞目來入罪於人，正如引文所一再呈顯的，在 1930 年代的中國，"信仰"是醫病雙方共同使用的詞彙。在我們今日看來，一個醫病間合理的契約中，"信仰"至少當被修正為"信任"，因為信仰帶有不必要的宗教意涵與上下階序。然而當時人們選用"信仰"也許並不是一個偶然的誤用；那時的中國人正在接觸到深受一神論浸潤的西方文化，開始在許多方面上追求具排他性、唯一的、不假寬容的主義、愛情與科學。為了強調這種專一而排他的投入，當時最適切的詞彙只怕正是這飽含宗教意味的"信仰"。

今日已不會再有人主張，病人們對醫生當要有宗教情操般的信仰。事實上，無論在意識形態、男女關係或知識生產上，今人都已不再樂於使用"信仰"這種具有強烈排他意味的字眼，歷史也已經證明，我們不需要付出"信仰"就可以擁有負責任的醫師。是以當年令老病人陳果夫進退兩難的困局，今日並非注定無解。這樣看來，既然我們已不再追求排他性的真理，當年為了證明自己"有信仰"

而急切拋棄的病人文化，也許有些部分正是今日重擬醫病契約中有用的資源。如何辨識這些資源在今日社會中的存在形貌，如何再彰顯並利用這些文化資源，應當是值得未來努力的一個可能。

※ 本文原載《新史學》14 卷 1 期。

※ 雷祥麟，美國芝加哥大學博士，臺灣清華大學歷史研究所副教授。